ABHANDLUNGEN DER DEUTSCHEN AKADEMIE
DER WISSENSCHAFTEN ZU BERLIN

Klasse für Medizin
Jahrgang 1955 Nr. 1

JAHRESTAGUNG

DER DEUTSCHEN AKADEMIE DER WISSENSCHAFTEN ZU BERLIN VOM 28. MÄRZ BIS 2. APRIL 1955

FACHKONFERENZ

FRAGEN DER KREBSFORSCHUNG UND -BEHANDLUNG

1957

AKADEMIE-VERLAG · BERLIN

Erschienen im Akademie-Verlag GmbH., Berlin W 8, Mohrenstraße 39
Lizenz-Nr. 202 · 100/538/57
Satz und Druck: Druckhaus „Maxim Gorki", Altenburg
Bestell- und Verlagsnummer: 2001/55/III/1
Preis: DM 36,—
Printed in Germany

INHALT

ÖFFENTLICHE SITZUNG

FACHKONFERENZ „Fragen der Krebsforschung und -behandlung"

ÖFFENTLICHE SITZUNG

Hochansehnliche Festversammlung!

Eingedenk der Tatsache, daß für unsere Forscher und Denker in erster Linie die stille Atmosphäre ihrer wissenschaftlichen Arbeitsstätten, ihrer Laboratorien und Bibliotheken, das adäquate Milieu ihres produktiven Schaffens darstellt, legte sich die Deutsche Akademie der Wissenschaften zu Berlin nach ihrer Reorganisation im Jahre 1946 hinsichtlich der Veranstaltung größerer öffentlicher Feiern eine angemessene Beschränkung auf. Abgesehen von dem alljährlich zu Ehren des Gründers unserer Akademie stattfindenden LEIBNIZ-Tag hat die Deutsche Akademie der Wissenschaften zu Berlin im letzten Dezennium eine einzige größere Feier veranstaltet, die Feier ihres 250jährigen Jubiläums im Jahre 1950. Mit jener Jubiläumsfeier konnte der internationalen wissenschaftlichen Welt dokumentiert werden, daß die Deutsche Akademie der Wissenschaften zu Berlin, erfüllt vom Optimismus ihres genialen Gründers und seitens der Regierung der Deutschen Demokratischen Republik in verständnisvoller Weise unterstützt, bereits erfolgversprechende Maßnahmen eingeleitet hatte, um den Tiefstand der deutschen Forschung nach dem letzten Weltkriege zu überwinden und dieselbe auf das inzwischen erheblich gestiegene internationale Niveau der Wissenschaft zu erheben.

Seitdem sind fünf Jahre vergangen, in denen die Arbeit unserer Akademie der Erreichung dieses Zieles gewidmet war. Zugleich hat aber die Deutsche Akademie der Wissenschaften zu Berlin im Bewußtsein ihrer sozialen Verpflichtung in dieser Epoche nach Wegen gesucht, welche im Sinne ihres Gründers, GOTTFRIED WILHELM LEIBNIZ, und in Koinzidenz mit den Plänen der Regierung der Deutschen Demokratischen Republik eine verstärkte soziale Wirksamkeit der Ergebnisse wissenschaftlicher Arbeit zum Wohle unseres Volkes gewährleisten sollen. Die zunehmende Zahl entsprechender Organisationsversuche bei anderen Nationen läßt keinen Zweifel darüber bestehen, daß derartige Bestrebungen künftig in immer stärkerem Maße integrierende Bestandteile der Entwicklungslinie der gesamten Menschheit bilden werden.

Derartige Überlegungen waren bestimmend für den Beschluß des Präsidiums der Deutschen Akademie der Wissenschaften zu Berlin, über bestimmte wissenschaftliche Resultate und organisatorische Formen der Akademie im Rahmen einer größeren Tagung den interessierten in- und ausländischen Kreisen der Wissenschaft Bericht zu erstatten und führten zur Organisation dieser Jahrestagung.

Es ist mir der ehrenvolle Auftrag zuteil geworden, diese Tagung zu eröffnen. Indem ich die Eröffnung der

Jahrestagung 1955
der Deutschen Akademie der Wissenschaften zu Berlin

hiermit vollziehe, darf ich Sie, hochverehrte Anwesende, im Namen unserer Akademie auf das herzlichste willkommen heißen und Ihnen unseren wärmsten Dank für Ihre Teilnahme zum Ausdruck bringen. In Verbindung mit der Versicherung, daß unsere Akademie Ihrer aller vielfach mit mühevollen Reiseanstrengungen verbundene Teilnahme an dieser

Tagung bestens zu würdigen weiß, beehre ich mich, mit besonderer Herzlichkeit zu begrüßen

von den Teilnehmern aus dem Ausland insbesondere

die Herren IWANOFF und SCHIWATSCHEFF
als Vertreter der Bulgarischen Akademie der Wissenschaften,

die Herren HAVRANEK, THURZO, WICHTERLE und SIEBENSCHEIN
als Vertreter der Tschechoslowakischen Akademie der Wissenschaften,

Herrn LEHR-SPLAVINSKI und Frau, die Herren DOROSCHEWSKI, GAJEK, SASNOWSKI
als Vertreter der Polnischen Akademie der Wissenschaften,

den Minister für Kultur- und Kirchenwesen der Rumänischen Volksrepublik
Herrn CONSTANTINESCU-IASE sowie die Herren PETROVICI und GEORGIU
als Vertreter der Rumänischen Akademie der Wissenschaften,

die Herren WEDÉNSKI und KORSCHAK
als Vertreter der Akademie der Wissenschaften der UdSSR,

die Herren JÁNOSSY, MORÁVCSIK und NEMETH
als Vertreter der Ungarischen Akademie der Wissenschaften,

Herrn DOMI
als Vertreter des Wissenschaftlichen Instituts der Volksrepublik Albanien.

Aus Ländern, die durch keine Delegationen vertreten sind, begrüße ich herzlich

Herrn KAUKONEN
aus Finnland,

die Herren COHEN und FOURQUET
aus Frankreich,

die Herren CHILDE und WOOSTER
aus England,

Herrn VAN GIFFEN
aus den Niederlanden,

die Herren BRANDWEINER und BURGSTALLER
aus Österreich,

Herrn VON WARTBURG
aus der Schweiz,

Herrn ARBMAN und Frau MAGNUSSON-STRÖMBERG
aus Schweden.

Mit dem Ausdruck gleicher Herzlichkeit begrüße ich die Teilnehmer aus der Bundesrepublik, insbesondere

Herrn DÖLGER
als Vertreter der Bayerischen Akademie der Wissenschaften und der Universität München,

Herrn KIENLE,
Präsident der Heidelberger Akademie der Wissenschaften,

Herrn BÖHRINGER,
Präsident des Deutschen Archäologischen Instituts.

Mit dem Gefühl tiefer Dankbarkeit für die unserer Akademie stets gewährte Hilfe begrüße ich von den Teilnehmern aus der Deutschen Demokratischen Republik herzlich die Herren Vertreter des Staates und der Regierung, insbesonders

den Ministerpräsidenten und Vorsitzenden des Ministerrats
Herrn OTTO GROTEWOHL,

den Präsidenten der Volkskammer
Herrn Dr. JOHANNES DIECKMANN.

Des weiteren habe ich die Ehre, als Vertreter wissenschaftlicher Einrichtungen der Deutschen Demokratischen Republik in meine Begrüßung einbeziehen zu können

Herrn STUBBE,
Präsident der Deutschen Akademie der Landwirtschaftswissenschaften zu Berlin,

Herrn FRINGS,
Präsident der Sächsischen Akademie der Wissenschaften in Leipzig,

Herrn MOTHES,
Präsident der Deutschen Akademie der Naturforscher in Halle,

Herrn STEINHAUS,
Präsident des Deutschen Amtes für Maß und Gewicht in Berlin,

sowie hohe Vertreter zahlreicher Hochschulen, Fachhochschulen und anderer wissenschaftlicher Einrichtungen der Deutschen Demokratischen Republik, deren namentliche Anführung ich mir leider aus zeitlichen Gründen versagen muß.

Wenngleich der Zweck der Jahrestagungen von Akademien ein rein wissenschaftlicher ist, so möchte ich doch unter kulturphilosophischem Aspekt noch eine andere, ethische Wirkung derartiger Tagungen internationalen Charakters erhoffen. Die heutige Menschheit leidet schwer unter der ständigen Furcht des Mißbrauchs wissenschaftlicher Resultate. Ich möchte hier den Wunsch aussprechen, daß derartige Tagungen internationalen Charakters dazu beitragen mögen, die Menschheit von dieser Furcht zu befreien durch den Nachweis, daß das Gefühl sozialer Verantwortung bei den Wissenschaftlern in raschem Ansteigen begriffen ist. Geben wir der Welt zu verstehen, daß wir die ethische Höhe eines LEONARDO DA VINCI fordern, der die Pläne des von ihm erfundenen Unterwasserbootes zerriß, als er hörte, daß es zur Vernichtung der türkischen Hafenflotte von Lepanto eingesetzt werden sollte und nicht zum Wohle der Menschen, weil er sich mitverantwortlich fühlte für die Folgen des Mißbrauchs seiner Erfindung durch die menschliche Gesellschaft. Möge sich auch unsere Tagung im Sinne dieses leuchtenden Kultursymbols aus der Zeit der italienischen Hochrenaissance auswirken.

Zum Gelingen dieser Tagung haben uns herzliche Glückwünsche übermittelt:

die Accademia dei Lincei in Rom,

die Union Académique Internationale in Brüssel,

die Akademie der Wissenschaften der Volksrepublik China,

die Akademie der Volksrepublik Korea,

die Akademie der Lettischen Sozialistischen Sowjet-Republik,

die Chinese Medical Association in Peking.

Abschließend möchte ich hier dem Wunsche des Präsidiums der Deutschen Akademie der Wissenschaften zu Berlin Ausdruck geben, daß Sie, hochverehrte Anwesende, mit Ihrer späteren Erinnerung an diese Festtagung stets die Überzeugung verbinden mögen:

Die Deutsche Akademie der Wissenschaften zu Berlin ist mit ihrer Arbeit aufrichtig bestrebt, über das Wohl und die Ehre unseres gesamten deutschen Vaterlandes hinaus zum allgemeinen Kulturaufstieg der Menschheit und zum Aufbau einer friedlichen Welt nach besten Kräften beizutragen.

Meine Damen und Herren,

verehrte Gäste, liebe Kollegen!

Die Jahrestagung ist ein großes und neues Ereignis im Leben unserer Akademie.

Bisher vereinigte sich alljährlich die Akademie mit ihren Freunden zu einer festlichen Kundgebung zu Ehren ihres Gründers und ersten Präsidenten, G. W. LEIBNIZ, an ihrem traditionellen Leibniztage. Er, dessen Interessen auf die allgemeine Veredelung und Verbesserung des Lebens aller Menschen und ihrer Beziehungen untereinander gerichtet waren, war es, der unserer Akademie ihre Aufgaben vorzeichnete. So wahrte die Akademie alljährlich ihre alten akademischen Traditionen und wird dies auch in Zukunft in jedem Jahre tun. Wenn sie heute erstmalig mit der Jahrestagung etwas Neues an die Seite des ehrwürdigen Alten setzt, so will sie den Forderungen unserer heutigen gesellschaftlichen Ordnung gerecht werden und mithelfen, die für das Leben unserer Menschen so wichtige Verbindung zwischen Theorie und Praxis enger und besser zu gestalten. Unsere Jahrestagung, meine Damen und Herren, soll damit nicht nur ein Tag der Besinnung und Rückschau, sondern zugleich ein Ausblick auf neue Aufgaben der Wissenschaft sein, die aus den Bedürfnissen unserer Gesellschaft erwachsen. Die Jahrestagung verstärkt zugleich die wissenschaftlichen und freundschaftlichen Beziehungen zu den Akademien Westdeutschlands und den Akademien der mit der Deutschen Demokratischen Republik befreundeten Länder und gewinnt im Hinblick auf die Vielzahl der anwesenden westdeutschen und ausländischen Gäste eine hohe Bedeutung im helfenden Kampf der Wissenschaft um die Erhaltung des Friedens und die Schaffung der Einheit unseres Vaterlandes.

Da die Herren Sekretare gesondert über die Arbeit ihrer Klassen, Sektionen und der zugeordneten Institute berichten, kann ich mich in meinen Ausführungen auf die allgemeine Entwicklung der Akademie im Jahre 1954 beschränken.

Mein Bericht soll auch in diesem Jahre Rechenschaft vor der Öffentlichkeit über die von der Akademie geleistete Arbeit ablegen. Eine solche Rechenschaftslegung ist ein wichtiger Faktor im gesamten staatlichen Leben unseres Landes und der Ausdruck einer wahren Demokratie. Auch Wissenschaft und Forschung treten vor das Forum der Öffentlichkeit, um über ihre Ergebnisse zu berichten, die sie dank der großzügigen Förderung unserer Regierung erreichen konnten. In Anerkennung der Bedeutung, die unsere Regierung der Wissenschaft beimißt, wurden auch im vergangenen Jahre alle Zweige der Wissenschaft in wirkungsvollster Weise gefördert. Einige Institute konnten neu gegründet werden, wie das Institut für Wirtschaftswissenschaften und das Institut für Vergleichende Pathologie. In den Bereich der Akademie übernommen wurden z. B. das Institut für Katalyseforschung, Rostock, und das Institut für Magnetische Werkstoffe, Jena. Eine Zusammenfassung aller Unternehmen auf dem Gebiete der klassischen Philologie in einem Institut für griechisch-römische Altertumskunde ist in Vorbereitung. Zahlreiche Aufgaben auf vielen Wissensgebieten wurden erweitert und wichtige Forschungen abgeschlossen.

Im staatlichen Leben unserer Republik war das hinter uns liegende Jahr 1954 dazu ausersehen, gemeinsam mit allen Kräften die Lebensverhältnisse unserer werktätigen Menschen entscheidend zu verbessern, und konnte auch auf allen Gebieten des Lebens in dieser Richtung sichtbare Erfolge aufweisen. Unsere Wissenschaft und Forschung trugen ebenfalls in diesem Jahre charakteristische Akzente eines ständigen Vorwärtsschreitens. Wenn über dem LEIBNIZ-Tag 1954 als Losung das LEIBNIZ-Wort stand „Unsere Wohlfahrt liegt in unseren Händen", so beweist das, daß unsere Akademie im Sinne der Konzeption dieser Gedanken gewillt war, zu einer wahren Akademie des Volkes zu werden, und den Sinn ihrer Zukunft in der bewußten Verwirklichung der darin ausgesprochenen Verpflichtung erkannt hat.

Am bedeutungsvollsten für die weitere Entwicklung der Akademie und ihre gesamte Arbeit waren zweifellos im letzten Jahre die Beratungen über das neue Statut. Es galt, die ruhmreiche 250jährige Tradition unserer Akademie zu wahren und mit den neuen großen Aufgaben zu verbinden, die sich aus der gesellschaftlichen Entwicklung nach 1945 ergeben. 1946 erhielt erst die Akademie in unserem Arbeiter- und Bauernstaat die Voraussetzungen für eine Entwicklung, wie sie ihr in den Jahren ihrer langen Vergangenheit bisher nicht geschenkt war, und wurde so in den letzten Jahren zur Trägerin der größten und bedeutendsten Forschungseinrichtungen und damit zum Zentrum des wissenschaftlichen Lebens in der DDR. Da das alte Statut dieser Entwicklung nicht mehr gerecht wurde, hatte bereits Ende 1953 eine vom Plenum eingesetzte Kommission begonnen, in einer Reihe von Sitzungen ein neues Statut auszuarbeiten. Das Plenum beschäftigte sich dann mit der neuen Fassung des Statuts in der April-Sitzung und nahm es in der Sitzung vom 13. Mai 1954 nach Überarbeitung in zweiter Lesung einstimmig an. Nach der Bestätigung durch den Ministerrat der Regierung bildet dieses neue Statut für die Akademie eine feste Grundlage ihrer Arbeit und bestimmt für die Zukunft ihr Wesen, ihre Aufgaben und Zielsetzung.

Die Deutsche Akademie der Wissenschaften zu Berlin ist heute eine Gemeinschaft hervorragender Gelehrter und zugleich Träger bedeutender Forschungsunternehmen, wie im Statut ausdrücklich betont wird. Sie genießt als höchste wissenschaftliche Institution die besondere Fürsorge des Volkes und Staates und hat die Aufgabe, durch ihre Arbeiten, Denkschriften und Gutachten zur Schaffung und Mehrung der geistigen und materiellen Güter unserer Nation beizutragen. Sie fördert die Verbreitung von Forschungsergebnissen und pflegt die wissenschaftlichen Beziehungen zwischen den Völkern. Zur Durchführung ihrer Aufgaben plant, unternimmt und leitet die Akademie wissenschaftliche Arbeiten. Sie gründet und unterhält Institute, Kommissionen und andere Arbeitsstellen, die der geistigen und materiellen Entwicklung Deutschlands dienen und von denen ihr zur Zeit als selbständige Institutionen auf naturwissenschaftlichem und gesellschaftswissenschaftlichem Gebiet 51 zur Verfügung stehen, an denen über 3500 Wissenschaftler und Mitarbeiter beschäftigt sind.

Ausgehend von dem Gedanken der Präambel des Statuts, daß es Aufgabe der Akademie sei, eingedenk des Vermächtnisses ihres Gründers, G. W. LEIBNIZ, theoriam cum praxi zu vereinigen und daher eine möglichst enge Verbindung zwischen der Theorie und der Anwendung zu schaffen, wurde auch eine veränderte Klasseneinteilung im Bereich der Naturwissenschaften durchgeführt. Die Mitglieder der beiden alten Klassen, der Klasse für Mathematik und allgemeine Naturwissenschaften und der Klasse für technische Wissenschaften, verteilen sich jetzt auf eine Klasse für Mathematik, Physik und Technik und eine Klasse für Chemie, Geologie und Biologie.

Die alte Einteilung faßte in zwei Klassen die grundlegenden und die angewandten Wissenschaften getrennt zusammen, während in der jetzigen Einteilung die grundlegenden und angewandten Wissenschaften zusammengefaßt werden und nur nach Fachgebieten getrennt sind. Dadurch verspricht sich die Akademie eine breitere Anwendung und einen stärkeren Einfluß auf die Entwicklung der Wissenschaften, während andererseits die

Praxis mit ihren Erfahrungen in ständiger Wechselwirkung die grundlegenden Wissenschaften befruchten wird.

Die Akademie gliedert sich nunmehr in folgende Klassen, die gleichen Rang haben:

Klasse für Mathematik, Physik und Technik

Klasse für Chemie, Geologie und Biologie

Klasse für Medizin

Klasse für Sprachen, Literatur und Kunst

Klasse für Philosophie, Geschichte, Staats-, Rechts- und Wirtschaftswissenschaften

Außerdem bestehen für viele wichtige Fachgebiete bisher insgesamt 19 Sektionen, die sich aus ordentlichen und korrespondierenden Mitgliedern sowie weiteren namhaften Vertretern des Fachgebietes zusammensetzen und in denen heute über 400 Gelehrte mitwirken. Diese Sektionen befassen sich im besonderen mit der Entgegennahme von Übersichten über den Stand der wissenschaftlichen Arbeiten des Fachgebietes als Voraussetzung für die Planung der Grundlagenforschung im Bereich der Deutschen Demokratischen Republik und der Zusammenarbeit mit den Vertretern der Praxis. Weiterhin sieht das Statut die Angliederung wissenschaftlicher Gesellschaften vor, die völlig selbständig sind und von der Akademie betreut werden. Sie erhalten bei der Durchführung ihrer Tagungen durch den Organisationsapparat der Akademie wesentliche Unterstützung und führen ihre Kongresse unter der Ägide der Akademie durch. Es konnten im vorigen Jahre die Chemische, die Geologische und die Physikalische Gesellschaft in der Deutschen Demokratischen Republik der Akademie angegliedert werden.

In Auswirkung des Statuts wurde es notwendig, die Verantwortlichkeit der leitenden Organe der Akademie klarer herauszustellen. Das höchste Organ der Akademie, das Plenum, tritt monatlich einmal zusammen, um wissenschaftliche Vorträge und Mitteilungen allgemeinen Charakters entgegenzunehmen, über wissenschaftliche Fragen zu beraten und in allen grundsätzlichen Angelegenheiten, insbesondere bei wissenschaftlichen Unternehmungen, seine Entscheidung zu treffen. Das Präsidium soll stärker als bisher die Arbeit der Akademie so organisieren, daß die Akademie die großen langfristigen Perspektiven für die einzelnen Zweige der Wissenschaft festlegen und so zum Zentrum der Koordinierung der wissenschaftlichen Tätigkeit in unserer Republik werden kann. In Koordinationssitzungen der Klassen, Sektionen und Institute der Akademie sollen unter Teilnahme von Vertretern der Universitäten, Hochschulen und der wissenschaftlichen Einrichtungen, der Ministerien neue Formen und Methoden der wissenschaftlichen Planung und Zusammenarbeit gefunden werden. Das Präsidium soll sich nicht mehr mit untergeordneten Problemen befassen, sondern alle Angelegenheiten, die nicht von grundsätzlicher Bedeutung sind und nicht die Akademie als Ganzes und ihr nationales und internationales Ansehen betreffen, dem Entscheidungsbereich der Klassen und der Verwaltung zuweisen. In erster Linie muß daher die Verantwortlichkeit der Sekretare, des wissenschaftlichen Direktors, der wissenschaftlichen Referenten und des Verwaltungsdirektors erhöht werden. Auch wird es erforderlich sein, eine Geschäftsordnung und Geschäftsverteilung für die Akademie auszuarbeiten. Die Klassen und Sektionen sollen so zum Mittelpunkt des wissenschaftlichen Lebens auf ihren Gebieten werden und die Arbeiten in den ihnen zugeordneten Instituten und Kommissionen anleiten und kontrollieren. Um die Schwerpunkte der weiteren Entwicklung, vor allem in den naturwissenschaftlichen Disziplinen, besser zu erkennen, sollen die Klassen, Sektionen und Institute auch ihre Beziehungen zu den Arbeitskreisen für Forschung und Entwicklung bei den Ministerien verbessern und die Verbindung zwischen Theorie und Praxis verstärken. Die leitenden Mitarbeiter der wichtigsten Institute der Ministerien sollten zu Mitgliedern der Sektionen berufen werden und in diesen Gelegenheit haben, ihre speziellen Probleme vorzutragen. Zur weiteren aktiven Gestaltung des wissenschaftlichen Lebens sollten die Klassen, Sektionen und Institute die mit Vertretern der Industrie teils engeren, teils nur lose bestehenden Verbindungen vertiefen und durch regelmäßige gemeinsame Beratungen den wissenschaftlichen Ergebnissen den Weg in die Praxis und zur Produktion ebnen.

Für die Arbeit des Präsidiums war die personelle Verstärkung durch die Neuwahl des Vizepräsidenten für den gesellschaftswissenschaftlichen Bereich, Hrn. STEINITZ, von Bedeutung, die nach dem Hinscheiden des hervorragenden deutschen Gelehrten und Patrioten JOHANNES STROUX erfolgte. Da die Amtsperiode der Sekretare der Klassen ablief, erfolgten zugleich auch die Neuwahlen der Sekretare, und in den Sitzungen des Plenums im September und Oktober wurden Hr. ROMPE zum Sekretar der Klasse für Mathematik, Physik und Technik, Hr. NOACK zum Sekretar der Klasse für Chemie, Geologie und Biologie, Hr. LOHMANN zum Sekretar der Klasse für Medizin, Hr. FRINGS zum Sekretar der Klasse für Sprachen, Literatur und Kunst und Hr. UNVERZAGT zum Sekretar der Klasse für Philosophie, Geschichte, Staats-, Rechts- und Wirtschaftswissenschaften gewählt und im November vom Ministerpräsidenten bestätigt.

Von der Gesamtzahl der 104 ordentlichen Mitglieder der Akademie Ende 1954 nahmen in der Hauptsache nur die in der Deutschen Demokratischen Republik und Berlin wohnenden aktiv an den Arbeiten der Akademie teil. Dieser Kreis von etwa 60 Gelehrten wurde nach der im November 1954 erfolgten Sonderwahl des aus der Sowjetunion zurückgekehrten Nobel- und Stalinpreisträgers GUSTAV HERTZ, Professor für Physik an der Karl-Marx-Universität Leipzig, nunmehr durch Zuwahlen in der Sitzung vom 24. Februar 1955 um weitere 31 Mitglieder erhöht, die ich auf unserer Jahrestagung hiermit zugleich auf das herzlichste begrüße.

Die Zuwahlen in der Klasse für Mathematik, Physik und Technik wurden vor allem unter dem Gesichtspunkt durchgeführt, für volkswirtschaftlich bedeutende Gebiete namhafte Vertreter zu gewinnen, das so wichtige Fach Mathematik zu verstärken und bisher nicht vertretene Fächer neu zu besetzen, wie z. B. die Energiewirtschaft und die technische Mechanik. Deshalb wurden in dieser Klasse folgende Wissenschaftler zugewählt:

GEORG BILKENROTH
Leiter des Projektierungs- und Konstruktionsbüros sowie Leiter der Forschungsabteilung der HV Kohle im Ministerium für Schwerindustrie

OTTO EMICKE
Professor an der Bergakademie Freiberg

PAUL GÖRLICH
Professor und wissenschaftlicher Hauptleiter des VEB Carl Zeiss, Jena

ERNST HÖLDER
Professor für Mathematik (Analysis) an der Karl-Marx-Universität Leipzig

ERICH KÄHLER
Professor für Mathematik (Arithmetik und Algebra) an der Karl-Marx-Universität Leipzig

HEINZ NEUBER
Professor für Mechanik an der Technischen Hochschule Dresden

FRITZ OBENAUS
Professor für Hochspannungstechnik an der Technischen Hochschule Dresden

WALTER PAUER
Professor für Energiewirtschaft an der Technischen Hochschule Dresden

Die Klasse für Chemie, Geologie und Biologie legte besonderen Wert auf eine Verstärkung der physikalischen Chemie und der Mineralogie. Neu führte die Klasse mit mehreren Vertretern das Fach Zoologie ein, das nunmehr für systematische Zoologie, für allgemeine physiologische Zoologie, Ornithologie und Geschichte der Zoologie besetzt ist. Auch das Fach Mikrobiologie ist nunmehr in dieser Klasse vertreten. Aus diesem Grunde wählte die Klasse folgende Wissenschaftler:

HANS FALKENHAGEN
Professor für theoretische Physik an der Universität Rostock

MANFRED GERSCH
Professor für Zoologie an der Universität Jena

ALFRED KÄSTNER
Professor für Zoologie an der Humboldt-Universität zu Berlin

HANS KNÖLL
Professor, Direktor des Instituts für Mikrobiologie und experimentelle Therapie in Jena

ARNO SCHÜLLER
Professor für Mineralogie an der Humboldt-Universität zu Berlin

ERWIN STRESEMANN
Professor für Zoologie an der Humboldt-Universität zu Berlin

In der Klasse für Medizin galt es, das wichtige Fach der Chirurgie wieder lebensfähig zu machen und bisher überhaupt nicht vertretene Gebiete wie die Kinderheilkunde, die Virusforschung und die Pharmakologie zu besetzen. In dieser Klasse wurden daher folgende Wissenschaftler gewählt:

HEINRICH BREDT
Professor für allgemeine Pathologie und pathologische Anatomie an der Karl-Marx-Universität Leipzig

MAX BÜRGER
Professor für innere Medizin an der Karl-Marx-Universität Leipzig

WILLY FELIX
Professor für Chirurgie an der Humboldt-Universität zu Berlin

ALBRECHT PEIPER
Professor für Kinderheilkunde an der Karl-Marx-Universität Leipzig

HEINZ RÖHRER
Professor, Präsident der Forschungsanstalt „Friedrich Löffler" auf der Insel Riems bei Greifswald

PAUL WELS
Professor für Pharmakologie an der Universität Greifswald

Für die Klasse für Sprachen, Literatur und Kunst war es wichtig, nach dem Tode von JOHANNES STROUX das Gebiet der griechisch-römischen Altertumswissenschaft zu verstärken. Auch die vor Jahren in der Akademie vertreten gewesenen Gebiete Indologie und Japanologie werden neu besetzt. Deshalb wurden in dieser Klasse folgende Wissenschaftler gewählt:

CARL BLÜMEL
Direktor der Antiken-Abteilung der Staatlichen Museen Berlin

WERNER HARTKE
Professor für klassische Philologie an der Humboldt-Universität zu Berlin

MARTIN RAMMING
Professor für Japanologie an der Humboldt-Universität zu Berlin

WALTER RUBEN
Professor für Indologie an der Humboldt-Universität zu Berlin

Die Klasse für Philosophie, Geschichte, Staats-, Rechts- und Wirtschaftswissenschaften schuf durch Zuwahl die Voraussetzungen für eine fruchtbare Arbeit auf dem Gebiete der Philosophie, die nach 1945 nicht mehr im engeren Arbeitskreis vertreten war. Wegen der großen Bedeutung der Wirtschaftsgeschichte wählte man zwei Gelehrte dieses Faches. Auf dem Gebiet der Geschichte wurden angesichts der allgemeinen Intensivierung der Forschungsarbeiten und der bevorstehenden Gründung eines Instituts für Geschichte an der Akademie drei Gelehrte gewählt, die insbesondere die mittelalterliche Geschichte, die Geschichte der Arbeiterbewegung und die Geistesgeschichte der Neuzeit vertreten. In dieser Klasse wurden folgende Wissenschaftler gewählt:

Ernst Bloch
Professor für Philosophie an der Karl-Marx-Universität Leipzig

Hans Haussherr
Professor für Wirtschafts- und Sozialgeschichte an der Universität Halle

Jürgen Kuczynski
Professor für Wirtschaftsgeschichte an der Humboldt-Universität zu Berlin

Martin Lintzel
Professor für mittelalterliche Geschichte an der Universität Halle

Leo Stern
Professor für neuere Geschichte und Geschichte der Arbeiterbewegung an der Universität Halle

Eduard Winter
Professor für Geschichte der Völker der Sowjetunion an der Humboldt-Universität zu Berlin

Zur Erweiterung der wissenschaftlichen Beziehungen der Akademie wurden vom Plenum am 13. Januar und 10. Februar 1955 weiterhin 51 namhafte Gelehrte des In- und Auslandes als korrespondierende Mitglieder zugewählt, und zwar aus der Deutschen Demokratischen Republik 17, aus Westdeutschland 13, aus der Sowjetunion 5, aus Polen 2, aus der Tschechoslowakischen Republik 3, aus Ungarn 4, aus Finnland 1, aus Frankreich 3, aus Österreich 2 und aus der Schweiz 1, die diese ehrenvolle Wahl annahmen und von denen ein Teil auch unmittelbar an den Arbeiten der Akademie mitwirken wird.

In der Überzeugung von der Unteilbarkeit deutscher Wissenschaft hat die Akademie ihre Beziehungen zur Bayerischen Akademie der Wissenschaften und zu den Akademien der Wissenschaften in Göttingen und Heidelberg und zu anderen hervorragenden wissenschaftlichen Einrichtungen der Bundesrepublik sowie zu vielen westdeutschen Gelehrten gepflegt und sich bemüht, in allen Zweigen der Wissenschaft und Forschung den engen wissenschaftlichen Kontakt mit dem Westen unseres Vaterlandes zu fördern.

Trotz der durch die Ratifizierung der Pariser Verträge entstandene neue Situation mit allen ihren sich noch entwickelnden Schwierigkeiten wird die Akademie unbeirrt wie bisher alles dazu tun, um diesen Kontakt nicht nur aufrechtzuerhalten, sondern noch zu verstärken. Wir sind davon überzeugt, daß unsere Jahrestagung und die Anwesenheit so vieler hervorragender westdeutscher Kollegen hierzu wesentlich beitragen wird.

Durch die wissenschaftlichen Veröffentlichungen und gesamtdeutschen Organe unterstützt sie das gegenseitige Verständnis zwischen allen deutschen Gelehrten und beweist so in ihrer Zusammenarbeit, daß es in der deutschen Wissenschaft keine Teilung in ost- und westdeutsche Wissenschaft gibt. In ihren großen traditionellen Unternehmungen und in den Kommissionen der Akademie sind viele westdeutsche Wissenschaftler tätig und nehmen am wissenschaftlichen Leben der Akademie regen Anteil. Die bestehenden gemeinsamen Unternehmen werden in Anerkennung ihrer hohen Bedeutung für die gesamtdeutsche Zusammenarbeit weitergeführt, und die Aufnahme neuer gemeinsamer Arbeiten mit westdeutschen Akademien ist vorgesehen. Der gegenseitige Erfahrungs- und Gedankenaustausch reißt nicht ab; westdeutsche Wissenschaftler sprechen bei uns über ihre Arbeiten, unsere Mitarbeiter halten Vorträge über ihre Forschungsergebnisse an westdeutschen Instituten. Durch diese wissenschaftliche Zusammenarbeit mit dem Westen unseres Vaterlandes hat sich unsere Akademie laufend bemüht, mitzuhelfen, die künstlichen Grenzen zwischen dem Osten und dem Westen durch die Einheit einer deutschen Wissenschaft zu überbrücken und immer neue Möglichkeiten des Zusammenfindens zu verwirklichen.

Auf Grund der Erfahrungen des letzten Jahres glaube ich erwarten zu können, daß sich aus den vorhandenen wissenschaftlichen und persönlichen Beziehungen doch wieder stärker offizielle Beziehungen unserer Akademie mit den westdeutschen Akademien entwickeln werden. Auf Grund ihrer nationalen und internationalen Anerkennung muß es der Akademie bei der Entfaltung des wissenschaftlichen Gedanken- und Erfahrungsaustausches immer mehr gelingen, die Wissenschaftler im Westen unseres Vaterlandes davon zu überzeugen, daß eine ständige Festigung der wissenschaftlichen Beziehungen die Grundlage für ein geeintes Deutschland und für die Erhaltung des Friedens bedeutet. Daher muß die Akademie in Zusammenarbeit mit unseren wissenschaftlichen Gesellschaften viel mehr als bisher die Initiative bei der Durchführung gesamtdeutscher wissenschaftlicher Tagungen ergreifen, um damit den Wissenschaftlern aus dem Westen Deutschlands Gelegenheit zu geben, die Entwicklung der Wissenschaft und Forschung, unsere großen Arbeitsmöglichkeiten und die Unterstützung der Wissenschaft durch unsere Regierung kennenzulernen. Wir brauchen auch hierbei nur auf dem Vorhandenen aufzubauen, denn Akademietagungen wie die Riemann-Tagung unseres Forschungsinstituts für Mathematik vom Oktober 1954, die Slavisten-Tagung vom November 1954, die Konferenz unseres Instituts für Wirtschaftswissenschaften sowie die Arbeitstagung des Instituts für Vor- und Frühgeschichte, die beide gerade in diesen Tagen zu Ende gingen, zeigen immer wieder unsere großen Möglichkeiten einer fruchtbaren wissenschaftlichen Zusammenarbeit mit Westdeutschland und dem Ausland.

Auch die Beziehungen unserer Akademie zu den wissenschaftlichen Institutionen des Auslandes, insbesondere den Akademien, haben eine lange und reiche Tradition. Mit mehr als 450 ausländischen wissenschaftlichen Institutionen aus 45 Ländern steht unsere Akademie in regelmäßigem Schriftenaustausch. Unsere Mitglieder und Mitarbeiter nahmen an den wichtigsten internationalen wissenschaftlichen Tagungen des Auslandes teil. Im vergangenen Jahre war die Akademie auf 40 ausländischen Kongressen, zum Teil mit größeren Delegationen, vertreten. Unsere Gelehrten, die das Ausland besuchten, brachten neue Erkenntnisse, neue Methoden mit und trugen oft nicht nur zur Entwicklung ihres Wissenschaftsgebietes, sondern darüber hinaus auch zur Förderung unserer Volkswirtschaft bei.

Größere Akademie-Delegationen wurden im vergangenen Jahre aus Prag, Budapest und Sofia empfangen, die die Aufgabe hatten, die Arbeit unserer Akademie und ihrer Institute kennenzulernen. Zugleich besuchten Delegationen unserer Akademie die Tschechoslowakische Republik und die Volksrepublik Polen, Ungarn und Bulgarien. Durch diese Besuche bahnten sich mannigfache Formen der Zusammenarbeit an, und einigen Instituten, wie dem Institut für Wirtschaftswissenschaften, gelang es, bereits einen festen und engen Kontakt mit gleichartigen Akademieinstituten im befreundeten Ausland zu gewinnen. Im Jahre 1955 werden diese Beziehungen, vorbereitet durch die Arbeitspläne zu den mit den volksdemokratischen Ländern geschlossenen Kulturabkommen, vor allem mit den Akademien in Warschau und Prag durch persönliche Besuche und Studien weiter gepflegt und vertieft werden. Auch die Verbindungen unserer Akademie zum westlichen Ausland wurden weiterhin sorgfältig gepflegt, und den überwiegenden Anteil der Auslandsreisen unserer Mitarbeiter macht der Besuch wissenschaftlicher Kongresse im westlichen Ausland aus. Auch sei besonders daran erinnert, daß eine größere Gruppe Wissenschaftler zur Beobachtung der Sonnenfinsternis im Jahre 1954 auf die schwedische Insel Öland entsandt wurde und sich die Akademie auch in diesem Jahre gemeinsam mit der Royal Society und der Sternwarte St. Andrews in Schottland an der Beobachtung der diesjährigen Sonnenfinsternis auf der Insel Ceylon beteiligt. Ein Wissenschaftler der Akademie nimmt z. Z. an einer geographischen Expedition in der Sahara teil, und weitere Expeditionen und gemeinsame wissenschaftliche Unternehmungen sind in Vorbereitung. Die Vertiefung und Ausbreitung der internationalen Beziehungen unserer Akademie findet auch ihren Ausdruck in ihrem Anschluß an mehrere wissenschaftliche Weltunionen, in denen sie korporativ oder durch ihre Mitglieder und Mitarbeiter vertreten ist, wie zum Beispiel in der Union Académique International, in der Internationalen Astronomischen Union, in der Internationalen Union für Geodäsie und Geophysik, im Internationalen Komitee für Biochemie u. a. m.

Von besonderer Bedeutung war im vorigen Jahre der Besuch des Präsidenten der Akademie der Wissenschaften der Sowjetunion, Akademiker A. N. NESMEJANOW, und des Generalsekretärs Akademiker A. W. TOPTSCHIJEW, die als Mitglieder der Delegation der Sowjetunion zum 5. Jahrestage der Gründung der Deutschen Demokratischen Republik nach Berlin kamen. Den Mitgliedern und Direktoren der Akademie-Institute stand Akademiker A. W. TOPTSCHIJEW zur Aussprache über Fragen der Planung der Grundlagenforschung in einer Sondersitzung zur Verfügung und beriet am 18. Oktober 1954 mit den Mitgliedern des Präsidiums über die Verbesserung der wissenschaftlichen Zusammenarbeit zwischen der Akademie der Wissenschaften der Sowjetunion und der Deutschen Akademie der Wissenschaften.

Wesentlich wurde die Zusammenarbeit mit Westdeutschland und dem gesamten Ausland auch durch die Arbeit des Akademie-Verlages gefördert, der neben den Publikationen der Akademie ebenfalls die Arbeiten der Sächsischen Akademie der Wissenschaften zu Leipzig und seit dem 1. Januar 1955 die Publikationen der Deutschen Akademie der Landwirtschaftswissenschaften zu Berlin verlegt. Gemessen am Jahre 1953 betrug seine Produktionssteigerung 1954 40%. Er verlegte im Jahre 1954 225 wissenschaftliche Monographien und brachte 26 wissenschaftliche Zeitschriften heraus. Die Zusammenarbeit mit westdeutschen Verlagen konnte vor allem durch die Herausgabe von Zeitschriften und Einzelmonographien in Arbeitsgemeinschaft unseres Akademie-Verlages mit verschiedenen westdeutschen Verlagen erweitert werden.

Um den international anerkannten Vorsprung, den unsere Republik auf dem Gebiet der wissenschaftlichen Dokumentation hat, weiter auszubauen, wäre es wünschenswert, wenn zur Koordinierung der gesamten wissenschaftlichen Dokumentation ein Institut für Dokumentation bei der Akademie gegründet werden könnte.

Gestatten Sie mir, meine Damen und Herren, daß ich zum Abschluß meines Berichtes noch einiges über den Haushalt und die Investitionen, über die Perspektive und Verbesserung der Arbeiten unserer Akademie sagen darf.

Die der Akademie vom Staat zur Erfüllung ihrer Aufgaben zur Verfügung gestellten Haushaltsmittel wiesen auch im Jahre 1954, wie in den vorangegangenen Jahren, eine Steigerung auf. Die Ausgaben der Akademie waren 1954 um 19% höher als im Vorjahr. Den verbesserten objektiven Voraussetzungen entsprach auch ein höheres Arbeitsergebnis. Es konnten 98 Themen des Planes Forschung und Technik erfolgreich abgeschlossen werden. Am Plan gemessen ist das einer Steigerung um 10% gegenüber dem Vorjahre gleichbedeutend. Leider waren noch Verstöße gegen die Haushaltsdisziplin und Blockierungen von Kassenmitteln zu verzeichnen, was aber im neuen Jahr nicht mehr der

Fall sein wird. Auch der Haushaltsvoranschlag für 1955 weist gegenüber der Ist-Ausgabe von 1954 eine Erhöhung der Mittel aus: Eine echte Steigerung von 9,7 %, die der Akademie zur weiteren planmäßigen Entwicklung ihrer Arbeiten zugute kommt. Der Wirkungsgrad dieser zusätzlichen Mittel kann noch dadurch erhöht werden, wenn die Einsparungsmaßnahmen, die der Verwaltungsdirektor angeregt hat, konsequent durchgeführt werden. Diese entsprechen auch den Beschlüssen unserer Regierung und der Volkskammer zu den Fragen des Sparsamkeitsprinzips und seiner Durchführung in unserem Lande. Nach unseren Berechnungen werden allein im 1. Quartal auf dem Gebiet der Neubeschaffungen von Geräten und Maschinen 50000 DM eingespart werden können, ohne daß dabei eine Minderung des Arbeitsergebnisses in Erscheinung treten wird. Es wird darauf ankommen, die Anschaffungen zu koordinieren und die vorhandenen Geräte besser auszunutzen.

Auf dem Gebiete der Investitionen wurde das Augenmerk darauf gerichtet, zunächst die vorhandenen Institute voll auszubauen und nur in beschränktem Umfange Neubauten zu beginnen. Die Erfüllung des Investitionsplanes mit 90 % wies gegenüber dem Jahre 1953 eine Steigerung um 5,5 % aus. Trotzdem zeigt diese Ziffer, daß noch bedeutende Schwächen in der Durchführung des Investitionsplanes bestehen, an deren Beseitigung systematisch weitergearbeitet werden muß. Die Mittel wurden im wesentlichen auf die Institute für Medizin und Biologie, für Bodendynamik und Erdbebenforschung, für Kulturpflanzenforschung, für Festkörperforschung und für Technologie der Fasern konzentriert. Aber nicht nur die naturwissenschaftlichen Einrichtungen konnten erweitert werden, es wurde auch auf dem Gebiet der Gesellschaftswissenschaften investiert. So erhielt zum Beispiel das Institut für Vor- und Frühgeschichte bessere Arbeitsmöglichkeiten in Magdeburg und Hohenviecheln. Neben anderen Erweiterungen und Ausbauten wurde die Vervollständigung der Erstausstattungen mit wissenschaftlichen Apparaten und Ausrüstungen fortgesetzt. Der Investitionsplan 1955, der in der gleichen Höhe wie der des Vorjahres liegt, wird hauptsächlich den Einrichtungen zugute kommen, die bereits im Jahre 1954 im Mittelpunkt des Baugeschehens standen, um den Endausbau möglichst bald herbeizuführen und die Institute damit voll arbeitsfähig zu machen.

Die Akademie muß trotz ihrer Erfolge auf bestimmten Wissenschaftsgebieten feststellen, daß gegenwärtig wichtige Gebiete der Naturwissenschaft und Technik in noch ungenügendem Maße bearbeitet werden und daß auf den Gebieten der Gesellschaftswissenschaften die Aufnahme notwendiger Arbeiten noch zu wenig Beachtung fand. Es war daher für das Präsidium eine begrüßenswerte Hilfe, daß ihm am 24. März 1955 Gelegenheit gegeben wurde, vom Ministerrat empfangen zu werden, um gemeinsam mit den Ministern und Staatssekretären Vorschläge des Ministerrats über die weitere Entwicklung und Verbesserung der Arbeit der Akademie beraten zu können, die auf Anregungen aus zahlreichen Konferenzen und Aussprachen mit Wissenschaftlern und Angehörigen der technischen Intelligenz beruhen. Ich darf es daher begrüßen, daß in der Sitzung des Ministerrats einige gemeinsame Vorschläge diskutiert worden sind, die unsere Zusammenarbeit mit der Regierung besonders fördern werden. So wird es sich fühlbar auswirken, wenn das Präsidium regelmäßig Fühlungnahme mit dem Herrn Ministerpräsidenten haben und stärker als bisher eine Zusammenarbeit zwischen den Klassen und Sektionen mit den einzelnen Ministern, Staatssekretären bzw. deren Stellvertretern und insbesondere mit dem Staatssekretariat für Hochschulwesen durchgeführt werden könnte. Mehr als bisher werden gemeinsame Beratungen mit den Leitern der tragenden staatlichen Organe die Koordinierung der wissenschaftlichen Arbeiten fördern und die Zusammenarbeit zwischen der Forschung und der Produktion wesentlich verbessern. Für die Arbeiten zum zweiten Fünfjahrplan wird es wichtig sein, wenn die Staatliche Plankommission der Akademie als Grundlage baldigst Richtzahlen für die Invest- und Haushaltsmittel bekanntgeben und diese mit dem Präsidenten der Akademie beraten würde. Zugleich sollten die Staatliche Plankommission und die Ministerien die Klassen zur Lösung bestimmter Probleme heranziehen und eine bestimmte Form der Zusammenarbeit festlegen. Die Regierung kann sich jederzeit auf die Akademie stützen und wird ihr für die Entwicklung der Volkswirtschaft wichtige Staatsaufträge erteilen. Die Verbindung zur Produktion müßte durch gemeinsame Beratungen zwischen Akademiemitgliedern, wissenschaftlichen Mitarbeitern unserer Institute und den Männern der Praxis verbessert werden. Für die Arbeiten unserer Institute wäre es weiterhin vor allem zweckmäßig, wenn Institute gleicher Fachrichtung in bestimmten Orten wie z. B. Dresden, Leipzig, Jena und dem Ostseeraum konzentriert würden. Eine wesentliche Hilfe für unsere Arbeit wird es auch sein, daß unsere Wünsche für die Versorgung mit wissenschaftlichen Geräten und Materialien vordringlich berücksichtigt werden und diese in kürzester Frist zur Verfügung stehen sollen.

Wir sind davon überzeugt, daß wir bei einer stets wachen kritischen Betrachtung unserer Arbeiten noch manche Mängel und Schwächen aufdecken können. So wurde die Ausrüstung unserer gesamten Einrichtungen mit wissenschaftlichen Geräten aller Art in den letzten Jahren nicht koordiniert. Ich halte es daher für notwendig, für die Zukunft mit Hilfe einfacher verwaltungsmäßiger Mittel eine Koordinierung herbeizuführen. Zur schnellen Befriedigung unseres Bedarfs an Spezialgeräten sollte eine Akademiewerkstätte für Einzelanfertigungen von wissenschaftlichen Geräten geschaffen und zur besseren Ausnutzung vorhandener Geräte und Anlagen eine zentrale Leihkammer eingerichtet werden.

Zum Schluß möchte ich nicht versäumen, auf die Bedeutung der Auswahl, Entwicklung und Förderung unseres wissenschaftlichen Nachwuchses hinzuweisen. Wir sollten die Entwicklung unserer Mitarbeiter planmäßiger lenken und bei Einstellung die richtige Auswahl treffen.

In unserer Republik, meine Damen und Herren, sind Wissenschaft und Staat durch ihren gemeinsamen Weg so eng miteinander verbunden, daß die Wünsche des Staates im Wesen unserer Akademie beschlossen liegen. Wir danken an dieser Stelle unserer Regierung, daß sie die Voraussetzungen materieller und ideeller Art für die Arbeit unserer Wissenschaftler geschaffen hat, wie sie in Deutschland noch niemals bestanden, und versichern, daß wir bereit sind, unsere Kräfte beim Aufbau unserer Gesellschaft voll einzusetzen für das Wohl unserer werktätigen Menschen, für die Erhaltung des Friedens und die Schaffung der Einheit unseres deutschen Vaterlandes. Die Akademie wird sich auch weiterhin nach dem Richtspruch eines unserer ältesten Akademieunternehmen, der Monumenta Germaniae Historica, richten, der auch für uns stets eine Mahnung und Verpflichtung bleiben wird:

„*Die heilige Liebe zum Vaterlande beflügelt uns.*“

Bericht des Sekretars auf der Jahrestagung

Die Einrichtungen der Klasse für Medizin bei der Deutschen Akademie der Wissenschaften zu Berlin sind:

1. Institut für Medizin und Biologie in Berlin-Buch
2. Institut für Vergleichende Pathologie
3. Deutsche Arzneibuchkommission
4. Handwörterbuch der Medizin
5. 6 Sektionen.

1. Das Institut für Medizin und Biologie gehört zusammen mit der ihm angeschlossenen Geschwulstklinik zu den großen Einrichtungen der Akademie. Der Direktor ist der Präsident der Akademie, Herr FRIEDRICH. Das Hauptarbeitsgebiet des Instituts ist das Krebsproblem und damit im engsten Zusammenhang stehend die Untersuchung des Eiweißes in chemischer und physikalisch-chemischer Beziehung sowie die physiologische Untersuchung der Fermente und des Stoffwechsels von normalen Geweben und Zellen im Vergleich zu den krebsig veränderten.

Das Institut besteht aus 9 wissenschaftlichen Abteilungen, die kollektiv zusammenarbeiten.

a) Abt. für Biophysik. Leiter Prof. FRIEDRICH.

Ein Hauptarbeitsgebiet ist die Dosimetrie. Zur Radium- und Röntgendosimetrie wie auch der Strahlenschutzmessung wurden Zählrohrapparaturen höherer Empfindlichkeit und guter Eichfähigkeit hergestellt und neue Methoden zur Darstellung von Isodosenkurven für Radium- und Röntgenstrahlen entwickelt. Ein transportables Strahlungsmeßgerät sowie Zählrohre für Gammastrahlung und harte Betastrahlung wurde vom VEB Zeiß in die Fertigung übernommen. Ein 4π-Zähler zur Absolutmessung von radioaktiven Präparaten und ein Kombinationszähler wurden entwickelt und zur Bestimmung von Aktivitäten in Organen in Zusammenarbeit mit der Geschwulstklinik eingesetzt. Die Ausarbeitung von Verfahren zur Messung schwächster Röntgenintensitäten wurde in Angriff genommen. Die gesamten Radiumbestände der DDR werden laufend überprüft und die Trägerröhrchen gegebenenfalls neu gefüllt.

Auf dem Gebiet der quantitativen Fluoreszenzmessung wurde das Verhalten der Fluoreszenz cancerogener Substanzen nach Einwirkung von ultraviolettem Licht in verschiedenen Lösungsmitteln untersucht und Fluoreszenzmessungen in transplantiertem Gewebe ausgeführt.

Eingehend wurden die Grundlagen für die Ultraschalldosimetrie bearbeitet und dabei auf der Suche nach einem biologischen Test das Verhalten von Schimmelpilzsporen im Ultraschallfeld geprüft.

Im botanischen Laboratorium wurde die bakterielle Pflanzenkrebsbildung als Teilgebiet der allgemeinen Tumorforschung weiter untersucht, vor allem die mit der Geschwulstbildung verbundenen stofflichen Veränderungen der befallenen Organe.

b) Abt. für Biochemie. Leiter: Prof. LOHMANN.

Die Untersuchungen über die Atmung, aerobe und anaerobe Glykolyse des normalen und karzinomatös veränderten Portioepithels wurden zu Ende geführt. Größere Versuchsreihen, die der Nachprüfung chemischer und physikalisch-chemischer Methoden für die Erkennung des Krebses dienten, verliefen bisher negativ.

Ein Verfahren zur quantitativen Bestimmung neutraler und phenolischer Ketosteroide in kleinen Mengen Blut und Geweben wurde ausgearbeitet. Der Einfluß von 24 Aminosäuren wurde in Fortsetzung der Arbeiten über den Einbau von Aminosäuren in Krebsgewebe in vitro auf das Wachstum von Hefezellen ausgedehnt.

c) Abt. für Biologische Krebsforschung: Leiter Prof. GRAFFI.

Die Beziehungen zwischen Dosis und Wirkung cancerogener Kohlenwasserstoffe wurden weiter untersucht. Einen Schwerpunkt der Arbeiten bildete die Frage der Abhängigkeit der Geschwulstbildung von der Stoffwechsellage der Gewebe, besonders im Hinblick auf die Atmungstätigkeit der Zellen, die entweder durch verminderten Sauerstoffdruck oder durch Atmungsgifte herabgesetzt war; die Arbeiten werden zusammen mit der Abt. für Mikrobiologie ausgeführt. Die Versuche von GRAFFI und SCHMIDT zum Nachweis einer subzellulären Geschwulstübertragung beim Säugetier ergaben eine eindeutige etwa 10fache Steigerung an Leukämien und Spätsarkomen gegenüber den Kontrollen bei Verwendung zellfreier Filtrate von 2 überimpfbaren Mäusekarzinomen. Die Untersuchungen über den Mechanismus der Metastasierung und deren Beeinflussung durch Hormone, Immunitätsvorgänge usw. wurden fortgesetzt.

d) Abt für chemische Krebsforschung: Leiter Dipl.-Ing. BOTHE.

Die Arbeit über die chemischen Frühveränderungen der Leber nach Verfütterung cancerogener Azofarbstoffe wurde beendet und jetzt auf die Beeinflussung des Zitronensäure-Zyklus ausgedehnt. Die Frage nach körpereigenen karzinogenen Substanzen aus der Lipoidreihe ist wohl dahin zu beantworten, daß es sich hier nicht um endogene Substanzen handelt, sondern um solche exogenen Ursprungs.

e) Abt. für Pharmakologie: Leiter Prof. JUNG.

Die Versuche über den Stoffwechsel der roten Blutkörperchen wurden weitergeführt und die Beeinflussung der Ausfällung von Kollagen durch Gerbsäure und andere Adstringentien geprüft. An Hand von Membranpotentialmessungen wurde untersucht, welchen Einfluß der Gerbeffekt des Formaldehyds auf die Selektivität der Gelatinemembran sowie des Froschperikards ausübt. Elektronenoptisch wurde die toxische Wirkung des Phenylhydrazins an roten Blutkörperchen in vivo und in vitro untersucht. Die Versuche über die Beziehungen zwischen dem aktiven Kationentransport und Methämoglobinrückbildung in roten Blutkörperchen ergaben, daß diese Rückbildung nicht ein in der einzelnen Zelle isoliert ablaufender Vorgang ist, sondern ein Prozeß, an dem sich auch die unveränderten Zellen in gleicher Weise beteiligen wie die Methämoglobin führenden Zellen. Die Untersuchung der Hämoproteine wurde in großem Umfange fortgesetzt, wobei u. a. vor allem die Frage der Bindung des Proteins im Proteid für die Eigenschaften der prosthetischen Gruppe interessiert.

f) Abt. für Genetik: Komm. Leiter Dr. HARTWECK.

Im Rahmen der Krebsforschung wurden Untersuchungen an der Taufliege und der Stubenfliege mit cancerogenen Substanzen durchgeführt. An beiden Insektenarten wurde die Speicherung des krebsauslösenden Kohlenwasserstoffs Benzpyren unter gleichzeitiger Einwirkung von ultraviolettem Licht untersucht. An den Artbastarden mexikanischer Fischarten sowie an Drosophilastämmen wurde die Entstehung spontaner melanotischer Bildungen studiert.

g) Abt. für Mikrobiologie: Leiter Prof. WINDISCH.

Es wurde der Einfluß einer sehr weitgehenden Anaerobiose auf das Wachstum von Hefe untersucht. Danach nimmt die Zellvermehrung der Gärhefe im Verlauf der anoxybiontischen

Passagenzüchtung von Generation zu Generation ab, bis schließlich vollständige Anabiose eintritt. Spaltungs- und Oxydationsstoffwechsel üben demnach eine ergonisch differente Wirkung aus. Der Spaltungsstoffwechsel selbst ist in solchen Hefen auch dem Umfang nach völlig erhalten. Zusammen mit der Abt. für biologische Krebsforschung wurden die Versuche zur anoxybiontischen Umzüchtung von Körperzellen in Krebszellen durchgeführt.

h) Abt. für Physik: Leiter Dr. Pupke.

Die Abteilung wurde im Sommer des Berichtsjahres eingerichtet. Die früheren Arbeiten über die Wechselwirkung langsamer Elektronen mit dem Lichtbogenplasma wurden fortgesetzt, vorbereitende Arbeiten zur Inbetriebnahme der Hochspannungsanlage im Institut eingeleitet und Arbeiten über die Dosimetrie harter Röntgenstrahlen sowie schneller und langsamer Neutronen begonnen.

i) Geschwulstklinik: Leiter Prof. Gummel.

Im Planjahr 1954 wurden die Arbeiten über die sozial-hygienisch bedeutungsvollsten Organkrebse — Magenkrebs, Darmkrebs, Bronchialkrebs, Brustdrüsenkrebs und Gebärmutterkrebs — weitergeführt. Es wurde wieder der diagnostischen und therapeutischen Methodik besondere Aufmerksamkeit gewidmet. Durch entsprechende Verbesserung in der Standardisierung der diagnostischen wie auch der therapeutischen Technik ist die Einheitlichkeit der Methodik erzielt worden. In der Anlegung der Krankengeschichten wurde im einzelnen auf die speziellen Fragestellungen der verschiedenen Organkrebse Rücksicht genommen und die Auswertung durch entsprechende Tabellisierung einer späteren statistischen Auswertung zugänglicher gemacht. Die ersten statistisch erweiterten Resultate sind bereits zusammengefaßt, und zwar insbesondere beim Mammakarzinom und beim Bronchialkarzinom.

Im einzelnen sei kurz folgendes hervorgehoben:

Die Magenkarzinome kommen auch heute noch praktisch als weitfortgeschrittene Tumoren in die Behandlung. Die Bestimmung der Verschleppungszeit zeigt, daß Arzt und Patient gleichermaßen an der Verschleppung beteiligt sind. Eine Förderung der Frühdiagnose ist vielleicht nur durch die Gastroskopie zu erwarten. In bezug auf die Therapie ist die Methode der totalen Gastrektomie ausgebaut, bei der in Zukunft keine höhere Mortalität zu erwarten ist als bei der Teilresektion.

Beim Krebs des Bronchialbaumes wurde die Diagnostik ebenfalls weiter standardisiert und besonders durch die Transversal-Planigraphie ergänzt, die zur besseren Differentialdiagnose und Operationsindikation beiträgt. Die Plastik mit Kunststoffen und heteroplastischem Material des Bronchialbaumes hat sich nicht bewährt. In der Kombinationstherapie wurde die Bewegungsbestrahlung mit aufgenommen, ebenso die Kombination mit entsprechender Chemotherapie. Die Überlebenszeit scheint nach den ersten Untersuchungen länger zu sein.

Beim Brustdrüsenkrebs konnten die Beziehungen von Mastopathie und Brustdrüsenkrebs sichergestellt werden. In der Behandlung wird nach festgelegter Methodik weiter verfahren, wobei der Einfluß der Devitalisierung durch Röntgenbestrahlung vor der Operation eingehend nachgeprüft wird.

Baulich wurde im Institut für Medizin und Biologie das Warmtierhaus in Betrieb genommen, die Aufstellung des Kaskadengenerators weiter fortgeführt und der weitere Ausbau der Klinik begonnen.

2. Institut für Vergleichende Pathologie.

Das Institut, das im Jahre 1952 gegründet wurde und unter der Leitung von Hrn. Dobberstein steht, hat in noch nicht eigenen Räumen nach Durchführung der ersten Entwicklungsarbeiten seine Tätigkeit voll aufgenommen. Zu seinen Aufgaben gehört insbesondere Erforschung derjenigen Krankheiten, die sowohl beim Menschen wie auch bei Tieren auftreten, wobei neben bakteriell- und virusbedingten Infektionskrankheiten der Krebskrankheit eine ganz besondere Aufmerksamkeit geschenkt wird.

3. Deutsche Arzneibuchkommission.

Die unter der Leitung von Prof. SEEL stehende Arzneibuchkommission war 1950 beim Ministerium für Gesundheitswesen begründet und 1953 der Deutschen Akademie der Wissenschaften zu Berlin angegliedert worden. Ihre Aufgabe ist die Herausgabe von Nachträgen zum Deutschen Arzneibuch, 6. Ausgabe sowie die Bearbeitung des Deutschen Arzneibuches 7. Ausgabe. Im Berichtsjahr erschien der 1. Nachtrag zum DAB 6.

4. Handwörterbuch der Medizin.

Die im Berichtsjahr gegründete Arbeitsstelle steht unter der Leitung von Prof. ZETKIN. Das Werk soll etwa 4 Bände umfassen, also keine Terminologie und kein Handbuch oder Enzyklopädie werden, sondern vor allem auf die Bedürfnisse des praktischen Arztes abgestellt sein.

5. Sektionen.

In der Klasse für Medizin der Deutschen Akademie der Wissenschaften können natürlich nicht alle Disziplinen der Medizin durch eine Einrichtung vertreten sein. Um trotzdem eine enge Verbindung mit der medizinischen Praxis herzustellen, wurden bis jetzt 6 Sektionen gegründet, in denen die maßgebenden Vertreter der Universitäten und Krankenhäuser sowie praktische Ärzte neben den zuständigen Akademiemitgliedern vertreten sind. Diese Sektionen, die von einem Vorsitzenden und einem Referenten geleitet werden, sind

Sektion für Geschwulstkrankheiten,
Sektion für Pharmakologie und Pharmazie,
Sektion für Chirurgie,
Sektion für Innere Medizin,
Sektion für Hygiene,
Sektion für Geburtshilfe und Säuglingsfürsorge.

Die Aufgabe der Sektionen besteht in der Abhaltung und Entgegennahme wissenschaftlicher Vorträge, in der Stellungnahme zu wichtigen wissenschaftlichen Tagesfragen sowie in der Beratung der Regierungsstellen, vor allem des Ministeriums für Gesundheitswesen. Hier hat sich eine sehr erfreuliche Zusammenarbeit entwickelt. Durch die geeignetsten Fachvertreter können die Sektionen eine ideale Arbeitsgemeinschaft darstellen, die ihre Aufgaben von der Ebene der Akademie aus zu sehen und sie von diesem Blickpunkt aus an die zuständigen Wissenschaftszweige heranzutragen hat. Es liegt in der Natur der Medizin, daß viele Probleme nicht von einer Sektion allein bearbeitet werden können, sondern daß Gemeinschaftssitzungen stattfinden müssen, wie dies in vielen Fällen geschehen ist.

Aus der Arbeit der Sektion für Geschwulstkrankheiten ist besonders ihr Beitrag bei der Durchführung des Gesetzes zur Bekämpfung der Krebskrankheiten zu erwähnen. Die in den Diskussionen herausgearbeiteten Auffassungen sind der Regierung in mehreren Eingaben zugänglich gemacht. Die Mitglieder der Sektion haben diese Regelung nicht nur begrüßt, sondern drängen auf eine möglichst straffe Durchführung. In konkretester Form wurden die Früherkennung, Frühbehandlung und Prophylaxe des Karzinoms behandelt und Richtlinien ausgearbeitet, die dem Ministerium vorgelegt wurden. Die zukünftige Arbeit der Sektion wird darin bestehen, daß von Gruppen ihrer Mitglieder Spezialthemen bearbeitet werden. Ihr Ziel ist eine zweckmäßige Koordinierung aller Forschungsaufgaben, die Prüfung, welchen davon nach dem Urteil der Akademie der Vorrang gebührt, und schließlich als praktisches Ergebnis die Ausarbeitung bestimmter Behandlungsrichtlinien, die als Leitsätze dienen können. Der persönlichen Initiative der einzelnen Krebsforscher und Therapeuten soll damit aber kein Zwang angetan werden. Der Anfang dieser Arbeit ist mit der Besprechung des Mamma-

Karzinoms gemacht, die in einer gemeinsamen Sitzung der Sektion für Geschwulstkrankheiten mit der Sektion für Chirurgie und den Gynäkologen der Sektion für Geburtshilfe und Säuglingsfürsorge erfolgte.

In der Sektion für Innere Medizin steht die Auswertung einer Arbeitstagung über Blutkonserven und die Einrichtung von Blutdepotstellen aus, die gemeinsam mit der Sektion für Chirurgie abgehalten wurde. In einer großen Sitzung wurden die Fragen der modernen Herzchirurgie behandelt.

In der Sektion für Hygiene konnten konkrete Vorschläge zur Durchführung der Pockenschutzimpfung erarbeitet werden. Auf einer Arbeitstagung dieser Sektion wurden die Fragen der Zahn-Caries eingehend behandelt.

Die Sektion für Chirurgie befaßte sich neben der Behandlung wissenschaftlicher Themen in mehreren Sitzungen mit der Frage der modernen Anaesthesie, der Frage des Anaesthesie-Facharztes sowie der Nachwuchsfrage.

Von der Arbeit der Sektion für Geburtshilfe und Säuglingsfürsorge ist neben der Entgegennahme bedeutsamer wissenschaftlicher Vorträge ihre Mitwirkung bei der Neugestaltung des Unterrichts für das medizinische Hilfspersonal zu erwähnen.

So wurde in der Arbeit der Sektionen versucht, die Theorie mit der Praxis durch Herausarbeitung der Probleme zu verbinden und durch Beratung Anregungen zu geben. An vielen Stellen kann und muß diese Arbeit noch wesentlich verbessert werden. Die Möglichkeit — und auch schon die Ansätze dazu — sind durch das Gesetz über die weitere Entwicklung des Gesundheitsschutzes der Bevölkerung in der DDR vom 8. Juli 1954 gegeben.

Die Wurzel der Pflanzen – eine chemische Werkstatt besonderer Art

Von Kurt Mothes

In der Regel nimmt die Entwicklung einer vielzelligen Pflanze ihren Anfang bei der Eizelle, die im einfachsten Falle kugelig ist und nach allen Richtungen gleichmäßig gebaut zu sein scheint. Bei den höheren Pflanzen ist diese Eizelle im Embryosack in eine ungleichartige Umgebung eingebettet, und es ist nicht unwahrscheinlich, daß diese Umwelt die Teile der Eizelle bereits ungleich beeinflußt. Wie dem auch sei: In allen Fällen höher organisierter Pflanzen tritt in den frühesten Stadien der Embryonalentwicklung eine ausgesprochene Polarisierung in Erscheinung, indem die herausgebildeten Gewebeteile eine Prägung erhalten, die sie nunmehr bestimmt, entweder als apikaler Pol den blättertragenden Sproß zu differenzieren oder als basaler die Wurzel. Diese Polarisierung betrifft aber nicht allein die Spitzenteile und dort vorhandene primäre Bildungsgewebe, sondern alle Teile der sich herausbildenden Pflanze, wahrscheinlich sogar jede einzelne Zelle.

Die Polarisierung ist der erste sichtbare und entscheidende Schritt der weiteren Differenzierung. Und ihre Produkte, Wurzel und Sproß, unterscheiden sich nicht allein durch ihre Gestalt, sondern auch chemisch und in ihrem Reizverhalten gegenüber Schwerkraft, Licht usw.

Einige Funktionen der Wurzel sind augenfällig. Sie verankert meist die Pflanze im Boden und nimmt Wasser und darin gelöste Nährsalze auf. Dieser Prozeß der Stoffaufnahme ist keine einfache Diffusion. Wird selbst die Wasseraufnahme durch die Atmung gefördert, so wird die komplizierte artspezifische Ausbildung der Salzaufnahme dadurch deutlich, daß sie qualitativ und quantitativ nicht in erster Linie durch die Zusammensetzung der Außenlösung bestimmt wird, sondern durch ein Selektionsvermögen, das auf spezifische Unterschiede der Organisation der Wurzel hinweist und damit auf chemische Unterschiede: Aus der gleichen Lösung nehmen verschiedene Pflanzen die Salze in verschiedenen Mengenverhältnissen auf.

Stoffwechselphysiologisch stellt die Wurzel ein abhängiges Organ dar. Sie ist heterotroph und muß in Ermangelung von Chlorophyll und Licht Kohlenhydrat von den photosynthetischen Laboratorien, den Blättern, beziehen. Aber damit ist ihre Abhängigkeit noch nicht umrissen. Will man Wurzeln isoliert vom Sproß unter aseptischen Bedingungen in vitro kultivieren (Tafel II, Abb. 8), so muß man in den einfachsten Fällen neben anorganischen Salzen und Zucker noch Vitamin B_1 bieten, in anderen auch Vitamin B_6 oder noch weitere Vitamine („Hefesaft", „Kokosmilch") oder einzelne Aminosäuren. Im übrigen muß vermerkt werden, daß in der Mehrzahl der Fälle die Kultur solcher isolierter Wurzeln noch nicht gelungen ist, was sicherlich ein Ausdruck ihrer komplizierten stofflichen Abhängigkeit vom Sproß ist.

Es muß hier gesagt sein, daß von diesen an sich bescheidenen Erfahrungen über die Heterotrophie der Wurzeln und über Vorgänge bei der Stoffaufnahme hinaus die Wurzel stoffwechselphysiologisch sehr wenig bekannt ist. Sie stellt eines der vernachlässigsten Organe der Pflanze dar. Der unmittelbaren Beobachtung weitgehend entzogen, in einen Boden eingebettet, der nicht jeden zur Untersuchung reizt, hat man ihr nicht viel Interesse abgewonnen, bis erst in jüngster Zeit die Frage wie eine dringende Forderung aufstand, ob nicht auch der Sproß in spezifisch-chemischer Weise von der Wurzel abhängig ist oder zumindest von ihr beeinflußt wird.

Wenn man einen Sproß, ähnlich wie für die Wurzel beschrieben, isoliert von dem unteren Teil unter aseptischen Bedingungen kultivieren könnte (Tafel I, Abb. 1), müßte diese Frage wenigstens zum Teil zu klären sein. Aber dieser Versuch ist sehr schwierig, denn in den meisten Fällen bildet der Sproß — seiner Wurzel beraubt — bald wieder Wurzeln (Tafel I, Abb. 2). Aber es deuten einige Bemerkungen von PRIESTLEY und WORMALL und unsere eigenen Versuche darauf hin, daß tatsächlich ein wurzelloser Sproß nicht lange gesund bleibt. Der Abbau der Eiweiße greift immer rascher um sich, was durch ein von unten nach oben fortschreitendes Vergilben der Blätter äußerlich sichtbar wird. Und wenn auch in der ersten Zeit die Spaltprodukte, aus den älteren in die jüngsten Blätter transportiert, dort erneut in Eiweiß verwandelt werden und der Sproß sogar weiterwächst, schmilzt doch dieser intakte gesunde Bezirk immer mehr und mehr ein, und man hat den Eindruck, daß eine für den normalen Stoffwechsel nötige Substanz in immer geringerer Menge vorhanden ist oder daß eine den Stoffwechsel vergiftende Substanz in immer gefährlicherer Weise angehäuft wird. Bewurzelt sich aber der Sproß, so ist er auch gerettet. Bereits vergilbende, an Eiweiß verarmte Blätter werden wieder grün und füllen ihre Zellen erneut mit Eiweiß auf.

Noch auffälliger sind die Vorgänge an isolierten Blättern (Tafel I, Abb. 3). Wenn WOOD (1953), vor allem MOYSE zitierend, meint, daß solche abgeschnittenen Blätter im Gegensatz zu den an der Pflanze befindlichen keine Eiweißsynthese zu betreiben vermögen, so ist das in dieser allgemeinen Formulierung nicht richtig. Jüngere Blätter vermögen durchaus Protein zu bilden; aber diese Fähigkeit erlahmt bald. Die Blätter „altern" im isolierten Zustande schnell. Typisch alte Blätter zeigen aber losgelöst von der Pflanze meist ein Überwiegen der abbauenden Prozesse über die aufbauenden. CHIBNALL (1939) hat deshalb vor Jahren schon auf die Möglichkeit einer hormonalen Steuerung der Eiweißsynthese seitens der Wurzel hingewiesen und neuerdings seine alte Auffassung durch die bekannte Erscheinung gestützt, daß isolierte Blätter, die Adventivwurzeln bilden, ihre Lebensdauer verlängern können.

Wir haben solche Versuche mit bewurzelten Blattstecklingen seit längerer Zeit unter verschiedenen Gesichtspunkten durchgeführt und dabei gefunden, daß selbst alte vergilbende Blätter, die isoliert zum baldigen Absterben verurteilt sind, wieder Chlorophyll und Eiweiß bilden und stark in die Dicke wachsen, wenn es gelingt, sie rechtzeitig zur Wurzelbildung zu bringen. Mit anorganischem Stickstoff und den üblichen Salzen versorgt, „verjüngen" sie sich dann in kürzester Zeit (Tafel I, Abb. 4 u. 5). Blätter von einjährigen Kräutern, die normal ein Lebensalter von wenigen Monaten erreichen, können länger als ein Jahr aktiv und gesund erhalten werden. Ein bewurzeltes, aber vom Sproß losgelöstes Blatt übertrifft demnach an Vitalität ein unbewurzeltes und selbst ein am Sproß befindliches Blatt ganz bedeutend. Diese Befunde deuten auf stoffliche Beziehungen zwischen Wurzel und Blatt hin, die der Erklärung bedürfen.

Diese stofflichen Beziehungen sind zweifellos sehr komplexer Natur. Wenn man ein panaschiertes (weiße neben grüne Spreitenteile tragendes) Blatt z. B. von Pelargonium isoliert unter Bedingungen günstiger Wasserversorgung und Belichtung kultiviert, so sterben die weißen Teile unter Hungererscheinungen ab, während die grünen gut mit Kohlenhydraten infolge der eigenen photosynthetischen Produktion versorgt sind. Sorgt man für eine rechtzeitige Bewurzelung des isolierten Blattes, so stirbt der weiße Bezirk nicht ab. Man gewinnt den Eindruck, daß die stoffliche Kommunikation zwischen verschiedenen Teilen einer Blattspreite auf direktem Wege sehr erschwert ist, auf indirektem über die Wurzel aber gut möglich ist. Danach wäre die Wurzel eine wichtige Zentrale für den Stoffaustausch verschiedener Blatteile. Es müßten Stoffströme zur Wurzel hin und von ihr weg gehen.

Dafür sprechen auch noch andere Befunde. Isolierte Wurzeln sind sehr sauerstoffbedürftig; in Anoxybiose sterben sie in kurzer Zeit. Wahrscheinlich werden sie durch die bei O_2-Mangel entstehenden Gärprodukte vergiftet. An der Pflanze befindliche Wurzeln vertragen Anoxybiose aber viel besser. Man möchte annehmen, daß dabei die Gärprodukte an den Sproß abgeleitet werden.

Solche oder andere Stoffwechselprodukte der Wurzel könnten für den Sproß bedeutsam sein.

Dafür noch einige andere Hinweise. NITSCH (1953, S. 216) hat bedeutende Erfolge auf dem Gebiete der aseptischen Kultur junger isolierter Fruchtanlagen bis zur Samenreife erzielt und schreibt bei der Erörterung der Bedingungen des Fruchtwachstums: „On the other hand, the presence of roots greatly stimulates fruit growth in vitro!"

Andere Forscher (z. B. LIBBERT) berichten, daß der Zusammenhang von Sproß und Wurzel wichtig für das Austreiben von Knospen ist. Ganz besonders deuten aber Pfropfungsversuche auf Wirkungen von Wurzelstoffen hin. So wächst ein nordafrikanisches Bilsenkraut (*Hyoscyamus muticus*) auf Tabakwurzel besser als auf eigener; besonders schlecht aber gedeiht es auf der Wurzel des Tomatenbaumes (*Cyphomandra betacea*), obwohl dieser für viele Reiser aus der Familie der Nachtschattengewächse eine vorzügliche Unterlage darstellt (Tafel II, Abb. 6).

Noch auffälliger ist das Verhalten reziproker Pfropfungen. So wächst nikotinreicher Bauerntabak (Machorka) gut auf Tomatenwurzel; die umgekehrte Pfropfung Tomate auf Machorka gelingt schlechter. Das Reis wächst wohl an, aber es kümmert, die Blätter verlieren ihre gesunde grüne Farbe und vertrocknen. Auch bei reziproken Pfropfungen von Steinklee (*Melilotus*) mit anderen Hülsenfrüchtlern beobachtet man ähnliches: Steinklee gedeiht wohl als Reis leicht, gibt aber eine schlechte Unterlage ab. So wächst Erbse auf Steinklee mangelhaft vegetativ; merkwürdigerweise blüht sie aber und setzt Früchte an. Diese Fälle würden zweifellos eine einfachste Erklärung dadurch finden, daß man wurzelspezifische Stoffe nachweisen könnte, die hemmend oder fördernd auf das Reis oder allgemein auf den Sproß wirken.

Solche Stoffe konnten in der Tat gefunden werden, zunächst im Bereich der Alkaloide. Darunter verstehen wir Pflanzenbasen, die Stickstoff in heterozyklischen Ringen enthalten. Sie sind im molekularen Bau sehr vielgestaltig und über das ganze Pflanzenreich verbreitet. So auffällig sie wegen ihrer Wirkung auf das Nervensystem sind, haben sie doch keine exklusive Stellung unter den Pflanzenstoffen. Sie zeigen oft auffällige Verwandtschaften zu anderen Pflanzenprodukten und sind nur eine Gruppe in der großen Welt der sekundären Pflanzenstoffe, zu denen auch Duftstoffe, Farbstoffe, Bitterstoffe, Harze usw. gehören. Diese Stoffe hat die Pflanze dem Tier voraus, ihnen verdankt sie ihre besondere Rolle als Lieferant natürlicher Heilmittel (vgl. MOTHES 1952).

So weit seit SERTÜRNERS Entdeckung des Morphins vor 150 Jahren die chemische Kenntnis dieser Alkaloide gefördert wurde — wir kennen etwa tausend derartiger Stoffe —, so wußten wir über ihre Bildung und Funktion im pflanzlichen Organismus bis vor kurzem noch so gut wie nichts.

Pfropfungsversuche haben hier entscheidend Wandel geschaffen. Pfropft man Tabak auf Tabakwurzel, so findet man im Sproß und in der Wurzel Nikotin. Man war noch vor wenigen Jahren der Meinung, daß das Tabakblatt das Alkaloid bildet und daß es vom Sproß zur Wurzel wandert. Wenn man nun Tabak auf Tomatenwurzel pfropft (Abb. 7), so enthält das Tabakreis nur Spuren von Nikotin, es ist „praktisch" nikotinfrei. Pfropft man umgekehrt Tomatenreis auf Tabakwurzel, so enthalten Reis und Wurzel Nikotin. Diese und ähnliche Ergebnisse wurden in gleicher Weise vor 15 Jahren in verschiedenen Ländern erzielt. Die daraus gezogenen Schlüsse waren aber sehr verschieden. Wir folgerten, daß Nikotin in nennenswerten Mengen nur in der Wurzel des Tabaks gebildet wird und daß diese das Alkaloid an das Reis oder bei einer intakten Tabakpflanze an den eigenen Sproß abgibt. „Die Wurzel muß als eine Hauptbildungsstätte des Alkaloids angesehen werden" (Mothes und Hieke 1943). Wir bewiesen diese Behauptung durch den Nachweis der Alkaloidbildung in isolierten Wurzeln (Tafel II, Abb. 8) und durch den des Alkaloidvorkommens im Blutungssaft, das bedeutet in dem aufwärts gerichteten Saftstrom. Soviel auch über die Fragen diskutiert worden ist — ich kann hier im einzelnen nicht auf die Geschichte des Problems eingehen —, dürfen wir feststellen, daß heute alle daran interessierten Laboratorien dieser vor allem von Dawson und uns begründeten Auffassung beigetreten sind (vgl. Mothes 1955).

In der Folge wurde gezeigt, daß auch der Sproß Alkaloide bilden kann, meist aber nur in Spuren, in einigen Fällen aber in großen Mengen: so die Kartoffelpflanze und ihre Verwandten die Solanine, eine Tabakart (*Nicotiana glauca*) das Anabasin, die Chinarindenbäume die Chininalkoloide, die Lupinen die Lupinenalkaloide usw. Aber in großen Zügen blieb die Wurzel ein bevorzugter Ort der Alkaloidsynthese. Damit war zum ersten Male die Vorrangstellung des Blattes gebrochen. Die Wurzel ist nicht allein ein chemisch abhängiges Organ, sie bringt auch eigene bedeutende chemische Leistungen hervor.

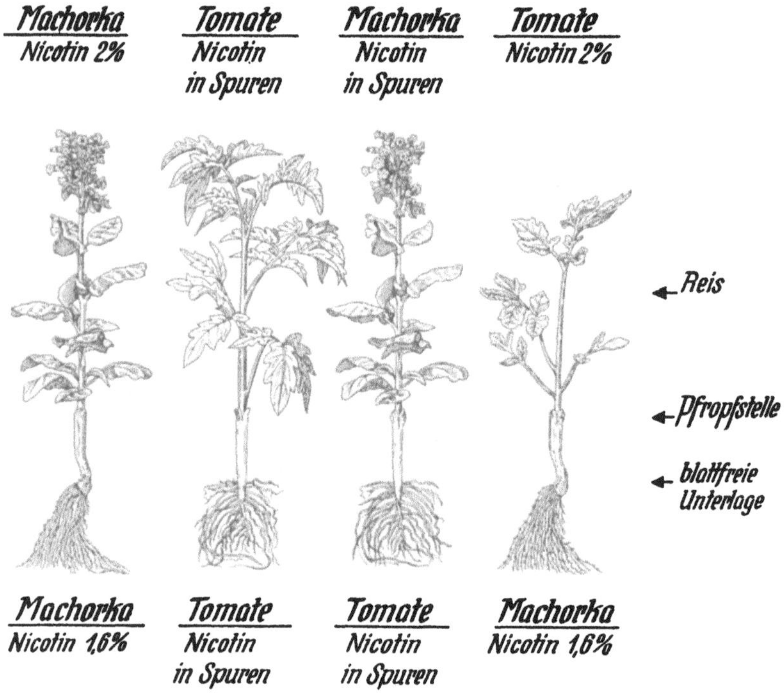

Abb. 7. Nikotinführung in der reziproken Pfropfung Tomate mit Machorka (*Nicotiana rustica*) und in den Kontrollpfropfungen (Schema).

Wir schrieben 1943: „Diese Untersuchungen lenken zum ersten Male das Augenmerk auf die Wurzel als chemische Werkstätte besonderer Art und auf den Blutungsstrom als Transportmittel spezifischer Substanzen. Gelangten auf solche Weise bei unseren Versuchen wirkungslose Alkaloide in den Sproß, so könnten es in anderen Fällen auch physiologisch aktivere Stoffe sein. Damit wird nicht nur die Frage der Steuerung des Stoffwechsels der oberirdischen Organe durch unterirdische neu beleuchtet, sondern es erhält auch das Problem der chemischen Beeinflussung des Reises durch die Unterlage bei heteroplastischen Transplantationen ein neues Gesicht." Wir schrieben weiter: „Selbst wenn im Falle unserer Untersuchungen das einwandernde Nikotin oder Hyoscyamin über seine eigene Gegenwart hinaus den chemischen Charakter des Reises nicht ändern sollte, so schließt das nicht aus, daß in anderen Fällen solche Substanzen aktiver sind, entweder durch das Reis selbst in sekundären Reaktionen weiter modifiziert werden, wodurch ganz neue Stoffe auftreten könnten, oder aber reizend auf den Stoffwechsel des Pfropfsymbionten einwirken und diesen zu Neubildungen veranlassen" (siehe auch MOTHES 1953, 1955).

In jüngster Zeit sind nun mehrere Beispiele gefunden worden, die die Bildung noch anderer Substanzen in der Wurzel belegen.

ŽDANOVA (1954) pfropfte Rudbeckia, eine Composite, auf Taraxacum Kok-Saghyz, jenen Löwenzahn, der wegen seiner Fähigkeit, Kautschuk zu bilden, im vergangenen Jahrzehnt eine bedeutende Rolle in der sowjetischen Gummiwirtschaft gespielt hat. Rudbeckia selbst ist frei von Kautschuk. Die Kok-Saghyz-Unterlage enthielt aber auch dann Kautschuk, wenn Rudbeckia als Reis benutzt wurde. Das kann kaum anders gedeutet werden, als daß Kautschuk in der Wurzel entsteht (vgl. auch MCGAVACK und FAULKS). Während aber bei Kok-Saghyz wie auch bei Hevea Kautschuk in den isolierten Organen aus Kohlenhydraten gebildet werden kann, bedarf es bei der Guayule (*Parthenium argentatum*) der chemischen Mithilfe der Blätter durch Produktion spezifischer Vorstufen (BONNER).

CROMWELL und RENNIE (1953) zeigten, daß das Betain der Zuckerrübe in den Wurzeln gebildet und in den Sproß translociert und in den Blättern angereichert wird, ein treffendes Analogon zu den Alkaloiden auch unter dem Gesichtspunkt einer am Stickstoff methylierten Substanz.

Besonders wichtig erscheinen mir auch unsere Beobachtungen, daß Cumarine in der Wurzel in großen Mengen gebildet werden, so bei der Tollkirsche (*Atropa bella-donna*) Scopoletin und Umbelliferon (Tafel II, Abb. 8, MOTHES und KALA), und an den Sproß weitergegeben werden, was nicht allein durch Blutungssaftanalysen belegt ist (MOTHES 1953, WOLFGANG und MOTHES 1953), sondern auch durch die Tatsache, daß bei einer Pfropfung von Spargelklee (*Tetragonolobus*) auf Steinklee (*Melilotus*) im Reis auch Cumarin

Stickstoffverbindungen im Wurzelblutungssaft

(Analysen von REUTER und WOLFFGANG)

(*Sp = Spuren, 1 = wenig, 5 = sehr viel*)

	Sonnenblume	Fichte	Roßkastanie	Schwarzerle	Esche
Allantoinsäure			5		
Citrullin				5	
Glutamin	4—5	5	5	1	5
Asparagin	4		2	Sp.	
Glutaminsäure	3—4	2	3	Sp.	2
Asparaginsäure	Sp.	5	2	Sp.	2
Serin	3	1	1	Sp.	Sp.
Glycin		Sp.	1	Sp.	Sp.
Threonin	1		2		
Alanin	1	1			
Tyrosin	Sp.		Sp.		
γ-Aminobuttersäure	1	1	1		
Prolin			1		
Valin	1	Sp.	1		
Leucin			Sp.		
Isoleucin	Sp.	Sp.	1		
Lysin	1				
Arginin	1		Sp		
Histidin			1		

vorkommt, das für Tetragonolobus ein fremder Stoff, für die Unterlage aber spezifisch ist (REPPEL und WAGENBRETH, unveröffentlicht).

Es liegen aus der jüngsten Literatur eine ganze Reihe bedeutsamer Hinweise vor, daß diese Cumarine als Keimhemmstoffe (Blastokoline) (EVENARI; KUHN und Mitarb.; MOEWUS; MAYER), als Wuchsstoffe und Antiwuchsstoffe (z. B. WINTER; GOODWIN und TAVES; BURSTRÖM 1954, LIBBERT) im Stoffwechsel der höheren Pflanzen eine wichtige Rolle spielen im Rahmen des sogenannten Auxin-Komplexes, der nicht allein für die vegetative Entwicklung, für Zellteilung und Zellstrekkung von ausschlaggebender Bedeutung ist, sondern offenbar auch in das Blühgeschehen eingreift, obwohl hier noch das meiste unklar ist.

Systematische Untersuchungen auf diesem Gebiet der Wurzeltätigkeit haben zu einigen überraschenden Ergebnissen auf dem Gebiete der Stickstoffassimilation geführt.

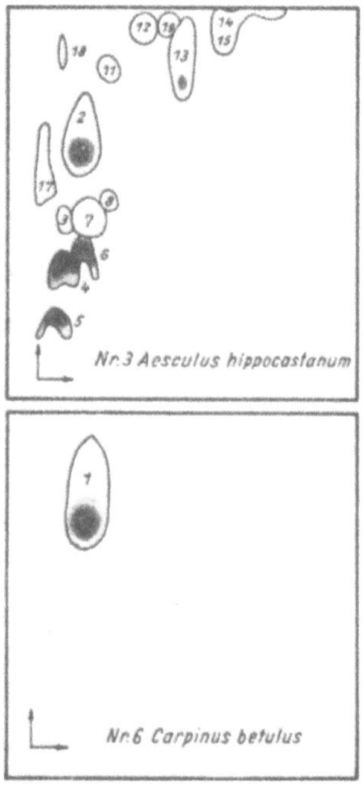

Abb. 9. Aminosäurennachweis mit Hilfe der Papierchromatographie in Wurzelblutungssäften. Nr. 3: Roßkastanie; Nr. 6: Hainbuche. Es bedeuten: 1 = Citrullin, 2 = Glutamin, 3 = Asparagin, 4 = Glutaminsäure, 5 = Asparaginsäure, 6 = Serin, 7 = Glycin, 8 = Threonin, 11 = γ-Aminobuttersäure, 12 = Prolin, 13 = Valin, 14 = Leucin, 15 = Isoleucin, 17 = Arginin, 18 = Histidin, 19 = unbekannte Aminosäure. Auf dem Chromatogramm von Nr. 3 nicht sichtbar die Allantoinsäure, da mit dem verwendeten Ninhydrin-Reagenz nicht anfärbbar (aus REUTER und WOLFFGANG).

Bereits BURSTRÖM (1937) hat darauf hingewiesen, daß Nitrat zum größten Teil in den Wurzeln der Weizenpflanzen assimiliert wird; aber es wurden daraus zunächst keine weiteren Konsequenzen gezogen. Wir fanden nun, daß bei fast allen untersuchten Pflanzen der in die Wurzel eindringende anorganische Stickstoff in organischer und zum Teil sehr spezifischer Form festgelegt und in dieser Form in den Sproß und vor allem in die Blätter transportiert wird. Dabei überwiegen jene Typen, die bevorzugt Asparagin und Glutamin und Asparaginsäure und Glutaminsäure neben anderen Aminosäuren bilden. Das überrascht nicht, da die leichte Bildung dieser Stoffe aus Intermediären des Tricarbonsäurezyklus ebenso bekannt ist wie ihre Eignung zur Weitergabe des Amino-Stickstoffes an α-Ketosäuren (MOTHES 1953; WOLFFGANG und MOTHES 1953).

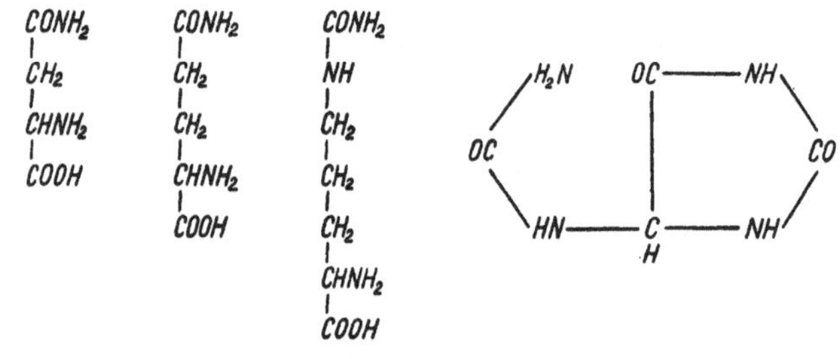

Asparagin Glutamin Citrullin Allantoin

Abb. 10. Die der Menge nach wichtigsten Produkte der primären Assimilation anorganischen Stickstoffes in der Wurzel.

Überraschender war, daß bei einer ganzen Reihe von Familien die Synthese dieser Substanzen stark zurücktrat und daß bisher im intermediären Eiweißstoffwechsel der Pflanzen fast unbekannte Stoffe sich in den Vordergrund schoben, im Extrem sogar als praktisch einzige Stickstoffverbindung von der Wurzel an den Sproß weitergegeben wurden. Das waren einmal Allantoin (Abb. 10) und Allantoinsäure, die im Blutungssaft von Ahornbäumen und Platanen beherrschend auftreten, aber auch in den Wurzeln verschiedener Hülsenfrüchtler, Borretschgewächse, der Roßkastanie (Abb. 9) (MOTHES und

ENGELBRECHT) u. a. entstehen. Diese Verbindungen waren bisher als Produkte des Nukleinsäurestoffwechsels aufgefaßt worden, in dessen Rahmen sie im tierischen Organismus tatsächlich gehören. Jetzt wurden neue Funktionen im pflanzlichen Stoffwechsel erkannt. Ähnliches gilt für das Citrullin, das in Wurzelblutungssäften der Betulaceen (Abb. 9) eine beherrschende Rolle spielt und dessen Bildung in der Wurzel noch im einzelnen zu erweisen sein wird. Durch diesen Citrullin-Strom, der von der Wurzel zum Sproß geht, sind alle einheimischen Betulaceen-Gattungen (Birke, Hasel, Hainbuche, Erle) scharf von den ihnen verwandten (einheimischen) Buchengewächsen chemisch unterschieden (s. Tab. S. 28, REUTER und WOLFFGANG).

Die Wurzel spielt demnach bei der primären Assimilation des anorganischen Stickstoffs eine entscheidende Rolle. Diese Aufgabe löst sie nicht nach einem allgemeinen Schema, sondern gelegentlich in einer sehr spezifischen Weise. Dabei haben äußere Bedingungen, wie z. B. die Sauerstoffversorgung, bedeutenden Einfluß.

In diesem Zusammenhang sind Versuche von KURSANOV von größtem Interesse, die dieser 1954 veröffentlicht hat. Er hat Wurzeln mit radioaktiv markiertem CO_2 gefüttert und das Schicksal dieser Verbindungen verfolgt und beobachtet, wie sie durch eine WOOD-WERKMAN-Reaktion schnell als Carboxylgruppe organischer Säuren erscheint. Der Akzeptor für dieses $^{14}CO_2$ ist eine aus dem Kohlenhydratabbau stammende Säure (Brenztraubensäure) (Abb. 11). Damit sind weitere wichtige assimilatorische Leistungen der Wurzel festgestellt. KURSANOV kommt im übrigen wie wir (MOTHES 1953, MOTHES und TREFFTZ 1954) zu der Feststellung, daß auch das in die Wurzel eindringende NH_3 dort zu Aminosäuren assimiliert wird. „Il faut donc reconnaître que le système radiculaire remplit une function importante dans le métabolisme protèique de la plante." In diesem Zusammenhang ist wichtig, auf eine Arbeit von KANDLER hinzuweisen, der durch den Nachweis von Aminosäurenausscheidungen isoliert und aseptisch kultivierter Maiswurzel dargelegt hat, daß solche Wurzeln mehr Aminosäuren bilden, als sie selbst benötigen. Die Vorstellungen von einer großen chemischen Potenz der Wurzel finden damit immer mehr Stützen. Uns aber interessierte ganz besonders die Frage, warum die Wurzel bestimmte Stoffe, wie die Alkaloide, fast ausschließlich synthetisiert, denn Aminosäuren werden auch in den Blättern gebildet. Und selbst Allantoin, das normal vorwiegend in der Wurzel und in den Achsen entsteht, kann z. B. bei hohen Temperaturen in Bohnenblättern oder in unreifen Samen in größeren Mengen entstehen.

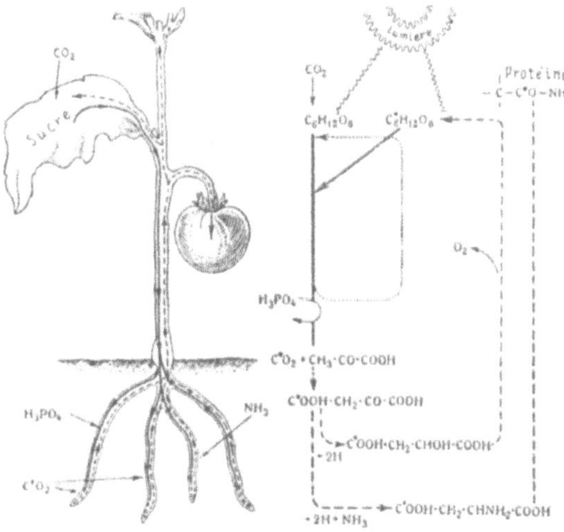

Abb. 11. Bindung von CO_2 und Synthese der Aminosäuren in der Wurzel. Schema (aus KURSANOV 1954).

Wir mußten zunächst prüfen, ob dieser wurzeleigene Prozeß der primären Assimilation des anorganischen Stickstoffs vielleicht die Ursache der Synthese der Alkaloide sein könnte. Wir versuchten deshalb diesen primären assimilatorischen Vorgang völlig in die Blätter zu verlagern.

Seit einiger Zeit werden in verschiedenen Ländern Obstbäume, Zuckerrübenpflanzen u. a. mit Lösungen besprüht, die Stickstoff meist in Form von Harnstoff enthalten. Dieser wird resorbiert und erhöht den Eiweißgehalt und die Stickstoffreserven der Pflanzen, was praktisch von großer Bedeutung sein kann. Hier handelt es sich um eine zusätzliche Stickstoffversorgung; der Hauptanteil des Stickstoffs wird dabei noch immer von der Wurzel aufgenommen. Wir haben diese Besprühung vor allem unter Benutzung von Ammoniumnitrat zu einer Methode entwickelt, um Alkaloidpflanzen allein (Tafel II, Abb. 12) über die Blätter unter völliger Umgehung der Wurzel mit Stickstoff zu versorgen. Solche Pflanzen wuchsen normal, sahen äußerlich den über die Wurzel mit gebundenem Stickstoff versorgten gleich aus und enthielten praktisch gleich viel Alkaloid. War dieses Alkaloid nun in den Blättern gebildet? Diese Frage mußte um so dringender gestellt werden, als einerseits erwiesen werden konnte, daß in jungen Sproßteilen tatsächlich eine geringe Menge von Alkaloid ständig gebildet wird (MOTHES und ROMEIKE; ROMEIKE), und daß andererseits die Blätter dieser Alkaloidpflanzen in der Lage waren, von der Mutterpflanze isoliert Wurzeln zu bilden (Tafel I, Abb. 4 u. 5). Es ist also die Potenz, Wurzel zu erzeugen, im Blattgewebe latent vorhanden. Konnten die Blätter nun auch spezifische chemische Funktionen der Wurzel übernehmen? Die genaue Analyse dieser Besprühungsversuche ergab ganz eindeutig, daß auch bei der Ernährung über das Blatt die Alkaloide in erster Linie und zum überwiegenden Teil in der Wurzel gebildet werden (MOTHES und TREFFTZ; MOTHES, TREFFTZ, REUTER und ROMEIKE). So zeigte sich, daß Wurzeln, die keinerlei Stickstoff von außen erhielten, wochenlang im Blutungssaft Alkaloid nach oben abgaben, und zwar nicht weniger als vom Boden her mit Stickstoff ernährte Wurzeln. Auch konnten Tollkirschenreiser, die sich über Tomatenwurzel befanden, nicht durch Besprühung zur nennenswerten Synthese von Alkaloiden des Atropintypus gezwungen werden (Tafel II, Abb. 13). Die Alkaloidsynthese ist also nicht ohne weiteres von der Wurzel loszulösen. Das Leben der Wurzel scheint sehr starr mit der Synthese solcher spezifischer Wurzelstoffe verbunden zu sein.

Daraus ergibt sich die Frage, ob diese in der Wurzel gebildeten Alkaloide eine Bedeutung haben. Darauf ist bis heute eine eindeutige Antwort nicht gegeben. Solange das Vorkommen von Alkaloiden sich als eine Ausnahme dargestellt hat, war man geneigt, eine allgemeine Funktion zu bestreiten. Und es scheint auch so zu sein, daß die großen Alkaloidmengen, die in den eigentlichen „Alkaloidpflanzen" vorkommen, für das Leben entbehrlich sind. Wenn wir Tabak oder Tollkirsche (Tafel II, Abb. 13) oder Stechapfel auf Tomatenwurzel pfropfen, so wachsen diese Reiser ganz normal; sie blühen und fruchten. Man sieht ihnen in keiner Weise an, daß sie auf fremder Wurzel stocken. Und dabei führen sie nur Spuren von Alkaloid. Sie sind aber nicht ganz frei davon. Solange es nicht gelingt, völlig alkaloidfreie Reiser zu erziehen, kann man nicht sagen, daß diese Stoffe völlig entbehrlich sind.

Noch schwieriger aber ist diese Frage bei den Wurzeln der Alkaloidpflanzen zu untersuchen, denn diese bilden unter allen Umständen Alkaloid. Wir haben uns bemüht, alkaloidfreie Sorten aus normal alkaloidführenden Arten zu entwickeln. Es ist bekannt, wie VON SENGBUSCH bei der Züchtung der „süßen Lupine", d. h. einer sogenannten „alkaloidfreien" Lupine, vorgegangen ist. Er hat Hunderttausende von Einzelpflanzen analysiert und die bitterstoffärmsten ausgewählt. So kam er allmählich zu Formen, die für die tierische Ernährung brauchbar waren, und dann konnte er den Alkaloidgehalt noch weiter drücken und Formen selektionieren, die für den menschlichen Genuß geeignet waren. Aber völlig alkaloidfreie Lupinen sind noch nicht bekannt geworden. Und obwohl wir Hunderte von Tabaksorten der ganzen Welt geprüft haben: es gibt wohl „praktisch" nikotinfreie Formen, genaugenommen sind sie aber nur nikotinarm. Und so sind uns trotz vielfachen Bemühens alkaloidfreie Tollkirschen oder Stechapfelformen nicht bekannt geworden. Das ist doch sehr auffällig. Man hat den Eindruck, als könnten solche Formen nicht existieren. Denn wenn schon der Nikotingehalt des Tabaks von 10% bis 0,005% schwankt, warum erreicht er nicht 0%?

Wir sind dieser Frage nachgegangen und haben unter wertvoller Hilfe unserer Genetischen Abteilung Mutationsversuche mit Hilfe von Röntgenstrahlen an Tabak und Stechapfel durchgeführt und dabei mancherlei gestaltlich und chemisch neue, von der Norm abweichende Typen erhalten. Aber wir haben bisher keine Form gefunden, die frei ist von Alkaloid. Man kann sagen, die Versuche sind noch nicht groß genug angelegt. Statt 5000 Individuen der X_2-Generation müßte man 50000 untersuchen. Aber es bleibt auffällig, daß, obwohl chlorophylldefekte Mutanten mehrfach aufgetreten sind, eine total alkaloiddefekte bisher nicht anzutreffen war. Könnte das nicht im gleichen Sinne wie die ergebnislosen Selektionsversuche alkaloidfreier Formen gedeutet werden, daß in einem Mutationsversuch solche Formen wohl entstehen, aber die Jugend nicht überdauern, da Alkaloid zum Leben nötig ist? Totaler Alkaloidverlust würde danach ein Letalfaktor sein (MOTHES, ROMEIKE und SCHRÖTER 1955).

In diesem Zusammenhang muß darauf verwiesen werden, daß Alkaloide im Pflanzenreich viel weiter verbreitet sind, als bisher angenommen wurde. Das ist ein Ergebnis der ungeheuren Fortschritte auf analytischem Gebiet. Es werden also auch in Familien, die bisher als alkaloidfrei bezeichnet wurden, Alkaloide gefunden.

Ein sehr bezeichnendes Beispiel ist das Nikotin. Noch vor kurzer Zeit erschien das Nikotin so streng auf die Gattung Nicotiana—Tabak beschränkt, daß man es geradezu als ein sicheres Gattungsmerkmal bezeichnen konnte. Ja, man war geneigt, zu formulieren: Findet sich in einer Pflanze Nikotin, so gehört sie höchstwahrscheinlich in die Gattung Tabak.

Diese Vorstellung bedarf einer völligen Korrektur. Es zeigte sich nämlich, daß Nikotin keineswegs nur im Tabak, sondern vielleicht in allen Nachtschattengewächsen vorkommt, z. B. auch in der Tomate (WAHL). Aber nicht allein das; Nikotin findet sich auch in der *Composite Eclipta*, in *Asclepias*, im Mauerpfeffer, im Schachtelhalm und im Bärlapp. Diese Kenntnisse können keineswegs als abgeschlossen betrachtet werden. Man muß sich darüber völlig klar sein, daß wir im allgemeinen nur solche Stoffe finden, die sich durch ihre große Menge oder durch bestimmte Wirkungen auf unsere Sinne verraten, also durch Geruch, Geschmack, Farbe usw. Spurenstoffe ohne auffällige physiologische oder toxische Wirkungen werden nur auf großen Umwegen gefunden. Aber der Mensch oder das Säugetier schlechthin sind sehr beschränkte Teste. Die Antibiotika-Forschung hat nachdrücklich gelehrt, daß bei Wahl eines ganz neuen Test-Objektes, z. B. der eiterbildenden Staphylococcen, sich ganz neuartige Stoffe und Stoffgruppen verraten. Die chemische Erforschung der Pflanzen ist also noch nicht annähernd abgeschlossen. So ist es durchaus möglich, daß es noch viele Alkaloidpflanzen gibt und insbesondere noch viele Nikotinpflanzen.

Auf jeden Fall können wir heute nicht mehr sagen: Die Tabakpflanze ist dadurch gekennzeichnet, daß sie in ihrer Wurzel Nikotin bildet. Das können viele andere Pflanzen auch. Aber Tabak ist ausgezeichnet, große Nikotinkonzentrationen zu ertragen.

Und das ist ein sehr wesentliches Moment, das bisher vielfach übersehen wurde. Die Alkaloide verursachen tatsächlich nicht allein im Menschen bestimmte Wirkungen, sondern auch in Pflanzen. Wenn wir Tomate oder Tollkirsche auf nikotinreiche Machorkawurzel pfropfen, so wächst das Reis kümmerlich, zeigt chlorotische Erscheinungen an den Blättern. Besonders schön sind diese Schädigungen des Reises durch die Tabakunterlage bei der Tollkirsche zu sehen (Tafel III, Abb. 14). Im Licht bleichen die Blätter solcher Reiser vom Rande her aus. Das kann zu einem völligen Absterben des Reises führen (MOTHES und ROMEIKE 1954).

Nun fiel uns auf, daß diejenigen Tabakunterlagen das Reis am stärksten schädigen, die das meiste Nikotin produzieren. Und durch entsprechende Experimente konnte eindeutig gezeigt werden, daß tatsächlich Nikotin die Ursache der auffälligen Erscheinungen ist. Nun ist interessant, daß Tollkirsche normal selbst Nikotin bildet und führt, aber immer nur in Spuren. Nicht Nikotin an sich ist schädlich, sondern wir müssen mit PARACELSUS sagen: Die Dosis macht das Gift.

Wenn schon Tomate, Stechapfel, Tollkirsche usw. Nikotin in geringen Mengen selbst bilden, warum führen sie nicht soviel wie der Tabak? Weil sie es in hohen Konzentrationen nicht vertragen!

Wir haben Mutanten von Datura gefunden, die mehr als Spuren von Nikotin führten. Sie blieben im Wuchs zurück.

Jedes Alkaloid ist auch der eigenen Pflanzenart ein Gift. Es kommt allein auf die Konzentration an. Es ist deshalb nicht leicht, besonders alkaloidreiche Formen zu züchten. Den Alkaloidgehalt durch Mutationsversuche zu steigern, ist wohl prinzipiell nicht schwer, aber den Faktorenkomplex „resistent gegen viel Alkaloid" zu entwickeln, das erscheint kompliziert.

Diese Versuche berühren ein anderes für den Gartenbau und besonders für den Obstbau sehr wichtiges Problem: das der Unverträglichkeit von Pfropfpartnern.

Man weiß seit langem, daß Birnen und Äpfel schwer aufeinanderzupfropfen sind, daß man andererseits Stachelbeeren auf Eberesche veredeln kann. Man hat die Ursache dieses Zusammenpassens bald in der Anatomie, bald in der Eiweißähnlichkeit gesucht. All das befriedigt aber sehr wenig. Ich möchte nur daran erinnern, daß darin keine Erklärung für die sehr häufige Verschiedenheit im Verhalten reziproker Pfropfungen gesehen werden kann. Wenn A auf B wächst, aber B nicht auf A, so sind Anatomie und Eiweiße der Partner doch unverändert. Aber der Fall der Pfropfungen mit Tabaksunterlagen beweist, daß spezifische Wurzelstoffe die Ursache der Unverträglichkeit sein können und sicher in vielen Fällen sind.

Dafür spricht auch, daß die Reiser oft zunächst gut anwachsen und daß die Schädigung erst ganz langsam einsetzt und sich verstärkt, wie das einleitend schon erwähnt wurde. Das deutet auf die allmähliche Akkumulation einer schädlichen Substanz hin.

Ein besonders treffendes Beispiel soll dies noch demonstrieren. Wir haben beim Studium der Nikotinsynthese nach solchen Pfropfpartnern gesucht, die wohl auf Tabakwurzel wachsen, aber selbst kein Nikotin führen. Wir waren glücklich, in der Zinnia elegans eine mit Tabak nicht verwandte Art zu haben, die sich gut auf Tabak pfropfen läßt (Tafel III, Abb. 15). Aber warum verträgt diese Zinnia die sonst so giftigen Wurzelstoffe des Tabaks? Die Antwort fiel sehr einfach aus. Mein Mitarbeiter SCHRÖTER (1955) untersuchte ungepfropfte Zinnia. Sie enthielt Nikotin in größeren Mengen, die denen durchschnittlicher Tabake entsprechen. Zinnia gehört also zu jenen seltenen Pflanzenarten, die Nikotin bilden und dieses wie Tabak in größeren Konzentrationen vertragen. Diese Verträglichkeit ist ein sehr wichtiges Moment für die Frage der Untersuchung einer lebenswichtigen Rolle der Alkaloide. Man hat sich bisher dabei an die typischen Alkaloidpflanzen, d. h. an die alkaloidreichen Pflanzen gewandt. Ist das richtig? Colchizin ist ein spezifisches Gift der Kernteilung, aber auf die Herbstzeitlose (*Colchicum*), in der es vorkommt, wirkt es nicht. Wir haben deshalb nach Wirkungen der Alkaloide auf solche Pflanzen gesucht, die diese Stoffe nicht oder nur in Spuren enthalten.

Diese Untersuchungen sind noch in vollem Gange. Aber gewisse Pfropfungen und gewebephysiologische Versuche (Dr. RAMSHORN, unveröffentlicht) deuten darauf hin, daß Alkaloide eine Rolle im Wuchsstoff-Antiwuchsstoffkomplex spielen können. In die gleiche Richtung weisen Versuche über die Blühförderung bei Sojabohnen durch FISHER und LOOMIS. Sie besprühten zwei Monate alte Pflanzen mit Nikotinsulfat und erreichten Blühen auch bei einer Tageslänge, die normal die Pflanze vegetativ läßt. Vielleicht sind hier wichtige Ansatzpunkte für die Weiterarbeit gegeben. Und es ist interessant, daß eine andere Klasse von Wurzelstoffen, die Cumarine, ebenfalls im Wuchsstoffkomplex eine wichtige Rolle zu spielen scheinen, worauf ich schon hingewiesen habe. Man muß aber vorerst diese Zusammenhänge mit der größten Vorsicht diskutieren.

Es wäre eine einseitige und die neuen Ergebnisse falsch einschätzende Darstellung, wenn ich nicht zum Schluß noch darauf eingehen würde, daß auch der Sproß die Wurzel tiefgreifend beeinflußt, und nicht nur dadurch, daß er Kohlenhydrate liefert und Vitamine. Es gibt noch andere Wirkungen, wahrscheinlich hormonaler Art, die die Aktivität der Wurzel bei der Stoffaufnahme wie auch bei der Produktion spezifischer Wurzelstoffe entscheidend fördern oder begrenzen.

Ich möchte, um dies zu demonstrieren, auf die bereits geschilderte Pfropfung Tollkirsche auf Tabak (Tafel III, Abb. 14) zurückkommen. Da sahen wir in der Verfärbung der Blätter des Reises unmittelbar die Nikotinwirkung, und wir können aus dem Grad der Verfärbung auf die Menge des aus der Wurzel aufsteigenden Nikotins schließen.

Es zeigte sich nun, daß, sobald das Tollkirschenreis zum Blühen kommt, offenbar die Nikotinwirkung nachläßt; die Blätter bleiben grün (Tafel III, Abb. 16). Sind diese nun nicht mehr empfindlich oder ist Nikotin nicht mehr in genügend toxisch wirkender Konzentration da? Die Untersuchung des Wurzelsystems ergab, daß tatsächlich wesentlich weniger Nikotin produziert wird. Das Blühen hemmt die spezifische chemische Aktivität der Wurzel.

Das ist übrigens die wissenschaftliche Erklärung für eine alte Erfahrung der Heilpflanzenanbauer. Man ernte kurz vor oder während der Blüte, dann erhält man die hochwertigsten Drogen.

Wenn man ein solches blühendes Reis zurückschneidet und aus dem Wundgewebe regenerieren läßt, so gestattet dieses vegetativ gewordene Reis sofort wieder intensivere Alkaloidbildung in der Wurzel. Dies beweist die Analyse. Auch traten die Schädigungen in den Blättern des Reises wieder auf (Tafel IV, Abb. 17). Diese Beobachtung ist von einer gewissen Bedeutung für die Steuerung der Wurzeltätigkeit vom Sproß her.

Diese einfachen Versuche finden ihre Parallelen in einer im Tabakanbau viel geübten Maßnahme: im „Geizen“ und „Köpfen“, d. h. im Ausschneiden der Seiten- und Endtriebe, wodurch die Blattentwicklung gefördert wird und die Assimilate aus den Blättern nur in geringem Maße abströmen. Solche künstlich am Blühen gehinderten Pflanzen sind reich an Alkaloid, nicht allein prozentual auf das Trockengewicht bezogen, sondern auch absolut. Man kann nicht, wie es vielfach geschehen ist, von einem Stauungseffekt sprechen, sondern es liegt eine echte Mehrerzeugung von Alkaloid vor. Diese gesteigerte Aktivität der Wurzel konnte schon dadurch demonstriert werden, daß der Blutungssaft der gegeizten Pflanzen bedeutend reicher an Nikotin ist als der der blühenden (REUTER, unveröffentlicht). Blühen bedeutet also Aktivitätsminderung der Wurzel.

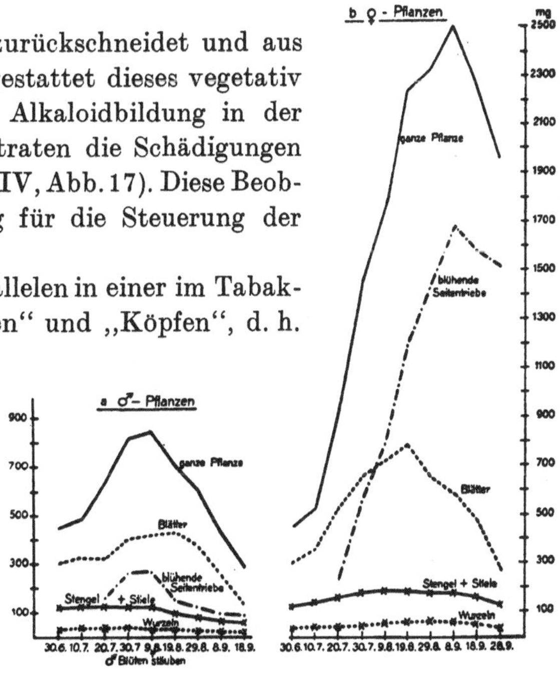

Abb. 18. Stickstoffaufnahme, Stickstoffverteilung und Stickstoffverlust in männlichen (a) und weiblichen (b) Hanfpflanzen. Ordinate: mg Gesamt-Stickstoff in 1 Pflanze; Abszisse: zeitliche Entwicklung. (MOTHES und ENGELBRECHT 1952.)

Diese sehr bedeutsamen Beziehungen haben wir beim Hanf näher studieren können. Es gibt Rassen, die ziemlich rein die Geschlechter auf verschiedene Individuen verteilt zeigen. Bis zum Beginn des Blühens verhalten sich beide Typen ziemlich gleich. Aber danach treten große Unterschiede auf. Während bei den weiblichen Pflanzen die Entwicklung fortgesetzt wird, ihre Seitenzweige und vor allem ihre Wurzeln stark weiterwachsen und während Stickstoff in großen Mengen der Nährlösung entzogen wird (Abb. 18b), stellen die männlichen Pflanzen mit der Entfaltung der Blüten ihr Wachstum ein. Das ist zunächst am Wurzelsystem zu beobachten (Tafel IV, Abb. 20), dann vergilben die Blätter von unten nach oben. Die ganze Pflanze welkt dahin und stirbt (Tafel IV, Abb. 19). Damit ist nicht nur eine völlige Bremsung der Stickstoffaufnahme durch die Wurzeln verbunden, sondern es setzt sogar ein rückläufiger Prozeß ein (Abb. 18a). Als Folge eines völligen Zusammenbruchs des Eiweißstoffwechsels überwiegt der Abbau, die gebildeten löslichen Stickstoffverbindungen verlassen die Pflanze und diffundieren in die Bodenlösung zurück. Je Pflanze können in etwa 2 Wochen 200 mg Stickstoff und mehr die Pflanze wieder verlassen (MOTHES und ENGELBRECHT 1952, MOTHES 1953).

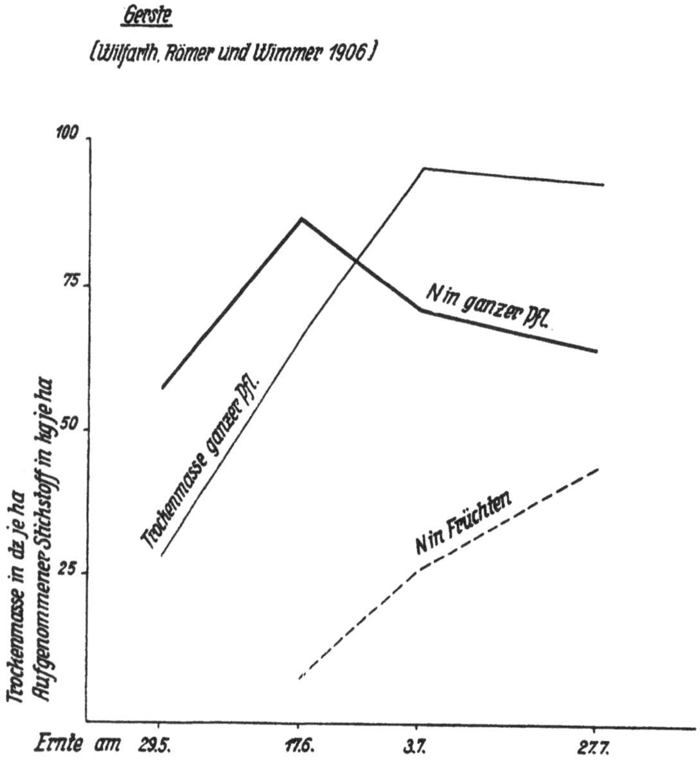

Abb. 21. Trockenmasse (dz je ha) und Gesamt-Stickstoff (kg je ha) der Gerste in der Entwicklung vom 29. 5. bis zur Vollreife (gez. nach Tab. von WILFARTH, RÖMER und WILLER).

Dieser Vorgang der Inaktivierung der Wurzel in ihren spezifischen Funktionen der Stoffaufnahme und der Synthese ist von großer Bedeutung für viele einjährige Kulturpflanzen. Wir haben wiederholt darauf hingewiesen, daß schon vor einem halben Jahrhundert WILFARTH, RÖMER und WIMMER Belege dafür gebracht haben, daß z. B. Getreide die Stoffaufnahme mit dem Beginn des Schossens weitgehend einstellt. Die Pflanze wächst dann weiter auf Kosten der bereits gespeicherten Salze und Stickstoffverbindungen. Das hat PEARSALL in neuen Untersuchungen ebenfalls schön belegt. Würde es uns gelingen, diese Wurzelinaktivierung zu überwinden, könnten wir wesentlich eiweißreicheres Getreide produzieren. Aber das natürliche Austrocknen des Halmes wäre erschwert. Man kann diese Prozesse hemmen, indem man durch starke Kopfdüngung die Stickstoffkonzentration des Bodens erhöht. Man kann aber auch durch Blattbesprühungen mit gebundenem Stickstoff den Rohproteingehalt der Früchte steigern.

Aus diesen Bemerkungen ist zu ersehen, daß die Funktionen der Wurzel sich nicht darin erschöpfen, daß sie die Pflanzen im Boden verankern und aus ihm Nährstoffe entnehmen. Sie leisten noch bedeutend mehr durch spezifische assimilatorische Prozesse und Synthesen. Diese werden in einer engen Wechselwirkung mit dem Sproß entfaltet. So unerläßlich es ist, einzelne biochemische Vorgänge dadurch sauber zu studieren, daß man

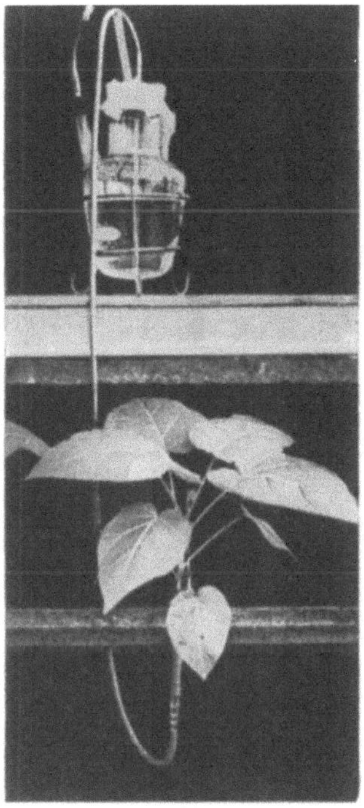

Abb. 1. Aseptische Kultur isolierter Sprosse (*Cyphomandra betacea*).

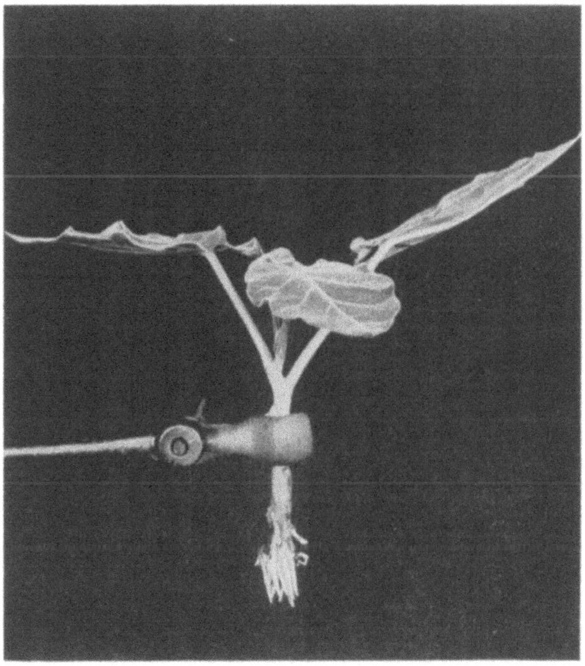

Abb. 2. Adventivwurzelbildung an dem der Schnittfläche nahen Teil der Sproßachse bei aseptischer Kultur (*Cyphomandra betacea*).

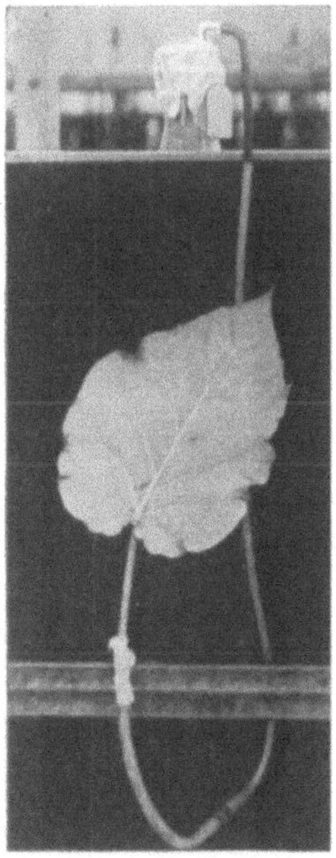

Abb. 3. Aseptische Kultur isolierter Blätter (*Cyphomandra betacea*).

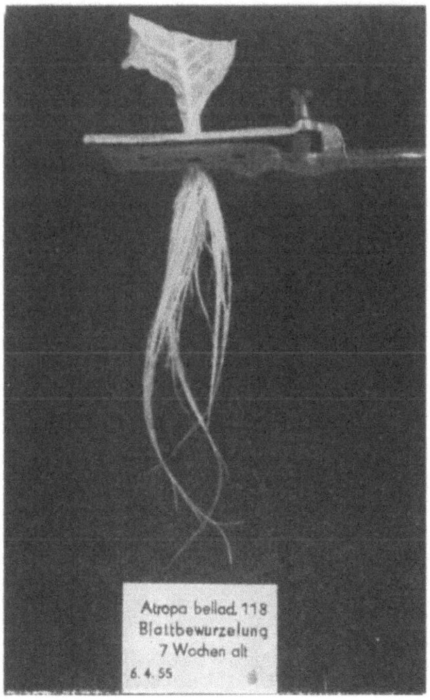

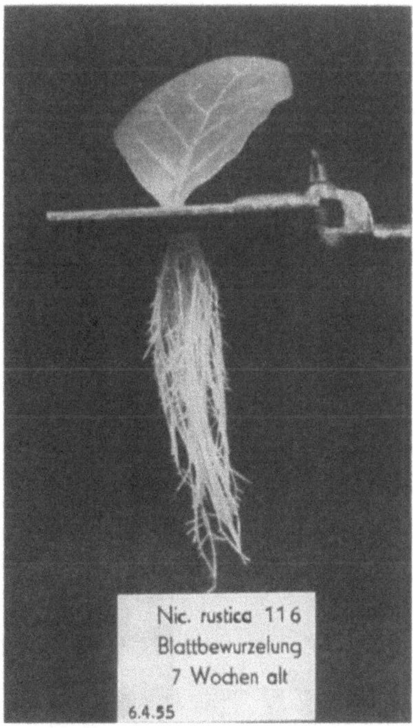

Abb. 4 u. 5. Blätter der Tollkirsche (*Atropa*) und des Bauerntabaks (*Nicotiana rustica*), durch Einwirkung von β-Indolylessigsäure zur Adventivwurzelbildung gebracht.

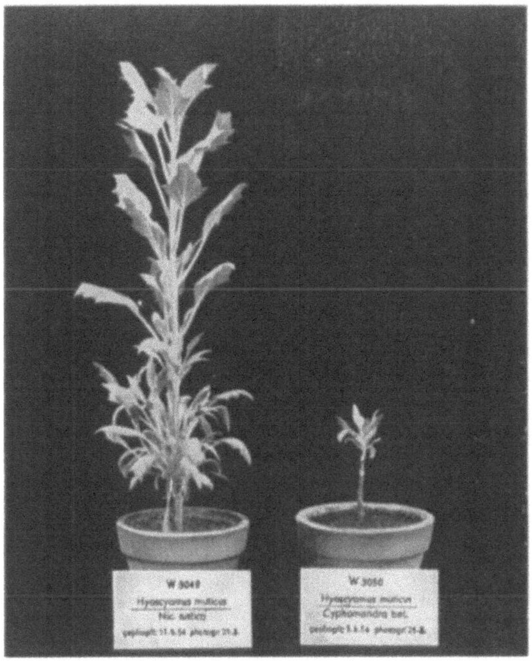

Abb. 6. Einfluß der Unterlage auf das Wachstum des Reises (*Hyoscyamus muticus*). Dieses wächst auf Bauerntabak (*Nicotiana rustica*) sehr üppig, auf Tomatenbaum (*Cyphomandra*) sehr schlecht.

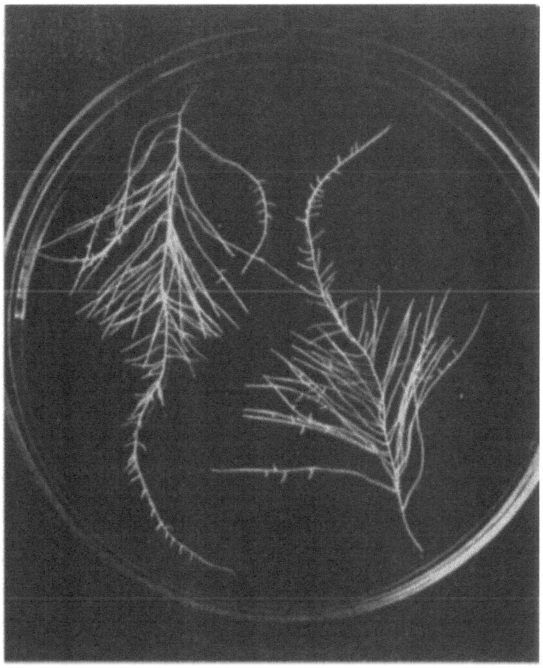

Abb. 8. Aseptische Kultur der Wurzel der Tollkirsche (*Atropa*). 1 cm lange Wurzelspitzen wachsen in einer synthetischen Nährlösung, die K, Ca, Mg, Fe, Mn, Zn, B, Cl, J, NO_3, PO_4, SO_4, Rohrzucker, Glycin, Vitamin B_1 und B_6 enthält, innerhalb von 3 Wochen zu 20 cm Länge heran und verzweigen sich auf das Vielfache dieser Länge. Sie enthalten reichlich Alkaloide und Cumarine und scheiden diese auch in die Lösung aus.

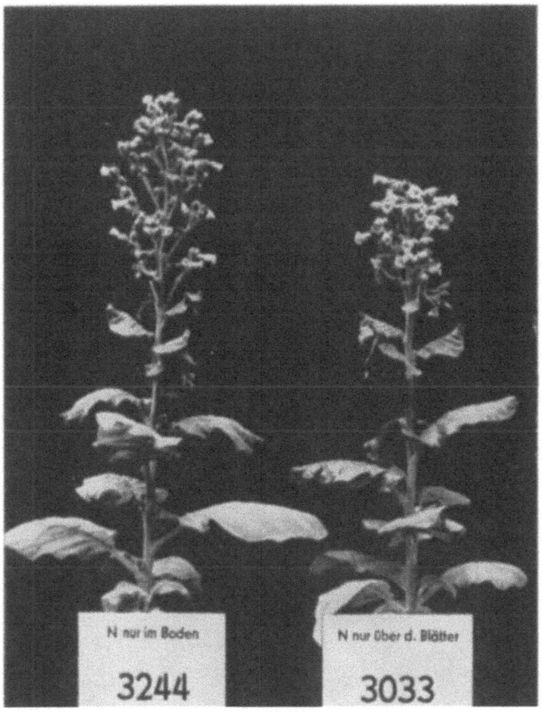

Abb. 12. Machorka (*Nicotiana rustica*) in Hohenbockaer Sand kultiviert, der mit allen Nährstoffen versehen wird, d. h. (links) auch Stickstoff in gebundener Form erhält. Nur die rechte Pflanze wird ohne Stickstoff im Boden herangezogen. Sie erhält diesen unentbehrlichen Nährstoff als NH_4NO_3 durch Besprühung der Blätter.

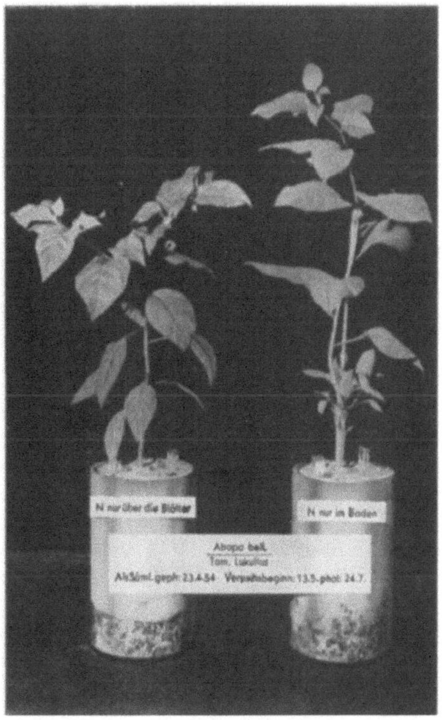

Abb. 13. Pfropfungen von Tollkirsche (*Atropa*) auf Tomatenwurzel. Die Pflanze links erhielt Stickstoff nur über die Blätter, rechts nur über die Wurzel. Die Reiser entwickeln sich gleich gut. In beiden Fällen Alkaloide nur in Spuren im Reis; entscheidend für die Alkaloidführung ist nicht die Form der Stickstoff-Ernährung, sondern allein die Natur der Wurzel.

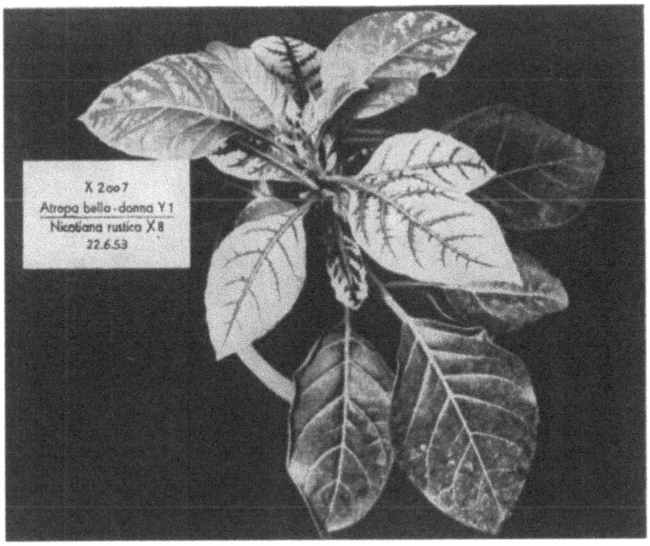

Abb. 14. Chlorophyllschwund in den Blättern eines Tollkirschenreises über Machorka-Unterlage, deren große dunkle Blätter unter den weißbunt gefärbten des Reises sichtbar sind.

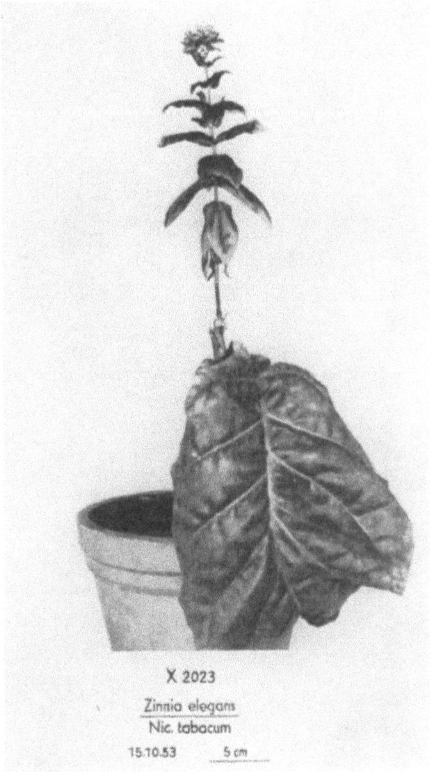

Abb. 15. Pfropfung Zinnia auf Tabak. Die Unterlage trägt ein großes Blatt.

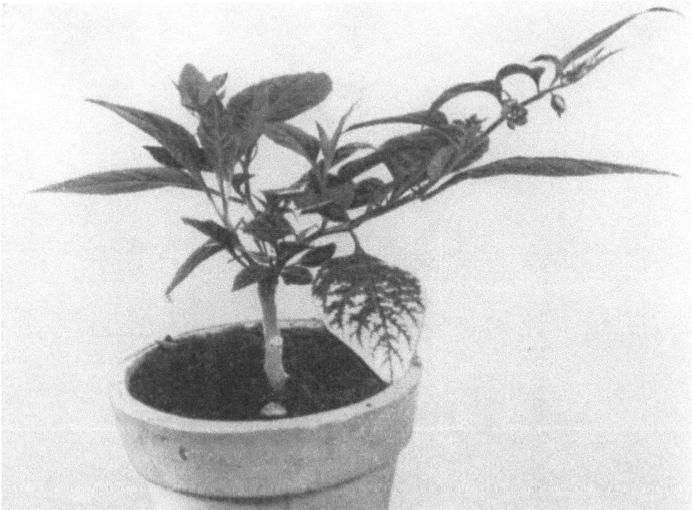

Abb. 16. Pfropfung Tollkirsche (*Atropa*) über Wurzel von Machorka (*Nicotiana rustica*). Während die untersten Blätter des Reises noch die weißbunte Blattzeichnung als Ausdruck der Nikotinschädigung zeigen, sind die später gebildeten Blätter des nunmehr blühenden Reises weitgehend frei davon.

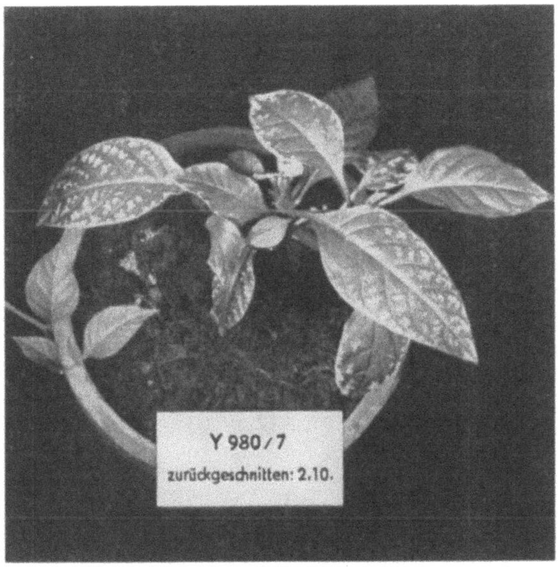

Abb. 17. Pfropfung Tollkirsche auf Machorka wie Abb. 16, aber Reis zurückgeschnitten. Neugebildete Blätter zeigen erneut die Nikotinschädigung.

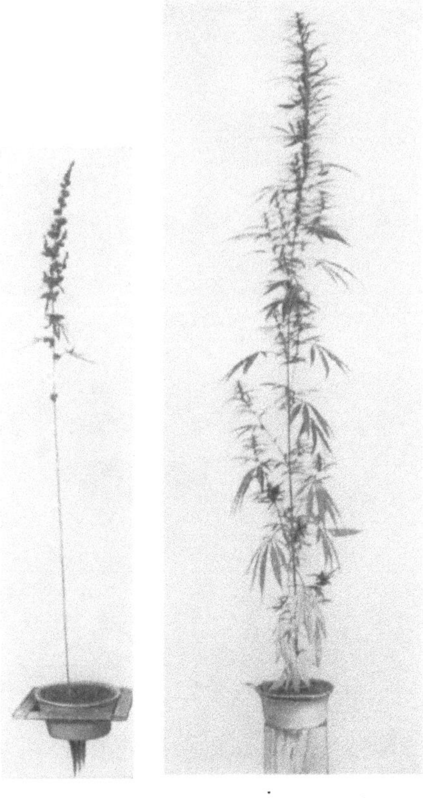

Abb. 19. Männlicher Hanf links: Pflanze stirbt nach der Blüte, die Blätter werden abgestoßen. Weiblicher Hanf rechts: Die Pflanze entfaltet sich nach der Blüte weiter.

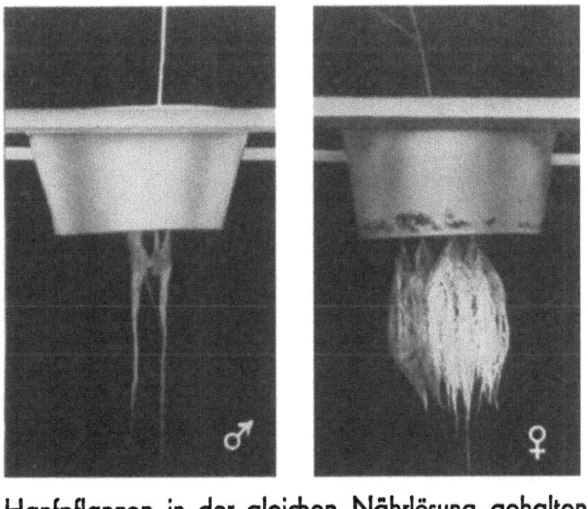

Abb. 20. Während die Wurzelsysteme der Hanfpflanzen bis zum Beginn des Blühens keine sichtbaren geschlechtsgebundenen Unterschiede zeigen, bleibt mit Blühbeginn das Wachstum der männlichen Wurzeln stehen, während das der weiblichen rasch fortschreitet und besonders üppig erfolgt. Das Bild zeigt beide Wurzelsysteme 20 Tage nach Blühbeginn.

sie aus dem Zusammenhang mit der ganzen Pflanze löst und selbst aus dem Zusammenhang mit einzelnen Organen und Geweben und ihnen im Gewebebrei und in Extrakten nachspürt, darf man doch nicht übersehen, daß die Biochemie nicht die ganze Physiologie darstellt. Diese hat ihre eigentümliche Problematik gerade im Zusammenhang des Ganzen, das mehr ist als eine einfache Summe seiner Teile. Die Kenntnis der Wechselwirkung der Teile wird nicht allein unsere Vorstellung vom Wesen eines Organismus vertiefen, sie ist auch von großer Bedeutung für die Lenkung der pflanzlichen Produktion und damit für die Landwirtschaft.

In diesem Zusammenhang muß noch auf folgendes hingewiesen werden. Da kein Zweifel mehr darüber bestehen kann, daß spezifische (Alkaloide, Cumarine) und unspezifische (Aminosäuren) Wurzelstoffe auch in den Boden ausgeschieden werden, muß auf solchem Wege die Welt der Mikroorganismen beeinflußt und vielleicht in eigentümlicher Weise geprägt werden. Auch ergibt sich die Frage, ob solche Wurzelstoffe für die Verträglichkeit der Arten oder das gegenseitige Ausschließen von Arten in bestimmten Gesellschaften entscheidend verantwortlich sind. Das ist ein wichtiges Problem für die Soziologie allgemein, für den Mischfruchtbau und die Fruchtfolge im besonderen. Darüber ist viel spekuliert worden. Hier haben wir einige neue Gesichtspunkte zur kausal-analytischen Behandlung des Problems mitgeteilt.

Ich bin am Ende meines Berichtes. Aber ich kann nicht schließen, ohne der Akademie für ihre großzügige Förderung unserer Arbeiten zu danken und allen meinen technischen und akademischen Mitarbeitern, von denen folgende an den geschilderten Experimenten in besonderem Maße und selbständig beteiligt sind:

Die Damen Fräulein Engelbrecht, Fräulein Romeike, Fräulein Trefftz und die Herren Kala, Ramshorn, Reppel, Reuter, Schröter, Wolffgang. Auch danke ich meinen westdeutschen Kollegen, die im Sinne eines unteilbaren geistigen Deutschlands uns ständig durch Chemikaliensendungen unterstützt haben.

Vielleicht hätte dieser oder jener meiner Zuhörer lieber etwas von Tagesaufgaben unseres Instituts, vom Wirken der Wissenschaft in der Praxis gehört. Es wäre nicht schwierig gewesen, über die Züchtung wertvollen Mutterkorns, über scopolamin- oder santoninreiche Pflanzen vorzutragen und über ähnliche Arbeiten, die belegen könnten, daß wir nicht uninteressiert an den Problemen unserer Wirtschaft sind. Aber man wird an einem solchen Tage von der Akademie erwarten, daß sie Rechenschaft darüber ablegt, ob in ihren Instituten noch neue Wege gegangen werden. Gewiß, man überschätzt leicht das Neue. Die neuen Gedanken werden sich erst im Schmelztiegel weiterer Untersuchungen und der Kritik der Fachgenossen zu behaupten haben. Dann wird man entscheiden können, ob diese in eine Wildnis gehauene Schneise ein neuer Weg in ein wichtiges Gebiet der Wissenschaft vom Pflanzenleben und ihrer praktischen Anwendung gewesen ist. Aber die mitgeteilten Tatsachen berechtigen uns, eindringlich zu sagen: Pflegt die Wurzeln von unten und von oben!

LITERATURVERZEICHNIS

Bonner, J., Plant Biochemistry, New York (Academic Press) 1950 (S. 418).

Burström, H., Ann. d. Landw. Hochschule Schwedens **6**, 1, 1937.

Burström, H., Physiol. Plantar. **7**, 548, 1954.

Chibnall, A. Ch., Protein metabolism in the plant (New Haven) 1939, New Phytologist **53**, 31, 1954.

Cromwell, B. T., u. Rennie, S. D., Biochem. Journ. **55**, 189, 1953; **58**, 318, 322, 1954.

Evenari, M., Botan. Rev. **15**, 153, 1949.

Fisher, J. E., u. Loomis, W. C., Science **119**, 71, 1954.

Goodwin, R. H., u. Taves, C., Amer. Journ. Bot. **37**, 224, 1950.

KANDLER, O., Zeitschr. f. Naturforschg. **6**b, 437, 1951.
KUHN, R., MOEWUS, F., MÖLLER, L., u. LETTRÉ, H., Naturw. **31**, 468, 1943.
KURSANOV, A. L., Essais de Botanique I (S. 412) Moskau 1954.
LIBBERT, E., Planta **45**, 68, 1955.
MAYER, A. M., Physiol. Plantar. **6**, 413, 1953.
MCGAVACK, J., u. FAULKS, P., Rubber Age **58**, 204, 1954.
MOEWUS, FR., MOEWUS, L., u. SCHADER, E., Z. f. Naturf. **6**b, 261, 1951.
MOTHES, K., u. HIEKE, K., Naturw. **31**, 17, 1943.
MOTHES, K., Nova Acta Leopoldina **15**, 63, 1952.
MOTHES, K., u. ENGELBRECHT, L., Flora **139**, 586, 1952.
MOTHES, K., u. ENGELBRECHT, L., Flora **139**, 1, 1952a.
MOTHES, K., u. ROMEIKE, A., Flora **139**, 181, 1952.
MOTHES, K., Die Kulturpflanze **1**, 157, 1953; Dtsch. Apoth. Ztg. **93**, 821, 1953.
MOTHES, K., u. ROMEIKE, A., Flora **142**, 109, 1954.
MOTHES, K., u. TREFFTZ, G., Naturw. **41**, 382, 1954.
MOTHES, K., TREFFTZ, G., REUTER, G., u. ROMEIKE, A., Naturw. **41**, 530, 1954.
MOTHES, K., Ann. Rev. of Plant Physiol. **6**, 393, 1955.
MOTHES, K., ROMEIKE, A., u. SCHRÖTER, H.-B., Naturw. **42**, 214, 1955.
MOTHES, K., u. KALA, H., Naturw. **42**, 159, 1955.
MOYSE, A., Respiration et metabolisme azoté 210 S. Paris (Hermann & Cie.) 1950.
NITSCH, J. P., Ann. Rev. of Plant Physiol. **4**, 199, 1953.
PEARSALL, W. H., Endeavour 8 (Nr. 31) 1949.
PRIESTLEY, J. H., u. WORMALL, A., New Phytolog. **24**, 24, 1925.
REUTER, G., u. WOLFFGANG, H., Flora **142**, 146, 1954.
ROMEIKE, A., Die Pharmazie 8, 668, 729, 1953.
SCHRÖTER, H.-B., Arch. d. Pharmazie **288**, 141, 1955.
WAHL, R., Tabakforschung Nr. 8, 3, 1952, Nr. 10, **3**, 1953.
WILFARTH, H., RÖMER, H., u. WIMMER, G., Landw. Verf. Stat. **63**, 1, 1905.
WINTER, H., Planta **44**, 636, 1954.
WOOD, J. G., Ann. Rev. of. Plant Physiol. **4**, 1, 1953.
WOLFFGANG, H., u. MOTHES, K., Naturw. **40**, 606, 1953.
ŽDANOVA, L. P., Dokl. Akad. Nauk. SSSR. **94**, 337, 1954.

Lied und Märchen als Stimme des Volkes

Von *Wolfgang Steinitz*

Im Jahre 1778 veröffentlichte HERDER unter dem Titel „Volkslieder“ seine berühmte Sammlung, deren zweite Auflage heute unter dem Namen „Stimmen der Völker in Liedern“ bekannt ist. Die unmittelbare Anregung zu seiner Liedersammlung hatte er von PERCY erhalten, dem englischen Geistlichen, der 1765 sein in England begeistert aufgenommenes Werk „Reliques of Ancient English Poetry“ (Reste alter englischer Dichtung) herausgegeben hatte. Es handelt sich jedoch bei HERDER nicht um eine einfache Übernahme, sondern um eine tiefgreifende Weiter- und Umbildung, die sich schon in dem Unterschied der Terminologie von PERCY und HERDER zeigt.

PERCY nannte seine Lieder ancient poetry, alte Dichtung. Im Gegensatz zu dem in der ersten Hälfte des 18. Jahrhunderts in England herrschenden Pseudoklassizismus und der Nachäfferei des Französischen Hofes wandte er sich dem Nationalen, dem echt Englischen zu, das er in der Vergangenheit und besonders im Mittelalter verkörpert sah. In seiner Vorrede kommt gelegentlich auch der Ausdruck popular poem, Volkspoem, vor, aber nur, um auszudrücken, daß diese von der feinen Gesellschaft vergessenen Lieder im Volk weiterleben und ohne daß auf ihm ein Schwergewicht ruht.

HERDER nannte den ersten Entwurf seiner Sammlung 1774 „Alte Volkslieder“, die eigentliche, 1778 veröffentlichte Ausgabe dagegen nur noch „Volkslieder“. Für ihn ist das Entscheidende bei der Beschäftigung mit dem Volkslied nicht, daß es alt ist, sondern daß es die eigene „Stimme des Volkes“ darstellt.

Während die frühe Aufklärung in Deutschland vom Volk völlig isoliert lebte und weder Interesse noch Verständnis für die Volksdichtung kannte, fühlt sich HERDER, wie das HEINZ STOLPE unlängst in seiner Arbeit sehr schön gezeigt und auch begründet hat, dem Volk aufs engste verbunden und sieht in ihm einen entscheidenden Faktor für die Durchsetzung seiner demokratischen, antifeudalen und patriotischen Ideen. Dies ist der Weg, der HERDER „zu der Entdeckung der schöpferischen Potenzen“ des einfachen Volkes, damals insbesondere der Bauern, „führt“.

Die Ideen HERDERS werden vom Sturm und Drang aufgenommen und weitergeführt. Wie fruchtbar diese gesellschaftlich-politisch fortschrittlichen Ideen für die deutsche Poesie werden sollten, zeigt sich besonders an GOETHE, der, in seiner Straßburger Zeit 1770 mit HERDER bekannt geworden und durch ihn auf die Volkspoesie aufmerksam gemacht, selbst Volkslieder im Elsaß aufzeichnet, die er, wie er dann an HERDER schreibt, auf seinen „Streifereien aus den Kehlen der ältesten Mütterchens aufgehascht“ hat. Durch diese Berührung und durch das neu in ihm erwachte Verständnis für die einfache Schönheit der Volkspoesie überwindet er den modisch-steifen Ton seiner Leipziger Rokokodichtung und findet einen neuen, schlichten, innigen und volksnahen Ton — man denke nur an die herrlichen Sesenheimer Gedichte der Straßburger Zeit. Auch Schöpfungen wie das „Heidenröslein“ oder „Der König von Thule“, also gerade die Lieder GOETHES, die selbst wieder besonders volkstümlich geworden sind, sind ohne seine Beruhrung mit dem Volkslied nicht denkbar.

Hier hat das bis dahin von den Gebildeten unbeachtete und nur zu oft verachtete einfache Volk das Interesse und die Zuneigung der demokratisch gesinnten jungen bürgerlichen Intelligenz sogleich mit einer Gegengabe von weltliterarisch gewordener Bedeutung belohnt und damit die Fruchtbarkeit des Bündnisses der Intelligenz mit dem Volk gerade auch auf künstlerischem, kulturellem Gebiet dokumentiert.

Für HERDERS Volksliedinteresse, das vor der Bekanntschaft mit PERCY liegt, und insbesondere für seine Volksliedkonzeption, ja für sein Verständnis der schöpferischen Fähigkeiten des Volkes ist seine Rigaer Zeit, in der er mit den Sitten und Liedern der Letten und Esten bekannt wurde, von entscheidender Bedeutung gewesen. Das zeigt deutlich folgende Stelle aus dem „Briefwechsel über OSSIAN und die Lieder der alten Völker" von 1773.

(HERDER bedauert, keine Gelegenheit gehabt zu haben, bei den durch OSSIAN oder PERCY berühmt gewordenen schottischen Sängern oder bei den Wilden Amerikas wahren Volksgesang zu hören; an einen Kritiker gewendet, der ihm seinen überschwenglichen Enthusiasmus für die Volkslieder vorgeworfen hatte, fährt er fort):

„Aber auch das ist noch nicht eigentlich Genesis des Enthusiasmus, über welchen Sie mir Vorwürfe machen; denn sonst wäre er vielleicht nichts als individuelles Blendwerk ... Wissen Sie also, daß ich selbst Gelegenheit gehabt, lebendige Reste dieses alten, wilden Gesanges, Rhythmus, Tanzes unter lebenden Völkern zu sehen, denen unsere Sitten noch nicht völlig Sprache und Lieder und Gebräuche haben nehmen können, um ihnen dafür etwas sehr Verstümmeltes oder nichts zu geben. Wissen Sie also, daß, wenn ich einen solchen alten Gesang mit seinem wilde Gange gehört, ich fast immer gestanden: was haben solche Völker durch Umtausch ihrer Gesänge gegen eine verstümmelte Menuet und Reimleins ... gewonnen? Sie kennen die beiden Lettischen Liederchen, die LESSING in den Literaturbriefen anzog."

Im Baltikum trat HERDER der Gegensatz zwischen dem leibeigenen Bauernvolk und dem herrschenden Feudaladel in besonders schroffer Form entgegen, gesteigert noch durch den nationalen Gegensatz zwischen den unterdrückten Esten und Letten und den herrschenden baltendeutschen Baronen. Das Elend der leibeigenen baltischen Bauern ist von einigen mutigen, fortschrittlichen deutschen Schriftstellern der Herderzeit — MERKEL, PETRI und SCHLEGEL — in scharf anklägerischen Werken geschildert worden. In einer Rezension über MERKEL schreibt HERDER:

„Der Verfasser ... ist durch seine ... Schrift ‚Die Letten, vorzüglich in Liefland, am Ende des philosophischen Jahrhunderts. Ein Beytrag zur Völker- und Menschenkunde' aufs rühmlichste bekannt. Er hat das Elend der liefländischen Nation in der Leibeigenschaft so herzergreifend geschildert, daß er nicht etwa nur in Deutschland Beyfall und Lob erhalten ... Dies Gemählde von der Leibeigenschaft, welch ein Gemählde! Der Verfasser zeigt die Wirkung, die diese schreckliche Misform der menschlichen Gesellschaft auf die Unterworfenen so wie auf ihre Beherrscher und auf den Staat hat; er schreibt gelassen, mit gefaßter Wärme und inniger Bedeutung."

In den deutschen Wochenblättern von Riga wurden damals unter der Rubrik „Verkaufsstücke" einzelne Menschen und ganze Familien zum Verkauf angeboten. „Die Menschen sind hier nicht so teuer wie ein Neger in den amerikanischen Kolonien", schreibt ein Pfarrer 1777. Unbeschreibliche Armut und Schmutz herrschten in den Bauernhäusern. Um so stärker wirkte auf HERDER, wie seine angeführten Worte zeugen, die unverwüstliche Lebens- und Schaffenskraft der Esten und Letten, die, ihres Elends spottend, herrliche lyrische Gesänge, aber auch die Herren geißelnde Lieder geschaffen hatten. Hier, bei diesen Bauernvölkern ohne jede eigene nationale Bildungsschicht, bei denen auch die Pastoren Deutsche waren, konnte die Volksdichtung nur im Volk selbst entstanden sein.

Einem der estnischen Lieder gibt HERDER die Überschrift: „Klage über die Tyrannen der Leibeigenen" und fügt die Bemerkung hinzu: „Abgekürzt würde das Lied schöner sein; aber es sollte nicht abgekürzt werden. Der wahre Seufzer aus der nicht dichterisch, sondern wirklich gefühlten Situation eines im Joche der Sklaverei ächzenden Volkes sollte, wie er da ist, tönen" (Suph. 25, 537). Einige Verse aus diesem 200 Jahre alten estnischen Volkslied, das in ähnlicher Form bis in unser Jahrhundert fortgelebt hat und in zahlreichen Fassungen aufgezeichnet worden ist, mögen HERDERS Urteil veranschaulichen:

Vor dem bösen Deutschen flieh' ich,
Vor dem schrecklich bösen Herren.
Arme Bauren, an dem Pfosten
Werden blutig sie gestrichen.
Arme Bauren in den Eisen,
Männer rasselten in Ketten . . .
Unsre Hühner legen Eier —
Alle für des Deutschen Schüssel;
Unsrer Kuh ihr erstes Oechschen —
Das auch für das Deutschen Felder;
Pferdchen setzt ein muntres Füllen —
Das auch für des Deutschen Schlitten;
Mutter hat ein einzig Söhnchen —
Den auch an des Deutschen Pfosten!
Fegefeuer ist unser Leben,
Fegefeuer oder Hölle.
Feurig Brod isst man am Gutshof,
Winselnd trinkt man seinen Becher.

Es ist nicht nur ein Seufzer, der aus diesen Versen spricht, es ist eine selbstbewußte Erbitterung, die es nur zu wohl verständlich macht, wenn zur selben Zeit — es ist auch die Zeit des Bauernaufstandes PUGATSCHOWS im östlichen Rußland — der General-Gouverneur von Livland, BRAUN, an die Zarin KATHARINA II. berichtet, daß auf fast allen Gütern Bauernunruhen stattgefunden hätten.

Für HERDER, der selbst aus dem Volke stammt, und die anderen Vertreter des Sturm und Dranges war der Kampf gegen den Feudalabsolutismus die entscheidende Aufgabe in Deutschland; angesichts der wirtschaftlichen und politischen Rückständigkeit des deutschen Bürgertums sahen sie sich nach weiteren Bundesgenossen um, die sie eben im arbeitenden Volk, insbesondere den Bauern, erblickten.

Daher nimmt das Volksliedinteresse HERDERS von Anfang an einen demokratisch-antifeudalen Charakter an, der bei PERCY völlig fehlt.

Dazu kommt, daß das auch bei PERCY vorhandene nationale Moment bei HERDER, angesichts der nationalen Zerrissenheit und Kleinstaaterei des damaligen Deutschlands, gleichfalls einen neuen, ausgesprochen fortschrittlichen Charakter erhält. Das echt patriotische Gefühl spornt HERDER, BÜRGER und andere an, für die deutsche Literatur aus dem Volksmund und aus alten Quellen etwas Ähnliches zu schaffen, wie PERCY es für die englische Literatur getan hatte.

Während PERCY schließlich sich mit seinem an Gefühl und Phantasie appellierenden Werk gleichzeitig gegen die Aufklärung richtet, fehlt diese reaktionäre Note bei HERDER völlig.

HERDER hat also seine Volksliedkonzeption nicht aus PERCYS Werk übernommen, sondern die von PERCY empfangene Anregung zu einer neuen, viel umfassenderen und tieferen, eindeutig demokratischen Konzeption weiterentwickelt. HERDERS Einfluß blieb aber nicht nur auf Deutschland beschränkt. Schon zu seinen Lebzeiten und weiter in der ersten Hälfte des 19. Jahrhunderts übten seine Ideen weit über Deutschlands Grenzen hinaus, besonders bei den sozial und national unterdrückten Völkern wie Tschechen, Slowaken, sowie bei Polen, Ungarn, Finnen u. a. eine tiefgehende Wirkung auf die nationale Selbstbesinnung und die Entstehung einer nationalen, demokratisch orientierten Wissenschaft aus.

HERDERs Beziehungen zu unseren östlichen Nachbarvölkern haben — ebenso wie später auf dem gleichen Gebiet die Beziehungen des großen deutschen Gelehrten, Demokraten und Patrioten JAKOB GRIMM — entscheidend zur Hochschätzung der deutschen Wissenschaft und Kultur bei unseren Nachbarvölkern, ungeachtet ihrer politischen Unterdrückung durch die Hohenzollern- und Habsburger Monarchie, beigetragen und stellen eine der schönsten Seiten der deutsch-slawischen Kulturbeziehungen in der Vergangenheit dar.

HERDER hat sein Interesse für das Volkslied von den 1770er Jahren bis zu seinem Tode 1803 bewahrt. Noch in seinem letzten Lebensjahr entwirft er den Plan einer Neuausgabe der Volkslieder, mit einer neuen Anordnung, und schreibt eine „Zueignung der Volkslieder", in der er die Quintessenz seiner zahlreichen früheren Aufsätze und Bemerkungen über die Volksdichtung gibt, gereift durch Erkenntnisse, die er der französischen Revolution verdankt, zu welcher er sich, zum Unterschied von manchen anderen deutschen Dichtern, nicht nur zu Beginn, sondern bis zu seinem Lebensende bekannte.

HERDER eignet seine Volkslieder der Wahrheit und der Gerechtigkeit zu, die er nicht abstrakt-moralisch auffaßt, sondern unmittelbar mit der ihn umgebenden gesellschaftlichen Wirklichkeit verbindet.

Euch weih' ich die Stimme des Volks, der zerstreueten Menschheit,
Ihren verhohlenen Schmerz, ihren verspotteten Gram;
Und die Klagen, die niemand hört, das ermattende Aechzen
Des Verstossenen, des niemand im Schmuck sich erbarmt.
Lasst in die Herzen sie dringen, wie wahr das Herz sie hervordrang,
Lasst sie stossen den Dolch in des Entarteten Brust.
Stürzt ihn! ... Aber ich weih' Euch auch die Liebe, die Hoffnung
Und den geselligen Trost, und den unschuldigen Scherz,
Und den fröhlichen Spott und die helle Lache des Volkes
Über erhabenen Dunst, über verkrüppelnden Wahn;
Weih' die Entzückungen Euch, wenn Seel' an Seele sich anschließt,
Und sich wieder vereint, was auch die Parze nicht schied;
Weih' Euch die Wünsche der Braut, der Eltern zärtliche Sorge,
Was in der Brust verhallt, was in der Sprache verklingt.

Was hier von den Liedern gesagt ist, gilt in gleicher Weise von der ganzen Volksdichtung, von Märchen und Sage, von Schwank und Sprichwort.

HERDERs Konzeption ist auch heute noch, nach so vielen Theorien über die Volksdichtung, lebens- und entwicklungsfähig. Die deutsche Volkslied-, Märchen-, Sagen- und Sprichwort-Forschung hat bisher nur den zweiten Teil in HERDERs Programm zur Kenntnis genommen, von verschwindenden und nicht wirksam gewordenen Ausnahmen abgesehen.

Ohne den ersten Teil aber, ohne die seit dem 15. Jahrhundert immer vernehmbarer werdende Stimme des Volkes in seiner Not und in seinem Kampf gegen Unterdrückung, für Freiheit und Menschenwürde, können wir kein richtiges Bild von dem ganzen Reichtum der deutschen Volksdichtung in ihrer poetischen Schönheit und inhaltlichen Wahrheit erhalten und geben.

Da es für den zweiten Teil von HERDERs Programm mehrere Darstellungen der deutschen Volksdichtung gibt, werde ich mich keiner wissentlichen Einseitigkeit schuldig machen, wenn ich heute nur den ersten, bisher so vernachlässigten und kaum bekannten Teil der deutschen Volksdichtung behandele.

Ich kann dabei natürlich nur einige besonders charakteristische Beispiele herausgreifen.

Seit etwa 1800 ist ein Soldatenlied bekannt, das folgendermaßen beginnt:

> O König von Preußen,
> Du großer Potentat,
> Wie sind wir deines Dienstes
> So überdrüssig satt.
> Was fangen wir nun an
> In diesem Jammertal,
> Allwo ist nichts zu finden
> Als lauter Not und Qual.

Das Lied hat sechs weitere Strophen, in denen nicht weniger drastisch und schroff das Leben des Soldaten der Feudalarmee geschildert wird; ich führe nur jeweils einige Verse an:

> Da muß man exerzieren
> Von Morgen bis Mittag,
> Und das verfluchte Leben,
> Das währt den ganzen Tag.
> Kein Teufel tut nicht fragen,
> Ob man gefressen hat.

Für falschen Tritt bei der Parade gibt es Prügelstrafe:

> Und tapfer drauf geschlagen,
> Bis er kein Glied mehr rührt.

Dann heißt es:

> Meine Herren, nehmt es nicht Wunder,
> Wenn einer desertiert,
> Wir werden wie die Hunde
> Mit Schlägen malträtiert.

Wird der Deserteur eingefangen, so muß er Gassen, d. h. Spießruten laufen:

> Da werden wir gehauen,
> Von einem Musketier,
> Der eine hat's Bedauern,
> Der andre gönnt es mir.

Und die Schlußstrophe lautet:

> Und werden wir dann alt,
> Wo wenden wir uns hin?
> Die Gesundheit ist verloren,
> Die Kräfte sind dahin.
> Und endlich wird es heißen:
> Ein Vogel und kein Nest!
> Geh, Alter, nimm den Bettelsack,
> Bist auch Soldat gewest.

Dieses Lied, dessen erste Aufzeichnung von 1815 stammt, ist bis in den ersten Weltkrieg (die letzten Aufzeichnungen stammen sogar aus den 30er Jahren) im gesamten deutschen Sprachgebiet verbreitet gewesen; mir sind bisher etwa 50 Fassungen bekannt, deren Zahl sich aber bei weiteren Nachforschungen sicher noch wesentlich vergrößern läßt. Diese Fassungen sind auf eine Zeit von über 100 Jahre verteilt, in der in der Heeresorganisation und der Soldatenausbildung wesentliche Änderungen vor sich gegangen sind. So ist das Spießrutenlaufen abgeschafft worden, und damit ist auch die Strophe über das Spießrutenlaufen aus den neueren Fassungen geschwunden. Aber an ihre Stelle sind neue Strophen getreten, die nicht minderen Haß gegen den Militärdienst in den Armeen der Hohenzollern- oder der Habsburger Monarchie atmen.

Statt des Gassenlaufs heißt es jetzt:

Das Kriegsgericht wird sprechen:
Sechs Monat folgt darauf.

Darüber hinaus zeigt fast jede der 50 bekannten Fassungen eine oder zwei neue Strophen, wie z. B.:

Der Größte und der Kleinste
Versteht das Quälen schon.
O Gott, tu uns erlösen
Von diesem Bataillon! (1844 aus Jüterbog)

Oder an die Verse:

Wir werden wie die Hunde
Mit Schlägen malträtiert

schließt sich neu an:

Die Hunde haben's besser,
Sie haben ihre Ruh,
Sie kriegen satt zu fressen
Und keine Schläg' dazu. (Um 1850 aus Hessen)

Eine neue Strophe behandelt das Leben des Soldaten im Lazarett:

Und kommt man dann ins Lazarett,
Ist krank, müd und matt,
Da bekommt man ja zu fressen,
Aber auch noch lang nicht satt. (Um 1890 aus Braunschweig)

Statt:

Da muß man exerzieren,
Daß ein'm der Buckel schwitzt,

sangen die Pioniere:

Da heißt es Brücken schlagen,
Daß ein'm der Buckel schwitzt.

Besonders stark verändert hat sich der Anfang des Liedes:

O König von Preußen,
Du großer Potentat!

Das Lied ist, worauf ich hier nicht näher eingehen will, offenbar in der preußischen Armee spätestens um 1800, vielleicht aber schon einige Jahrzehnte früher entstanden, hat sich aber rasch in alle Armeen der vielen deutschen Teilstaaten verbreitet. So kennen wir Fassungen mit folgenden Anfängen:

Du König von Sachsen,
Der König von Baiern,
Der römische Kaiser,
Der Großherzog von Baden,
Der Landgraf von Hessen,

ja sogar, von deutschen Siedlern nach Rußland getragen:

Unser russischer Kaiser.

Das heißt, das Lied ist von seinen Sängern, den Soldaten, ihrer jeweiligen Situation angepaßt worden.

Schon die bisher angeführten Tatsachen zeugen von der großen Beliebtheit und Verbreitung des Liedes unter den Soldaten. Daß die Militärbehörden und die Offiziere dieses Lied nicht mit Freude aufnahmen, ist von vornherein selbstverständlich. Da die Sammler von Volksliedern sich früher im allgemeinen nur mit dem Aufzeichnen von Texten und allenfalls noch Melodien begnügten, wissen wir nur wenig über das eigentliche Leben der Volkslieder, wie auch dieses Soldatenliedes. Aber ein Aufzeichner sagt, nachdem er vorher über die weite Verbreitung des Liedes gesprochen hat, ausdrücklich: „In manchen Kasernen war Strafe darauf gesetzt, wenn die Soldaten dieses Lied anstimmten."

Während die beliebten Volkslieder — darunter auch Lieder mit anklägerisch-oppositionellen Elementen — in der ersten Hälfte des 19. Jahrhunderts von Druckereien als fliegende Blätter herausgegeben und auf Jahrmärkten usw. vertrieben wurden, ist für unser Lied kein fliegendes Blatt bekannt. Offenbar wagte kein Druckereibesitzer bzw. ließ es kein Zensor zu, die schroffen Anklagen dieses Liedes zu drucken. Daß das Lied dessenungeachtet zu den verbreitetsten deutschen Volksliedern gehört, spricht für die große Bedeutung der mündlichen Verbreitung des Volksliedes noch im 19. Jahrhundert und gegen die in der bisherigen deutschen Volksliedforschung weit verbreitete Neigung zur Überschätzung der gedruckten Quellen, fliegender Blätter und Liederbücher.

In zahlreichen Fassungen beginnt das Lied nicht mit der Anrufung des Königs, sondern dem Namen einer Stadt:

O Kassel, o Kassel,
Du großes Jammertal,
In dir ist nichts zu finden,
Als lauter Angst und Qual.

Diese Fassung stammt von den im Garnisonsort Kassel dienenden Soldaten, und der Name der Stadt, d. h. des Garnisonsortes, wechselt in den verschiedenen Fassungen. Um die Verbreitung auch dieses Typs zu skizzieren, seien noch folgende Beispiele angeführt:

O Torgau, o Torgau; Hannover, Hannover; O Frankfurt; Ach Flensburg;
O Braunschweig; O Wien; O Graz; O Linz; usw.

Bei dieser Gruppe hat offenbar der Kampf der Offiziere gegen das Lied, das sich ja ausdrücklich gegen die Person des Königs bzw. des sonstigen Landesherrn wandte, zu einem gewissen Ausweichen geführt, d. h. zur Beseitigung der Verse

Du König von Preußen,
Du großer Potentat

und ihrer Ersetzung durch den Namen der Garnisonsstadt. Im übrigen wurde jedoch der anklägerische Inhalt voll beibehalten.

Wie lebensfähig das Lied noch während des ersten Weltkrieges war, zeigt folgende 1918 in einem Lazarett aufgezeichnete Fassung. Statt der gewöhnlichen Verse:

Die Offizier' sind hitzig,
Die Strafen sind zu groß,
Ach, das verfluchte Leben,
Das ich jetzt führen muß.

heißt es hier:

Die Ärzte sind so streng,
Die Strafen sind so groß,
O du verfluchtes Leben,
Wann werd' ich denn hier los!'

Die von mir mit Absicht reichlich angeführten Beispiele aus verschiedenen Fassungen zeigen deutlich: das Lied hat in den über 100 Jahren, in denen es belegt ist, ständig seinen Text verändert, einerseits in Anpassung an die veränderte Situation (Ersetzung des Spießrutenlaufens durch Kerker; Ersetzung des Königs von Preußen durch andere Herrscher; Umgestaltung des Anfangs mit Wechsel der Garnisionsstadt; Anpassung an die Lazarettsituation usw.), anderseits durch Einfügung immer neuer anklägerischer und die Schikanen schildernder Strophen wie:

Der Größte und der Kleinste
Versteht das Quälen schon;

oder:

Die Hunde haben's besser,
Sie haben ihre Ruh;

oder der Aufschrei von 1840:

Ich armer miserabler gequälter Soldat,
Ich habe das Leben schon müde und satt.

Das Lied ist also unter den Soldaten lebenskräftig geblieben; die Textänderungen beruhen nicht auf „Zersingen", sondern auf schöpferischem „Umsingen". Das Lied, das eindeutig die Partei der unterdrückten, mißhandelten Soldaten nimmt, muß unter ihnen entstanden sein, von einem begabten Soldaten geschaffen, von seinen Kameraden aufgenommen und weiter entwickelt, und ist, obgleich nicht durch fliegende Blätter oder Aufnahme in Liederbücher gefördert, sondern umgekehrt von den Offizieren verfolgt und verboten, dennoch durch das ganze deutsche Sprachgebiet getragen worden.

Darüber hinaus hat dieses Soldatenlied einen starken Einfluß auf andere Soldatenlieder ausgeübt und zur Entstehung neuer selbständiger, oppositioneller Soldatenlieder geführt wie:

O Erfurt, o Erfurt,
Du jammervolle Stadt,
Darinnen ist kein Preusse,
Der Lust zu dienen hat.

Die hier nur skizzierte Geschichte dieses Liedes ist also ein schlagender Beweis für die schöpferische Teilnahme des Volkes am Volkslied, für die schöpferische Funktion des „Umsingens" und gegen die Theorie vom gesunkenen Kulturgut und vom entstellenden „Zersingen".

Unser Lied steht mit seinem anklägerisch-antimilitaristischen Inhalt nicht vereinzelt unter den deutschen Soldatenliedern. Ich habe in dem ersten Band meiner Arbeit „Deutsche Volkslieder demokratischen Charakters aus sechs Jahrhunderten" 50 oppositionelle Soldatenlieder behandelt, von denen etwa 10 weithin verbreitet und in zahlreichen Aufzeichnungen erhalten sind.

Ein Beispiel noch aus einem Lied, mit dem die jungen Burschen zur Musterung zogen und das folgendermaßen beginnt:

Wie ist doch die Falschheit so groß in der Welt,
Daß alle jungen Burschen müssen heut in das Feld.

Von demselben Geist sind auch die folgenden Strophen, in denen u. a. der Abschied von den weinenden Eltern beschrieben wird. Über 200 Aufzeichnungen aus Deutschland liegen seit etwa 1840 für dieses Soldatenlied vor, das klar die feindliche Einstellung des Volkes gegen den Militärdienst für die Fürsten zum Ausdruck bringt. Daß diese Einstellung auch noch nach 1871, in der Zeit des Hohenzollernreiches, fortbestand, zeigen die Angaben zahlreicher Sammler, wonach noch um 1900 die jungen Burschen im Rheinland und in Südwestdeutschland mit diesem Lied zur Musterung zogen. Im Deutschen Volksliedarchiv in Freiburg befindet sich eine Aufzeichnung des Liedes, mit dem am 1. August 1914 die einberufenen Rekruten in Ebingen in Württemberg zur Gestellung marschierten — eine wichtige Stimme des Volkes zum ersten Weltkrieg.

Betrachten wir jedoch die bisherigen Darstellungen des deutschen Soldatenliedes, die Monographien von Ziegler (1884) und Kohlschmidt (1936) oder das ausführliche Kapitel „Kriegs- und Soldatenlieder" in Böckels Handbuch des deutschen Volksliedes oder schließlich den über hundert Seiten langen Abschnitt „Soldatenlieder“ in dem dreibändigen Deutschen Liederhort von Erk-Böhme, so erhalten wir ein völlig entstelltes Bild. Die offen oppositionellen Soldatenlieder, darunter die beiden hier angeführten, weit verbreiteten, fehlen bei Ziegler und bei Böckel völlig, und man erhält in ihrer Darstellung den Eindruck, das deutsche Soldatenlied preise nur den frisch-fröhlichen Krieg für die Fürsten. Bei Erk-Böhme werden einige oppositionelle Soldatenlieder angeführt, aber in bewußt entstellten, die schärfsten oppositionellen Strophen weglassenden Fassungen sowie mit entschuldigenden Zusätzen.

Der Grundstock der das Soldatenleben behandelnden Soldatenlieder gab offenbar in der ersten Hälfte des 19. Jahrhunderts klar der Stimmung der aus dem werktätigen Volk kommenden Soldaten Ausdruck: ohne jede Kriegsbegeisterung, von sentimentaler Klage bis zur schroffen, erbitterten Anklage.

Diese Lieder hielten sich zäh trotz aller Versuche, von oben her durch Verbote, durch neue Lieder oder auch durch ideologische Umdichtungen beliebter demokratischer Soldatenlieder diesen Abbruch zu tun. So ist z. B. bei einem weit verbreiteten Lied, das das Schicksal eines alten Invaliden darstellt und mit den Versen aufhört:

Ich rat euch, Brüder alle,
Folgt nicht der Trommel Ton!

der Schluß militaristisch-monarchistisch umgedichtet worden:

Bleibt treu mit Tapferkeit
Dem Kaiser allezeit.

Aber obgleich diese Umdichtung in ein Soldatenliederbuch aufgenommen wurde und als fliegendes Blatt erschien, liegt sie nur in vier Aufzeichnungen vor, während die schroff antimilitaristische Fassung 23mal aufgezeichnet ist. Ein ähnliches Beispiel bietet die Geschichte des um 1809 entstandenen Liedes: „O du Deutschland, ich muß marschieren“, wo die alte Fassung mit dem Schlußvers „Wenn's nur einmal Frieden wär!“ sich bis in den ersten Weltkrieg zäh erhielt, obgleich durch Liederbücher, Schulen und Offiziere eine kriegsbegeisterte Fassung zielbewußt propagiert wurde.

Daß es insbesondere dem preußischen Militarismus allmählich gelang, auf Grund seiner militärischen Erfolge im 19. Jahrhundert und unter Ausnutzung aller psychologischen Momente, angefangen von der schmucken Uniform und schneidigen Militärmusik, auch seine Ideologie vertretende Lieder in gewissem Umfang zu popularisieren, kann natürlich nicht geleugnet werden.

Beim Soldatenlied zeigt sich unmittelbarer und deutlicher als bei anderen Volksliedgruppen der Kampf zwischen der zwar nicht klar bewußten, aber ihrer Grundhaltung nach antimilitaristisch-demokratischen Ideologie der einfachen Soldaten und der militaristisch-reaktionären Ideologie der herrschenden Klassen, die um die Zuverlässigkeit ihrer Armee besorgt sein mußten.

Auch andere Volksliedgruppen geben deutlich der Stimme des unterdrückten Volkes Ausdruck, so insbesondere die Lieder der unter Leibeigenschaft und Junkerwillkür ächzenden Bauern (um Herders Ausdruck zu verwenden).

Ein Lied prangert in der Form des „Bauernhimmels“ alle Plagen und Quälgeister an, unter denen der Bauer vor und auch noch lange nach Aufhebung der Leibeigenschaft auf Erden zu leiden hatte.

Wenn wir werd'n in' Himmel kommen,
Hat die Plag' ein End' genommen.

Da ist kein Amtmann und kein Schinder,
Kein Soldate und kein Sünder.

Da ist kein Prügel, Stock noch Klause,
Jeder wohnt im goldnen Hause.

Vorm Landrat könn'n wir alles machen
Und ihm ins Gesichte lachen.

Von der Robot (*Fronarbeit*) wird nicht gesprochen,
Da käm' einer angestochen!

Für die reichen Pfaffenhände
Hat der Dezem (*Zehnten*) auch ein Ende.

Soldaten dürfen auch nicht kommen,
Der Säbel ist ihn'n weggenommen.

Das Lied, dessen erste Aufzeichnung schon von 1753 stammt, ist besonders im schlesischen Gebiet ungeheuer beliebt gewesen, und die Fülle immer wieder neuer anklägerischer Strophen (insgesamt kenne ich etwa 30) in den verschiedenen Fassungen ruft Erstaunen hervor. Nur ein Beispiel: In zwei Fassungen kommt eine Strophe auf den Reaktionär HARDENBERG vor, der wegen seiner Verfälschung der STEINschen Reformen den Bauern besonders verhaßt war:

Den *Hardenberg*, den holt der Geier
mit seiner verdammten Klassensteuer.

Auch dieses Lied, das der Erbitterung der Bauern gegen die Herren beredten Ausdruck gab, ist also immer wieder schöpferisch umgesungen und erweitert worden. Auch hier war die mündliche Verbreitung entscheidend. Es liegen zwar fliegende Blätter für dieses Lied vor, die aber bezeichnenderweise nur eine einzige anklägerische Strophe enthalten, sonst jedoch ausschließlich das Schlaraffenleben im Himmel schildern.

Im schwäbisch-alemannischen Gebiet ist eine Bauernklage „Ich bin ein armer Bauer" von etwa 1650 bis 1900 vielfach aufgezeichnet worden, im österreichisch-bayrischen Gebiet das Lied „Kein Bauer mag ich nicht bleiben" mit Versen wie:

Wenn die Robot und Steuer nicht wär,
Dann fiel mir das Leben lange nicht so schwer.

Auf die Arbeiterlieder will ich heute nur kurz hinweisen, da ihre Behandlung vom Standpunkt der Volksdichtung aus theoretische Probleme enthält, die bisher nicht geklärt sind und deren Darlegung viel Zeit erfordern würde. Einige ältere Arbeiterlieder, die durch ihre vielfache Um- und Neugestaltung klar den Charakter eines Volksliedes tragen, habe ich im ersten Band der demokratischen Volkslieder angeführt, andere, die aus der Zeit der revolutionären Kämpfe 1919—1923 stammen, wird der zweite Band bringen. Nur so viel möchte ich heute sagen, daß meines Erachtens das volksliedartige Arbeiterlied nicht die für die sozialistische Arbeiterbewegung charakteristische Form des Arbeiterliedes darstellt.

Aber nicht nur das Lied ist eine Stimme des Volkes, auch in den Erzählungen, in Märchen, Schwank und Sage spiegelt sich das Leiden, die Anklage und das Hoffen des arbeitenden Volkes wider. Auch hier steht die Forschung in Deutschland eigentlich erst am Anfang. Hinweise auf die „demokratische Gesinnung" des Märchens enthält zwar schon der gleichnamige Artikel im Handwörterbuch des deutschen Märchens 1930, aber diese Hinweise auf die Anteilnahme am Schicksal des Armen und auf dessen sozialen Aufstieg durch Heirat der Prinzessin u. ä. sind bläßlich-liberal und entsprechen keineswegs der viel ausgeprägteren Wirklichkeit der deutschen Märchen. Später hat J. KRUSE interessante Ausführungen über den starken Baas als Held in den von ihm selbst gesammelten Erzählungen der holsteinisch-mecklenburgischen Kleinbauern und Landarbeiter gegeben, aber erst jetzt wird diese Frage umfassender untersucht — von LUTZ RÖHRICH in Mainz wie von Waltraut Woeller in mir von einer geleiteten Habilitationsschrift über den sozialen Gehalt und die soziale Funktion der deutschen Volksmärchen.

Auch hier möchte ich von einigen charakteristischen, jedoch außerhalb des Kreises der Märchenforscher kaum bekannten Beispielen ausgehen, da die allgemeine Vorstellung vom deutschen Märchen bzw. vom Märchen überhaupt ja durch die klassische deutsche Märchensammlung der Brüder Grimm geprägt ist, die, wie ich später noch zeigen werde, weitgehend für Kinder überarbeitet ist und keineswegs den wirklichen Typus der von Erwachsenen für Erwachsene erzählten Volksmärchen repräsentiert.

In einem 1885 in Hinterpommern aufgezeichneten Märchen vom starken Martin verdingt sich dieser als Knecht bei einem geizigen Gutsbesitzer nur für Essen und für drei Schläge, die er am Schluß des Dienstjahres seinem Herrn geben darf. Nachdem der starke Knecht das ganze Jahr seinen Herrn durch buchstäbliche Befolgung der Befehle nach Eulenspiegelart gereizt und dieser vergeblich versucht hat, ihn los zu werden, versetzt der Knecht dem Herrn zum Schluß die ihm zustehenden Schläge. Der Gutsbesitzer fliegt zum Fenster hinaus und stirbt; dann heißt es wörtlich:

„Als seine Leiche auf den Hof getragen wurde, sagte Martin zu den Arbeitern: ‚Er hat euch lange genug geschunden, ich habe euch erlöst; und nun teilt das Gut unter euch und seid vernünftiger, dann wird es euch besser gehen.‘
Damit ging er fort.“

Cui bono? Wer kann eine derartige Geschichte erzählt haben und für wen? Der Gutsarbeiter des ostelbischen Junkergebietes, der abends im Kreise der Hofleute erzählt, ist hier mit seinem Haß gegen den Gutsherrn mit Händen zu greifen. Dies wird besonders deutlich, wenn wir diese Fassung des sehr populären Märchens — es liegt im Marburger Deutschen Volkserzählungs-Archiv in 133 Aufzeichnungen vor — mit anderen deutschen Fassungen außerhalb der ehemaligen Junkergebiete vergleichen: der Knecht dient dort bei einem Bauern, einem Müller u. a., der Konflikt mit seinem Dienstgeber zeigt nicht die Schärfe wie in dem angeführten Beispiel.

Daß wir mit dieser Interpretation nicht fehlgehen, zeigen die Angaben, die uns die großen Sammler von Märchen aus Holstein, Mecklenburg und Pommern in den Jahrzehnten um 1900, Wisser, Wossidlo und Jahn, über ihre Gewährsmänner machen. Unabhängig voneinander, aber übereinstimmend berichten sie, daß sie ihre besten Erzähler unter Landarbeitern, Häuslern, Kleinbauern und kleinen Handwerkern gefunden haben, also unter den sozial besonders unterdrückten Gruppen. U. Jahn sagt in der hochinteressanten Einleitung seiner „Volksmärchen aus Pommern und Rügen“:

„Mir ist's gelungen, in Pommern direkt aus Volkes Mund ein nicht minder großes Märchenmaterial zusammen zu bringen, als die Brüder Grimm in ganz Deutschland aus mündlichen und schriftlichen Quellen geschöpft haben.“

Über seine Gewährsmänner sagt er, der wohlhabende Bauer erzähle keine Märchen.

„Es bleiben also im großen und ganzen nur die zum arbeitenden Stande gehörige Landbevölkerung [d. h. die Landarbeiter — W. St.] sowie die Fischer und Matrosen in den mittleren und reiferen Jahren, welche uns für das Volksmärchen Ausbeute versprechen ... Die wahren Märchenerzähler bergen häufig einen Schatz von fünfzig, sechzig und mehr Märchen in ihrem Gedächtnis ...
Von ihren Genossen werden sie hoch geehrt, denn dieselben sehen in ihnen die trefflichen Bezwinger tödlicher Langeweile, welche sich ohne den Märchenerzähler gar zu gerne einstellt: bei den Tagelöhnern an den langen Winterabenden, bei den Matrosen an Bord, bei großen Erdarbeiten zur Regenzeit in den kunstlos aufgeschlagenen Hütten ... Wie weiß er aber auch seine Märchen vorzutragen! Die Rede fließt aus seinem Munde, die Augen leuchten ihm und er reißt seine Hörer mit sich fort, daß sie samt und sonders den innigsten Anteil nehmen an den Helden seiner Erzählungen.“

Im ehemaligen Junkergebiet ist das Märchen vom starken Knecht stets äußerst realistisch erzählt worden; ich führe noch den Anfang einer anderen Fassung an, die ich aus dem brandenburgischen Platt übertragen habe:

„In einem kleinen Dorf wohnte ein großer Herr, der war gottlos und böse. Seine Leute hielt er schlecht in Essen und Trinken, dabei mußten sie forsch arbeiten, und wenn das Jahr um war, kriegten sie noch nicht einmal richtig den Lohn ausgezahlt."

Die übernatürliche Geburt des Helden, die seine Stärke erklärt und die in den west- und süddeutschen Fassungen eine sehr wesentliche Rolle spielt, ist in den ostelbischen Fassungen nur ein Moment der Vorgeschichte — die Akzente sind völlig verschoben und das Märchen weitgehend entmythologisiert.

Die von mir zuerst angeführte Fassung ist, abgesehen von dem im Schabernack und in den Schlägen des Knechts sich deutlich widerspiegelnden Haß der Gutsarbeiter und dem Triumph der Abrechnung noch besonders interessant und wichtig durch die, man muß schon sagen, klar ausgesprochene Erkenntnis der Lösung der Gutsarbeiterfrage: Aufteilung der Junkergüter. (Das Märchen steht, zusammen mit vielen anderen, in der 1885 erschienenen Sammlung des Rektors KNOOP aus Hinterpommern, die nichts von einer politischen Einwirkung zeigt.)

Auch bei diesem Märchen zeigt sich wieder, hier von mir nur mit wenigen Beispielen aus 133 Fassungen belegt, die schöpferische Anteilnahme des Volkes am Märchen, das, je nach der gesellschaftlichen Lage des Erzählers und nach seinem Hörerkreis, nicht nur neue realistische Einzelzüge erhält, sondern das Gewicht der verschiedenen, in der Erzählung verbundenen Motive verschieben und umgestalten kann, so daß sich der Charakter der Erzählung wesentlich verändert.

Die Bedeutung des Erzählers für die Umgestaltung des Märchens hat schon HERDER gesehen, der sich in dem Aufsatz „Mährchen und Romane" auch mit dem Märchen eingehend befaßt hat. Er sagt dort über das „lebendige Erzählen" der Märchen, die „mündlich fortgepflanzte, oft erzählte Sage":

„Jeder Erzählende setzt zu und läßt aus, er verstärkt Umstände, er schmückt und hebt, legt dort und hier seinen Sinn, seinen Charakter hinein."

Das seinem Ursprung nach offenbar alte, durch ganz Europa verbreitete Märchen vom starken Knecht (oder starken Hans) ist zum Unterschied von vielen anderen Märchen bis in unsere Tage als Erwachsenenmärchen lebendig geblieben, weil es den Hoffnungen der unter besonders gedrückten Verhältnissen lebenden Landarbeiter und Kleinbauern Ausdruck gab und mit immer neuen Einzelheiten ihrem realen Leben entsprechend erzählt werden konnte.

Realistische Stellungnahmen des Erzählers finden sich in zahlreichen Märchen, die den Konflikt von Arm und Reich zum Thema haben — so in der klugen Bauerstochter, dem kleinen und dem großen Klaus, dem Bürle, Kaiser und Abt usw.

Dabei sind die nach dem Erscheinen der GRIMMschen Sammlung aufgezeichneten Fassungen, besonders aus den märchenreichen plattdeutschen Gebieten von Holstein an nach Osten, stets viel schärfer und konkreter in ihrer sozialen Kritik als die GRIMMschen Märchen, die einmal, worauf WALTRAUT WOELLER hingewiesen hat, zum beträchtlichen Teil von jungen Mädchen aus bürgerlichen, den GRIMMS befreundeten Familien erzählt und außerdem in ihrer heute vorliegenden, für Kinder bestimmten Form besonders von WILHELM GRIMM stark überarbeitet sind. Wie sehr dabei die kritische Stimme des Volkes abgeschwächt und entstellt wurde, dafür nur ein Beispiel:

Im GRIMMschen Märchen von „Gevatter Tod" geht ein armer Mann, dem das dreizehnte Kind geboren wird, einen Gevatter suchen. Als erster bietet sich ihm der liebe Gott an. In der Erstausgabe der GRIMMschen Märchen von 1812 erwidert der Arme:

„Ich will dich nicht zum Gevatter haben, du gibst den Reichen und läßt die Armen hungern"; damit ließ er ihn stehen und ging weiter.

In den späteren Auflagen folgt aber der Rede des Armen der Zusatz mit erhobenem Zeigefinger:

Das sprach der Mann, weil er nicht wußte, wie weislich Gott Reichtum und Armut verteilt. Also wendete er sich von dem Herrn und ging weiter.

Das sozialkritische Element innerhalb des deutschen Volksmärchens darf also nicht auf Grund der bekannten Märchensammlungen von GRIMM und BECHSTEIN beurteilt, sondern muß an ihren Quellen und den neueren Aufzeichnungen untersucht werden. Dabei ist auch zu berücksichtigen, daß ein Landarbeiter im allgemeinen bei der Aufzeichnung seiner Geschichten durch einen Fremden zurückhaltend in seiner Kritik gewesen sein wird, d. h. also eine Art Selbst-Zensur ausgeübt hat.

Schließlich spielt die Zensur durch den Sammler selbst noch eine wichtige Rolle, über die gerade im Zusammenhang mit den Geschichten vom starken Hans oder Baas der holsteinische Sammler J. KRUSE folgendes sagte:

„Erst durch die Parteinahme für die Schwachen wird aus dem Kraftheld ein Baas. Daß die Chronisten [d. h. die Aufzeichner — W. St.] wenig soziale Kritik, um so mehr Kraftverherrlichung bringen, liegt an falsch verstandener Objektivität oder dem Mangel an Mut."

Wenn eine vulgärmarxistische Interpretation der Märchen auch, wie Beispiele aus den letzten Jahren zeigen, eine gewisse Gefahr darstellt, so ist die viel größere Gefahr bzw. der für die deutsche Volkskunde viel realere Fehler das völlige Übersehen oder Bagatellisieren des sozialkritischen Elements im Märchen.

Ein besonders fruchtbares Feld für die Sozialkritik bieten die Schwänke, für die ich auf Beispiele verzichte. Aber auch in der Sage gibt es zahlreiche scharf anklägerische Erzählungen. Eine Schleswig-Holsteiner Sage berichtet von einem Edelmann bei Oldesloe, der seine Bauern plagte und einmal von einem Bauern bei Strafandrohung verlangte, er solle ihm eine dicke Eiche noch am selben Tage aus dem Wald in seinen Schloßhof schaffen. Der Bauer steht verzweifelt vor der Eiche, da erscheint der Teufel und verspricht ihm zu helfen. Er reißt die Eiche aus, wirft sie auf einen mit drei schwarzen Pferden bespannten Wagen und fährt donnernd in den Schloßhof, wo er dem Schloßherrn zuruft: „Nimm das Geschenk! Das erste Pferd ist dein Vater, das zweite dein Großvater, das dritte dein Ältervater. Bald fahre ich mit vieren!" Der Edelmann erwidert: „Was hilfst du den Bauern?"

An dieser auch sonst belegten Sage ist zweierlei interessant: erstens ist hier nicht nur ein vereinzelter Edelmann als schlecht angeprangert, sondern seine ganze Generationsfolge, d. h. also die Junker als solche. Und zweitens: der Teufel als Helfer der Armen, wie er vom Edelmann ausdrücklich bezeichnet wird, und wie er in zahlreichen Märchen und Schwänken auftritt. So hilft z. B. der Teufel den von einem bösen Gutsaufseher angetriebenen Schnittern, indem er sich selbst als Schnitter verdingt; der Aufseher will mit dem neuen Knecht mithalten und muß so lange mähen, bis er vor Erschöpfung tot zusammenbricht.

Besonders farbig und prall realistisch ist das folgende pommersche Märchen, das ich hier gekürzt wiedergebe:

Es war einmal ein Edelmann, der war geizig und drückte seine Leute, wo er konnte, tat aber immer, als habe er nur ihr Bestes im Auge und handle nicht anders, als wie er könne. Dieser Edelmann hatte einen Knecht, der ihm viele Jahre treu und ehrlich gedient hatte; mit der Zeit war er aber alt und schwach geworden, so daß er beim Dreschen nichts Rechtes mehr vor sich zu bringen vermochte. In der Dreschzeit brachliegen heißt aber bei einem Tagelöhner so viel, als den ganzen Winter Hunger leiden; darum bat er den Herrn, er möge ihn doch vom Dreschen nicht ausschließen.

„Ich will dir nicht im Wege sein!“ antwortete der Edelmann katzenfreundlich. „Wenn die übrigen Knechte dich als Macher (Partner) haben wollen, so magst du dreschen.“ Die andern Leute hatten aber für Frau und Kinder zu sorgen und mußten den Dreier dreimal umdrehen, ehe sie ihn aus der Hand gaben. Sie sahen darum bei den Worten des Herrn einander verlegen an, und als der Edelmann sie einzeln fragte: „Willst du des alten Vaters Macher beim Dreschen sein?“, überlegten sie, daß sie dann nicht genug ausdreschen könnten, und der Reihe nach sprachen sie: „Nein, ich will nicht!“ — „Da hast du's“, rief der Herr, „ich bin's nicht, der dich ins Elend jagt, deine eigenen Kameraden lassen dich im Stich.“

Der Knecht ging in den Wald und traf dort ein steinaltes Männchen, das sich ihm als Macher anbot. Als Lohn für eine Woche dreschen verlangte der Alte für beide so viel Korn, wie er mit einem Mal auf seinem Rücken wegtragen könne, was ihm von dem Herrn gerne gewährt wurde. Der Alte schaffte in der Woche so viel, wie ein Dutzend starker Leute in einem Vierteljahr, drosch das gesamte Getreide aus und füllte es in Säcke. Dann ergriff er einen Sack nach dem anderen und warf ihn auf seinen Buckel; und als er den letzten hinaufgeworfen hatte, ragten die Säcke wie ein Kirchturm in die Luft. Dem Edelmann wurde schwarz vor Augen bei dem Anblick, und seine Stimme zitterte vor Wut, als er den Knechten zurief: „Löst den Bullen von der Kette!“ Kaum aber hatte sich das böse Tier dem Männlein genähert, so lachte dasselbe hell auf: „Der Edelmann hat recht, zu dem vielen Korn müssen wir auch Fleisch haben!“ Dann ergriff es den Bullen bei den Hörnern und warf ihn in die Höhe, daß er auf den letzten Sack zu liegen kam und alle viere in die Luft streckte. „Da soll mich doch der Teufel holen!“ fluchte der Edelmann. Darauf hatte das Männchen nur gewartet. Schnell ließ es die Säcke fallen, drehte dem Edelmann das Genick um und flog mit ihm auf und davon, der Hölle zu. Der arme alte Knecht bekam die ganze Ernte und den Bullen obendrein und ward ein wohlhabender Mann; und wenn er nicht gestorben ist, so lebt er heute noch.

Mit seiner organischen Verbindung von verblüffend realistischer Schilderung des raffinierten Gutsbesitzers und dem mythischen Motiv vom Teufel als Helfer der Armen und durch seinen spannungsgeladenen, dramatischen Aufbau ist dieses Märchen ein Meisterwerk der deutschen Volksdichtung (das übrigens auf meine Anregung von der DEFA verfilmt worden ist).

Das auffällige, interessante und wichtige Motiv vom Teufel als Helfer der Armen ist bisher nicht näher untersucht worden. Es tritt schon in kirchlichen Erzählungen um 1200, bei CAESARIUS VON HEISTERBACH, auf und beruht offenbar, worauf mich WILHELM FRAENGER aufmerksam macht, ursprünglich auf kirchlichen Vorstellungen, daß der Teufel die Armut als Fallstrick für die Reichen und Herren benutzt. Es scheint mir aber, daß dieses Motiv später vom Volk uminterpretiert wurde, wobei zu beachten ist, daß dieser Motivkreis in neuerer Zeit, d. h. in den Volksmärchen, soviel ich sehe, besonders in den ehemaligen Gebieten mit Gutsbesitz, d. h. vom ostelbischen Deutschland bis weit nach Rußland hinein, beliebt war.

Auch für das Märchen ist die Theorie vom gesunkenen Kulturgut vertreten worden, und ein so gelehrter Kenner der Märchenliteratur wie WESSELSKI hat 1931 in seinem „Versuch einer Theorie des Märchens“ die Behauptung aufgestellt, die Märchen stammten von literarisch tätigen Vertretern der Oberschicht, sänken ins Volk hinab und zersetzten sich dort im Lauf von zwei bis drei Generationen, um dann zu verschwinden, wenn sie nicht wiederum durch Vertreter der Oberschicht neu geformt würden. Eine schlagende Widerlegung dieser volksverachtenden, volksfeindlichen Behauptung, die eine positive Mitwirkung des Volkes an der Märchenüberlieferung bestreitet, ist gerade die reiche und immer wieder variierte Ausgestaltung der das arbeitende Volk besonders ansprechenden Märchen. WESSELSKIS Behauptung ist freilich auch sonst nicht unwidersprochen geblieben. So von KURT RANKE, der u. a. überzeugend nachgewiesen hat, daß die in Deutschland in unzähligen Ausgaben verbreitete GRIMMsche Märchensammlung nur einen ganz geringen Einfluß auf die in den folgenden 130 Jahren in Deutschland aus der Volksüberlieferung aufgezeichneten Märchen ausgeübt hat.

Einer der Vertreter der Theorie vom gesunkenen Kulturgut, K. TÖNGES, sagt in seiner Arbeit „Lebenserscheinungen und Verbreitung des deutschen Märchens“ (1937):

„Erzähler und Hörer sind auf ihrer künstlerisch noch unentwickelten Stufe gar nicht fähig, künstlerische Züge, Beiwerk, Ausstattung, Symbolik und dergleichen aufzufassen und zu würdigen. Sie verlangen nur die rohen Umrisse, die Handlung ... Der Mensch aus dem Volk erlebt einsträngig, gradlinig und gedrängt; er ist insofern engstirnig ... Der träge fließende Erlebnisstrom des Volkshirns ... Die hier halbfertig liegengelassenen Sätze sind keine bewußten Stilmittel; sie spiegeln nur Unbeholfenheit und Unbeweglichkeit" usw.

Ich darf sagen, daß mich zweierlei davor bewahrt hat, dieser in den 20er und 30er Jahren nicht nur in Deutschland weitverbreiteten Pseudotheorie zum Opfer zu fallen: meine Verbundenheit mit der Arbeiterbewegung, die mich schon als jungen Menschen die schöpferische Kraft des Volkes verstehen lehrte; sodann meine wissenschaftliche Arbeit in meinem eigentlichen Fach, der Erforschung der finnisch-ugrischen Sprachen und Völker. Bei diesen Völkern, zu denen auch die für HERDER so wichtig gewordenen Esten gehören und von denen mehrere als völlig analphabetische Jäger- und Fischervölker, andere als fast völlig analphabetische Bauernvölker in Nordostrußland und Sibirien lebten, bis sie durch die nationale Politik der Sowjetregierung ein Schrifttum und ein nationales Schulwesen erhielten, bei diesen Völkern ohne eine sogenannte Oberschicht konnte ich zahlreiche Märchen und Lieder aufzeichnen, die gerade auch durch ihre prachtvolle Form, den Reichtum an poetischen Formeln, Beiwerk und Ausstattung, die Ausführungen von TÖNGES in ihrer törichten Ignoranz bloßstellen.

Als Beispiel führe ich den Anfang eines von mir aufgezeichneten Märchens der längs des nördlichen Ob in Westsibirien wohnenden Ostjaken an, in dem die kurze Handlung:

„Es waren einmal eine Frau und ihr Neffe. Der Neffe ging alle Tage auf die Jagd und erlegte viel Wild. Eines Tages nahm er seine Skier und kam zu einem dichten Wald"

durch ein besonders reiches feststehendes Beiwerk, poetische Formeln usw. in epischer Breite ausgemalt ist.

„In jener fernen Gegend, in jener Weltgegend, lebten eine Frau und ihr Neffe. Eine lange Zeit lebten sie lange, eine kurze Zeit lebten sie kurz. Während sie so lebten und wohnten, füllte der Neffe an allen vom Himmelsgott gemachten Tagen viele im Bergwald gelegene Speicher, viele im Wald gelegene Speicher an; von schwarzen Tierfellen, von roten Tierfellen wurden seine Speicher so voll, daß die Türen nach innen nicht mehr aufgingen.

Ein Tag brach an, der Neffe ging hinaus. An der hinteren Hausecke nahm er seine beiden mit fünf Tierfellen beklebten Ski-Bretter. Darauf schritt er dorthin, wohin ihn seine Nase führt, wohin ihn sein Auge führt. Von dem durch seine schnelle Fahrt hervorgerufenen Luftzug entstand ein dunkelnebliges heiliges Unwetter, entstand ein finsternebliges heiliges Unwetter, so daß ein nicht weit stehender bemützter Waldgeist nicht zu sehen ist und ein behandschuhter Waldgeist nicht zu sehen ist. Wo seine mit fünf Tierfellen beklebten Ski-Bretter auftrafen, dort flossen viele Teiche mit Teichrosen, viele Seen mit Teichrosen hervor. Wohin er seinen heidebunten Skistock stellte, dort flossen viele eiswasser-beströmte Bäche, viele eiswasserbeströmte Flüsse.

Während er so fuhr, kam er zu einem dichten Wald, durch den die Nase nicht durchkommt, das Auge nicht durchkommt . . ."

Die demokratische Auffassung HERDERS von der Volksdichtung als der Stimme des Volkes und sein von GOETHE in „Dichtung und Wahrheit" überlieferter Ausspruch — „daß die Dichtung überhaupt eine Welt- und Völkergabe" sei, nicht ein Privat-Erbteil einiger feiner gebildeter Männer — entstammen der Zeit, als das junge deutsche Bürgertum sich seiner Kraft bewußt zu werden anfing und sich als den führenden Faktor im Kampf des ganzen Volkes gegen die überlebte Feudalmacht und Kleinstaaterei betrachtete.

Die aristokratische, volksverachtende Auffassung von der Volksdichtung, die Theorie vom Ursprung des Volkslieds und Märchens in der Oberschicht und ihrem Herabsinken ins Volk, das sie in der weiteren Überlieferung nur entstelle, diese Theorie entwickelt sich seit 1890 etwa, d. h. seit einer Zeit, als das deutsche Bürgertum endgültig seinen

Frieden mit dem bestehenden Staat geschlossen hat, die deutsche Politik offen imperialistisch wird und in der Arbeiterklasse die neue führende Kraft im Kampf des ganzen Volkes für den gesellschaftlichen Fortschritt machtvoll in Erscheinung getreten ist.

Der Zusammenhang zwischen der gesellschaftlichen Entwicklung und diesen beiden Konzeptionen der Volksdichtung liegt offen zutage.

Obgleich die Theorie vom gesunkenen Kulturgut von einem deutschen Volkskundler stammt und weithin verkündet wurde, können wir doch zur Ehre unserer Wissenschaft sagen, daß die beiden führenden deutschen Volkskundler, die das Gesicht dieser Wissenschaft in der ersten Hälfte unseres Jahrhunderts weitgehend geprägt haben, ADOLF SPAMER und JOHN MEIER, sich gegen HANS NAUMANNS Theorie vom gesunkenen Kulturgut gewandt haben, wobei es JOHN MEIER hoch anzurechnen ist, daß er seine anfängliche Unterschätzung, ja sogar Negierung der schöpferischen Kraft des Volkes, auf die sich auch NAUMANN berufen hatte, später überwunden hat.

Ich fasse zusammen:

Die sozialkritischen, antimilitaristischen und demokratischen Elemente im deutschen Märchen und Volkslied sind in zweierlei Beziehung von grundsätzlicher Bedeutung: sie zeigen einmal besonders klar die schöpferische Rolle des Volkes in der Volksdichtung, sie zeigen zum anderen das Streben des unterdrückten Volkes nach einem besseren Leben, nach Beseitigung von Unterdrückung und Ausbeutung, obgleich es sich hier nicht um Erzeugnisse einer organisierten Bewegung, sondern um elementare, aus der Not geborene Äußerungen handelt. Sie zeigen uns, daß das arbeitende Volk auch dann nicht schläft, wenn es sich nicht zum offenen Widerstand erhebt — wie im Großen Bauernkrieg und 1848 sowie in unzähligen, wenig bekannten kleineren Bewegungen der Zwischenzeit, von der folgenden Periode der Arbeiterbewegung gar nicht zu reden.

Die bisherige deutsche Volkskunde hat ihren Hauptforschungsgegenstand, den Bauern, ausschließlich als ein in feste Traditionen gebundenes, daher auch Obrigkeit und Kirche treu ergebenes Wesen gesehen. In einer kürzlich in München erschienenen wertvollen Arbeit „Die Nachbarschaft als bäuerliche Gemeinschaft" sagt K. S. KRAMER:

> „Man war geneigt, im ‚Volk' als Objekt der Volkskunde eine vom historischen Ablauf losgelöste Schicht zu sehen — der Volksmensch war zwar an der Geschichte beteiligt, aber in passiver Weise. In der ‚Volkswelt' glaubte man die Kräfte des Beharrens wirksam, in der ‚geschichtlichen Welt' die Kräfte des Vorwärtstreibens, der Bewegung."

Es ist aber wissenschaftlich unmöglich, z. B. eine Volkskunde des hessischen Dorfes im 19. Jahrhundert zu schreiben, ohne dabei die jahrzehntelangen antifeudalen Bauernbewegungen der Vormärzzeit, die 1848 im Verbrennen der Grundbücher ihren Höhepunkt fanden, zu behandeln, oder eine Volkskunde des 16. Jahrhunderts ohne eine Darstellung der großartigen Organisierung des Bundschuhs und des Großen Bauernkrieges durch die angeblich nur traditionsgebundenen passiven Bauern.

Der leibeigene Bauer und der Gutsarbeiter fanden sich auch späterhin nicht passiv mit ihrem Schicksal ab, sie versuchten immer wieder, gegen den mitleidlosen Feind zu kämpfen, oder hielten wenigstens in ihren Erzählungen und Liedern den Haß gegen Unterdrückung, die Hoffnung auf ein besseres Leben und die Begeisterung an mutigen Taten aufrecht.

Damit spielten diese Lieder und Erzählungen eine wichtige Rolle im Leben des werktätigen Volkes. In revolutionär zugespitzten Situationen erhielt besonders das Lied eine gewaltige mobilisierende Kraft. Aus der Zeit des Bauernkrieges sind uns nur drei Lieder der Aufständischen erhalten, zwei davon als Beilagen zu Gerichts- und Folterprotokollen.

Wenn wir den wilden Haß gegen diese Lieder berücksichtigen, der aus den Protokollen spricht, so wird uns deutlich, daß das Lied während des Bauernkrieges die gleiche Rolle spielte wie etwa das Weberlied beim schlesischen Weberaufstand von 1844. Damals wie im 16. Jahrhundert versuchten die Herren um jeden Preis, die Verfasser der Lieder zu ermitteln und unschädlich zu machen.

Gerhart Hauptmann hat in den Webern Baumert und Ansorge meisterhaft gestaltet, wie die Wahrheit des Weberliedes auch die alten besonnenen Weber ergreift:

> Der alte Baumert springt auf, hingerissen zu deliranter Raserei: „Haut und Hemde. All's richtig, 's is der Armut Haut und Hemde. Hier steh ich, Robert Baumert, Webermeister von Kaschbach. Ich bin ein braver Mensch gewest mei Lebelang, und nu seht mich an! Was hab ich davon? Wie seh ich aus? Was hab'n se aus mir gemacht? Hier wird der Mensch langsam gequält." Er streckt seine Arme hin. „Dahier, greift amal an, Haut und Knochen. Ihr Schurken all, ihr Satansbrut!!" Er bricht weinend vor verzweifeltem Ingrimm auf einem Stuhl zusammen.
>
> Ansorge schleudert den Korb in die Ecke, erhebt sich, am ganzen Leibe zitternd vor Wut, stammelt hervor: „Und das muß anderscher wer'n, sprech ich, jetzt uf der Stelle. Mir leiden's ni mehr! Mir leiden's ni mehr, mag kommen, was will."
>
> [Im 3. Akt läßt der Polizeiverwalter durch den Gendarmen den Webern im Wirtshaus mitteilen, daß das Singen des Liedes verboten ist. Da bricht es los.] „Garnischt hat a uns zu verbieten! . . ." Die Weber erheben sich und ziehen unter dem Gesang der folgenden Verse Wittig und Bäcker nach.

Ich habe über die deutsche Volksdichtung gesprochen, habe aber mit Herder begonnen und mit Hauptmann geendet. Volksdichtung und Kunstdichtung unterscheiden sich zwar voneinander, sind aber durch keine Kluft voneinander getrennt. Vielfach gehen Werke aus der einen Dichtung in die andere über, vielfach sind die gegenseitigen Einflüsse. Während es für die Literaturwissenschaft selbstverständlich geworden ist, die gesellschaftliche Bedeutung von Werken wie „Nathan der Weise", „Kabale und Liebe", „Wilhelm Tell" usw. zu sehen, sind wir gewohnt, in der Volksdichtung in romantischer Weise nur das Allgemein-Menschliche, zeitlos Gültige zu sehen.

Ich wollte mit meinem Vortrag Ihnen die Volksdichtung als eine gesellschaftlich gebundene, sich historisch entwickelnde Kategorie näherbringen und auf die große Aufgabe, die in der allseitigen Erforschung dieses ausgeprägt demokratischen Teils unseres Kulturerbes liegt, hinweisen.

FACHKONFERENZ

Fragen der Krebsforschung und -behandlung

Experimentelle Cancerogenese

A. Graffi, Berlin-Buch

Bei den nachfolgenden Ausführungen handelt es sich um eine Übersicht der mir besonders wichtig erscheinenden Probleme und Ergebnisse der experimentellen Erforschung der Geschwulstätiologie. Wir werden uns mit der Frage beschäftigen, durch welche äußeren Einwirkungen bösartige Geschwülste im Tierversuch künstlich erzeugt werden können, d. h. also mit der Natur der karzinogenen Reize. Daran anschließend werden wir deren Wirkungsweise behandeln.

Schließlich wird versucht werden, aus dem vorliegenden Tatsachenmaterial die Gesetzmäßigkeiten und den Mechanismus der Geschwulstentstehung abzuleiten und die biologische Natur dieses Vorgangs, speziell im Hinblick auf das zelluläre Geschehen verständlich zu machen. Dabei ist in Anbetracht der Tatsache, daß speziell die Frage nach der Natur der Cancerogenese ein noch weitgehend offenes Problem darstellt, eine subjektive Betrachtungsweise unvermeidlich.

1. Die cancerogenen Reize

In der Tabelle 1 sind die wichtigsten Gruppen physikalischer und chemischer Reize angeführt, durch die im Tierversuch Krebs künstlich erzeugt werden kann. Es sind, wie wir leicht erkennen werden, sehr heterogene Noxen, woraus sich allein schon ergibt, daß es kaum möglich sein dürfte, die karzinogene Wirkung durch eine einheitliche chemische oder physikalische Eigenschaft der verschiedenen Cancerogene verständlich zu machen.

Wir finden unter ihnen Stoffe wie Senfgas, Äthylenimine und Epoxyde (WALPOLE [1], HENDRY [2] und Mitarbeiter [1] mit beträchtlicher chemischer Reaktionsfähigkeit, gleichzeitig aber auch Stoffe, die wie die cancerogenen Kohlenwasserstoffe (KWST) oder die angeführten Kunststoffolien [3, 4] kaum eine nennenswerte chemische Reaktionsfähigkeit oder besondere physikalische Wirkungen aufweisen.

Wenn man bedenkt, daß nach neuesten Untersuchungen von NOTHDURFT [5] und HECHT [6] auch völlig reizlos einheilende Edelmetallplättchen (Gold, Silber, Platin) sowie Elfenbeinplättchen [5] und Quarzstückchen (DRUCKREY [7]) zur Sarkombildung bei der Ratte und der Maus führen, so gelangt man im Hinblick auf eine vom Karzinogen aus erfolgende physikalische oder chemische Spezifität der Wirkung in große Verlegenheit. Die zuletzt genannten Beispiele führen vielmehr zur Annahme, daß die Ursache für die Besonderheit des Reaktionsablaufes zumindest zum großen Teil in dem reagierenden System, nämlich den Zellen zu suchen ist (Rössle), zumal die verschiedensten Karzinogene am gleichen Gewebe völlig analoge Geschwulstbildungen auslösen können. Andererseits darf man in Anbetracht der geringen noch wirksamen Dosen (einige γ bei den stärksten z. Z. bekannten Cancerogenen, speziell den polyzyklischen Kohlenwasserstoffen) und der praktisch 100%igen Geschwulsterzeugung an verschiedensten Tier- und Gewebsarten eine beträchtliche, vom einwirkenden Agens ausgehende Spezifität der Wirkung nicht übersehen. Die Regelmäßigkeit, mit der der Effekt

Tabelle 1

Cancerogene Reize

I. Physikalische Noxen:

1. *Ionisierende Strahlen:*

UV (290—313 mμ); Rö; Radium; strahlende Isotope; photodynamischer Effekt (BÜNGELER u. a.).

2. *Oberflächenwirkung von Kunststoffen:*

(OPPENHEIMER u. STOUT; DRUCKREY)

Cellophan (Zelluloseazetale)

Polyäthylenfilm $(CH_2 = CH_2)_n$

Polyvenylchloridfilm $(CH_2 = CHCl)_n$ z. B. Igelit

Nylon

Silikone

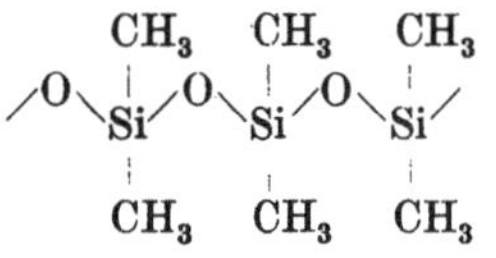

Quarz (DRUCKREY 1954)

II. Anorganische Substanzen:

Arsenverbindungen, Beryllium, Zink, Selen, Chrom usw.

III. Organische Verbindungen:

1. *Aliphatische Substanzen:*

N-Lost: HN $(CH_2CH_2CL)_2$ S-Lost: $S(CH_2CH_2CL)_2$

Urethan; monovalente Azyläthylenimine (WALPOLE u. a.)

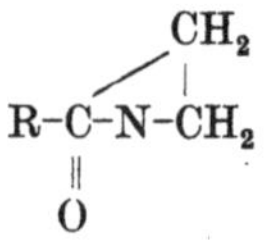

Epoxyde z. B. Butadiendiepoxyd

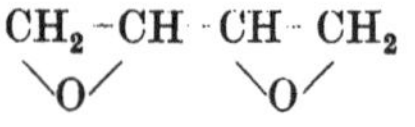

2. *Polyzyklische Kohlenwasserstoffe:*

Derivate von Phenanthran 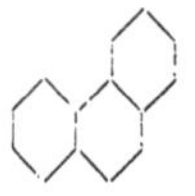 u. 1,2-Benzanthracen 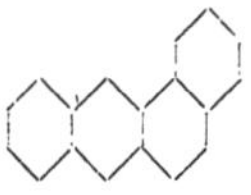

3. *Heterozyklische Verbindungen:*

Akridine 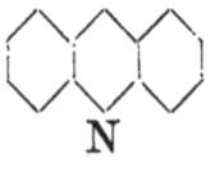 Karbazole 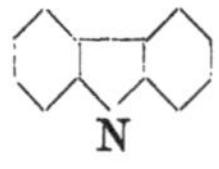

4. *Azofarbstoffe* (z. B. Buttergelb)

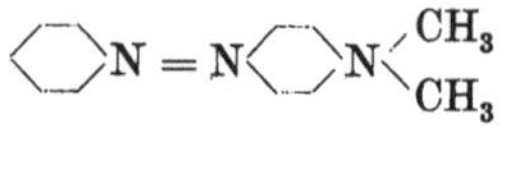

5. *Triphenylaminofarbstoffe:*

Malachitgrün u. Benzidinfarbstoffe: Trypanblau.

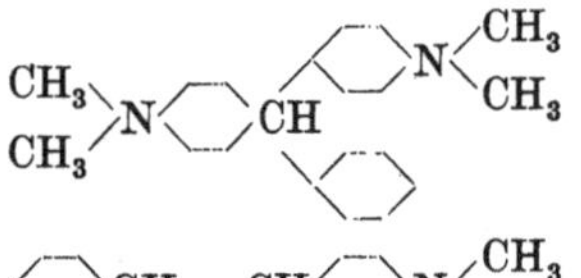

6. *Stilbene*

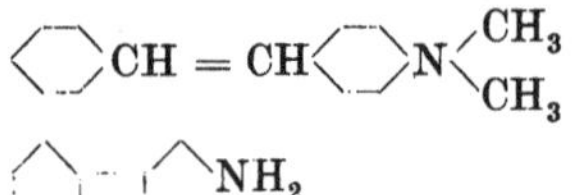

7. *Fluorenderivate:*

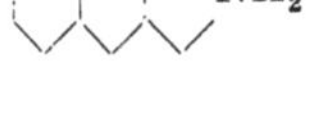

8. *Hormone:*

Desoxykortikosteron subkut. (Mirand)

Östrogene Steroide u. Stilbene (Nieren-Ca, Hamster)

9. Cholesterin (Hieger), Arachisöl, (Walpole)

der Cancerisierung hier in relativ kurzer Zeit erzielt wird und die geringe hierzu erforderliche Dosis entspricht in jeder Hinsicht den Forderungen, die man im Rahmen der Pharmakologie und Physiologie an Substanzen mit ausgeprägter Wirkungsspezifität zu stellen pflegt, wie sie z. B. bei den Hormonen, Vitaminen oder bestimmten pharmakologischen Noxen (Alkaloide, spezifische Gifte, z. B. KCN, usw.) vorhanden ist. Dieser Widerspruch, nämlich die große chemische und physikalische Heterogenität der Cancerogene einerseits und die biologische Wirkungsspezifität verschiedener Cancerogene andererseits erschwert in höchstem Maße eine einheitliche Erklärung ihrer Wirkungsweise, sowie der Cancerogenese überhaupt.

Es ist von besonderem Interesse, daß bei den UV-Strahlen, deren cancerogene Wirkung von PUTSCHAR und HOLTZ und von FINDLAY 1928 nachgewiesen wurde, nach den Untersuchungen von W. FRIEDRICH (Arch. Geschwulstforsch. 1, 1949) vor allem der Wellenlängenbereich zwischen 290 und 313 mμ krebsauslösende Wirkung besitzt.

Noch einen kurzen Hinweis zur Frage, ob karzinogene Substanzen *endogen* im Körper durch einen abnormen Stoffwechsel entstehen könnten. Es wird dabei vor allem an eine Entgleisung des Steroidstoffwechsels gedacht, da diese Substanzen mit den cancerogenen KWST als Phenanthrenderivate chemisch recht nahe verwandt sind. In diesem Zusammenhang ist eine kürzlichst von BUTENANDT und DANNENBERG [8] gemachte Feststellung von besonderer Wichtigkeit. Es wurde der Nachweis erbracht, daß bestimmte Methylierungsprodukte des 1,2-Zyklopentanophenanthrens, also des Grundskelettes vieler physiologischer Steroidhormone eindeutige karzinogene Wirkung besitzen. Auch die karzinogene Wirkung einiger Steroidhormone unter bestimmten Versuchsbedingungen und bei ganz bestimmten Tierarten ist in diesem Zusammenhang von Interesse. So gelingt es, durch östrogenes Hormon [9], allerdings auch durch die östrogenen Stilbene beim Goldhamster Nieren-Karzinome zu erzeugen. MIRAND [10] konnte durch Desoxykortikosteron bei der Maus in hohem Prozentsatz subkutane Geschwülste hervorrufen.

Sehr interessant ist die cancerogene Wirkung bestimmter *Stoffwechselmangelzustände* (Tab. 2), unter denen der temporäre Sauerstoffentzug vielleicht auch für die spontane Tumorbildung von Mensch und Tier von besonderer Bedeutung ist, da derartige anoxybiotische Zustände im Organismus speziell im Bereich von Entzündungsherden und chronischen Gewebsschädigungen wohl häufig vorkommen. Diese Versuche an Gewebekulturen [11, 12] gehen auf die Vorstellungen WARBURGS [13] über den abgeänderten Atmungsstoffwechsel der Geschwulstzelle zurück und bilden für diese Theorie eine sehr wichtige und schöne Bestätigung.

In der Tabelle 2 ist außerdem eine weitere Gruppe cancerogener Noxen angeführt, die auf Grund ihres chemischen Aufbaus (Nukleoproteidgehalt) zu den *Viren* enge Beziehungen besitzen oder als solche anzusehen sind. Dem *Rous*-Agens und Milchfaktor von BITTNER hat sich durch die umfangreichen Untersuchungen von L. GROSS [14] in den letzten Jahren das leukämieerzeugende Agens des AK-Mäusestammes hinzugesellt.

Durch zellfreie Filtrate konnte GROSS die lymphatische Leukämie des AK-Stammes erfolgreich übertragen und auch die sogenannte vertikale, diaplazentare Übertragung dieses leukämieerzeugenden Agens von Generation zu Generation nachweisen. Zu erwähnen ist noch, daß GROSS bei seinen Filtrationsversuchen außerdem eine Häufung von bilateralen Halstumoren, die er als Speicheldrüsen-Karzinome anspricht, beobachten konnte und für diese ein zweites, in seinen Filtraten vorhandenes virusartiges Agens verantwortlich macht. Es sei weiterhin auf die Arbeiten von MAGRASSI [15] hingewiesen, der auch für die menschliche Leukämie ein Virus als Ursache annimmt.

Geschwulstübertragungen mit zellfreien Tumorfiltraten sind in den letzten Jahren auch anderen Autoren mit Mäuse- und Rattentumoren gelungen, z. B. PUTNOKY [16], THURZO [17], RODEWALD [18] sowie in Untersuchungen, die in unserem Institut durchgeführt wurden (GRAFFI und SCHMIDT [19], GRAFFI, SCHARSACH, BIELKA und FEY [20], SCHMIDT [21]).

Tabelle 2

Cancerogene Reize

Stoffwechsel — Mangelzustände

1. Cholin-Mangel (ENGEL u. Mitarbeiter 1947)
2. O_2-Mangel (Gewebekultur) (WINDISCH 1947; GOLDBLATT u. CAMERON 1953)
3. Mangel dyalisierbarer Stoffe (Co-Fermente, Aminosäuren, Vitamine)? (Landschütz 1953)

Virus-Tumoren

(durch zellfreie Filtrate übertragbar)

1. Hühnerleukosen (ELLERMANN u. BANG 1908)
2. Rous Sarkom (1910)
3. Kaninchen Papillom (SHOPE 1931)
4. Nieren Ca; Frosch (LUCKÉ 1934) (1953 auf MOLCH übertragen)
5. Milchfaktor der Maus (BITTNER 1936)
6. AK Leukämie der Maus (Lud. GROSS 1951)
7. Zellfreie Übertragung von zwei Mäuse — u. einem Rattentumor (PUTNOKY und Mitarbeiter 1953)

Gesamtergebnis von PUTNOKY:

Angesetzt. Tiere	Überleb. Tiere	Pos. Resultate	Mittlerer Prozentsatz
437	377	61	~17 (Schwankung: 12—50%)

Filtration: Seitzfilter, Chamberlandkerzen

Einige Ergebnisse dieser seit 1948 in meiner Abteilung systematisch durchgeführten Untersuchungen sind in der beigefügten Tabelle wiedergegeben. Vor allem mit zellfreien Filtraten zweier uns von Dr. LANDSCHÜTZ überlassener Mäusesarkome (Sa I und Sa II) und dem Ascites-Ca der Maus hatten wir im Hinblick auf die Erzeugung von myeloischen generalisierten Leukämien und Leukosen eindeutige Befunde, während der höchste Prozentsatz an Sarkomen mit einem eignen durch KWST erzeugten Spindelzellsarkom erzielt wurde (DMBA-Sarkom) (Tab. 3). Auffällig ist der erhöhte Gehalt an Mamma-Carcinomen bei den Mäusen, die als Neugeborene mit zellfreien Filtraten behandelt wurden.

Die Zellfreiheit der von uns benutzten Filtrate konnte erstens durch sehr sorgfältige mikroskopische Kontrolle, zweitens durch doppelte Filtration der Homogenisate durch Schottsche-G 4-Filter, die für Hefezellen undurchlässig waren, wobei sich keine Verminderung der Leukämiequote gegenüber einmaliger Filtration zeigte, und drittens durch positive Resultate mit bakteriendichten Membranfiltern der Membranfiltergesellschaft Göttingen sichergestellt werden. Auch die Tatsache, daß eine Verminderung der Filtratmenge auf ~ $^1/_{10}$ der sonst üblichen Dosis ohne Verminderung des Effektes war, spricht in gleichem Sinne. Auch 3000 bis 4000 und 15000-tourige Überstände der Homogenisate nach vorausgegangener doppelter Filtration durch G 4-Filter ergaben positive Befunde, wodurch ebenfalls die Mitwirkung von ganzen Zellen ausgeschlossen wurde[1]).

Die Filtrate wurden neugeborenen Mäusen subkutan injiziert. Die Latenzzeit für die Leukämien betrug mindestens 3, maximal mehr als 15 und im Durchschnitt 6—7 Monate, während die Sarkome frühestens nach einem Jahr nach der Behandlung auftraten. 70% der

[1]) *Anm. b. d. Korrektur:* Das leukämogene Agens hat Antigenwirkung und kann durch ein spezifisches Immunserum von Kaninchen inaktiviert werden (GRAFFI u. FEY, Naturwiss. **42**, 652, 1955). Die Nukleoproteidfraktion der Filtrate zeigte leukämogene Wirksamkeit, desgleichen hohe Filtratverdünnungen (1 : 1000) (GRAFFI, FEY, BIELKA, HEINE, HOFFMANN, Naturwiss. **43**, 63, 1956).

Leukämien boten das Bild einer Chloroleukämie bei bevorzugtem Befall der Hals- und Mesenterialdrüsen (5—10fache Gewichtszunahme der Lymphknoten und Milz, positiver Befund in der Leber und im Blut) (Abb. 1, 2a u. b., 3 u. 4).

Tabelle 3

Filtratversuche

A) GRAFFI u. SCHMIDT (1952—1954)

<table>
<tr><td>Tumorfiltrat</td><td>Überlebende Tiere (9 Monate)</td><td>Zahl der Leuk. u. Leukverd.</td><td>%</td><td>Mittlere Latenzzeit</td></tr>
<tr><td>S 37
DMBA-Sa</td><td>36
120</td><td>7
11</td><td>20
9</td><td>14 Monate
18 Monate</td></tr>
<tr><td></td><td></td><td>Zahl der solid. mesench. Tm.</td><td></td><td></td></tr>
<tr><td>S 37
DMBA-Sa</td><td>36
120</td><td>2 (Sa)
14 (11 Sa)</td><td>5
12</td><td>13 Monate
17 Monate</td></tr>
<tr><td>B)</td><td colspan="4">Versuche mit Sa I (Ascites):
GRAFFI, BIELKA, FEY, SCHARSACH (1954/55)</td></tr>
<tr><td></td><td>Überlebende Tiere (6 Monate)</td><td>Zahl der Leuk.</td><td>%</td><td>Mittlere Latenzzeit</td></tr>
<tr><td>nach 9 Monaten
nach 12 Monaten</td><td>107
26</td><td>55
17</td><td>51
65</td><td>6 Monate
7 Monate</td></tr>
<tr><td>Filtrat. d. zentrifug. Homogenat. 1×</td><td>26</td><td>15</td><td>57</td><td>6 Monate</td></tr>
<tr><td>Filtrat. d. zentrifug. Homogenat. 2×</td><td>72</td><td>35</td><td>50</td><td></td></tr>
<tr><td>1/10 Dosis (0,1cm³ 1 : 20)</td><td>13</td><td>9</td><td>69</td><td>6 Monate</td></tr>
<tr><td>C)</td><td colspan="4">Unbehandelte Kontrolltiere (älter als 9 Monate)</td></tr>
<tr><td></td><td>Tierzahl</td><td>Leuk. u. mes. Tm.</td><td>%</td><td>Latenzzeit</td></tr>
<tr><td>Weibchen
Männchen</td><td>300
173</td><td>5
1</td><td>1,7
1</td><td>8 Monate
10 Monate</td></tr>
<tr><td>Summe</td><td>473</td><td>6</td><td>2</td><td>(ohne Mamma-Ca!)</td></tr>
<tr><td>D)</td><td colspan="4">Transplantierbarkeit der Leukämie
(Beobachtungszeit bis max. 7 Monate)</td></tr>
<tr><td>Zahl d. Transpl. Fälle</td><td colspan="2">Anzahl der geimpften Tiere</td><td colspan="2">Zahl der Impferfolge</td></tr>
<tr><td>12</td><td colspan="2">52 Erwachsene, 130 Neugeborene</td><td colspan="2">1 (6 von 15 Neugeb.)</td></tr>
<tr><td colspan="5">E)</td></tr>
<tr><td>Mamma-Ca bei ABl-Weibchen</td><td colspan="2">Filtratbehandlung</td><td colspan="2">Kontrollen</td></tr>
<tr><td></td><td>Zahl der Tiere
77</td><td>Zahl der Tm.-%
21 = 27%</td><td>Zahl der Tiere
185</td><td>Zahl der Tm.-%
4 = 2%</td></tr>
</table>

Als Erklärung für unsere Resultate mit zellfreien Tumorfiltraten käme ebenfalls ein onkogenes Agens in Betracht, wobei entweder an ein exogenes Virus zu denken ist oder aber an ein endogen entstandenes virusartiges Tumoragens, das sich möglicherweise aus normalen, autokatalytisch sich vermehrenden Zellbestandteilen (Mikrosomen, Mitochondrienanteilen, anderen Nukleoproteiden der Zelle mit Matrizenfunktion) durch einen Mutationsvorgang gebildet haben könnte. In diesem Zusammenhang sei auf die bereits vor mehreren Jahren entwickelten Vorstellungen von *E. Hoffmann* [22] besonders hingewiesen, der solche aus zelleignen Makromolekülen möglicherweise entstehenden virusartigen Agentien als „Viroide" bezeichnet hat.

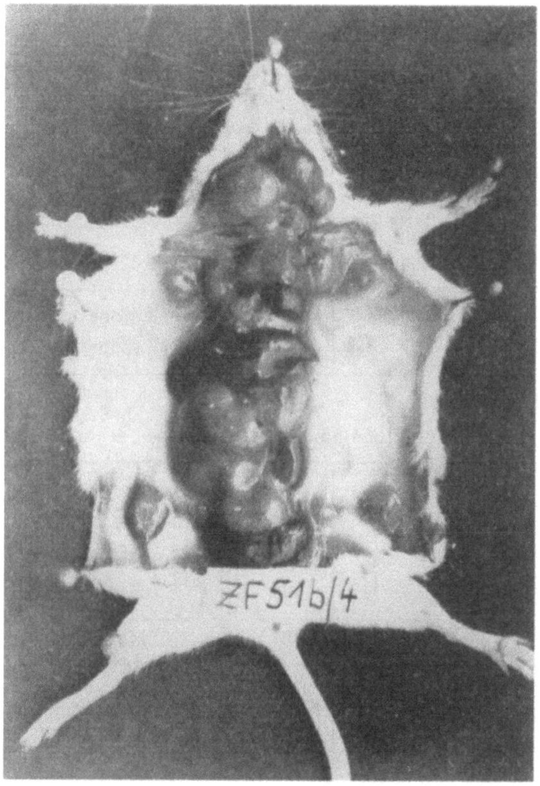

Abb. 1. Chloroleukämie einer Maus nach Injektion von 0,025 cm³ doppelt filtriertem, zellfreiem SaI-Homogenisat nach einer Latenzzeit von 261 Tagen.

Gewichte der lymphatischen Gewebe:

Halslymphknoten	1,13 g
Axillare Lymphknoten	0,34 g
Leistenlymphknoten	0,35 g
Mesenteriales, lymphatisches Gewebe	1,91 g
Thymus	0,51 g

Gesamtgewicht des lymphatischen Gewebes 4,42 g gegenüber ca. 0,1 g bei der normalen Maus.

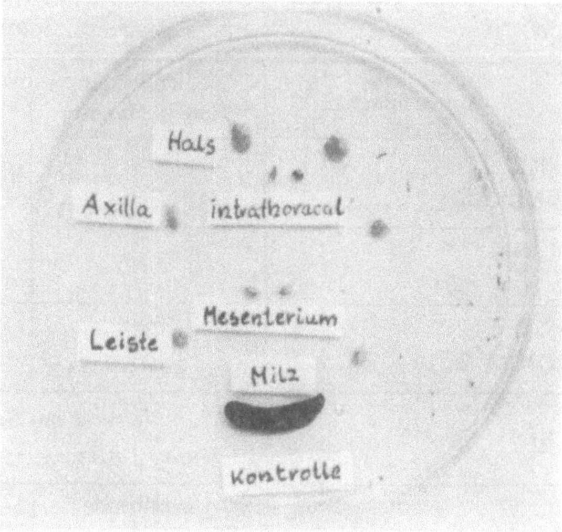

Abb. 2 a. Lymphknoten der verschiedenen Regionen und Milz einer normalen Maus.

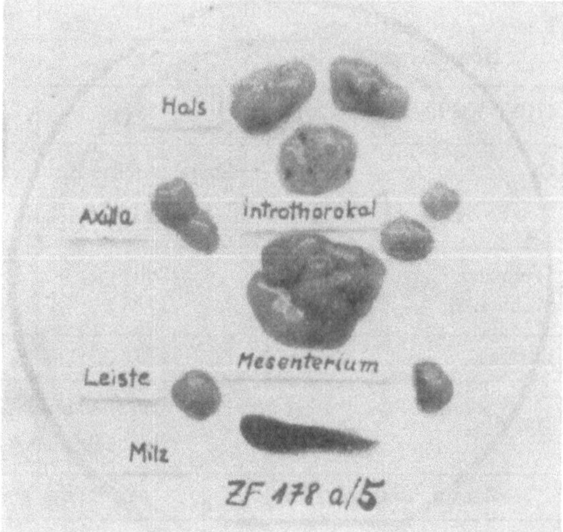

Abb. 2 b. Die gleichen lymphatischen Organe wie in Abb. 2 a bei einer leukämischen Maus (Chloroleukämie) im Anschluß an die Injektion von doppelt filtriertem SaI-Homogenisat. Gesamtgewicht des lymphatischen Gewebes ohne Milz 4,088 g gegenüber 0,1 g bei der normalen Maus.

In zweiter Linie muß bei derartigen Versuchen jedoch auch eine Schädigung des Organismus durch die für das Neugeborene relativ großen Eiweißmengen, die im Filtrat enthalten sind, in Betracht gezogen werden, durch die sekundär eine starke Erhöhung der Leukämiequote hervorgerufen wird. Gegen diese Ansicht sprechen allerdings unsere ziemlich umfangreichen Versuche mit Filtraten aus verschiedenen meist embryonalen Normalgeweben, weiterhin mit auf 65° C erhitzten SaI-Filtraten sowie mit heterologen Tumorextrakten (Walker Ca,

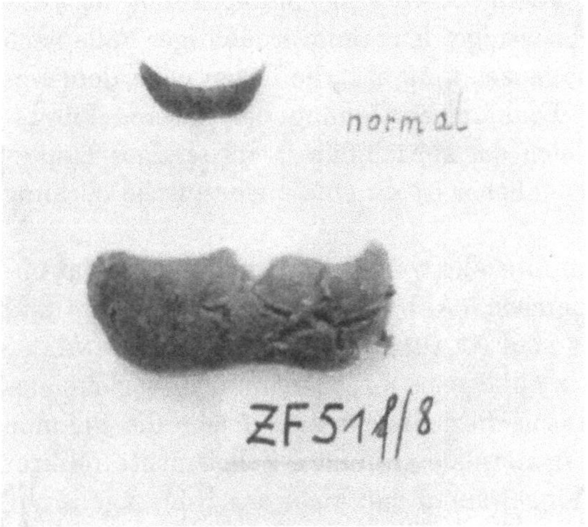

Abb. 3.

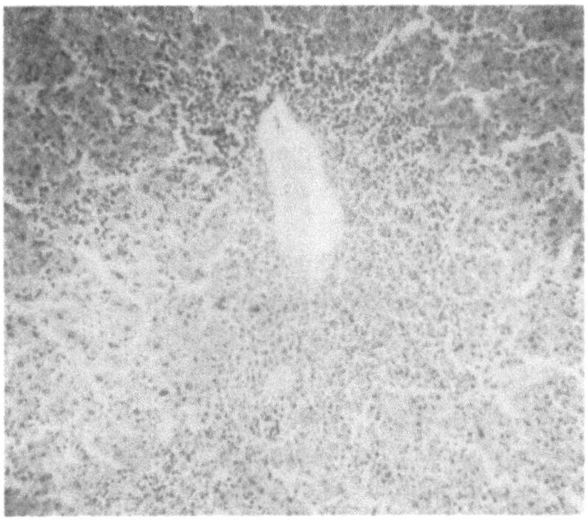

Abb. 4.

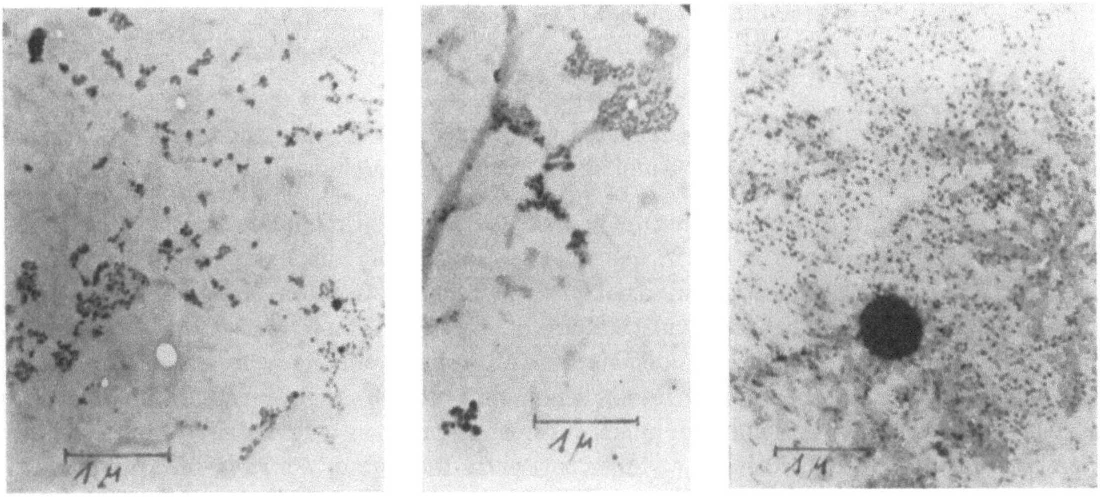

Abb. 5a, b u. c.

Abb. 3. Stark vergrößerte Milz einer leukämischen Maus im Anschluß an die Injektion von 0,025 cm^3 doppelt filtriertem Sa I-Homogenisat. Latenzzeit 347 Tage, Gewicht der Milz 2,53 g gegenüber 0,1 g der normalen Mäusemilz (oben).

Abb. 4. Starke perivaskuläre Infiltration der Leber einer leukämischen Maus nach Injektion von zellfreiem Filtrat des Tumors Sa I.

Abb. 5a—c. Virusartige Elemente im Klatschpräparat der Chorioallantois nach Beimpfung mit Sa I-Filtraten. Elektronenmikroskopisches Bild, 15000 ×, unfixiert.

Abb. 6. Elektronenmikroskopische Aufnahme des Rous-Agens nach Untersuchungen von W. Bernhard, A. Dontcheff, Ch. Oberling, und P. Vigier (Extrait du Bulletin du Cancer, Tome XI, No. 3, p. 311— 1953 — Fig. 4, p. 316). Die Vergrößerung entspricht unseren elektronenmikroskopischen Aufnahmen in den Abb. 5a—5c (15000mal).

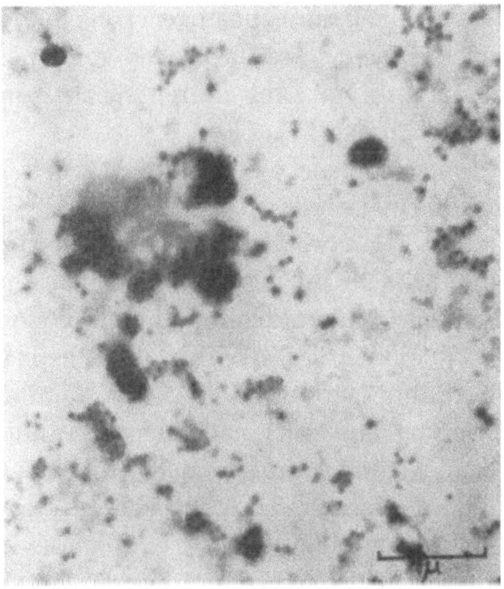

Abb. 6.

Jensen-Sa d. Ratte), die trotz höherer Dosierung bei gleicher Versuchsanordnung bis jetzt praktisch negativ verliefen, mit Ausnahme einiger weniger leukämieverdächtiger Fälle nach Injektion von Mäuseembryonalbrei-Filtraten. Im ganzen muß also die Frage nach dem Mechanismus der Geschwulstbildung, speziell der Leukämieentstehung bei unseren Filtratversuchen zunächst noch offen bleiben, wenngleich ein subzelluläres, virusartiges Tumoragens auf Grund der bisherigen Befunde wahrscheinlicher ist als eine unspezifische Wirkung der Filtrate.

Bei der Deutung der nach Hühnereipassage von uns elektronenmikroskopisch in Klatschpräparaten nachgewiesenenen virusartigen Körperchen (Abb. 5a, b u. c), die in Form und Größe ($\sim$ 50 μμ ∅) dem Rous-Virus sehr ähnlich sind (Claude [23], Oberling, Bernhard u. Mitarbeiter [24], [25]) (Abb. 6), muß außer an ein onkogenes Virus auch an ein begleitendes Virus, das zu der Leukämieentstehung keine kausale Beziehung besitzt (siehe die Befunde von Selby am Aszites-Ca der Maus [26]) sowie an normale granuläre Zellelemente (Mikrosomen) gedacht werden. Im übrigen sei darauf hingewiesen, daß auch das Rous-Agens nur in ungefähr 0,04% der elektronenmikroskopisch untersuchten Sarkomzellen in Form von runden, lipoidreichen Granula nachgewiesen werden konnte. Es wird vermutet, daß es in den übrigen Zellen in maskierter Form vorliegt [24]).

2. Ergebnisse über den Wirkungsmechanismus cancerogener Reize auf Grund makroskopischer Beobachtungen und statistischer Untersuchungen

In diesem Abschnitt unserer Ausführungen möchte ich einige Ergebnisse über den Mechanismus der Geschwulstbildung erörtern, die vor allem an Hand von makroskopischen Untersuchungen an der mit cancerogenen Kohlenwasserstoffen betropften Mäusehaut gewonnen wurden. Die Verfolgung der Geschwulstbildung in allen ihren Phasen ist an der auf karzinogene Reize besonders gut ansprechenden Mäusehaut deshalb günstig, weil ja alle Prozesse an der äußeren Körperoberfläche und damit schon mit bloßem Auge gut sichtbar ablaufen, im Gegensatz zu den Geschwulstbildungen in inneren Organen oder im subkutanen Bindegewebe. Fragen, wie z. B. die Beziehungen zwischen Dosis und Wirkung im Hinblick auf Zahl der Tumoren und auf die Länge der Latenzzeit, weiterhin die Bedeutung zusätzlicher Faktoren für den Geschwulstbildungsvorgang und andere Problemstellungen können an der Haut mit Hilfe cancerogener Kohlenwasserstoffe besonders günstig erforscht werden. Ich möchte jedoch auf diese eben genannten Fragen nur kurz eingehen, da ich auf der Onkologentagung vor zwei Jahren speziell diese Seite der Karzinogenese ziemlich ausführlich behandelt habe [27].

Durch Versuche an der Haut wurde zuerst von Deelman [28] und später von Rous und Friedewald [29], Berenblum und Shubik [30], Mottram [31] sowie in eignen Versuchen [32] der Nachweis erbracht, daß die Geschwulstbildung in mehreren Phasen abläuft, die sich durch die Natur der sie bedingenden und auslösenden Faktoren nicht nur in zeitlicher Beziehung, sondern auch qualitativ voneinander abgrenzen lassen.

Am eindeutigsten wurde die Mehrphasigkeit des Geschwulstbildungsvorganges von Berenblum und Shubik [30] in ihren Kombinationsversuchen einer unterschwelligen Karzinogentropfung und einer nachfolgenden, laufenden Behandlung des gleichen Hautfeldes mit dem allein nicht karzinogenen Krotonöl bewiesen. Im Kombinationsversuch kommt es zur Ausbildung einer großen Zahl von gut- und auch bösartigen Geschwülsten, während beide Behandlungsweisen gesondert völlig unwirksam sind. Durch das Karzinogen werden in der Haut spezifische Primärvorgänge ausgelöst, durch die die Geschwulstbildung eingeleitet wird. In einer 2. Phase werden durch das proliferationsanregende Krotonöl diese Initialprozesse, die wir in Anlehnung an FISCHER-WASELS [33] als Tumorkeimanlage (TKA) bezeichnen, in manifeste Geschwülste umgewandelt (Abb. 7).

Wir wollen uns zunächst mit der Natur des spezifischen Initialvorganges, der an der Haut durch cancerogene Kohlenwasserstoffe oder auch durch andere Noxen, z. B. Urethan (GRAFFI und Mitarbeiter [34], SALAMAN [35]), durch β-Strahlen (SHUBIK und Mitarbeiter [36]) sowie durch Azethylaminofluorenfütterung (RITCHIE und SAFFIOTTI [37]) ausgelöst werden kann, kurz beschäftigen. Es handelt sich dabei um einen rasch ablaufenden Vorgang, da schon

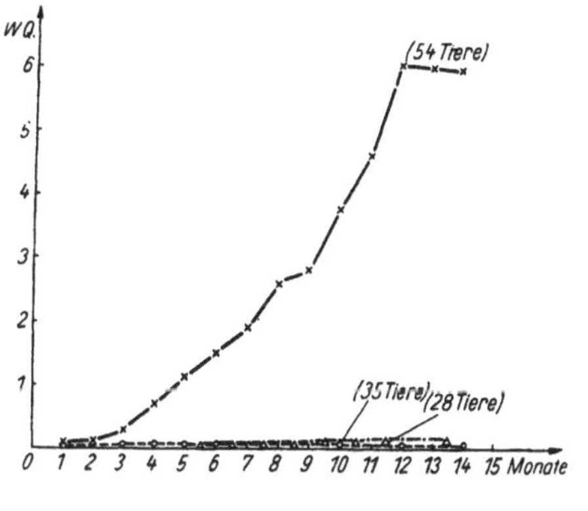

Abb. 7. Vergleich der kombinierten Cancerogen-Krotonölwirkung mit der Wirkung des Cancerogens und des Krotonöls allein.

×——— = einmalige Tropfung der Mäusehaut mit 100 γ 9,10-Dimethyl-1,2-Benzanthrazen (DMBA), 0,2%ige Lösung in Azeton und laufende, einmal wöchentliche Tropfung der gleichen Hautstelle (Rücken) mit 5%iger Krotonöllösung in Paraffinöl.

○ – – – – = einmalige Tropfung der Mäusehaut mit 100 γ DMBA *ohne* Krotonölnachbehandlung.

△·—·—· = laufende, einmal wöchentliche Tropfung mit 5%iger Krotonöllösung ohne Cancerogenvorbehandlung.

W. Q. = Zahl sämtlicher Geschwülste (gut- und bösartige), dividiert durch Anzahl der überlebenden Tiere.

eine einmalige Tropfung der Haut mit einem karzinogenen Kohlenwasserstoff bzw. eine einmalige, wenige Minuten dauernde Einwirkung von β-Strahlen hierfür ausreicht. Weiterhin scheint der Prozeß weitgehend irreversibel zu sein [30], [32], da er viele Monate nach seiner Auslösung in der Haut in latenter Form bestehen bleibt und sogar durch eine erst ein Jahr später einsetzende Krotonöl-Tropfung zu einer Geschwulst realisiert werden kann (Abb. 8).

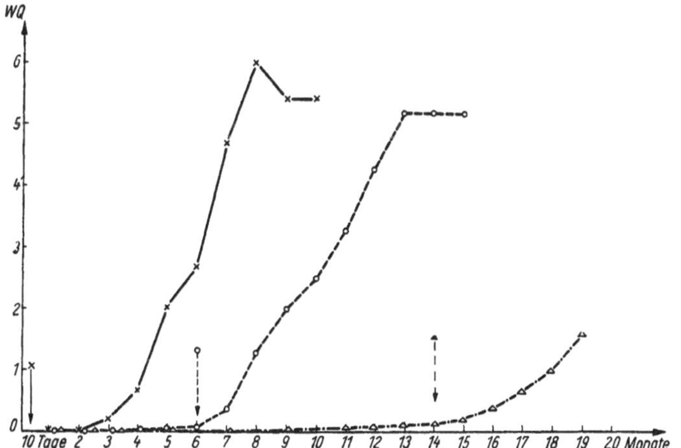

Abb. 8. Krotonölnachbehandlung zu verschiedenen Zeiten nach der einmaligen Tropfung mit DMBA.

×——— = einmal 250 γ·DMBA und laufende Krotonöltropfung nach 10 Tagen beginnend.

○ – – – = einmal 250 γ DMBA und Krotonöl, 6 Monate nach der Cancerogenapplikation beginnend.

△·—·—· = einmal 100 γ DMBA und Krotonölnachbehandlung, 14 Monate nach der Cancerogenapplikation beginnend.

Krotonöltropfung bei sämtlichen Versuchen einmal wöchentlich mit 5%iger Lösung. Pfeile geben den Beginn der Krotonöltropfung für jede Versuchsserie an.

Bei der Auslösung dieses Initialvorganges scheint der karzinogene Reiz unmittelbar an den Epithelzellen der Haut, d. h. an den Ausgangselementen der späteren Geschwulstbildung anzugreifen, da im Tropfungsversuch, bei welchem auf Grund fluoreszenzmikroskopischer Beobachtungen die stärkste Cancerogenspeicherung in den Epithelzellen der Haarbälge und der Epidermis stattfindet, viel mehr Geschwülste entstehen als bei intra- oder subkutaner Injektion der gleichen Karzinogenmenge [32]. In letzterem Fall findet die stärkste Kohlenwasserstoffanreicherung im Bindegewebe (Gefäße, Nerven, Fettgewebe) statt und nur eine geringfügige in den Epithelzellen der Haut. Auch die Proportionalität zwischen TKA-Bildung und der unmittelbaren zellulären Schädigungswirkung in der Gewebekultur bei verschiedenen karzinogenen KWST spricht für die direkte Wirkung dieser Stoffe auf die Zellen [38], [32]. Bei einer laufenden Tropfung der Mäusehaut mit den KWST, selbst bei der Anwendung kleinster Partialdosen (weniger als 0,1 γ) summieren sich die Einzeleffekte, so daß es auch bei sehr starker zeitlicher Verteilung der Partialdosen zur Geschwulstbildung kommt [27], [32]. Damit stehen diese Befunde in guter Übereinstimmung mit früheren Versuchen von Teutschländer [39] an der geteerten Mäusehaut, weiterhin mit den von Druckrey [40] erzielten umfangreichen und wichtigen Ergebnissen über die Wirkung des Buttergelbs auf die Rattenleber und den Untersuchungen von Rajewsky [41], der für die Radium- und Röntgenstrahlen, und zwar gerade für besonders kleine Einzeldosen, die volle Summationsfähigkeit der Partialwirkungen nachweisen konnte.

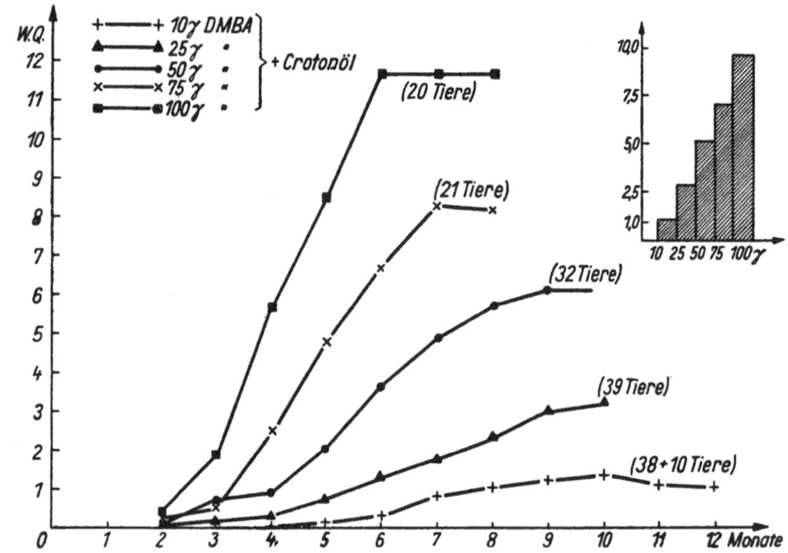

Abb. 9. Proportionalität zwischen Cancerogenmenge und Tumorkeimanlagenzahl.

+ ≐ 10
▲ = 25
○ = 50
× = 75
■ = 100 } DMBA pro Maus in Partialdosen zu je 2 γ auf die Rückenhaut getropft und anschließende, laufende Krotonölbehandlung einmal wöchentlich.

Rechts oben: Sowohl die applizierten Cancerogenmengen als auch die Anzahl der erzeugten Tumorkeimanlagen verhalten sich ungefähr zueinander wie 0,4 : 1 : 2 : 3 : 4.

Durch den Kombinationsversuch mit Krotonöl ist man in der Lage, die Dosis-Wirkung-Beziehung für den spezifischen Initialvorgang der Karzinogenese und den Realisierungsvorgang, der, wie wir sahen, von dem Initialprozeß unabhängig und qualitativ unterschiedlich ist, gesondert zu ermitteln [27]. Unsere diesbezüglichen Untersuchungen ergaben, daß die Zahl der Initialvorgänge (TKA) der applizierten Karzinogendosis direkt proportional ist (Abb. 9), so daß bei graphischer Darstellung der Dosis-Wirkung-Beziehung eine Gerade resultiert, die durch den 0-Punkt des Koordinatensystems geht (Abb. 9, 10). Mithin scheint zumindest bei den stärksten Karzinogenen ein Schwellenwert der Dosis praktisch zu fehlen. Innerhalb eines bestimmten Konzentrationsbereiches der Lösung ist die durch eine gegebene Karzinogendosis ausgelöste Zahl von TKA auch von der zeitlichen Verteilung und der Zahl der Partialdosen sowie der Größe des betropften Hautfeldes ziemlich unabhängig [27]. Aus letzterer Tatsache ergibt sich, daß das Mitosestadium nicht als bevorzugter Angriffspunkt des

Karzinogens angesehen werden kann, da in diesem Falle die Zahl der TKA bei konstanter Dosis mit der Größe des behandelten Hautfeldes proportional zunehmen müßte. Die gleiche Schlußfolgerung ergibt sich aus Untersuchungen von GLADIALLY und GREEN [42], die nachweisen konnten, daß auch bei völliger Unterdrückung der Mitosen in der Epidermis und den Haarbälgen während der Cancerogenapplikation durch Cortison die Anzahl durch Krotonöl realisierbarer Geschwülste nicht verringert wird.

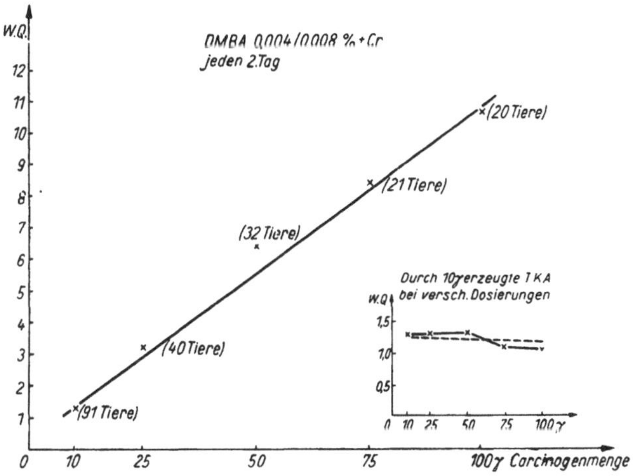

Abb. 10. Beziehung zwischen Cancerogenmenge (10—100 γ DMBA pro Maus) und Wirkung.

×——— = Beziehung zwischen Cancerogenmenge und Anzahl der erzeugten TKA. Applikation von 10, 25, 50, 75 und 100 γ DMBA und anschließende Krotonöltropfung einmal wöchentlich.

Im Kombinationsversuch mit Krotonöl konnten wir schon durch sehr niedrige Cancerogendosen (10 γ 9,10-Dimethyl-1,2 Benzanthracen), die innerhalb von 24 Stunden oder wenigen Tagen appliziert wurden, nicht nur gutartige Geschwülste, sondern bei ungefähr 40% der behandelten und genügend lange überlebenden Tiere auch eine Karzinombildung erzielen, während ohne Krotonöl diese Dosis zur Erzeugung einer gut- oder bösartigen Geschwulst nur selten ausreicht. Die Latenzzeit bis zur Karzinombildung betrug bei diesen niederen Karzinogendosen fast ausnahmslos mehr als 1 Jahr im Gegensatz zu höheren und wiederholt verabreichten Karzinogendosen [27]. Bei laufender Cancerogentropfung ohne Krotonöl ist die Dosis der Zahl der Karzinome direkt und der Latenzzeit umgekehrt proportional [27] (Abb. 11). In praktisch allen Fällen entwickelten sich die Karzinome im Kombinationsversuch mit

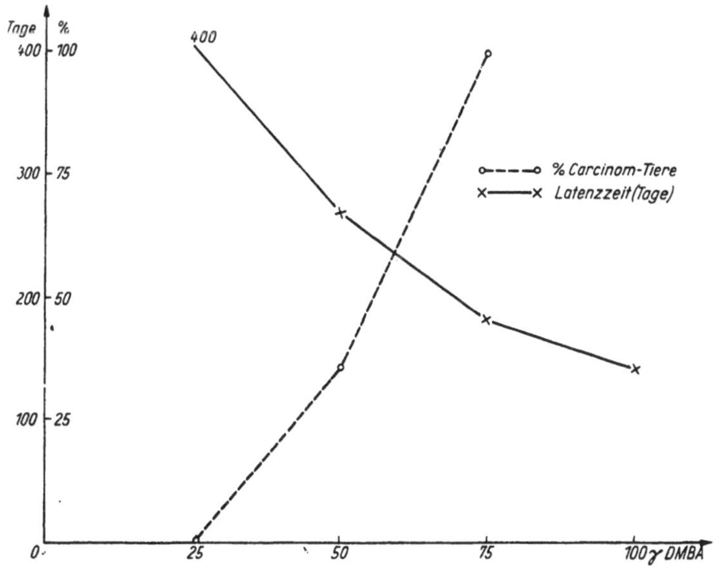

Abb. 11. Beziehung zwischen Cancerogendosis und Krebshäufigkeit und Latenzzeit.

○ – – – = Prozentsatz an Karzinomtieren.

×——— = Latenzzeit in Tagen.

Ordinate:

1. Latenzzeit in Tagen.
2. Prozentsatz an Karzinomtieren.

Abszisse: DMBA-Menge in γ.

Versuchsansatz: Jeden 2. Tag 2 γ Cancerogen als 0,004%ige Lösung ohne Krotonölnachbehandlung.

Krotonöl aus oft viele Monate früher aufgetretenen gutartigen Geschwülsten (Warzen und Papillome). Es erfolgte also ein allmählicher Übergang der latenten TKA in die gutartige Geschwulst und schließlich über das Stadium allmählich zunehmender Wachstumsintensität in das Karzinom. Aus der Tatsache, daß aus den meisten TKA nur gutartige Geschwülste resultieren und nur 10—20% im Verlaufe der Krotonöltropfung eine maligne Entartung erfahren, schließen wir, daß die TKA qualitative Unterschiede aufweisen. Wir vermuten, daß nur die höchsten Abänderungsstufen im Endzustand der Realisierung zu malignen Tumoren führen, während die in geringem Grade geschwulstmäßig determinierten TKA auch nach maximalster Realisierung in gutartigem Zustand verbleiben. Es sei noch erwähnt, daß auch nach intraperitonealer oder oraler Verabreichung des Kohlenwasserstoffes TKA in der Haut gebildet werden, die durch Krotonölnachbehandlung zu gut- und bösartigen Geschwülsten realisierbar sind, für die das auf dem Blutwege in der Haut verschleppte Karzinogen verantwortlich gemacht werden muß [43] (Abb. 12).

Die Zahl der durch eine gegebene Dosis erzeugten TKA pro Flächeneinheit der Haut ist speziell bei intravenöser Verabfolgung ungefähr 100mal kleiner als bei der direkten Applikation durch Auftropfung. Dies erklärt sich zwanglos aus der Tatsache, daß bei der intravenösen Applikation die verabreichte Dosis sich auf den Gesamtorganismus und damit auf

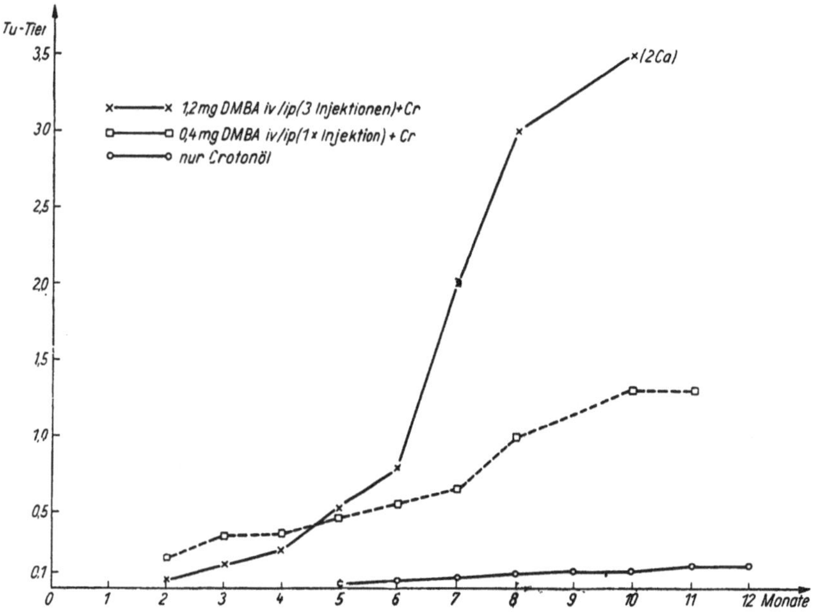

Abb. 12. Tumorbildung in der Haut der Maus nach iv. und ip. Injektion einer Lösung des cancerogenen Kohlenwasserstoffs 9,10-Dimethyl-1,2-Benzanthrazen und nachfolgende Krotonöltropfung auf das Rückenfeld. Cancerogendosis pro Maus 0,4 und 1,2 mg in einer bzw. drei Applikationen. Ordinate: Tumoren pro Tier.

ein 100mal größeres Gewebsvolumen verteilt als beim Tropfungsversuch. Schließlich sei noch erwähnt, daß wir bei Kaninchen im Kombinationsversuch mit Krotonöl im wesentlichen die gleichen Befunde wie in der Mäusehaut erheben konnten [44].

Wir wollen uns nun noch kurz mit der 2. Phase des Geschwulstbildungsvorganges, nämlich der Geschwulstrealisierung befassen. Derartige Reize, die zur Auslösung der spezifischen Initialphase der Karzinogenese zwar unfähig sind, dafür aber latente TKA in Geschwülste umzuwandeln vermögen, wie es eben für Krotonöl dargestellt wurde, werden auch als Kokarzinogene (Berenblum und Shubik [30]) oder „bedingt krebsauslösende Reize“ (Butenandt, Kaufmann und Mitarbeiter [45]) bezeichnet.

In erster Linie scheinen sie dadurch ihre geschwulstrealisierende Wirkung auszuüben, daß sie in starkem Maße Proliferationen und durch Gefäßerweiterung günstige Ernährungsbedingungen in den Geweben auslösen [30], [27].

In diesem Sinne spricht auch die geschwulstrealisierende Wirkung einer rein mechanischen oder thermischen Verletzung, an die sich eine starke Superregeneration anschließt (Deelman [28], Rondoni [46], D. Dietrich [47], vor allem Rous und Friedewald [29]). Es scheint also, als ob eine Kette aufeinanderfolgender Zellteilungen für die Umwandlung der primär vom Karzinogen getroffenen und latent veränderten Zellen (TKA) in die Tumorzellen eine wichtige Voraussetzung ist und der Realisierungsprozeß wesentlich darin besteht. Die Notwendigkeit einer längeren Reihe aufeinanderfolgender Zellgenerationen zur Manifestierung der geschwulstmäßigen Verhaltungsweise der Zellen nach stattgefundenem spezifischen Initialvorgang, macht es verständlich, daß im Gegensatz zum Initialprozeß durch das spezifische Karzinogen, der schon durch kleinste Dosen und in kürzester Zeit ausgelöst wird, die Geschwulstrealisierung ein Vorgang ist, der eine lange Zeit, oft fast die ganze Lebensdauer, benötigt. Die Latenzzeit bei der Geschwulstbildung ist also in erster Linie eine Eigenschaft der Geschwulstrealisierung. Dies ist wohl der Hauptgrund, weshalb Geschwulstbildungen in den höheren Altersstufen mit steigender Häufigkeit vorkommen. Im Gegensatz zur TKA-Bildung zeigt der Realisierungsvorgang in bezug auf die Dosis der ihn auslösenden Noxe einen deutlichen Schwellenwert [27]. Außerdem nimmt die Realisierungswirkung eines Reizes im allgemeinen mit einer stärkeren zeitlichen Verteilung oft beträchtlich zu, ebenfalls in gewissem Gegensatz zu der Initialwirkung der Karzinogene [27]. Eine Aufteilung einer gegebenen Cancerogendosis auf viele kleine Einzeldosen ist bei laufender Tropfung mit dem cancerogenen KWSt allein viel wirksamer (vor allem viel kürzere Latenzzeit) als die Applikation der Gesamtmenge auf einmal oder in einzelnen wenigen, dicht aufeinanderfolgenden Partialdosen (GRAFFI [32b]).

In Anbetracht der Tatsache, daß der Geschwulstrealisierung in erster Linie ein Proliferationsvorgang zugrunde liegt, ist es nicht verwunderlich, daß auch einer Reihe körpereigner Substanzen mit proliferationsanregendem Effekt beträchtliche geschwulstrealisierende Wirkungen zukommen. Dieses trifft vor allem für bestimmte Hormone zu, die in den ihnen untergeordneten Organen gesteigerte Wachstumsvorgänge auslösen, wie etwa die verschiedenen Hypophysenhormone, die derartige Wirkungen auf Schilddrüse, Nebenniere und Ovar ausüben und vor allem die sekundären Geschlechtshormone, die auf Uterus, Brustdrüse und Prostata die gleiche proliferative Wirkung besitzen (BIELSCHOWSKY u. a.).

Es ist anzunehmen, daß diese Hormone auch für die menschlichen Geschwulstbildungen in den genannten Organen in dieser Weise wirksam sind. Darüber hinaus scheinen jedoch, wie auch von DANNENBERG [48] hervorgehoben wird, noch andere Möglichkeiten im Sinne einer Verstärkerwirkung cancerogener Reize durch zusätzliche Faktoren zu bestehen. Bekanntlich fördert eine Vitamin-B_2-arme Diät die Cancerogenese der Leber durch das Buttergelb in sehr beträchtlichem Ausmaß [49]. Es wird hierbei angenommen, daß durch dieses Vitamin die Entgiftung des Buttergelbs stark gesteigert und damit seine Wirksamkeit beträchtlich herabgesetzt wird. Ein weiteres Beispiel einer derartigen Verstärkerwirkung wurde von BRAUN [50] aufgezeigt, indem er nachwies, daß eine Kombination von Janusgrüninjektionen und subkutanen Benzpyren-Applikationen zu einer verstärkten Sarkombildung bei Ratten führt. Von H. BIELKA [51] konnte der gleiche Effekt des Janusgrüns auch für die Mäusehaut nachgewiesen werden. In Anbetracht der spezifischen Verankerung dieses Farbstoffes an den Mitochondrien der Zellen kann eine Schädigung dieser Zellorganellen als Ursache in Betracht gezogen werden.

Einen sehr schönen Beleg dafür, daß für die Geschwulstrealisierung durch Krotonöl die vermehrte Proliferation in der Epidermis in erster Linie verantwortlich ist, konnten vor kurzem GLADIALLY und GREEN bringen [42]. Sie wiesen nach, daß die realisierende Krotonöl-Wirkung an der Mäusehaut durch laufende Cortisongaben, durch welche die Mitoseaktivität in der Epidermis unterdrückt wird, fast völlig aufgehoben werden kann, während die Initialwirkung des Karzinogens gemessen an der Zahl der erzeugten TKA, wie bereits dargestellt wurde, durch eine gleichartige Cortisonbehandlung nicht verändert wurde.

3. Zur Frage der biologischen Natur des Cancerisierungsprozesses

Wenn wir von der zunächst durchaus berechtigten Vorstellung ausgehen, daß die Cancerisierung, speziell die Auslöung des spezifischen Initialprozesses die direkte und unmittelbare Folge der Cancerogeneinwirkung allein darstellt, so ergibt sich die Frage, welcher Natur diese initiale Veränderung sein mag, die durch unspezifische Regenerationsreize zu einer gut- oder bösartigen Geschwulst realisiert werden kann.

Wenn wir uns nach biologischen Prozessen umsehen, die in bezug auf die genannten Eigenschaften mit dem Initialprozeß der Karzinogenese Parallelen aufweisen, so stoßen wir zunächst vor allem auf die Mutation. Auch diese wird durch eine Vielzahl sehr heterogener Reize (Strahlen, chemische Substanzen verschiedener Art) ausgelöst, vollzieht sich in kurzer Zeit, ist irreversibel und, als weitere Parallele zur Cancerogenese, führt zu einer neuen, auf die Tochterzellen sich erblich übertragenden Eigenschaft.

Es nimmt daher nicht wunder, daß schon vor vielen Jahren die Karzinogenese als eine somatische Mutation aufgefaßt wurde (K. H. Bauer [52], Strong [53]) wobei man hauptsächlich an eine mutative Änderung einzelner Gene oder des gesamten Genoms der Chromosomen, also des Zellkerns dachte.

Es sei kurz jedoch noch auf zwei andere biologische Phänomene hingewiesen, die gewisse Parallelen zur Cancerisierung aufweisen und möglicherweise auch kausale Beziehungen zu ihr besitzen könnten.

Auch bei der Determination und der Differenzierung während der Ontogenese werden vermutlich hauptsächlich auf dem Wege einer unterschiedichen Verteilung zytoplasmatischer Erbkonstituenten bei unverändertem Genbestand der Zellkerne neue, in bezug auf ihre funktionellen und morphologischen Potenzen (Differenzierungsfähigkeit) spezifische Zellarten gebildet, wobei dieser Vorgang ebenfalls weitgehend irreversiblen Charakter besitzt und sich die neuerworbenen Eigenschaften bei der Zellteilung auf die Tochterzellen erblich übertragen. Auch die Induktion kann in entwicklungsphysiologischen Experimenten durch sehr heterogene Reize (Fettsäuren, Nukleinsäuren, karzinogene Kohlenwasserstoffe usw.) ausgelöst werden, wobei das Spezifische des Prozesses weniger im auslösenden Reiz (Induktor), sondern im reagierenden System, nämlich in den Zellen liegt. Eine weitere Parallele zur Cancerogenese besteht darin, daß auch bei der entwicklungsphysiologischen Induktion der Determinationsvorgang ähnlich wie der spezifische Initialprozeß, der die Geschwulstbildung irreversibel einleitet, erst durch eine Reihe aufeinanderfolgender Zellteilungen realisiert wird unter Ausbildung der verschiedenen Gewebsarten mit spezifischer Funktion und morphologischer Struktur. Durch die Beteiligung zumindest des extrachromosomalen zellulären Erbgutes am Vorgang der Determination und Differenzierung sind Berührungspunkte zwischen diesem Vorgang und der Mutation unverkennbar, wenn auch die Änderung des zellulären Erbgutes bei der Induktion wahrscheinlich vorwiegend durch einen Entmischungsprozeß der Plasmagene während der Zellteilungen zustande kommt [54, 55]. Auf Beziehungen zwischen Cancerogenese und entwicklungsphysiologischen Prozessen, speziell die Determination und den Differenzierungsvorgang (Potenzverlust der Tumorzelle) wurde schon mehrfach in der Literatur hingewiesen (Ries, Butenandt, Speemann, Dürken, Brachet, Lehmann, Gersch, Friedrich-Freksa, Stigler, v. Albertini). Auch in eignen Arbeiten wurden derartige Gedankengänge schon früher geäußert, wobei vor allem die Bedeutung der zytoplasmatischen Strukturen bei diesen Vorgängen besonders hervorgehoben wurde [63 a, b, c].

Als 3. biologisches Phänomen, das Parallelen zur Karzinogenese aufweist, muß die immunologische Sensibilisierung von Zellen durch ein Antigen genannt werden. Die auslösende Noxe ist zwar hier nicht in dem Maße heterogen wie bei den Karzinogenen und Mutagenen, da hauptsächlich Eiweißkörper oder deren Verbindungen mit Lipoiden und Zuckern als Antigene wirksam sind. Weiterhin bestimmt hier die einwirkende Noxe in hohem Maß die Reaktionsweise der Zelle, da der sich bildende Antikörper entsprechend dem einwirkenden Antigen spezifisch ist. Wenn man allerdings das morphologische Erscheinungsbild der Allergie betrachtet (vermehrte Proliferation und entzündliche Reaktion des allergischen Gewebes), so sind bei sehr verschiedenen auslösenden Noxen, den Antigenen, weitgehend gleiche histologische Reaktionen zu beobachten. Weiterhin ist bei vielen Immunitätsvorgängen der zelluläre Sensibilisierungsprozeß oft irreversibel (lebenslängliche Immunität gegen Viren) und wird bereits durch kleinste Antigendosen ausgelöst. Die Bildung des spezifischen Antikörpers kann in vielen Fällen nach vorausgegangener, selbst längere Zeit zurückliegender Antigeneinwirkung auch durch unspezifische Reize und Schädigungen ausgelöst oder beträchtlich gesteigert werden und weist damit gewisse Parallelen zur Realisierung einer latenten TKA durch Krotonöl auf, indem in beiden Fällen latente Potenzen durch relativ unspezifische Reize zur Manifestation gebracht werden.

Auch für den Immunisierungsvorgang muß eine Änderung genetischer, zur Eiweißsynthese befähigter Matrizen der Zelle angenommen werden, die durch das Antigen in irgendeiner Weise hervorgerufen werden und den spezifischen Antikörper produzieren. Damit sind auch hier gewisse Beziehungen zur Mutation und gleichzeitig vielleicht auch zur Determination und Differenzierung gegeben. Die labilere Verankerung der neuen Zelleigenschaft weist eventuell darauf hin, daß die Matrizenänderung nicht an den übergeordneten Erbkonstituenten der Zelle (chromosomale Gene), sondern an wahrscheinlich zytoplasmatischen Erbelementen 2. oder 3. Ordnung stattfindet. Beziehungen zwischen zellulärer Sensibilisierung im immunologischen Sinne und der malignen Zellentartung wurde schon vor mehreren Jahrzehnten von TEUTSCHLÄNDER [39] und in letzter Zeit von GREEN vermutet [64].

Ich möchte ausdrücklich betonen, daß diesem Hinweis auf mögliche Beziehungen zwischen Cancerogenese einerseits und entwicklungsphysiologischer Determination und der zellulären immunologisch faßbaren Sensibilisierung andererseits, vorerst noch eine untergeordnete theoretische Bedeutung zugesprochen werden darf und wir uns dessen bewußt sind, daß die aufgezeigten Parallelen in keiner Weise ausreichen, um eine kausale Beziehung und Wesensgleichheit der Prozesse zu fundieren. Wichtiger ist es vielleicht, daß damit dargetan wurde, daß außer der Mutation eben auch andere, vor allem auch absolut physiologische Vorgänge, wie etwa die entwicklungsphysiologische Determination, zur Bildung neuer, erblicher Zellrassen führen, d. h. also zu Zellen mit abgeändertem Erbgut im weitesten Sinne dieses Begriffs und damit zu einem Ereignis, das ja letzten Endes auch für die Entstehung der Geschwulstzelle zutrifft.

4. Vergleichende Gegenüberstellung karzinogener und mutagener Reize

Wir wollen nun untersuchen, ob der Cancerisierungsvorgang zu dem eben dargestellten biologischen Phänomenen auf Grund gesicherter experimenteller Tatsachen engere Beziehungen aufweist, wobei wir in erster Linie infolge der augenfälligsten Ähnlichkeiten die Mutation in Betracht ziehen wollen, zumal ja Determination und Differenzierung einerseits, sowie die Sensibilisierung andererseits, wie wir sahen, Prozesse sind, die sich auf Grund ihrer wenigstens teilweisen erblichen Übertragung auf die Tochterzellen gleichfalls an irgendwelchen genetisch bedeutsamen Matrizen der Zelle abspielen dürften.

Zunächst müßte, wenn die Karzinogenese eine Mutation darstellt, zu erwarten sein, daß die cancerogenen Reize gleichzeitig mutagene Wirkung haben und umgekehrt (K. H. BAUER [52]).

Wir müssen hervorheben, daß der Begriff der Mutation heute viel weiter gefaßt wird als noch vor einigen Jahren und daß nicht nur erbliche Veränderungen an den chromosomalen Genen, sondern auch solche an zytoplasmatischen Erbkonstituenten, sowie an den Viren (Tabakmosaikvirus, Bakteriophagen, usw.) einbezogen werden. Eine Aufgliederung der verschiedenen Mutationsarten entsprechend der Natur und intrazellulären Lokalisation der betroffenen Erbkonstituenten (chromosomale Gene, plasmatische Erbeinheiten wie Plastiden, Mitochondrien, Mikrosomen, usw.) ist schon deshalb erstrebenswert, weil diesen verschiedenen Mutationsformen Besonderheiten zukommen. So können z. B. die in den Chromosomen sich abspielenden Erbänderungen (Genmutationen) schon durch das Kreuzungsexperiment sehr scharf und eindeutig von den meist viel schwieriger faßbaren zytoplasmatischen Erbänderungen abgegrenzt werden. Außerdem hat die Erfahrung gelehrt, daß mutative Noxen in quantitativer Beziehung auf verschiedene Erbkonstituenten, speziell die zytoplasmatischen und chromosomalen, unterschiedlich wirksam sein können, so daß auch dadurch eine gewisse Möglichkeit einer Differenzierung gegeben ist.

In der Tabelle 4 sind einige karzinogene und einige mutagene Noxen, und zwar von den letzteren hauptsächlich solche, die in erster Linie Gen- und Chromosomenmutationen an der Drosophila auslösen, vergleichend gegenübergestellt. Während bei einigen Noxen (UV- und Röntgenstrahlen, Senfgas, Urethan) zwischen cancerogener und mutagener Wirkung eine recht gute Übereinstimmung besteht, fehlt diese Parallele gerade für die stärksten Cancerogene (Kohlenwasserstoffe, Azofarbstoffe, usw.) völlig, da sich diese im genetischen Versuch an der Drosophila praktisch als nicht mutagen erwiesen [65, 66]. Umgekehrt zeigen bekannte chromosomale Mutagene (Formalin, Phenol) nach unseren Ergebnissen auch in Verbindung mit Krotonöl keine cancerogene Wirkung [27]. Als Schlußfolgerung ergibt sich damit, daß eine gewisse Gleichzeitigkeit von mutagener und karzinogener Wirkung nicht von der Hand zu weisen ist, daß aber von einer Parallelität beider Eigenschaften, gerade bei den stärksten Cancerogenen (KWST) nicht die Rede sein kann, speziell im Hinblick auf Mutationen an den chromosomalen Genen (Drosophila).

Tabelle 4

Cancerogene und mutagene Wirkung verschiedener Agentien[1])
(Versuchsobjekt hauptsächlich Drosophila)

Substanz	Cancerogene Wirkung	Mutagene Wirkung (Genom)
Cancerogene Kohlenwasserstoffe	+++++	— (Demerec, Burdette)
Cancerogene Azofarbstoffe	++	—
Azetyl-Aminofluoren	+++	— ?
Äthylurethan	+	+
Senfgas	+	+++
Triäthyleniminotriazin	lfd. Injekt., Bindegew. +	++++
Triäthyleniminotriazin	Tropfung + Cr —	
Formalin	Tropfung + Cr —	++
Phenol	Tropfung + Cr —	++
Röntgenstrahlen	6000—12000 r, stark verteilt +	+++
Röntgenstrahlen	2000 r + Cr —	
UV	langanhaltende Einwirkung (2900—3200 Å) ++	(2600 Å) +++
UV	kurzdauernde Einwirkung + Cr —	

[1]) Zusammenstellung auf Grund von Literaturangaben sowie einigen eigenen Untersuchungen (s. Lit. [27]).

An niederen Organismen, vor allem Bakterien [67], konnte eine viel bessere Parallelität zwischen cancerogener und mutagener Wirkung nachgewiesen werden [67]. Von Bauch [68] wurden an Hefezellen mutative Änderungen, sog. Gigasformen, durch cancerogene KWST ausgelöst. Außerdem wurde von Walpole, Hendry und Mitarbeitern [1, 2] festgestellt, daß die monovalenten Äthylenimine, die stark cancerogen sind, gleichzeitig zytoplasmatische Erbänderungen an farbstoffbildenden Bakterien auslösen im Gegensatz zu den polyvalenten

Derivaten, die nicht karzinogen sind, dafür aber am Kern angreifen und gleichzeitig an der Drosophila Genmutationen verursachen [1]).

Wenn man alle genetischen Befunde zusammenfassend betrachtet, so kommt man zum Schluß, daß ein mutativer Prozeß für den Vorgang der Cancerogenese durchaus in Frage kommen könnte, es jedoch unwahrscheinlich ist, daß es sich dabei um eine Mutation chromosomaler Gene handelt. In viel höherem Maße ist eine erbliche Änderung extrachromosomaler, speziell zytoplasmatischer Erbkonstituenten, die man heute auch unter dem Begriff der Plasmagene zusammenfaßt, in Betracht zu ziehen.

Es ist sehr bedauerlich, daß man für die genetische Analyse des Cancerisierungsvorganges das Kreuzungsexperiment, durch welches chromosomale Mutationen am eindeutigsten erfaßt werden können, nicht anwenden kann, da die maligne Entartung ausschließlich an somatischen Zellen erfolgt. Vielleicht wird man in absehbarer Zeit in der Lage sein, das Kreuzungsexperiment durch bestimmte Kerntransplantationen zu ersetzen, etwa in der Weise, daß man isolierte Zellkerne oder auch Mitochondrien aus malignen Tumoren in das Plasma entkernter entwicklungsfähiger homologer Eizellen verpflanzt und das weitere entwicklungsphysiologische Schicksal verfolgt. Derartige Versuche liegen durchaus im Bereich des künftig Möglichen, nachdem es BRIGGS und KING [180] an entkernten Eizellen bestimmter Molcharten gelungen ist, durch Einverleibung von Zellkernen späterer Entwicklungsstadien eine gewisse, und zwar anscheinend ziemlich normale Furchung und Differenzierung auszulösen.

5. Zytoplasmatische Mutationstheorie der Geschwulstbildung

Aus dem vorausgehenden Abschnitt ergab sich, daß auf Grund genetischer Experimente eine mutative Änderung extrachromosomaler Erbkonstituenten der Zelle als Ursache der malignen Entartung in weit höherem Maße in Betracht zu ziehen ist als eine Gen- oder Genommutation. Im gleichen Sinne sprechen noch eine Reihe weiterer Befunde, die wir kurz anführen wollen.

Bereits 1939 konnten wir nachweisen, daß die cancerogenen Kohlenwasserstoffe und damit die spezifischsten geschwulstauslösenden, chemischen Noxen, intrazellulär nicht in der Chromatinsubstanz des Zellkerns, sondern hauptsächlich im Zytoplasma, speziell den Mitochondrien, Mikrosomen (Abb. 13a u. b u. Abb. 14), dem Ergastoplasma, den Golgikörpern (Lipochondrien), sowie in der Kernmembran und in seltenen Fällen im Nukleolus angereichert werden [69]. Aus diesen Befunden folgerten wir, daß der malignen Entartung eine irreversible, mutative Schädigung und Funktionsänderung dieser extrachromosomalen Zellelemente zugrunde liegen könnte, wobei wir auf Grund ihres Nukleoproteidgehaltes hauptsächlich an die Mitochondrien und Mikrosomen der Zelle dachten [69, 63]. In gemeinsamen Untersuchungen mit H. HAMPERL und E. LANGER konnten diese Befunde, vor allem im Hinblick auf die Mitochondriennatur der elektiv speichernden Zytoplasmaorganellen an der Mäusehaut erweitert und gesichert werden [70]. Die gleichen Ergebnisse über die intrazelluläre Verteilung cancerogener Kohlenwasserstoffe in verschiedenen Zellarten wurden von AHLSTRÖM [71], sowie von BERG [72] ebenfalls an Hand von fluoreszenzmikroskopischen Untersuchungen, die von dieser Schule in großem Umfange durchgeführt wurden, erzielt.

Zu ähnlichen Schlußfolgerungen über die intrazelluläre Verteilung canc. KWST gelangte auch SETÄLÄ [185].

In neuesten, noch nicht völlig abgeschlossenen Untersuchungen, gemeinsam mit Dr. KRIEGEL und Dr. HERTWECK, konnten wir auch auf Grund von Absorptionsmessungen mit monochromatischem Licht von 365 mμ Wellenlänge und damit dem Wellenbereich stärkster

[1]) *Anm. b. d. Korrektur:* Auch in meiner Abteilung konnten von D. FRITZ im Rahmen einer Diplomarbeit charakteristische Änderungen des Farbstoffgehaltes von Bact. violaceum nach Zugabe cancerogener KWSt beobachtet werden, die irreversibel und mit bestimmten Störungen des Atmungsstoffwechsels kombiniert waren.

Lichtabsorption durch das Benzpyren (Bp) feststellen, daß dieses Cancerogen bei stärkster Speicherung in den genannten Zytoplasmaorganellen und in der Kernmembran in der Chromatinsubstanz nicht angereichert wird (Abb. 15). Damit ist also auch der Einwand, daß sich

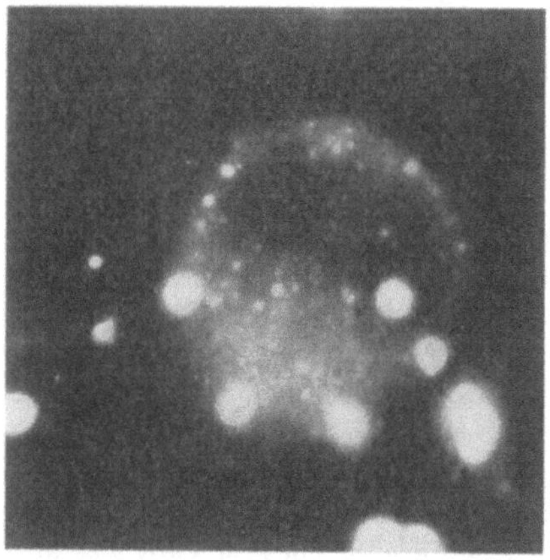

Abb. 13a.

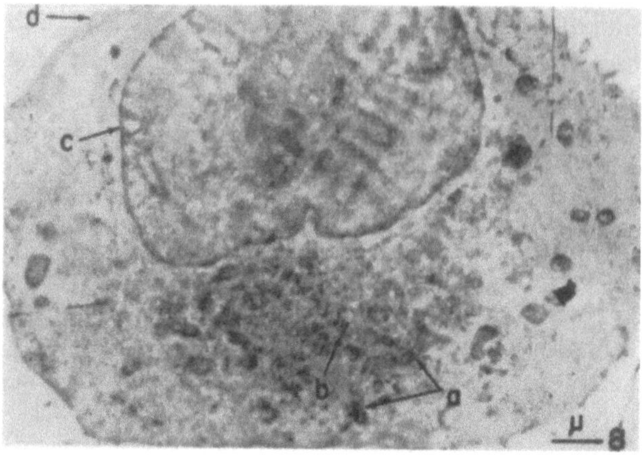

Abb. 13b.

Abb. 13a. Fluoreszenzmikroskopische Aufnahme einer Ascites-Ca-Zelle der Maus nach vitaler Benzpyrenspeicherung; ca. 2000fache Vergrößerung (Ölimmersion).
Der cancerogene Kohlenwasserstoff ist in den großen und kleinen Zytoplasmagranula stark angereichert, bei denen es sich um die Mitochondrien und Mikrosomen der Zelle handelt, die vor allem unterhalb des nierenförmigen Kernes haufenartig angeordnet sind. Der Zellkern im oberen Teil der Zelle ist völlig dunkel und scharf ausgespart. Starke Benzpyrenspeicherung außerdem in den großen Lipoidtröpfchen (Stegosomen) der Zelle (Aufnahme von Graffi u. Maas, 1939).

Abb. 13b. Elektronenmikroskopische Aufnahme einer Ascites-Ca-Zelle der Maus im Feinschnitt; Vergrößerung ca. 7000×. In gleicher Lagerung wie die hell fluoreszierenden, Benzpyren-speichernden Granula in Abb. 13a erkennt man die Mitochondrien (*a*) und kleinste Zytoplasmagranula, wahrscheinlich Mikrosomen (*b*) in haufenartiger Anordnung dicht unter dem Zellkern (*c*). (Abbildung entnommen aus der Arbeit von C. C. Selby, Cancer Research **13**, 753, 1953 — Fig. 8).

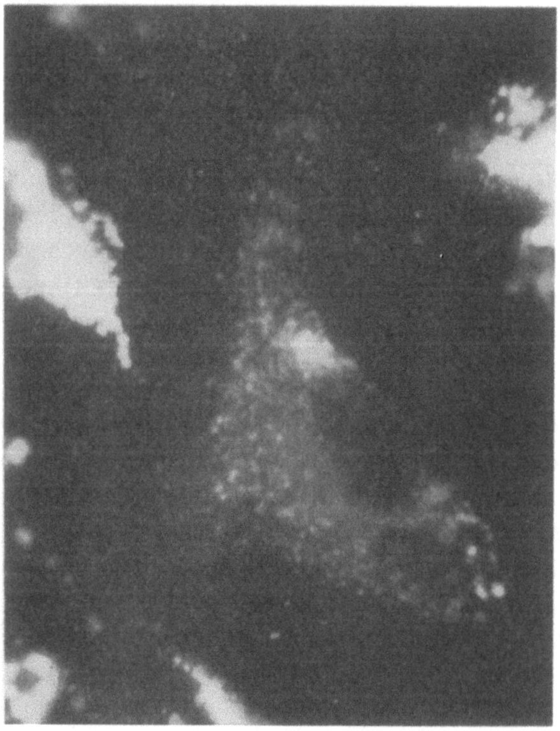

Abb. 14.

Abb. 14. Bindegewebszelle der Maus nach vitaler Benzpyrenspeicherung in der Gewebekultur. Fluoreszenzmikroskopische Aufnahme. Ölimmersion, ca. 3000fache Vergrößerung. Völlige Aussparung des Zellkerns. Starke Benzpyrenspeicherung in den Zytoplasmaorganellen (Mitochondrien, Mikrosomen, Lipochondrien).

in den Zellkern aufgenommenes Bp evtl. durch Fluoreszenzlöschung dem fluoreszenz-mikroskopischen Nachweis entzieht, weitgehend entkräftet. Schließlich konnten jüngst Fiala und Mitarbeiter [74] auch mit Hilfe der Zellfraktionierung durch Zentrifugation in Rohrzuckerlösung nachweisen, daß Bp in der Mäusehaut weit überwiegend in den Mitochondrien und

Mikrosomen gespeichert wird und im Zellkern praktisch fehlt. Auch diese Autoren denken an die Mitochondrien als unmittelbaren Angriffspunkt der cancerogenen Kohlenwasserstoffe. Zu ähnlichen Resultaten gelangten auch Wiest und Heidelberger [75] auf Grund ihrer Untersuchungen mit durch Isotope markierten Kohlenwasserstoffen.

Abb. 15a. Fluoreszenzaufnahme einer Speicheldrüsenzelle der Stubenfliege nach Benzpyrenbehandlung. Hell aufleuchtendes Cytoplasma mit stark speichernden Granula. Aussparung des Zellkerns.

Abb. 15b. Aufnahme der gleichen Benzpyren-beladenen Zelle wie in Abb. 15a mit UV-Licht der Wellenlänge ~365 mμ. Die in Abb. 15a hell fluoreszierenden Teile (Cytoplasma, Granula) erscheinen hier wegen der starken UV-Absorption bei 365 mμ dunkel, während der Zellkern wegen fehlender Bp-Anreicherung völlig hell, d. h. UV-durchlässig ist (Untersuchungen von Graffi, Kriegel u. Hertweck, 1955).

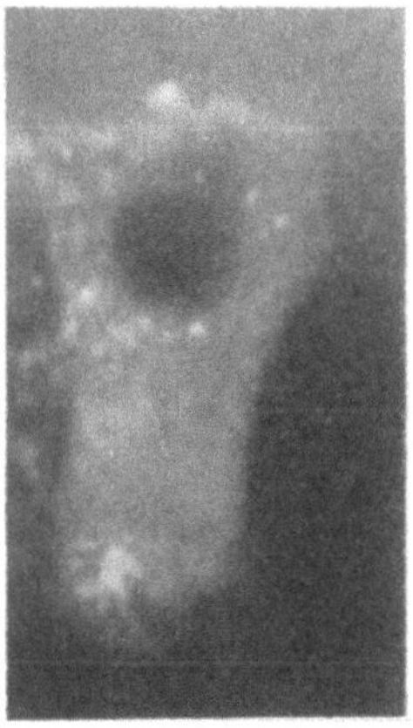

Abb. 15a.

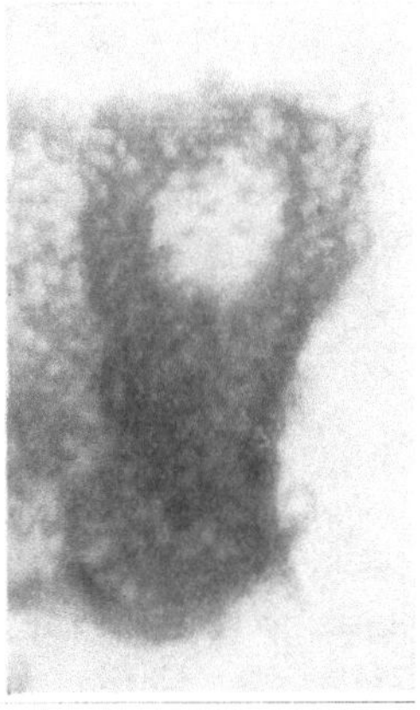

Abb. 15b.

Weitere Hinweise für eine unmittelbare Alteration multipler zytoplasmatischer Erbkonstituenten der Zelle beim Vorgang der Cancerisierung ergeben sich aus der Art und Weise, wie sich im Tropfungsversuch, speziell in der Kombination mit Krotonöl, die Geschwulstbildung an der Haut vollzieht (Abb. 16), nämlich wie wir sahen, in zwei Phasen,

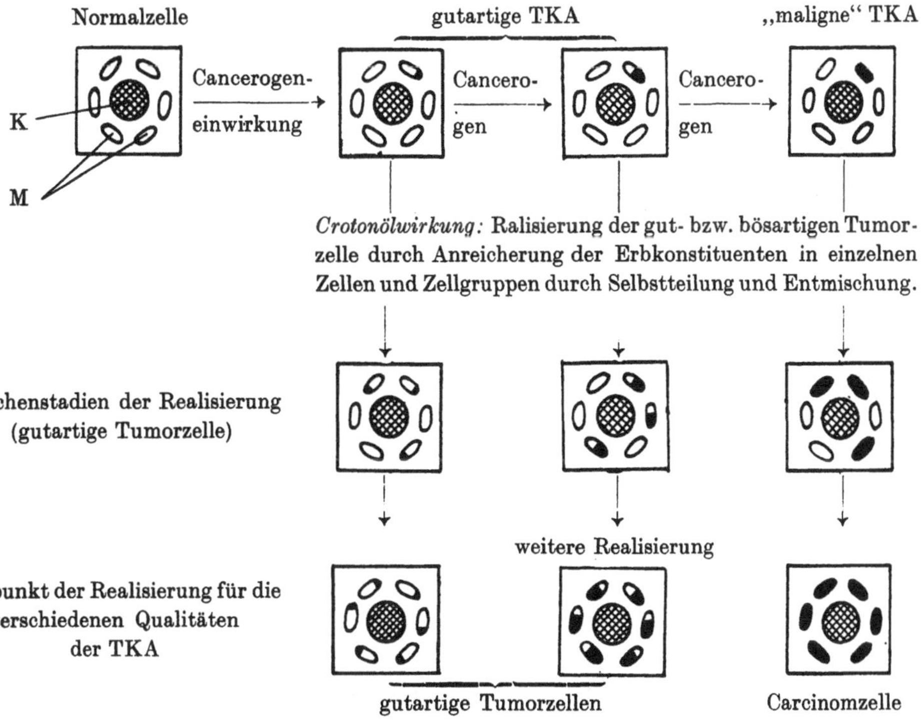

Abb. 16a. Schema der Bildung der Tumorzelle im Kombinationsversuch von cancerogenem Kohlenwasserstoff und Crotonöl. (Bildung qualitativ verschiedener TKA und deren Realisierung.)

Erklärung: K = Zellkern; M = multiple extrachromosomale Erbkonstituenten (z. B. Mitochondrien, Mikrosomen usw.).

Schwarzer Anteil der cytoplasmatischen Erbkonstituenten gibt den Grad der mutativen Abänderung (Mutationsstufe) des betreffenden Duplikanten an.

allmählich über Stadien zunehmender Malignität und auf Grund des histologischen Bildes multizentrisch und multizellulär [76, 27, 77, 128]. Diese Erscheinungen, speziell die fortschreitende Realisierung des mutativen Initialprozesses durch eine längere Reihe aufeinanderfolgender Zellteilungen, ist für Gen- und Genommutation sehr unwahrscheinlich, dagegen geradezu

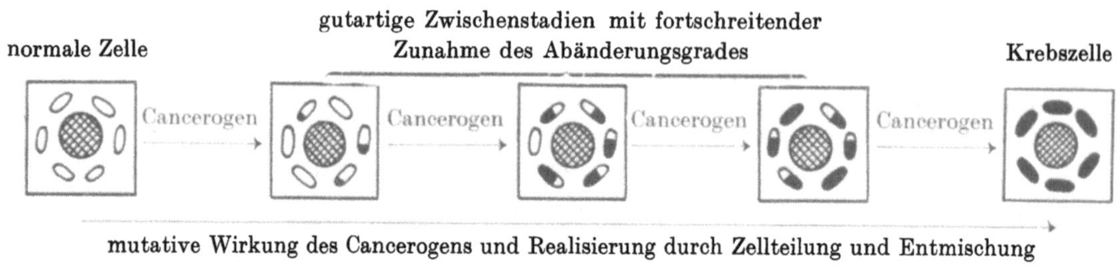

Abb. 16b. Schema der Geschwulstzellenbildung durch *laufende* Cancerogenapplikationen ohne Crotonöl.

charakteristisch für multiple extrachromosomale Erbkonstituenten der Zelle, zu denen, wie wir weiter unten sehen werden, auf Grund morphologischer und genetischer Experimente der letzten Jahre gerade auch die Mitochondrien und Mikrosomen zu rechnen sind. Es handelt sich dabei um den gleichen Vorgang der Entmischung und Selektion, der von CORRENS bereits vor vielen Jahrzehnten für die mutativen Änderungen der pflanzlichen Plastiden beschrieben wurde (s. auch WOODS u. DU BUY [78], DARLINGTON [79], NOTHDURFT [80], DANNEEL [81], MICHAELIS [82], GRAFFI [63]).

6. Neuere Befunde über die morphologische Struktur, genetische und entwicklungsphysiologische Bedeutung und biochemische Funktion der zytoplasmatischen Zellorganellen, durch die die Anschauung ihrer zentralen Bedeutung bei der Cancerogenese gestützt wird

Eine ausführlichere Behandlung dieser Frage erscheint mir deshalb erforderlich, weil wir uns nur auf der Grundlage einer sicheren Kenntnis der Natur und Bedeutung der zytoplasmatischen Organellen ein Bild darüber machen können, ob die Berechtigung gegeben ist, ihnen eine entscheidende Rolle beim Cancerisierungsprozeß zuzusprechen.

Durch die elektronenmikroskopischen Untersuchungen von SJÖSTRAND [83], PALADE [84], OBERLING und BERNHARD [85], DALTON [86], BRAUNSTEINER [87], WOHLFAHRT-BOTTERMANN [88] u. a. sowie in eigenen Untersuchungen (HEINE, GRAFFI u. HELMCKE) wurde der Nachweis erbracht, daß die Mitochondrien eine sehr charakteristische, in allen Gewebsarten sehr ähnliche Feinstruktur besitzen, die ihre Organellennatur zweifelsfrei unter Beweis stellt (Abb. 17 u. 18). Sie weisen eine aus Doppellamellen bestehende semipermeable Membran auf, von der analog gebaute Cristae in gesetzmäßiger Anordnung in den Innenkörper vorspringen. Die bei der fraktionierten Zentrifugation bei hoher Tourenzahl anfallende Mikrosomenfraktion von CLAUDE [89] hat sich auf Grund von Untersuchungen von BERNHARD [90] als heterogen erwiesen und enthält neben kleinsten Mitochondrien von Virusgröße, dem sog. „Ultrachondriom" von OBERLING und BERNHARD [85] noch Mikrosomen im engeren Sinne (Abb. 19), d. h. kleinste submikroskopische, granuläre Zellorganellen, sowie Elemente des bei der Zellfraktionierung körnig zerfallenden Ergastoplasmas.

Kurz erwähnt sei noch, daß auch die Kernmembran aus kleinsten, kurzen röhrenförmigen Elementarbausteinen besteht [91], und es ist besonders interessant, daß in bestimmten Eizellen bei der Reifeteilung einzelne dieser Elementarelemente der Kernmembran im Zytoplasma liegen bleiben können und im elektronenmikroskopischen Bild den Eindruck bläschen- oder stäbchenförmiger Viruspartikel vermitteln [91]. Es ist evtl. denkbar, daß diese Elementarbausteine auch losgelöst vom Verband der Kernmembran sich im Zytoplasma der Zellen unter

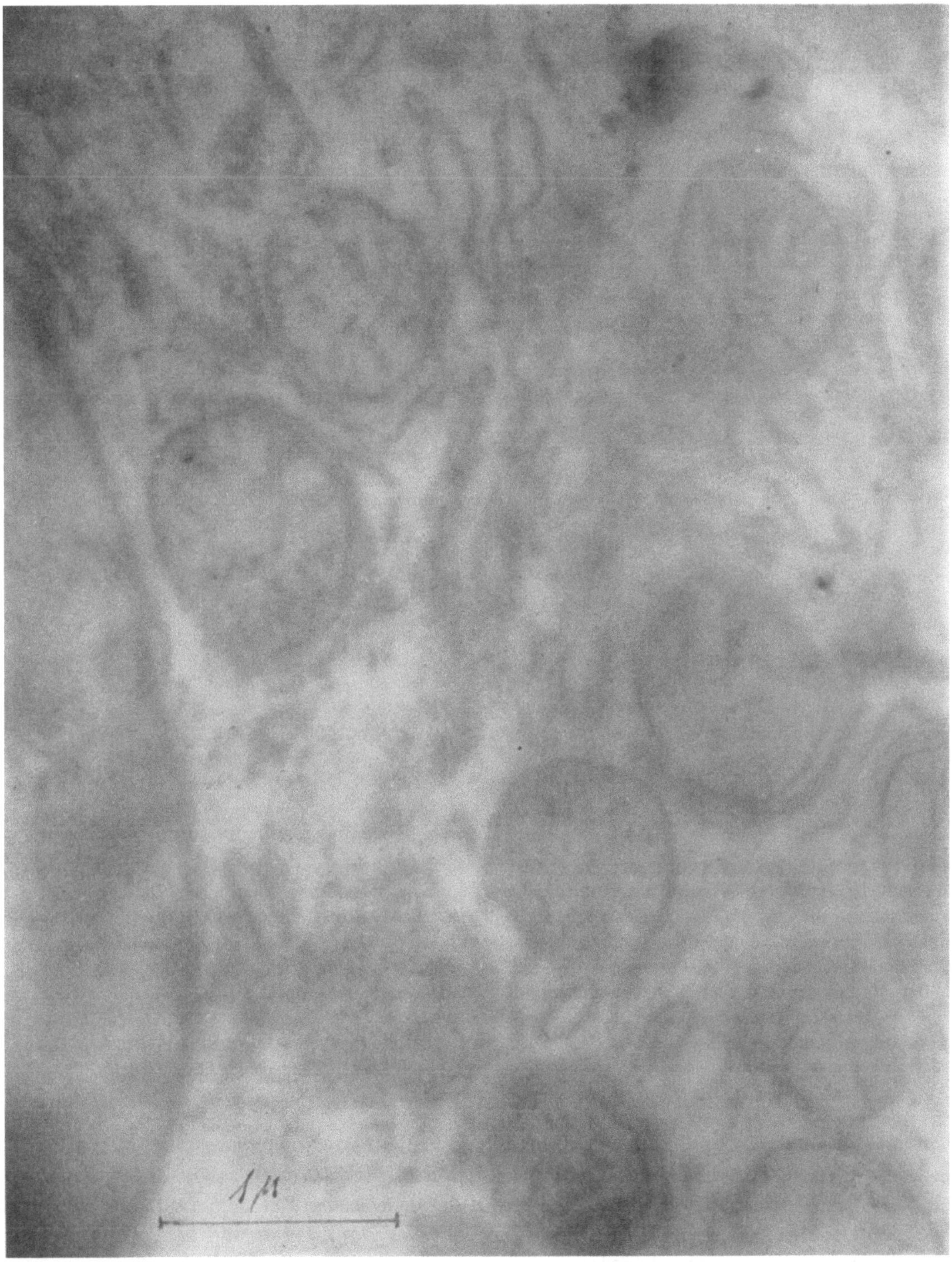

Abb. 17. Feinschnitt einer normalen Rattenleber. Elektronenmikroskopische Aufnahme; 45000fache Vergrößerung. Links: Teil des Zellkerns. Im Cytoplasma mehrere ovale Mitochondrien mit äußerer Membran und ins Innere vorspringenden Cristae. Im Grundplasma oft um die Mitochondrien Bläschen und längliche Doppellamellen, die dem Ergastoplasma und den Mikrosomen entsprechen (nach Untersuchungen von HEINE, GRAFFI und HELMCKE, 1955).

bestimmten Bedingungen durch Autoreduplikation vermehren können, wodurch sie auch für die Geschwulstätiologie an Interesse gewinnen könnten, speziell in Anbetracht der auch in ihnen stattfindenden Speicherung cancerogener Substanzen [69].

Eine sehr wichtige Frage besteht darin, in welchem Maße eine gesicherte Grundlage dafür gegeben ist, daß die genannten Zytoplasmaorganellen, speziell die Mitochondrien und Mikrosomen tatsächlich zum genetischen Material der Zelle gehören, da nur in diesem Falle ihre wesentliche Beteiligung an der Cancerogenese wahrscheinlich sein würde.

Bei unseren früheren Vorstellungen [63a] über genetische Bedeutung und Mutabilität der Mitochondrien und Mikrosomen im Hinblick auf die Cancerisierung mußten wir uns hauptsächlich auf Analogien zu den pflanzlichen Plastiden stützen, für die die Bedeutung als zelluläre Erbfaktoren sowie die Mutationsfähigkeit bereits erwiesen war. Ähnlichkeiten in der chemischen Zusammensetzung (Lipoide und Ribosenukleoproteide) [92] und der fermentativen Funktionen und schließlich große Ähnlichkeiten in Form und Anordnung frühester Entwicklungsformen der Plastiden mit den Mitochondrien [93, 94] schienen uns hinreichende Gründe zu sein, Mitochondrien und Mikrosomen im Hinblick auf die genetische Bedeutung als den Plastiden verwandte Gebilde zu betrachten.

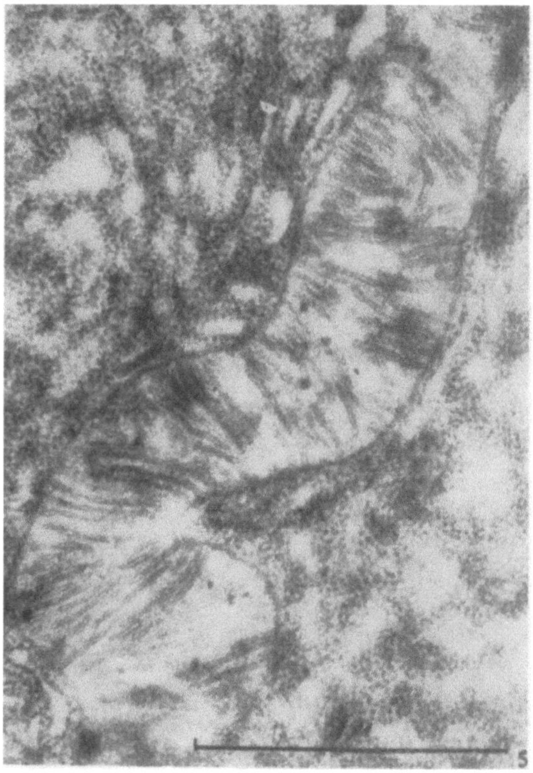

Abb. 18. Elektronenmikroskopische Aufnahme eines stäbchenförmigen Mitochondrions der Pankreaszelle im Feinschnitt. Man erkennt deutlich, daß die äußere Mitochondrienmembran doppellamellär ist und im Innern der Mitochondrien doppellamelläre, quer verlaufende Membranen in großer Zahl vorhanden sind. Vergrößerung ca. 50000×.
(Abbildung entnommen aus der Arbeit von F. S. Sjöstrand und V. Hanson, Exp. Cell Res. 7, 393, 1954 — Fig. 5, p. 399.)

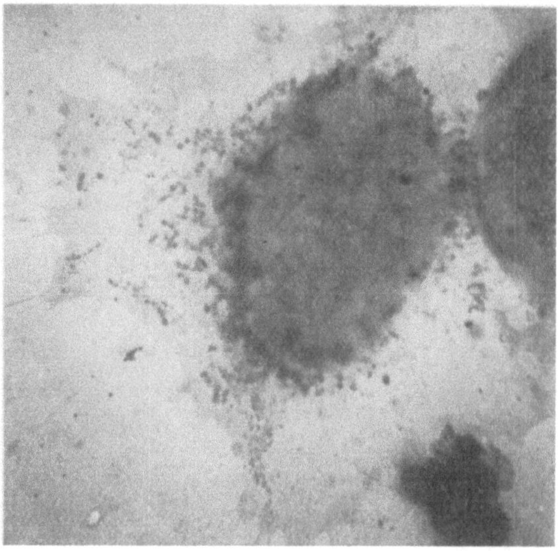

Abb. 19. Elektronenmikroskopische Aufnahme einer Zelle aus normalem menschlichen Blut, wahrscheinlich Monozyt. Im Zytoplasma kleinste Granulationen von virusartigem Aussehen (Ultrachondriom). Vergrößerung ca. 3700×.
(Abbildung entnommen aus einer Arbeit von W. Bernhard, H. Braunsteiner, H. L. Febvre, J. Harel, R. Klein und Ch. Oberling, Revue d'Haematologie, Tome 5, p. 746, 1950 — Fig. 13.)

In den letzten 10 Jahren sind nun an bestimmten Organismen, vor allem an Hefezellen Beobachtungen gemacht worden, durch die die genetische Funktion der Mitochondrien weitgehend sichergestellt werden konnte (Ephrussi [95], Lindegren [96], Marquardt [97]). Es handelt sich dabei vor allem um irreversible Atmungsschädigungen der Hefemitochondrien durch exogene chemische Noxen bei erhaltenen gebliebener Vermehrungsfähigkeit der Granula, wobei sich der Atmungsdefekt nach dem Plastidenmodell auf die Tochterzellen erblich überträgt. Von MICHAELIS [98] wurde die genetische Bedeutung der pflanzlichen Mikrosomen (Sphaerosomen) experimentell in jüngster Zeit unter Beweis gestellt. Ein besonderes Problem, das mit der genetischen Bedeutung der Zytoplasmaorganellen eng zusammenhängt, ist deren Vermehrungsweise. Ganz allgemein wird heute sowohl für die Mitochondrien im engeren Sinne als auch für die Elemente des Ultra-Chondrioms sowie die Mikrosomen Autoreduplikation und autokatalytisches Wachstumsvermögen angenommen.

Dagegen ist die Frage noch offen, ob die Vermehrung durch Zweiteilung erfolgt oder speziell die größeren Mitochondrienformen sich aus kleinsten submikroskopischen Elementen durch einen Wachstums- und Differenzierungsvorgang entwickeln [101, 63]. Möglicherweise werden beide Wege beschritten. Es kommt evtl. auch ein ähnlicher Vermehrungsvorgang wie er für die Bakteriophagen und andere Virusarten sichergestellt wurde in Frage, bei denen zunächst in einer nicht infektiösen Latenzzeit (Eklipse) ein Zerfall in die letzten genetischen Einheiten erfolgt, aus denen sich nach ausreichender autokatalytischer Vermehrung erneut die komplexen Formen in gesteigerter Zahl rekonstruieren. Allenfalls kann heute sowohl für die Mitochondrien als auch für die Mikrosomen und eventuell auch für die Struktureinheiten des Ergastoplasmas und der Kernmembran genetische Kontinuität ihrer letzten Bauelemente in einer der genannten Formen angenommen werden.

Durch Untersuchungen der letzten Jahre (BRACHET [55], HOLTFRETER [99], LEHMANN [54], GUSTAFSON [100]) wurde die Bedeutung der Mitochondrien und Mikrosomen auch für die Induktion, Determination und Differenzierung experimentell sichergestellt (siehe auch GERSCH [61]). Ein derartiger Zusammenhang ist ja speziell wegen der Beziehungen zwischen Mitochondrien, spezifischen Zellfunktionen und Differenzierungsvorgängen schon seit langem vermutet worden (ALTMANN, MEVES, HELD [110, 111]). Diese Befunde sind in Anbetracht einer möglichen Beziehung zwischen Cancerogenese, Determination, Induktion und Differenzierung ebenfalls von besonderer Bedeutung. Besonders hingewiesen sei auf Untersuchungen von GUSTAFSON [100], durch die ein autonomer Vermehrungsrhythmus der Mitochondrien, der zur Mitose und Zellteilung enge zeitliche Beziehungen aufweist, nachgewiesen werden konnte. Der Fortbestand dieser rhythmischen Mitochondrienvermehrung, auch nach künstlicher Unterdrückung der Kernteilung, läßt daran denken, daß die Mitoseaktivität der Zellen weitgehend vom Zytoplasma, speziell den Organellen gesteuert wird. Für Warmblüterzellen in der Gewebekultur wurden ähnliche Beziehungen der Mitochondrienvermehrung zur Mitose von DANNEEL [102] nachgewiesen. Auch von LETTRÉ [103] wurden derartige Zusammenhänge, die über die Stoffwechselfunktionen der Mitochondrien führen, als wahrscheinlich angesehen, desgleichen in eignen früheren Ausführungen [63].

Die *chemische Zusammensetzung und chemisch-physiologische Funktion* der verschiedenen Zellbestandteile, vor allem auch der Mitochondrien und Mikrosomen, wurde in den letzten 15 Jahren dank neuer Methoden zur Isolierung der verschiedenen präformierten Zellbestandteile weitgehend aufgeklärt.

Vor allem die fraktionierte Zentrifugation von Gewebshomogenisaten in wäßrigen Medien, durch welche die Zellkerne, Mitochondrien, Mikrosomen und das Grundplasma der Zellen in weitgehend reiner Form gewonnen werden können (Abb. 20), hat neue, sehr wichtige Einblicke in den Chemismus der Zelle sowie die Funktion und gegenseitige Beziehung der einzelnen morphologischen Zellbestandteile zueinander ermöglicht (BEHRENS [104], BENSLEY u. HOERR [105], CLAUDE [106], GRAFFI u. JUNKMANN [107], DITTMAR [108], SCHNEIDER u. HOGEBOOM [109], LEUTHARDT [113], GREEN [114], LANG [115], LAZAROV [112] u. a.). In der Tabelle 5 ist die chemische Zusammensetzung und der Gehalt an Fermenten und anderen

Biokatalysatoren der verschiedenen Zellstrukturen an Hand der bereits sehr umfangreichen Literatur zu dieser Frage in groben Zügen dargestellt.

Einige Eigenschaften, die uns im Rahmen unserer Fragestellung wichtig erscheinen, seien besonders hervorgehoben. Der hohe Lipoidgehalt der Mitochondrien und Mikrosomen im Vergleich zum Zellkern und zum Grundplasma macht die starke Speicherung der cancerogenen Kohlenwasserstoffe sowie anderer Cancerogene, die meist gut lipoidlöslich sind, in diesen Strukturen durchaus verständlich. Es handelt sich dabei zum großen Teil um Phosphorlipoide. Der Zellkern enthält nur in seiner Membran Lipoidsubstanzen, die — wie wir sahen — auch die cancerogenen Kohlenwasserstoffe zu speichern vermögen.

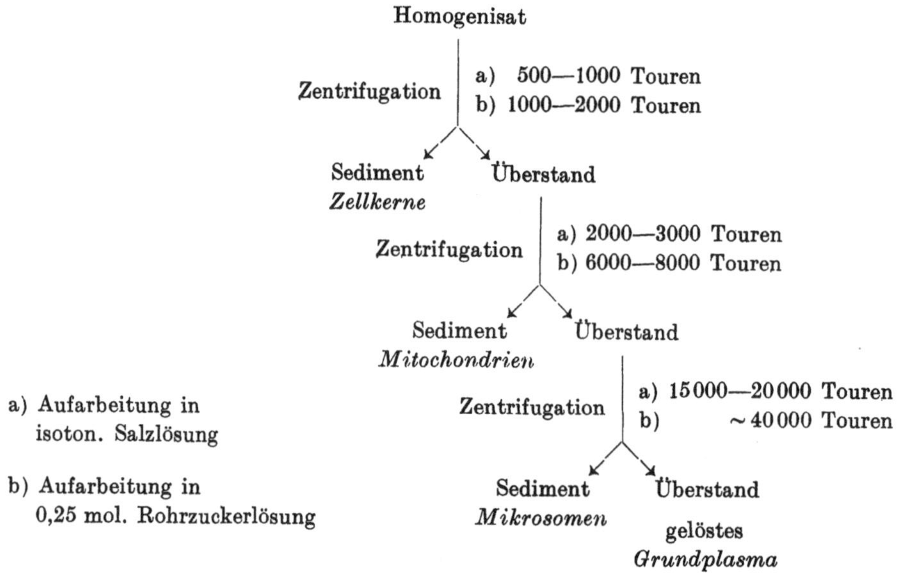

Abb. 20. Schema der Aufarbeitung von Gewebehomogenisaten in die verschiedenen Zellbestandteile (Kerne, Mitochondrien, Mikrosomen, Grundplasma) durch fraktionierte Zentrifugation in wäßrigen Medien.

Wichtig ist die Verteilung der Nukleinsäuren auf die einzelnen Zellbestandteile. Thymonukleinsäure kommt nur im Zellkern vor, während Ribosenukleinsäure außer im Zellkern vor allem in den Mikrosomen (Ergastoplasma) und in etwas geringerem Maße auch in den Mitochondrien vorhanden ist. Der Gehalt der beiden letzteren Strukturen an Nukleinsäure ist aus zwei verschiedenen Gründen von Wichtigkeit. Er weist erstens auf die Beziehungen dieser Strukturen zur Eiweißsynthese hin (Caspersson [116], Brachet [55]) und charakterisiert sie gleichzeitig als Gebilde, die zur Autoreduplikation und zu autokatalytischem Wachstum befähigt sind [107]. Sowohl die Eiweißsynthese als auch die Vermehrung durch Selbstteilung ist bekanntlich an die Anwesenheit von Nukleoproteiden gebunden. Mitochondrien und Mikrosomen enthalten die gleiche Nukleinsäure, die in den pflanzlichen Plastiden, verschiedenen Virusarten, speziell den phytopathogenen Viren (Tabakmosaik), sowie im Nukleolus der Zellkerne enthalten ist. Dies könnte einerseits auf Beziehungen zwischen den Zytoplasmaorganellen und dem Nukleolus hinweisen, von dem wir wissen, daß beträchtliche Anteile seiner Substanz regelmäßig in das Zytoplasma ausgeschleust werden (Altmann [117]). Andererseits weist die Gleichheit der Nukleinsäurekomponente auf die schon erwähnte, aus der morphologischen Ähnlichkeit erschlossene Beziehung zwischen pflanzlichen Plastiden und Mitochondrien hin. Die Relation zwischen Eiweißsynthese und Nukleinsäuregehalt der Zytoplasmaorganellen ergibt sich in ziemlich eindeutiger Weise auch aus eigenen, gemeinsam mit K. Junkmann 1943/44 durchgeführten Versuchen, in denen nachgewiesen werden konnte, daß in Zellen mit intensiver sekretorischer Eiweißneubildung, wie etwa Pankreas, sowie in

Geweben mit hoher Wachstumsintensität (Tumoren, Embryonalgewebe) Mitochondrien und Mikrosomen einen höheren Nukleinsäuregehalt besitzen als in Zellen mit fehlender oder sehr geringer Eiweißsynthese und Wachstumstätigkeit (Herzmuskel, Niere). Der Gesamtnukleinsäuregehalt des Zellkerns zeigte im Gegensatz zum Zytoplasma keinerlei Proportionalität

Tabelle 5

Eigenschaften der verschiedenen Zellbestandteile[1])

Chemische Zusammensetzung und Fermentgehalt der verschiedenen Zellbestandteile auf Grund von Isolierungsversuchen durch fraktionierte Zentrifugation in wäßrigem Milieu.

Zusammenstellung der Tabelle an Hand der unter 105—109 und 112—114 angeführten Literatur.

Chem. Substanzen	Zellkerne %	Mitochondrien %	Mikrosomen %	Grundplasma %
Massenanteil der Zelle	10	25	25	40
Lipoide	3,5	40	50	6,5
Eiweiß	10	25	20	40
Thymo-Nukleinsäure	100	—	—	—
Ribosenukleinsäure	10	25	50	15
Fermente				
Warburgsches Atmungsferment (Cytochromoxydase)	—	100	—	—
Fettsäureoxydase	—	80	?	?
Bernsteinsäureoxydase und Dehydrase	—	100	—	—
Fermente des Zitronensäurezyklus	—	+++	—	+
Diphosphorpyridin-Cytochrom c-Reduktase	—	30	60	?
ATP-ase	+	60	++	(+)
Ribonuklease	?	60	?	?
Transaminasen	—	+++	—	++
Kathepsin	?	50	+	+
Gärungsfermente (Glykolyse)	—	—	—	100
Biosynthesen				
ATP (oxydative Phosphorylierung)	—	90	—	10
Zitronensäuresynthese	—	70	?	?
Vitamine (A, B_2, B_6, B_{12}, Folinsäure, Panthothensäure)		~50		

[1]) Zusammenstellung auf Grund von Literaturangaben und zum kleineren Teil aus eigenen Untersuchungen.

zu Wachstum und sekretorischer Eiweißneubildung, sondern war bei allen genannten Zellarten, bezogen auf die gleiche Trockengewichtsmasse isolierter Kerne, ungefähr gleich groß [107].

Wichtig ist die fermentative Ausstattung der verschiedenen Zellstrukturen, da dadurch deren Stoffwechselfunktion bestimmt wird. Wir wollen nur die wichtigsten Stoffwechselfunktionen summarisch kurz beleuchten.

Alle für den oxydativen Abbau der Kohlehydrate, Fette und Aminosäuren erforderlichen Fermente, die ja gemeinsam durch Vermittlung des Koenzyms A über den Zitronensäurezyklus und das Zytochromsystem erfolgt, sind an die Mitochondrien gebunden (Zytochromoxydase, Bernsteinsäuredehydrase sowie eine Vielzahl anderer Dehydrasen, Fettsäureoxydase usw.). In den Mitochondrien wird die durch die Verbrennung der Substrate des Zitronensäurezyklus gewonnene Energie auf dem Wege der oxydativen Phosphorylierung in ATP überführt und damit in jene zur intrazellulären Speicherung befähigte energetische Substanz (K. LOHMANN), durch die praktisch fast sämtliche chemischen, vor allem synthetischen Prozesse und Bewegungsvorgänge in der Zelle, z. B. in der Mitose, sowie die Aufrechterhaltung der funktionsfähigen Struktur der lebenden Masse überhaupt (normale Permeabilität der Zellgrenzphase usw.) gespeist werden. In ungeschädigten Zellen werden ungefähr 90% der insgesamt intrazellulär produzierten Energie von den Mitochondrien auf dem Wege der oxydativen Phosphorylierung erzeugt. Die Mitochondrien verbrauchen das gebildete ATP zum Teil selber für chemische Synthesen, Bewegungsvorgänge usw.; zum großen Teil liefern sie es an die übrigen Zellstrukturen weiter, die wie beispielsweise der Zellkern und auch die Mikrosomen zur selbständigen Energiegewinnung nicht oder nur sehr beschränkt befähigt sind. Die Zellkerne enthalten praktisch keine Atmungsfermente [107a, 109], durch die Energie gewonnen werden könnte. Dadurch befinden sich Zellkern, Mikrosomen, Grundplasma und seine Differenzierungen wie Muskelfibrillen und semipermeable Zellmembran in einer weitgehenden Abhängigkeit im Hinblick auf ihre Funktion von den Mitochondrien. Wichtig ist weiterhin der hohe Gehalt der Mitochondrien an Transaminasen [118], sowie an Kathepsin, was ebenfalls auf die Bedeutung dieser Strukturen für den Eiweißstoffwechsel, speziell die Eiweißsynthese hinweist. Es wird angenommen, daß speziell aus den Zwischenprodukten des Zitronensäurezyklus, nämlich den verschiedenen Oxy- und Ketosäuren (Äpfelsäure, α-Ketoglutarsäure, Oxalessigsäure usw.) durch Transaminierung innerhalb der Mitochondrien die Hauptmasse der intrazellulär gebildeten Aminosäuren[1]) entsteht (ZAMECNIK [181]), die vielleicht schon in Form von energiereichen und damit besonders reaktiven und für die weitere Synthese geeigneten niedrigen Peptiden an Mikrosomen und Zellkerne weitergegeben werden und hier sowie in den Mitochondrien selbst unter Verwendung des gleichfalls von den Mitochondrien stammenden Energiestoffes ATP zum hochmolekularen Eiweiß synthetisiert werden [119]. Damit wäre eine weitere Wechselbeziehung zwischen Mitochondrien einerseits und den übrigen Zellbestandteilen speziell dem Zellkern und den Mikrosomen andererseits vorhanden, und zwar ebenfalls im Sinne einer limitierenden Wirkung durch die Mitochondrien.

Schließlich soll nach neuesten Untersuchungen in den Mitochondrien die Neubildung von Phosphorlipoiden fast quantitativ erfolgen [119], wodurch eine dritte Möglichkeit einer Rückwirkung dieser Strukturen auf Funktion und vor allem Vermehrung der Mikrosomen des Grundplasmas und des Zellkerns gegeben wäre, da diese Zellbestandteile vor allem die Mikrosomen, Phosphorlipoide für ihre Neubildung und ihr Wachstum unbedingt benötigen. Andererseits weisen sicher auch die Mitochondrien ein Abhängigkeitsverhältnis von den übrigen Zellstrukturen auf. Dies betrifft vor allem die Versorgung mit Nukleotiden und vielleicht auch der Hauptmasse der Ribonukleinsäure, die vermutlich vom Zellkern sowohl für Mitochondrien und Mikrosomen wenigstens teilweise geliefert werden. Und wenn wir uns vergegenwärtigen, daß die Neubildung von Mitochondrien evtl. dadurch erfolgt, daß die im Durchmesser ungefähr 10mal kleineren Mikrosomen sich durch einen Entwicklungs- und Wachstumsprozeß allmählich zu Mitochondrien differenzieren, so gelangen wir zu einem geschlossenen Kreis gegenseitiger Abhängigkeit der verschiedenen morphologischen Zellstrukturen in bezug auf Funktion und vor allem Wachstum und Vermehrung, und es ist möglicherweise gerade diese weitgehende Abhängigkeit voneinander, durch die die Zelle als festgefügte Lebenseinheit aufrecht erhalten wird, trotz einer gewissen Autonomie ihrer einzelnen Teile. Ein Ausscheren der letzteren aus der einer Symbiose vergleichbaren Zelle

[1]) Es wäre zu prüfen, ob dabei als NH_2-Donatoren neben den Diaminosäuren evtl. auch Harnstoff oder seine Vorstufen Verwendung finden.

würde jedes einzelne Element vermehrungsunfähig machen und dem Untergang preisgeben. Zu erwähnen ist noch, daß die dem anaeroben Zuckerabbau, d. h. der Glykolyse dienenden Gärungsfermente (zitiert nach [115]) in der Hauptsache nicht strukturgebunden im Grundplasma enthalten sind, womit auch dieser Anteil der Zelle zu allen übrigen Zellstrukturen in eine wichtige Beziehung tritt, indem hier der wichtigste Energielieferant, nämlich der Zucker, soweit anaerob aufgespalten wird, daß er über die Brenztraubensäure in den Zitronensäurezyklus der Mitochondrien einmünden kann.

Nach neuesten Untersuchungen ist allerdings in den Mitochondrien betimmter Gewebe eine sehr wirksame Hexokinase in beträchtlichen Mengen vorhanden [121], durch die also wohl auch die Glykolyse im Grundplasma wesentlich und evtl. auch limitierend beeinflußt werden kann [1]). Schließlich sei noch kurz erwähnt, daß in den Mitochondrien eine ganze Reihe zellspezifischer Funktionen, wie etwa elektive Resorptionsvorgänge in der Niere oder Entgiftungsreaktionen (Harnstoffbildung usw.) in der Leber nachgewiesen werden konnten [119], wodurch die Bedeutung dieser Zellstrukturen für Differenzierung und organspezifische Leistungen auch von der physiologisch-chemischen Seite untermauert wird. Mit der vielseitigen Stoffwechselfunktion der Mitochondrien steht auch ihr hoher Gehalt an verschiedensten Vitaminen und Hormonen in bestem Einklang.

Zusammenfassend können wir also feststellen, daß die Zytoplasmaorganellen auf Grund unserer heutigen Kenntnisse sowohl die erforderlichen genetischen als auch funktionellen Eigenschaften besitzen, wobei ihre Beziehungen zur Energiegewinnung (Atmung), spezifischen Zellfunktion, Eiweißsynthese und Wachstumstätigkeit besonders hervorzuheben sind, um sie als Zellbestandteile ansehen zu können, die als Angriffspunkte cancerogener Reize und damit als am Cancerisierungsvorgang wesentlich beteiligte Zellstrukturen in Betracht kommen.

7. Morphologische Hinweise für eine Abänderung der Zytoplasmaorganellen in den Tumorzellen und nach der Einwirkung cancerogener Reize

Schon von Favre u. Regaud [122] und von Beckton [126] wurde vor vielen Jahren auf gewisse Abweichungen im morphologischen Bild der Mitochondrien von Tumorzellen im Vergleich zu normalen Zellen hingewiesen. Später konnte Zweibaum [123] eine vermehrte Hinfälligkeit für die Mitochondrien der Rous-Sarkomzellen (Zerfall der Fädchen in Körner) unter der Einwirkung des UV-Lichtes nachweisen.

Weitere Abweichungen der Mitochondrien in Tumorzellen wurden in bezug auf Zahl, Form und Färbbarkeit von Lewis [124], Seeger [125] und auch in eigenen Versuchen [127] festgestellt. Nach Lewis sind die Mitochondrien in Sarkomzellen kleiner als in normalen Fibroblasten. Wir fanden, daß die Mitochondrien in den meisten Haut-Karzinomen, die durch cancerogene Kohlenwasserstoffe hervorgerufen wurden, färberisch sehr schlecht darstellbar sind im Vergleich zu der regenerativ verdickten Haut in dem präcancerösen Zustand des Epithels [128]. In Buttergelbhepatomen der Ratte konnten wir, desgleichen Opie [129] und andere Forscher, eine oft sehr beträchtliche, zahlenmäßige Verminderung der gut färbbaren Mitochondrien im Vergleich zur normalen Leber nachweisen (Abb. 21).

Umfangreiche Untersuchungen von Fink [130] an verschiedenen Tumoren ergaben grundsätzlich das gleiche Resultat. Von Schneider und Mitarbeitern [131] sowie vor allem von

[1]) *Anm. b. d. Korrektur:* Durch Untersuchungen der letzten Zeit konnten wir nachweisen, daß durch Zugabe von Mitochondrien und in geringerem Maße von Mikrosomen in relativ niedrigen Konzentrationen zu den Gärungsfermenten des Grundplasmas die anaerobe Glykolyse (Milchsäure- und Brenztraubensäurebildung) um mehrere 100 bis maximal fast 1000% gesteigert werden kann, während durch hohe Mitochondrien-Konzentrationen sogar eine Hemmung der Glykolyse stattfindet (Graffi u. Schneider, Naturwiss. Sept. 1956; Z. ärztl. Fortbildg. 50, H. 18, 1956).

ALLARD und Mitarbeitern [132] wurde auf Grund genauerer Auszählungen der Mitochondrien in Homogenaten transplantabler Hepatome eine Verminderung ihrer Zahl im Vergleich zur normalen Leber auf ungefähr die Hälfte oder noch einen niedrigeren Wert nachgewiesen.

Besondere Wichtigkeit kommt elektronenmikroskopischen Untersuchungen von HOWATSON und HAM [133] über die Struktur der Mitochondrien und übrigen Zellbestandteile in Hepatomzellen im Vergleich zu homologen Normalzellen zu. Die an Feinstschnitten ausgeführten Experimente ergaben eine viel größere Variabilität der Form, vor allem viele sehr kleine Mitochondrien und auch gewisse Anzeichen einer Veränderung der Feinstruktur (Zahl und Form der Cristae mitochondriales) in den Hepatomzellen.

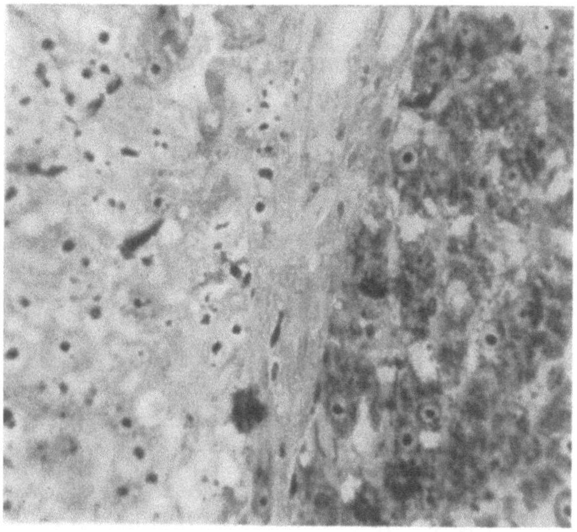

Abb. 21. Durch Buttergelbfütterung erzeugte hepatozelluläre Krebsgeschwulst der Ratte. Mitochondrienfärbung nach REGAUD nach Formalin-Bichromat-Fixierung. In der rechten Bildhälfte: Lebergewebe mit gut färbbaren Mitochondrien im Zytoplasma. In der linken Bildhälfte: Leber*krebs*gewebe, in welchem nach REGAUD die Mitochondrien nicht darstellbar sind.

In den Abbildungen von HOWATSON u. HAM [133] ist meiner Ansicht nach vor allem auch der Übergang kleinster, einfacher bläschenförmiger Gebilde, die als Mikrosomen anzusprechen sind, in die Mitochondrien zu erkennen, was evtl. als Beweis für die Neubildung aus Mikrosomen angesehen werden kann. Ein weiterer wichtiger Befund sind degenerativ zerfallende Mitochondrien neben völlig intakten Exemplaren in den Hepatomzellen, und zwar auch in völlig ungeschädigten, sich mitotisch teilenden Zellen. Die doppellamelläre Mitochondrienmembran ist an einzelnen Stellen aufgebrochen und der Innenraum der Mitochondrien ist von granulären Massen, die wahrscheinlich aus den zerfallenen Cristae hervorgehen, ausgefüllt. Dieser Befund degenerativ zerfallender Mitochondrien in Hepatomzellen ohne weitere Anzeichen einer Zellschädigung am Zellkern und den übrigen Strukturen erscheint mir besonders wichtig.

Aus den Untersuchungen der gleichen Autoren ergeben sich auch Hinweise für Veränderungen der übrigen Bestandteile des Zytoplasmas im Vergleich zur normalen Leber. Die zwiebelschalenartig geschichteten Doppellamellen des Ergastoplasmas fehlen fast völlig, während sie normale Leberzellen, zumal in unmittelbarer Nähe des Zellkerns und um die Mitochondrien, weitgehend ausfüllen (s. Abb. 17). Gleichzeitig finden sich in den Tumorzellen die bereits erwähnten kleinen Körnchen und Bläschen stark unterschiedlicher Größe mit ihren Übergängen zu den Mitochondrien. Sie können als Mikrosomen angesehen werden. Weiterhin ergaben diese elektronenmiskrokopischen Untersuchungen übereinstimmend mit lichtmikroskopischen Beobachtungen große Nukleolen im Zellkern, ohne daß jedoch besondere Strukturanomalien zu beobachten wären. Auch in eigenen elektronenmikroskopischen Untersuchungen (HEINE, GRAFFI u. HELMCKE) wurden Abnormitäten der Mitochondrien und des Ergastoplasmas in Buttergelb-Hepatomen festgestellt (s. Abb. 22).

Die Bedeutung bestimmter morphologischer Chromosomenabweichungen in einzelnen Tumoren (streckenweise Aussparung bei der Färbung, Abweichung der Form einzelner Chromosomenpaare, wie sie von japanischen Forschern [134] und von BAYREUTHER [135] für das Ascites-Ca der Maus nachgewiesen wurden, bedarf noch einer weiteren Klärung, bevor Schlußfolgerungen aus diesen Befunden zum Cancerisierungsvorgang gezogen werden können [136].

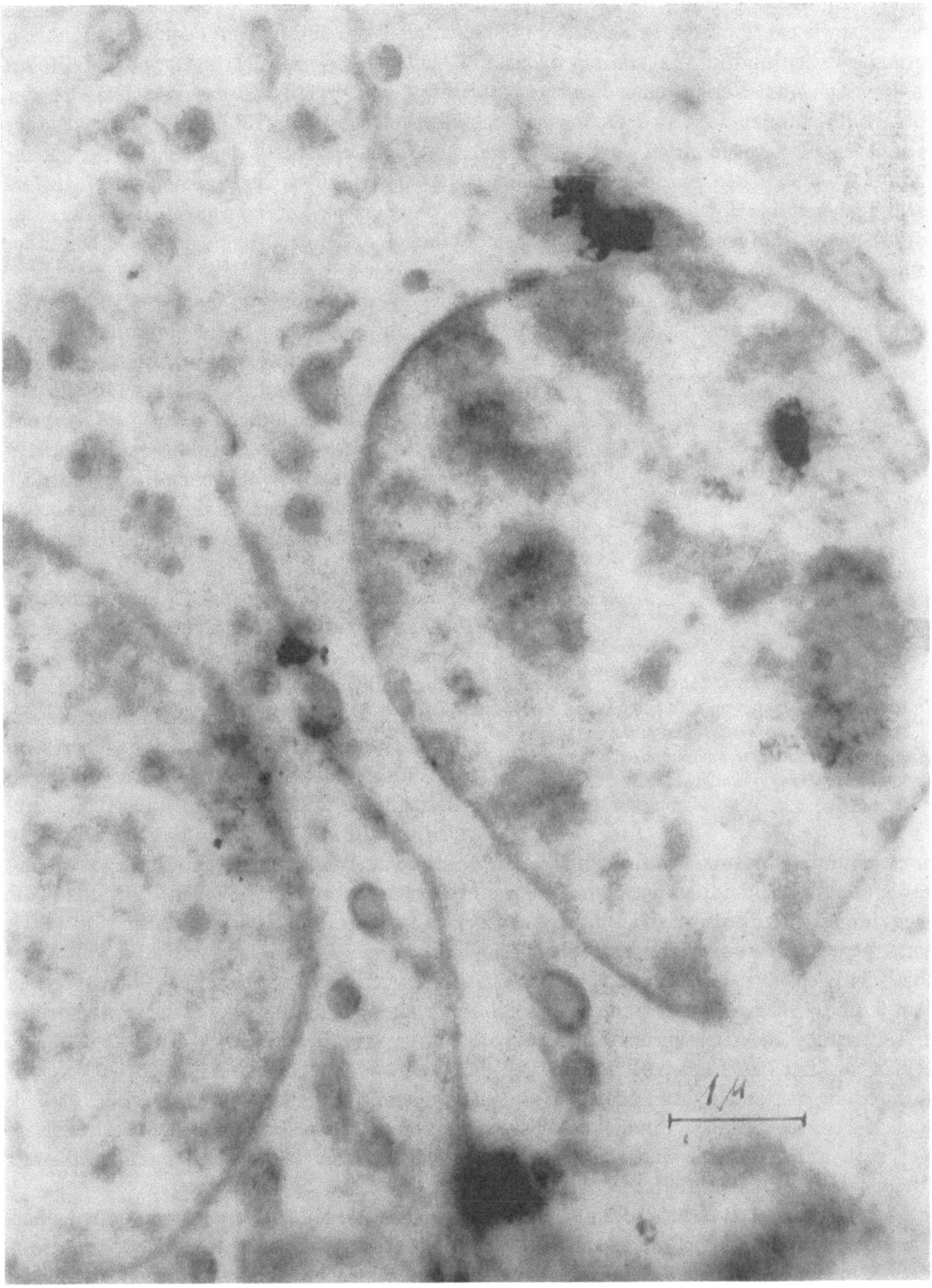

Abb. 22. Elektronenmikroskopisches Bild eines Feinschnittes aus einem Buttergelb-Hepatom der Ratte. 22000fach. Im Cytoplasma der Zellen zwischen den beiden Kernen vereinzelte, sehr kleine, mangelhaft strukturierte Mitochondrien. Ergastoplasma-Strukturen fehlen völlig, statt dessen findet man kleine granuläre und bläschenförmige Gebilde (vgl. mit dem Schnitt der normalen Rattenleber: Abb. 17).

Nach Einwirkung cancerogener Kohlenwasserstoffe und anderer krebserregender Substanzen sowie cancerogener Strahlen konnten ebenfalls Veränderungen an den Mitochondrien normaler Zellen und im präcancerösen Zustand beobachtet werden. HIRSCH [137] stellte an Pankreaszellen im Verlauf einer Röntgenbestrahlung den Zerfall und das Verschwinden der Mitochondrienfäden fest, und er sowie Rochline-Gleichgewicht [138] und LUDFORD [139] betrachten die Mitochondrien als die strahlenempfindlichsten Anteile der Zelle. An Mitochondrien von Tumorzellen wurden von SCHERER u. RINGLEB [140] sowie in gemeinsamen Untersuchungen mit K. H. PARCHWITZ eindeutige morphologische Veränderungen nach der Einwirkung von Röntgenstrahlen festgestellt, noch bevor andere morphologische Zellveränderungen nachweisbar waren.

In besonders umfangreichen Versuchen wurde von uns schon vor mehreren Jahren die Wirkung cancerogener Kohlenwasserstoffe auf die Mitochondrien der Epidermiszellen im Tropfungsversuch untersucht. Diese, gemeinsam mit H. HAMPERL und E. LANGER [70] durchgeführten Untersuchungen zeigten, daß primär durch den cancerogenen Kohlenwasserstoff Bp eine Schädigung der Mitochondrien ausgelöst wird, die sich in schlechter Färbbarkeit, in lipoider Entmischung und Zerfall der Mitochondrien äußert (Abb. 23).

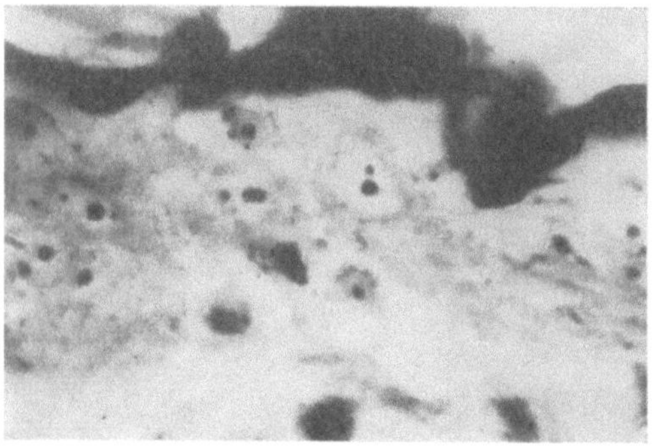

Abb. 23. Mäusehaut zwei Tage nach einmaliger Tropfung mit Benzpyren. Mitochondrien nach REGAUD kaum darstellbar.
(Abbildung entnommen aus einer Arbeit von H. HAMPERL, A. GRAFFI und E. LANGER, Z. Krebsforsch. 53, 133, 1943 — Abb. 4, S. 145.)

Zwei bis drei Tage nach der einmaligen Tropfung wird diese Schädigung von einer gesteigerten Mitochondrienregeneration und guten Färbbarkeit abgelöst (Abb. 24), wobei die Mitochondrien als Ringe oder Halbmonde, die im Fluoreszenzbild durch das gespeicherte Bp stark aufleuchteten, den Zellkern umgeben.

Derartige Befunde wurden auch von AHLSTRÖM und BERG [71, 72] als ziemlich charakteristisch für die cancerogenen Kohlenwasserstoffe erhoben. Wir konnten weiterhin nachweisen, daß an den Mitochondrien der dem Bp gegenüber ziemlich unempfindlichen Rattenhaut die eben dargestellten Frühveränderungen nach der Bp-Tropfung nicht nachweisbar sind [141]. AHLSTRÖM und BERG zeigten dasselbe für unempfindliche Hautstellen, z. B. die Fußsohlen oder den Schwanz der Mäuse. Gleichzeitig mit der Mitochondrienvermehrung zwischen dem 3. und 7. Tag nach einer einmaligen Tropfung findet man eine sehr starke Polymorphie und oft riesige Zellkerne in der Epidermis mit stark vergrößerten Nukleolen [70].

Man gewinnt den Eindruck, daß speziell die Nukleolenvergrößerung und Mitochondrienvermehrung und deren gute Färbbarkeit in einem engen Zusammenhang miteinander stehen. Auch färberisch bestehen Ähnlichkeiten zwischen dem Nukleolus und den Mitochondrien, was evtl. auf chemische und funktionelle Gemeinsamkeiten hinweist, worauf wir bereits früher verwiesen haben [69].

Auch in den Leberzellen in der ersten Periode der Buttergelbfütterung konnten wir übereinstimmend mit OPIE [129] ein sehr polymorphes Bild bezüglich der Mitochondrien feststellen, indem in vereinzelten Zellgebieten wenig und schlecht färbbare Mitochondrien nachweisbar sind, während in anderen Leberzellen, meist kombiniert mit vergrößerten Kernen und Nukleolen, geradezu enorme Mengen und in ihrer Form und Größe stark variierende, aber kräftig mit Eisenhaematoxylin färbbare Mitochondrien vorkommen (Abb. 25). Bläschenförmig umgewandelte Mitochondrien in diesem Stadium weisen ebenfalls auf eine Schädigung durch das Buttergelb hin.

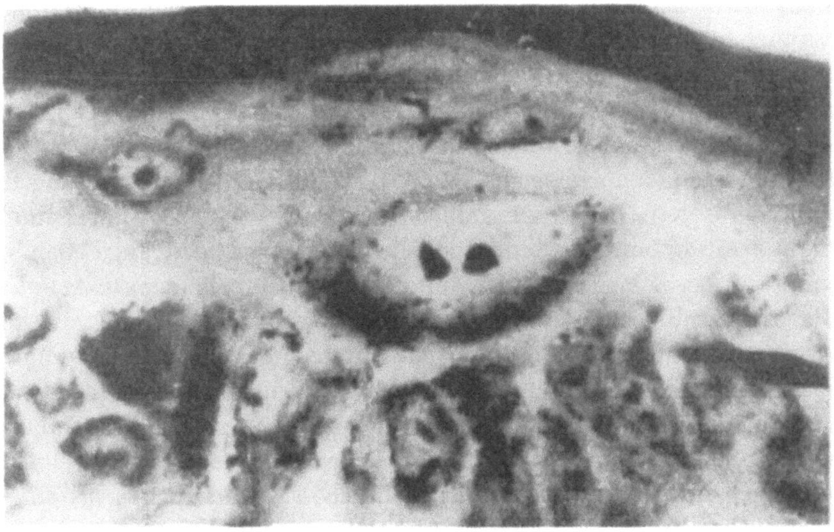

Abb. 24. Mäusehaut 4 Tage nach Tropfung mit Benzpyren. Besonders große Zellen im Stratum spinosum mit sehr zahlreichen, nach REGAUD darstellbaren Mitochondrien. Auch in der Basalschicht reichlich Mitochondrien. (Abbildung entnommen aus einer Arbeit von H. HAMPERL, A. GRAFFI und E. LANGER, Z. Krebsforsch. **53**, 133, 1943 — Abb. 9, S. 152.)

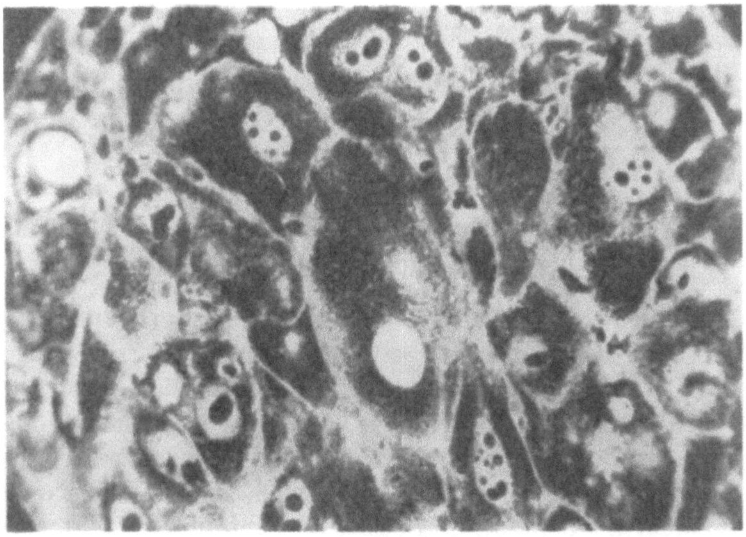

Abb. 25. Mitochondrienvermehrung in vielen Leberzellen im präcancerösen Zustand nach ca. 2monatelanger Buttergelbfütterung. Die Mitochondrien sind z. T. sehr klein. Starke Polymorphie der Zellen und stark hervortretende Nukleolen. Ölimmersion; Mitochondrienfärbung nach REGAUD.

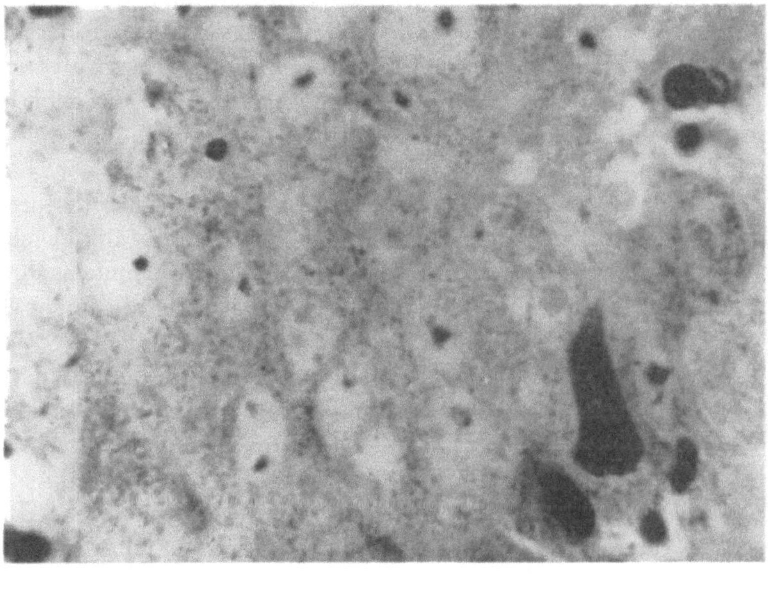

Abb. 26. Hepatozelluläres Leberkarzinom nach Buttergelbfütterung. In den Karzinomzellen sehr spärliche, meist abgerundete Mitochondrien. Ölimmersion; Färbung nach REGAUD.

Es wurde bereits gesagt, daß in den fertig ausgebildeten Krebszellen sowohl in der Haut als auch in den Hepatomen (Abb. 26) nach Bp- bzw. Buttergelbapplikation die Mitochondrien durchweg mit den gebräuchlichsten Färbeverfahren schlechter darstellbar sind als in den normalen homologen Zellen und im präcancerösen Zustand [128, 129]. Zusammenfassend ergibt sich also, daß sowohl nach der Einwirkung cancerogener Reize als auch in den fertig ausgebildeten Tumorzellen eine Reihe morphologischer Veränderungen an den Mitochondrien und Mikrosomen (Ergastoplasma) in bezug auf Färbbarkeit, Form und Zahl nachweisbar sind, die als Ausdruck einer Alteration dieser Zellstrukturen angesehen werden können. Es sei in diesem Zusammenhang auch auf die Untersuchungen von v. Albertini [142] hingewiesen, der an Hand seiner morphologischen Experimente (Färbung, Phasenkontrast- und Elektronenmikroskopie) ebenfalls zur Ansicht kommt, daß in der Tumorzelle speziell das Zytoplasma eine morphologische und damit notgedrungen auch funktionelle Desorganisation und Schädigung erfährt. Desgleichen wurde von Altmann [143] an Hand von histologischen und zytologischen Untersuchungen der Rattenleber nach Buttergelbfütterung der Nachweis erbracht, daß die primären und wesentlichen Abänderungen bei der Cancerogenese sich am Zytoplasma der Zellen abspielen und daß die morphologischen Veränderungen am Zellkern als sekundäre, gleichsam reaktive Veränderungen anzusehen sind. Wie wir bereits früher darstellten, ist die Wirkungsweise cancerogener Reize möglicherweise gerade dadurch charakterisiert, daß sie in erster Linie das Zytoplasma, speziell dessen Organellen schädigen, während der Zellkern weitgehend verschont bleibt [6b].

8. Biochemische Hinweise für eine Schädigung der Zytoplasmaorganellen bei Einwirkung cancerogener Reize und in der Tumorzelle

Die Untersuchungen, die sich mit den chemisch-physiologischen Veränderungen der Zellbestandteile während der Cancerogenese und in der fertigen Geschwulstzelle befassen, haben vor allem seit 1948, nachdem von Hogeboom, Schneider und Palade [144] die Rohrzuckerlösung für die fraktionierte Zentrifugation eingeführt wurde, einen enormen Umfang angenommen, so daß im Rahmen unserer Besprechungen nur einige, mir besonders wesentlich erscheinende Befunde herausgestellt werden sollen. In der Grundzusammensetzung der Mitochondrien und Mikrosomen konnten wir [63b], desgleichen andere Autoren [145], eine Steigerung des Nukleinsäuregehaltes der Mitochondrien und Mikrosomen sowie des Grundplasmas gegenüber normalen, ausdifferenzierten Zellen feststellen, und zwar bei Bezug der Nukleinsäuremengen auf den Stickstoff bzw. die Trockensubstanz der genannten Fraktionen. Bei der Errechnung des Nukleinsäuregehaltes der Mitochondrien pro Zelle ist hingegen, bspw. in den Hepatomen der Ratte und der Maus, infolge der starken zahlenmäßigen Verminderung dieser Zellorganellen eher eine Erniedrigung der Nukleinsäuremengen gegenüber der normalen Leber nachzuweisen [146]. Da der Nukleinsäuregehalt der Zytoplasmaorganellen jedoch in embryonalen Zellen ebenfalls ungefähr gleiche Werte aufweist, bleibt es zunächst unbestimmt, ob die relative Steigerung des Nukleinsäurewertes ein Charakteristikum für Tumormitochondrien und -mikrosomen ist oder allgemein eine Eigenschaft aller schnell wachsenden Gewebe darstellt.

Wichtig ist der Befund von Schneider und Hogeboom [147], wonach normale Lebermitochondrien vier, durch Ultrazentrifugation trennbare Eiweißkörper besitzen, während in den Mitochondrien von Buttergelbhepatomen nur drei Fraktionen nachgewiesen werden konnten (Tab. 6).

Von Rutman, Paschkis und Cantarow [148] wurde mit Hilfe markierter Aminosäuren, speziell für Alanin, nachgewiesen, daß während der Fütterung der Ratten mit Azetylaminofluoren, das mit großer Regelmäßigkeit Leber-Ca erzeugt, schon im präcancerösen Zustand eine beträchtliche Steigerung der Mitochondrien-Eigenschaft, Alanin in Eiweiß einzubauen, zustande kommt (Abb. 27).

Dies würde also auf eine vermehrte eiweißsynthetisierende Funktion der Mitochondrien während der Cancerogenese und in der fertig ausgebildeten Tumorzelle hinweisen, was ja in Anbetracht der Tatsache, daß eine gesteigerte Wachstumstätigkeit die Geschwulstzelle charakterisiert, ebenfalls von besonderer Wichtigkeit wäre.

Am umfangreichsten sind die Untersuchungen über die diversen, mit der Substratverbrennung auf dem Wege des Zitronensäurezyklus erfolgenden Fermentfunktionen an Mitochondrien und Mikrosomen der Tumorzelle im Vergleich zur Normalzelle. Wir wollen nur einige, speziell an Mäuse- und Rattenhepatomen gewonnene Ergebnisse betrachten, da bei diesen Tumoren z. Z. immer noch die besten Vergleichsmöglichkeiten zu dem homologen Normalgewebe gegeben sind. Es besteht eine gute Übereinstimmung in den Untersuchungen verschiedener Forschergruppen darüber, daß eine große Zahl der den Zitronensäurezyklus betreffenden Fermentfunktionen sowie die sich daran anschließenden fermentativen Prozesse

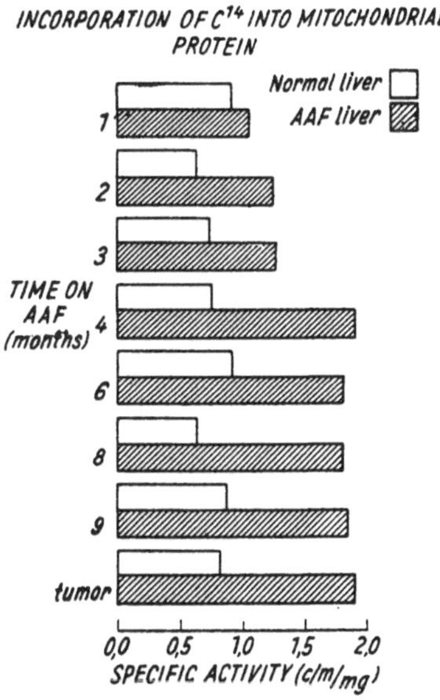

Abb. 27. Fähigkeit der Mitochondrien, Alanin-1-C^{14} in ihr Eiweiß einzubauen in den verschiedenen Stadien der Cancerogenese der Leber nach Azethylaminofluorenfütterung.
(Abbildung entnommen aus einer Arbeit von R. J. Rutman, A. Cantarow und K. E. Paschkis, Canc. Res. **14**, 115, 1954 — Chart 2, p. 116.)

Tabelle 6¹)

Einige Unterschiede im Gehalt an Biokatalysatoren, Fermenten und anderen chemischen Bestandteilen zwischen den Mitochondrien von Rattenhepatomen und normaler Rattenleber.

Substanz bezw. biochem. Eigenschaft	Normale Leber (Ratte)	Hepatom Ratte	Bemerkungen
Vitamine			
Vitamin A	+++	(+)	Goerner
Vitamin B_2 (Riboflavin)	+++	+	
Flavinadenindinukleotid	+++	+	
Vitamin B_6 (Pyridoxin)	+++	+	
Fermente			
Zytochromoxydase	+++	+	
Bernsteinsäureoxydase	+++	+	
DPN-Zytochrom-C-Reduktase	+	+++	
Fettsäureoxydase	+++	(+)	
Oxalessigsäureoxydase (Zitronensäurezyklus	+++	+	
ATP-Bildung durch oxydative Phosphorylierung	+++	+	
Synthese von p-Aminohippursäure	+++	0	
Proteinfraktionen in Mitochondrien (Ultrazentrifugation)	4 Fraktionen	3 Fraktionen	

¹) Vom Autor zusammengestellt vorwiegend auf Grund der Angaben von Hogeboom u. Schneider (Übersichtsreferat im Canc. Res. 1951).

der Wasserstoffverbrennung über das Zytochromsystem, die — wie gesagt — sich ausschließlich in den Mitochondrien abspielen, in der Tumorzelle in mehrfacher Beziehung defekt sind [147, 119, 109, 149 (s. Tab. 6). Die Tumormitochondrien weisen gegenüber normalen homologen Mitochondrien eine verminderte Fähigkeit auf, Bernsteinsäure, α-Ketoglutarsäure, Brenztraubensäure, Zitronensäure, Äpfelsäure, Fettsäuren (z. B. Oktansäure) und andere Substrate zu Wasser und Kohlensäure zu verbrennen. Die Defekte, die diese verminderte dissimilatorische Stoffwechselleistung der Mitochondrien verursachen, betreffen wahrscheinlich mehrere Stellen des Zitronensäurezyklus und Zytochromsystems, wenn auch das WARBURGsche Atmungsferment meistens am stärksten betroffen ist. Sowohl die wasserstoffabführenden Dehydrasen des Zitronensäurezyklus als auch das Zytochromsystem sind in den Tumormitochondrien funktionell unterwertig, und zwar sowohl wenn man die Menge des abgebauten Substrates (verbrauchten Sauerstoffs) pro Zelle als auch pro Gewichtseinheit Mitochondriensubstanz oder Mitochondrienstickstoff bezieht. Daraus ergibt sich, daß die verminderte Atmungskapazität der Tumorzelle nicht nur durch die bereits erwähnte Verminderung der Mitochondrienzahl pro Zelle bedingt wird, sondern daß die funktionelle Insuffizienz der einzelnen Mitochondrien noch einschneidender ist.

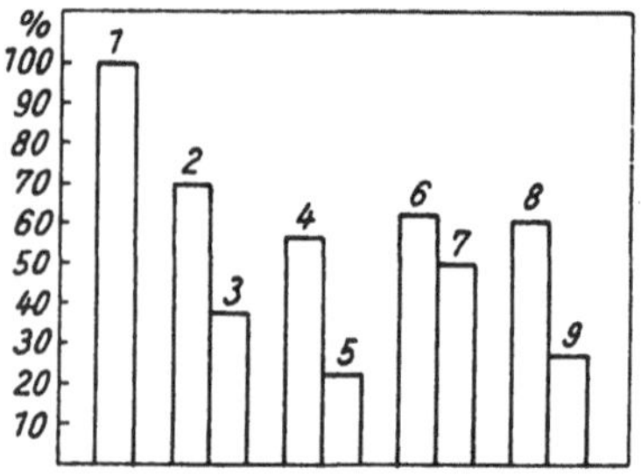

Abb. 28. Prozentualer Vergleich der Atmungstätigkeit (cmm Sauerstoffverbrauch/1 Std./1 mg N) zwischen a) präcancerösem Lebergewebe nach 6- bis 8monatiger Fütterung mit Buttergelb bzw. 3'-MDAB; b) Lebercarcinomgewebe; c) Lebergewebe unbehandelter Kontrolltiere, die die gleiche Zeit mit der gleichen Grunddiät ohne Cancerogen gefüttert wurden.

1 = Kontrolltiere (für alle Substrate als 100% angenommen). 2 = Oxalessigsäureveratmung, präcanceröses Lebergewebe. 3 = Oxalessigsäureveratmung, Krebsgewebe. 4 = α-Ketoglutarsäureveratmung, präcanceröses Lebergewebe. 5 = α-Ketoglutarsäureveratmung, Krebsgewebe. 6 = Brenztraubensäureveratmung, präcanceröses Lebergewebe. 7 = Brenztraubensäureveratmung, Krebsgewebe. 8 = Bernsteinsäureveratmung, präcanceröses Lebergewebe. 9 = Bernsteinsäureveratmung, Krebsgewebe.

Nebenstehend sind einige eigene, gemeinsam mit E. J. SCHNEIDER [150] erzielte Versuchsergebnisse zu dieser Frage dargestellt. Wir sehen, daß während der Buttergelb-Cancerogenese der oxydative Abbau verschiedener Substrate des Zitronensäurezyklus eine schrittweise Verminderung erfährt und im fertig ausgebildeten Tumor den niedrigsten Wert besitzt (Abb. 28).

In einem zweiten Diagramm (Abb. 29) ist der oxydative Abbau ebenfalls einiger Substrate des Zitronensäurezyklus durch Hepatommitochondrien der gleichen Funktion normaler Lebermitochondrien gegenübergestellt (Aufarbeitung unter Versene-Schutz). Wir erkennen die großen Unterschiede dieser fermentativen Wirkungen bei normalen und Tumormitochondrien, wobei die Werte auf Gewichtseinheit Mitochondrien-Stickstoff bezogen wurden. Es ist noch nicht völlig geklärt, welches die Ursache dieser verminderten Atmungskapazität der Mitochondrien der Tumorzelle ist und vor allem auch, ob der Defekt stets an den gleichen Stellen vorliegt. Eine Verminderung von Zytochrom c wurde vielfach festgestellt [151]. Wahrscheinlich ist auch die Zytochromoxydase mengenmäßig herabgesetzt. Es kann daher von einem Zytochromdefekt der Tumorzellen bzw. der Tumormitochondrien gesprochen werden [151]. O. WARBURG [13] und VON EULER [151] weisen auf die Verminderung der Diaphorasen in den Tumorzellen hin, die gleichfalls in den Mitochondrien lokalisiert sind. Von WEINHOUSE [152] wird die Ansicht vertreten, daß die Tumormitochondrien eine verminderte Bindungsaffinität zu den Co-Dehydrasen 1 und 2 besitzen und dadurch der verminderte Umlauf im Zitronensäurezyklus sowie die herabgesetzte Verbrennung der Substrate im Zytochromsystem bedingt wird.

Die Tatsache, daß allem Anschein nach an verschiedenen Stellen der Atmungskette von der Brenztraubensäure bis zur Zytochromoxydase mehr oder weniger stark ausgeprägte Insuffizienzen vorhanden sein können, läßt meiner Meinung nach evtl. die Deutung zu, daß die Unterfunktion der Mitochondrien, speziell auch in bezug auf die Atmungstätigkeit weniger auf den Mangel eines oder einiger bestimmter Fermente zurückzuführen ist, sondern durch eine Desorganisation und strukturelle Minderwertigkeit der Mitochondrien im ganzen bewirkt wird, etwa in dem Sinne, daß die optimalste räumliche Anordnung der verschiedenen Fermente dieses Multienzymsystems beim Übergang der Normalzelle in eine Tumorzelle, also durch die Einwirkung cancerogener Reize, verlorengegangen ist. In diesem Sinne sprechen verschiedene Befunde, z. B. die auch morphologisch zu beobachtende erhöhte Hinfälligkeit der Tumormitochondrien, z. B. bei Bestrahlung oder bei der Einwirkung unphysiologischer Medien, in denen eine besonders schnelle Quellung der Tumormitochondrien erfolgt. Im gleichen Sinne sprechen auch unsere Befunde an kurzfristig mit Buttergelb gefütterten Ratten, bei denen wir keine spezifische Vergiftung der oxydativen Mitochondrienfunktion durch das Cancerogen nachweisen konnten, sondern eher an eine allgemeine Strukturzerrüttung dieser Organellen im Verlaufe längerer Cancerogeneinwirkung dachten [150].

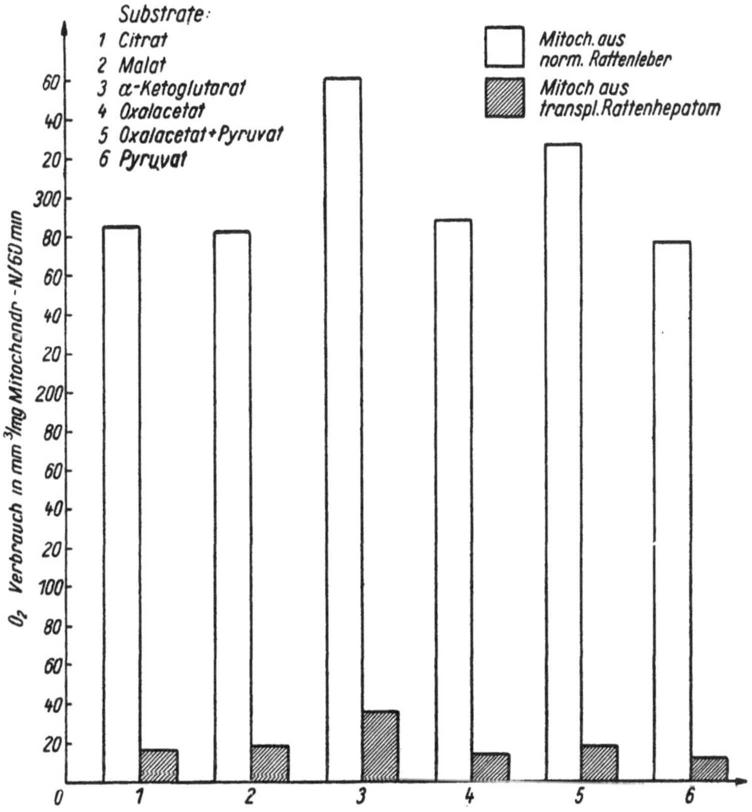

Abb. 29. Atmungstätigkeit der Mitochondrien normaler Rattenleber und eines transplantablen, hepatozellulären Karzinoms nach Buttergelbfütterung bei Anwendung verschiedener Substrate. Messung des Sauerstoffverbrauchs mit der WARBURG-Apparatur. mm³ Sauerstoffverbrauch wurde auf 1 mg Mitochondrienstickstoff bezogen.

Bei einer derartigen Betrachtungsweise ist vielleicht auch die Tatsache verständlich, daß besonders gut lipoidlösliche Stoffe cancerogene Eigenschaften haben, da den Lipoiden, speziell Phosphatiden mit Sicherheit gerade für die strukturelle Ordnung der Zellorganelle eine besondere Bedeutung zukommt.

Auf die mit ziemlicher Regelmäßigkeit nachweisbare Schädigung der Atmungskapazität der Mitochondrien wurde deshalb etwas ausführlicher eingegangen, weil — wie wir noch sehen werden — gerade dieser Befund in besonderem Maße in der Lage ist, diejenige Stoffwechselsituation zu erklären und verständlich zu machen, die nach den grundlegenden Untersuchungen von WARBURG [13], z. T. gemeinsam mit NEGELEIN, für die Geschwulstzelle im allgemeinen charakteristisch ist. Es ist klar, daß gerade eine verminderte Atmungstätigkeit schon infolge einer dadurch bedingten Verminderung der intrazellulären Energiegewinnung durch die oxydative Phosphorylierung für die gesamte Stoffwechsellage der Zelle von ausschlaggebender Bedeutung sein muß.

Weitere Unterschiede zwischen Tumormitochondrien und normalen Mitochondrien, speziell in der Leber bzw. im Hepatom betreffen eine Reihe spezifischer Zellfunktionen wie die Bildung von Hippursäure, Harnstoffsynthese usw., die in den Tumormitochondrien stark reduziert sind; desgleichen sind die Mitochondrien der Tumorzelle viel ärmer an verschiedenen Vitaminen und anderen Co-Faktoren wie normale Mitochondrien (zit. nach 109 und 152).

Zusammenfassend ergibt sich aus den dargestellten morphologischen Befunden und biochemischen Untersuchungen, daß für die Tumorzellen sowie für Gewebe, die unter der Einwirkung cancerogener Substanzen standen, eine Vielzahl verschiedener Veränderungen an den Zytoplasmaorganellen, speziell an den Mitochondrien nachgewiesen werden konnten, die durchaus dazu berechtigen, diese Zytoplasmaelemente als Angriffspunkte der cancerogenen Reize in Betracht zu ziehen.

9. Versuch einer Erklärung der besonderen Eigenschaft der Tumorzelle als Folge einer Änderung ihrer zytoplasmatischen Organellen

Folgende Besonderheiten unterscheiden die maligne Zelle von den Normalzellen des tierischen Organismus:

1. Das autonome, in extremsten Fällen destruktive, der normalen Korrelation nicht mehr unterworfene Wachstum und die daraus resultierende gesteigerte Zellvermehrung.

2. Die verminderte oder in extremsten Fällen fehlende spezifische, dem Gesamtorganismus dienende Zellfunktion beim Vergleich mit den homologen Normalzellen.

3. Das von Warburg [13] im Hinblick auf den Zellstoffwechsel festgestellte Mißverhältnis zwischen Zellatmung und Gärung zugunsten der letzteren.

Es muß besonders hervorgehoben werden, daß alle drei genannten Eigenschaftsänderungen dadurch charakterisiert sind, daß sie irreversibel sind und sich bei der Zellteilung auf die Tochterzellen übertragen. Die Aufgabe dieses Abschnittes ist es nun, zu untersuchen, ob die genannten, uns für die Geschwulstzelle in erster Linie wesentlich erscheinenden und sie von den Normalzellen unterscheidenden Eigenschaften durch eine Änderung der zytoplasmatischen Zellorganellen in hinreichendem Maße erklärt werden können. Es sei noch hervorgehoben, daß die genannten Besonderheiten der Geschwulstzelle unserer Meinung nach keine voneinander unabhängigen Merkmalsänderungen darstellen, sondern in einem inneren kausalen Zusammenhang miteinander stehen, indem *eine* funktionelle Abweichung die anderen zwangsläufig bedingt, bzw. alle genannten Funktionsänderungen als parallellaufende Folgen der gleichen primären Schädigung anzusehen sind [63 a].

Beim Versuch einer Analyse und gleichzeitiger Erklärung der malignen Zelleigenschaften auf der Grundlage einer Schädigung der zytoplasmatischen Organellen wollen wir von der überaus wichtigen Warburgschen Entdeckung über den abnormen Atmungs-und Gärungsstoffwechsel der Geschwulstzelle ausgehen. Wir sahen, daß praktisch sämtliche Atmungsfermente, speziell auch das Warburgsche Atmungsferment, desgleichen die Fermente des Zitronensäurezyklus, vor allem die verschiedenen Dehydrasen ausschließlich an die Mitochondrien gebunden sind. Diese Tatsache allein, im Verein mit der nachgewiesenen unmittelbaren Wirkung der Cancerogene auf die Mitochondrien erscheint durchaus ausreichend, eine Atmungsschädigung der Tumorzelle auf eine unmittelbare Schädigung der Mitochondrien zurückzuführen. Dieser Vorgang könnte evtl. den Beginn der zur Malignität führenden Reaktionskette darstellen. Da es sich bei den Mitochondrien um durch Selbstteilung sich vermehrende, genetisch bedeutsame Strukturen handelt, muß jede irreversible Mitochondrienschädigung und somit auch die Schädigung der Mitochondrienatmung erblichen Charakter besitzen und sich auf die Tochterzellen übertragen. Es wurde schon darauf hingewiesen, daß für Hefezellen durch exogene Noxen hervorgerufene mutative, sich auf die Tochterzellen vererbende Atmungsschädigungen der Mitochondrien bereits experimentell sicher nachgewiesen werden konnten [95, 96, 97].

Entsprechend den Vorstellungen WARBURGS [13] kann man nun weiter folgern, daß die erbliche Atmungsschädigung der Tumorzelle adaptiv eine gesteigerte Gärung nach sich zieht. Die Folge der verminderten Verbrennung der durch die gesteigerte Glykolyse im Übermaß gebildeten Brenztraubensäure ist zwangsläufig eine Stauung der Zwischenprodukte des Zitronensäurezyklus, die normalerweise über das Zytochromsystem zu Kohlensäure und Wasser verbrannt werden. Damit sammeln sich aber Substrate in der Zelle an, die in letzter Konsequenz zwangsläufig zu gesteigerter Synthese lebender Zellsubstanz und damit zu erhöhtem Wachstum und gesteigerter Zellteilung führen (s. auch DOMAGK [186]).

Es muß zunächst offenbleiben, ob diese adaptive Zunahme der zellulären Glykolyse infolge der Atmungsschädigung der Mitochondrien ausschließlich auf einer Wirkungssteigerung der Gärungsfermente im unstrukturierten Grundplasma beruht oder aber auch die Zytoplasmaorganellen aktiven Anteil daran haben [1]). Allenfalls kann man sich nach den in dem vorausgehenden Kapitel über die Stoffwechselleistung der Zellorganellen gemachten Ausführungen vorstellen, daß die in abnormem Maße angereicherten Zwischenprodukte des Zitronensäurezyklus, vor allem Oxy- und Ketosäuren durch Transaminierung in Aminosäuren und reaktionsfähige Peptide umgewandelt werden [181, 182, 183, 164], und zwar z.T. gleichfalls durch die Leistung der Mitochondrien, die — wie wir sahen — besonders reichlich Transaminasen enthalten. Damit stehen nun aber diejenigen Bausteine in der Tumorzelle aus eigener Produktion zur Verfügung, die direkt zur Eiweißsynthese führen [183], ungeachtet der Frage, ob letztere ebenfalls in den Mitochondrien oder zusätzlich in den Mikrosomen und im Zellkern stattfindet. Es kann angenommen werden, daß eine Stauung der Intermediärprodukte des Zitronensäurezyklus sowie bestimmter, ebenfalls sich anreichernder Zwischenprodukte der Glykolyse zwangsläufig auch zu einer gesteigerten Synthese von Nukleotiden und Nukleinsäuren sowie von Phosphorlipoiden, die gleichfalls in den Mitochondrien gebildet werden, führt in ähnlicher Weise, wie wir dies für die erhöhte Eiweißsynthese dargestellt haben. Damit würden aber alle synthetischen Vorgänge in der Zelle vermehrt sein, die für die zelluläre Wachstumsleistung unerläßlich sind (Abb. 30). Sie würden alle die direkte Folge der primären Mitochondrienschädigung und der daraus resultierenden Verschiebung im normalen quantitativen Verhältnis zwischen Atmung und Gärung darstellen.

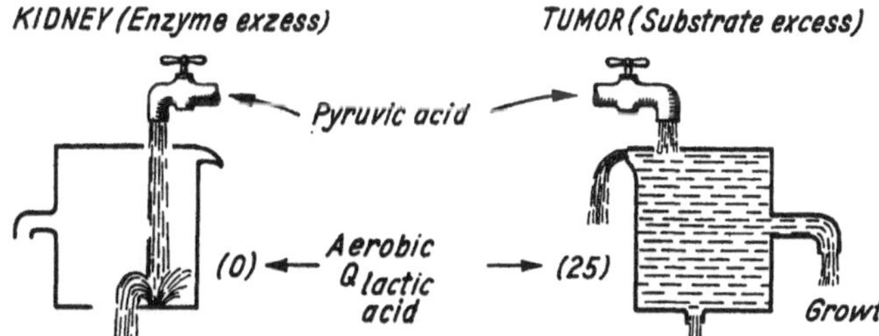

Abb. 30. Bildliche Darstellung der Stoffwechsellage in einer normalen Zelle (links) und in einer Tumorzelle (rechts). In der normalen Zelle werden die zugeführten Nährsubstrate über Brenztraubensäure auf dem Wege des Zitronensäurezyklus durch die im Überschuß vorhandenen Fermente restlos zu CO_2 und H_2O verbrannt, bei gleichzeitiger Energiegewinnung durch oxydative Phosphorylierung. In der Tumorzelle kommt es infolge Fermentmangels, speziell im Bereich des Zitronensäurezyklus und Zytochromsystems zu einer starken Stauung der Stoffwechselzwischenprodukte, die zwangsweise zu erhöhter Synthese (Wachstum) und auf der anderen Seite zur aeroben Milchsäurebildung führt. (Abbildung entnommen aus einer Arbeit von R. VAN POTTER, Canc. Res. 11, 565, 1951 — Chart 3, p. 569.)

Die Irreversibilität und Vererbung dieser Stoffwechsellage auf die Tochterzellen würde gleichzeitig die Autonomie und Unbeeinflußbarkeit des Wachstums der Tumorzelle durch die korrelativen Kräfte des Gesamtorganismus

[1]) Siehe Fußnote auf Seite 85 über die stimulierende Wirkung der Mitochondrien auf die Glykolyse. Dieser Befund spricht ev. für eine direkte Beteiligung der Mitochondrien und Mikrosomen an der starken Glykolyse der Tumorzelle.

(Hormone, nervöse Versorgung usw.), also die Korrelationstaubheit der Tumorzelle erklären. Die Milchäurebildung der Tumorzelle ist ebenfalls als eine direkte Folge der verminderten zellulären Atmungskapazität anzusehen, indem die durch die Glykolyse im Übermaß entstehende Brenztraubensäure ihrerseits zum Wasserstoff-Akzeptor für die sich infolge des geschädigten Zytochromsystems stauenden hydrierten Co-Dehydrasen wird.

Auch eine weitere der angeführten Eigenschaften der Geschwulstzelle ist durch eine Schädigung der zytoplasmatischen Zellorganellen in genügendem Maße verständlich, nämlich die verminderte spezifische Zellfunktion. Wir sahen, daß Mitochondrien, Mikrosomen und evtl. noch das Ergastoplasma für die spezifische Zell-Leistung in besonderem Maße verantwortlich sind. Ein wichtiger Beleg für die Richtigkeit dieser Ansicht konnte von WEILER [153] erbracht werden. Wie wir bereits vor mehreren Jahren vermuteten [63a] und von FURTH und KABAT [154], HEHNLE und CHAMBERS [155] und uns selber nachgewiesen werden konnte [63b], ist die immunochemische, durch Komplementbindungsreaktion usw. nachweisbare Organspezifität der Zellen an die Mitochondrien und Mikrosomen gebunden. Es liegt die Annahme nahe, daß dieses organspezifische, serologisch faßbare Substrat dieser Zellorganellen, durch das sich die verschiedenen Organe und Gewebsarten unterscheiden, auch für die spezifische Zellfunktion und Leistung in erster Linie verantwortlich ist.

WEILER konnte nun nachweisen, daß während der Cancerogenese durch Buttergelb die Leberzellen das leberspezifische Antigen in ihren Mitochondrien und Mikrosomen schrittweise verlieren bei gleichzeitigem Verlust der organspezifischen Funktion der Leberzellen und die fertige Krebszelle schließlich in ihren Mitochondrien und Mikrosomen dieses Antigen völlig vermissen läßt. Damit ist ein überzeugender Beweis für die Beziehung zwischen Mitochondrien und Mikrosomen und der spezifischen Zellfunktion auf der einen Seite und den Verlust der Organspezifität während der Cancerogenese auf der anderen Seite erbracht worden. Es sei darauf hingewiesen, daß auch aus den Versuchen von WEILER, speziell seinen fluoreszenzmikroskopischen Abbildungen von normalen Leberschnitten, die mit leberspezifischem Fluoreszein-Antikörperkomplex behandelt wurden, sich eindeutig ergibt, daß die Zellkerne der normalen Leber das leberspezifische Antigen nicht enthalten. Dieses ist ausschließlich im Zytoplasma der Zellen lokalisiert. Der Verlust, der an dieses serologische Substrat gebundenen spezifischen Zellfunktion bedingt es, daß sich die Zellen der verschiedenen Tumoren biologisch und stoffwechselmäßig viel näher stehen als die entsprechenden Normalgewebe und damit in biologischer und chemischer Beziehung einen neuen und einheitlichen Zelltyp darstellen (GREENSTEIN [156]). Damit tritt auch die enge Beziehung zwischen Tumorbildung und Determination und Differenzierung zutage. Der Tumorzelle, die ja aus einem bereits determinierten und differenzierten Zelltyp hervorgeht, fehlt jede weitere Differenzierungspotenz infolge irreversibler Zerstörung der hierfür erforderlichen genetischen Substrate in ihren Zytoplasmaorganellen [63a, b], indem ihr auch die letzte, nach der entwicklungsphysiologischen Determination und Differenzierung noch verbliebene Differenzierungspotenz und Leistungsspezifität teilweise oder völlig verlorengegangen ist. Sie bildet gleichsam den Antipoden zur befruchteten Eizelle, die sämtliche Potenzen, die während der embryonalen Entwicklung zur Realisierung gelangen und die hierfür benötigten genetischen Substrate besitzt und vielleicht gerade wegen dieser Vielzahl an Potenzen kaum cancerisierbar ist.

Zusammenfassend ergibt sich also, daß man auf der Grundlage der gegenwärtigen Kenntnisse über die biologischen Eigenschaften und die Stoffwechselbesonderheiten der Tumorzelle einerseits und die Funktion der Zytoplasmaorganellen, speziell der Mitochondrien und Mikrosomen in normalen und malignen Zellen andererseits, durchaus in der Lage ist, die besondere Verhaltensweise und Eigenart der malignen Zelle unter Zugrundelegung einer primären irreversiblen Schädigung der zytoplasmatischen Erbkonstituenten und Stoffwechselorganellen, also durch eine plasmatische Mutation verständlich zu machen.

10. Die Stellung der Virustumoren

Wenn wir den Versuch einer allgemeinen und einheitlichen Erklärung der Geschwulstursache und Genese in Angriff nehmen, dürfen wir die durch virusartige Agentien verursachten Geschwülste keinesfalls unberücksichtigt lassen.

Es kann nämlich weder von der morphologischen noch von der biologischen Seite irgendein Grund angeführt werden, der für eine prinzipielle Unterscheidung dieser Geschwülste von den nicht oder vielleicht auch nur bisher noch nicht filtrierbaren Tumoren ins Feld geführt werden kann.

Die Mamma-Karzinome der Maus, an deren Entstehung der virusartige Milchfaktor wesentlich, wenn auch in bezug auf seine Wirkungsweise in noch nicht völlig geklärter Weise beteiligt ist (BITTNER [158], MÜHLBOCK [159]), unterscheiden sich in der Verhaltensweise der Zellen dem Gesamtorganismus gegenüber und auch in sonstiger biologischer Beziehung kaum von den nicht filtrierbaren, etwa durch cancerogene KWST oder hormonale Stimulation (MÜHLBOCK) erzeugten Mamma-Tumoren. Ebenso bestehen keine Unterschiede zwischen nicht filtrierbaren, durch KWST erzeugten Hühnersarkomen und den Rous-Tumoren, mit Ausnahme der zeitweise jedoch auch hier fehlenden Filtrierbarkeit der letzteren.

Die Notwendigkeit der unbedingten Berücksichtigung der sog. Virustumoren bei jeder allgemeinen Betrachtung der Geschwulstätiologie resultiert auch aus der Tatsache, daß gerade in der letzten Zeit durch die Untersuchungen verschiedener Forscher (GROSS [14], PUTNOCKY [16], RODEWALD [18], THURZO [17]) sowie auf Grund unserer eignen Versuche [20, 19] sich die Zahl filtrierbarer Geschwülste zunehmend vermehrt, so daß, wie dies von mir schon in einer früheren Arbeit dargestellt wurde [63b, 32b], sich die Grenze zwischen filtrierbaren und nicht filtrierbaren Geschwülsten immer mehr zu verwischen scheint.

Es ergibt sich damit die Frage, wie man die Tatsache, daß man eine bereits sehr beachtliche Zahl maligner, meist auch transplantabler Tiergeschwülste (Hühnerleukämien, Rous-Sarkome, Mamma-Ca und AK-Leukämie der Maus) durch zellfreie Filtrate übertragen kann, bzw. durch Filtrate aus bestimmten Tumoren andersartige maligne Geschwülste bei der gleichen Tierart hervorzurufen vermag (speziell Leukämien durch zellfreie Filtrate aus den Sarkomen Sa I und Sa II und aus dem Aszites-Karzinom) mit den übrigen in den vorausgehenden Kapiteln dargelegten Befunden und Deutungen in Einklang bringen kann. Es sei gleich vorausgeschickt, daß man heute wohl kaum in der Lage ist, hinsichtlich dieser Frage nur *eine* einzige Möglichkeit einer synthetischen Betrachtung ins Auge zu fassen, sondern daß wir uns wohl damit begnügen müssen, mehrere Möglichkeiten in Betracht zu ziehen, ohne daß wir einer der genannten Anschauungen einen eindeutigen Vorrang geben können. Alle haben mehr oder weniger positive und negative Seiten, die im folgenden etwas beleuchtet werden sollen.

A. Die Deutung der filtrierbaren onkogenen Tumoragentien als echte *exogene Viren*

Zunächst muß durchaus in Erwägung gezogen werden, daß es sich bei diesen filtrierbaren tumorerzeugenden Agentien, die man z. T. ja auch elektronenmikroskopisch sichtbar machen konnte, wie etwa das Rous-Virus [23, 24, 25], um echte exogene Viren handelt.

Damit ergeben sich nun aber zwangsläufig eine Reihe weiterer Fragestellungen, auf die vorläufig noch kaum eine Antwort möglich ist. Es fragt sich in diesem Fall nämlich sofort, ob etwa nicht alle bösartigen Geschwülste durch derartige Viren hervorgerufen werden [160, 161, 162], die sich bei den nicht filtrierbaren Tumoren dem Nachweis bisher dadurch entzogen, daß sie intrazellulär an Zellbestandteile so fest gebunden sind, daß ihre Loslösung von der Zelle in aktiver Form noch nicht gelungen ist bzw. die eine so hohe Labilität besitzen, daß sie bei der Isolierung inaktiv werden (Filtratbereitung).

Wir wissen, daß auch bei anderen Viren und besonders bei den Bakteriophagen nach der Infektion Latenzzeiten unterschiedlicher Dauer vorhanden sind (Eklipse), in denen der Virusnachweis im Gewebe bzw. in den Bakterien auch nach Aufschluß der Wirtszellen mißlingt. Man stellt sich vor, daß sich in diesem Stadium die Viren im Zuge eines Entwicklungszyklus, der der Vermehrung dient, in nicht infektiöse genetische Untereinheiten auflösen und sich als kleinere Untereinheiten durch Autoreduplikation vermehren oder von der Zelle ,,vermehrt werden". Die Infektiösität tritt erst wieder auf, wenn die Untereinheiten zu neuen komplexen Viruskörperchen zusammentreten. Theoretisch wäre es eventuell vorstellbar, daß die Tumorviren bei den nicht filtrierbaren Tumoren dauernd in dieser nichtinfektiösen Form der Eklipse vorhanden sind.

Als weitere Frage resultiert aus dieser Betrachtungsweise, ob für jede Geschwulstart entsprechend dem morphologischen Bau, also für die verschiedenen Gewebs- und Organkrebse und Malignitätsstufen besondere Viren anzunehmen sind, weiterhin, ob jede Spezies ihre eignen speziesspezifischen onkogenen Viren besitzt oder nur einige wenige derartiger Viren existieren, die für eine Vielzahl von Tierspezies und Gewebsarten als geschwulsterzeugende Noxen wirksam sind. Im ersteren Falle müßte jeder Organismus geradezu einen ganzen Mikrokosmos verschiedenster onkogener Virusarten beherbergen, weil ja bekanntlich z. B. unter der Einwirkung cancerogener Stoffe je nach der Applikationsart in den verschiedensten Geweben und Organen bösartige Geschwülste entstehen. Bei dieser Sachlage müßte weiterhin angenommen werden, daß die Cancerogene für die Geschwulstbildung weniger eine kausale Bedeutung haben als vielmehr nur die in einer noch ungeklärten Weise fungierenden Schrittmacher und Realisatoren einer bereits bestehenden, bis dahin latenten Virusinfektion sind. Dies wäre ja immerhin denkbar, indem man sich vorstellen könnte, daß die latenten onkogenen Viren nur dann intrazellulär pathogene, d. h. geschwulstauslösende Wirkungen entfalten können, wenn die Zelle *gleichzeitig* in ihrem biologischen Verhalten und in ihrer Stoffwechsellage durch einen zusätzlichen Reiz, der von den bekannten Cancerogenen in besonderem Maße ausgeübt werden müßte, in spezifischer Weise alteriert wird. Die cancerogenen Reize wären dann also, trotz ihrer anscheinend so spezifischen geschwulsterregenden Wirkung, nur sekundäre ätiologische Faktoren. Es müßte dann aber auf Grund der experimentellen Befunde angenommen werden, daß sie diese Eigenschaft, durch die die Ansiedlung des postulierten onkogenen Virus in der Zelle ermöglicht wird, schon bei einer sehr kurz dauernden Einwirkung (einmalige Tropfung) entfalten (Erzeugung der latenten Tumorkeimanlagen).

Es würde weiterhin resultieren, daß bei dieser Virusinfektion zwei auch qualitativ voneinander verschiedene Latenzphasen existieren, da ja die Tumorkeimanlagen, die durch die karzinogene Substanz hervorgerufen werden und die wir bei der Zugrundelegung eines exogenen Virus als Ursache aller Tumoren als Eintritt oder besondere Art der Verankerung des bis dahin latenten Virus in der Zelle betrachten müßten, ihrerseits wiederum latent bleiben können, bis ein zusätzlicher unspezifischer Realisierungsreiz wie etwa Krotonöl allmählich daraus eine gut- und schließlich bösartige Geschwulst macht.

Es würde also zur Geschwulstbildung der Eintritt und die Haftung oder ganz unverbindlich ausgedrückt ein noch nicht näher definierbarer Prozeß, der sich zwischen Gewebe und onkogenem Virus durch Vermittlung des Karzinogens abspielt, noch keinesfalls ausreichen. Es müßte vielmehr im Anschluß an diese beiden latenten Phasen (1. Anwesenheit des latenten Virus im Gewebe, 2. die Haftung des noch nicht zur aktiven Proliferation führenden Virus in der Zelle) in einer dritten Phase noch der unspezifische Realisierungsreiz folgen (z. B. Krotonöl), durch den erst der eigentliche Geschwulstbildungsprozeß vielleicht durch eine Vielzahl aufeinanderfolgender Zellteilungen in Gang kommt. Wenn nun aber ein exogenes, fast ubiquitäres, zunächst latent im Organismus vorliegendes Virus tatsächlich die ,,prima causa" aller Tumoren wäre, würde ihm zwar die Bedeutung eines Faktors ,,sine qua non" für den

Geschwulstbildungsvorgang zukommen, die wesentliche, unmittelbare Ursache würde aber dennoch den cancerogenen Reizen, also etwa den KWST usw. zugesprochen werden müssen und ebenso auch eine weitgehende Spezifität der Wirkungsweise, da ja ohne Cancerogeneinwirkung trotz der Virusgegenwart die Geschwulstbildung ausbleibt. Dieses ergibt sich ganz eindeutig aus den Experimenten mit den wirksamsten cancerogenen Kohlenwasserstoffen.

Weiterhin müßte ja in diesem Fall angenommen werden, das zumindest bei bestimmten Tierarten mit besonders hoher Tumorquote, wie etwa bei der Maus derartige onkogene Viren in praktisch sämtlichen Organen in einer zur betreffenden Gewebsart passenden Form immer vorhanden wären, da man ja mit den stärksten cancerogenen KWST ganz beliebig an praktisch jedem Tier, jeder Körperstelle und mit wenigen Ausnahmen an allen Organen und Gewebsarten durch lokale Einwirkung des Karzinogens gut- und bösartige Tumoren erzeugen kann, die *ohne* Einwirkung des Cancerogens trotz des Vorhandenseins des postulierten allgegenwärtigen, onkogenen Virus überhaupt nicht oder doch nur äußerst selten spontan auftreten. Die Wirkungs-Spezifität des Karzinogens bei dem Zustandekommen dieser postulierten Virusmanifestation ergibt sich nicht nur aus den oft minimalen Dosen des Kohlenwasserstoffs, die zur Geschwulstbildung bereits ausreichen, sondern ganz eindeutig auch daraus, daß unspezifische Schädigungen, und zwar selbst solche, die auf TKA eine starke Realisierungswirkung haben (z. B. Krotonöl oder regenerationsauslösende Verletzungen), d. h. also der Komplex Virus + unspezifischer Reiz allein zur Geschwulstbildung unzureichend sind. Ich habe bei vielen Hunderten von Tieren durch Krotonöltropfung allein niemals ein Karzinom beobachten können, dagegen erzielte ich beim gleichen Mäusestamm bereits mit 10 γ DMBA, die in kürzester Zeit appliziert wurden, bei nachfolgender Krotonöltropfung bis zu 30% lokale, streng auf die mit Karzinogen behandelte Hautstelle beschränkte Karzinome und außerdem noch 2—3 gutartige Tumoren durchschnittlich pro Tier. Wenn wir ein exogenes, onkogenes Virus als primäre Ursache auch dieser durch KWST erzeugten Karzinome annehmen, ergibt sich aus diesem Experiment, daß das postulierte Virus praktisch bei allen im Versuch befindlichen Tieren z. Z. der Karzinogenapplikation bereits latent vorhanden gewesen sein muß, und zweitens, daß die Geschwulstbildung aber trotzdem erst durch die Einwirkung des Cancerogens irreversibel ausgelöst bzw. eingeleitet wurde. Der einzige Befund, den ich auf Grund eigner Erfahrungen für die Ansicht einer Mitbeteiligung eines exogenen, onkogenen Virus an der Geschwulstbildung nach Cancerogeneinwirkung anführen kann, sind Versuche, bei denen wir an den mit DMBA getropften Tieren, die in größerer Zahl in Gemeinschaftskäfigen gehalten wurden, viel mehr Geschwülste beobachteten als bei völlig gleichartig getropften Mäusen, die von Versuchsbeginn an einzeln gehalten wurden [163]. Für dieses Ergebnis diskutierten wir unter anderem auch die Möglichkeit einer Infektion und Virusübertragung von Tier zu Tier, die entsprechend der Versuchsanordnung naturgemäß nur in den Gemeinschaftskäfigen gegeben war. Es sei jedoch erwähnt, daß wir für diesen Effekt in erster Linie ganz andere Erklärungsmöglichkeiten, die sich auf die Geschwulstrealisierung bezogen, in Betracht gezogen haben. Andererseits ist vor allem für die Hühnerleukosen und Erythroblastosen eine gegenseitige Infektion der Tiere mit dem onkogenen Virus sowie dessen Übertragung durch Insekten eindeutig bewiesen.

Den bisherigen Ausführungen dieses Kapitels wurde die Vorstellung zugrunde gelegt, daß die verschiedenen morphologischen Tumortypen durch jeweils verschiedene organ- und speziesspezifische, exogene, geschwulsterzeugende Viren verursacht werden, mithin also eine Vielzahl onkogener Viren existiert. Eine andere zunächst ebenfalls rein theoretische Möglichkeit bestünde darin, daß wenige Virusarten in der Lage sind, alle histologisch unterschiedlichen Geschwülste hervorzurufen, und es auf zusätzliche sekundäre Bedingungen ankommt, ob das gleiche Virus in dem einen Fall bspw. ein Haut- oder Leber-Karzinom oder ein subkutanes Sarkom oder etwa eine Leukämie usw. erzeugt.

Man könnte sich vorstellen, daß diese sekundären Bedingungen, durch welche Lokalisation, histologischer Bau und biologische Eigenart eines bestimmten Tumors bedingt werden, vor allem durch die zur Virusmanifestation noch zusätzlich erforderlichen karzinogenen Noxen bestimmt werden. Eine derartige Vorstellung würde schon deshalb keine unüberwindliche Schwierigkeit bereiten, weil die Geschwulstbildung in der Regel an denjenigen Körperstellen und in demjenigen Organ erfolgt, auf welche das benutzte Karzinogen am intensivsten einwirkt, z. B. nach Buttergelbfütterung in der Leber und nach Einwirkung cancerogener KWST oder nach Röntgen- oder UV-Bestrahlung am Ort der Applikation.

Im ganzen gesehen kommen wir bei einer derartigen Verallgemeinerung der Anschauung einer unentbehrlichen Mitwirkung eines *exogenen* Virus an *allen* Geschwulstbildungsvorgängen, vor allem auch bei den durch die stärksten Cancerogene künstlich hervorgerufenen Tumoren zwangsläufig zu Schlußfolgerungen, die doch noch sehr erhebliche Schwierigkeiten für unsere gewohnheitsgemäßen Vorstellungen nach sich ziehen. Sie wurden hier etwas weiter ausgeführt, um die Konsequenzen, die eine derartige ätiologische Vorstellung zur Folge hat, besser zu beleuchten.

Viel geringere Schwierigkeiten würde es bereiten, auf der Grundlage eines exogenen Virus die biologische und chemisch-physiologische Verhaltensweise der Geschwulstzellen, die wir vorausgehend beschrieben haben, zu erklären. Wir wissen aus anderen Beispielen, daß Virusarten abnorme Proliferationen (Warzen, Papillome usw.) hervorrufen können. Es wäre also durchaus vorstellbar, daß durch ein den Zellen dauernd innewohnendes und sich darin vermehrendes und vor allem in den Nukleinsäure- und Eiweißstoffwechsel und den Energiehaushalt der Zelle eingreifendes Virus eine dauernde, d. h. irreversible der Kontrolle des Gesamtorganismus nicht mehr unterworfene Proliferation unterhält. Schon die Tatsache, daß mit einem derartigen Virus neues, gewebsfremdes, genetisches Substrat, also neue Matrizen für die Eiweiß- und Nukleinsäuresynthesen in die Zelle gelangen und in ihr wirksam sein würden, müßte zwangsläufig zu einer Abänderung der normalen Funktion und Korrelationsfähigkeit der betroffenen Zellen führen. Da dieses Virus bei der Zellteilung auf beide Tochterzellen weitergereicht werden würde, wäre auch die Konstanz dieser virusbedingten Wachstumsanomalie in allen folgenden Generationen, also die „Vererbung" dieser Eigenschaft verständlich. Auch die Tatsache, daß gerade eine Reihe von mutationslösenden Noxen gleichzeitig auch eine karzinogene Wirkung besitzen, könnte im Lichte dieser Vorstellung eventuell eine Erklärung finden, nämlich dann, wenn man annimmt, daß die Manifestation und das Aktivwerden des latenten onkogenen Virus darauf beruht, daß es mit den genetischen Substraten der Zelle eine enge Bindung eingeht und mit bestimmten zellulären Erbkonstituenten gleichsam zu einer neuen, funktionellen Einheit verschmilzt. Es wäre denkbar, daß dieser Prozeß gerade durch solche Noxen bevorzugt ausgelöst wird, denen an sich schon eine elektive Schädigungswirkung auf das genetische Substrat der Zelle eigen ist, wie dieses bei den mutagenen Reizen der Fall ist.

Eine weitere hypothetische Vorstellung über die Wirkungsweise eines exogenen Virus beim Cancerisierungsprozeß wäre folgende.

Wenn wir annehmen, daß das exogene Tumorvirus speziell die Mitochondrien und Mikrosomen der Zelle befällt und an diese Organellen besonders fest gebunden wird, so könnte es wohl über eine chronische strukturelle und fermentative Destruktion dieser Zellorganellen, die schließlich mutativen Charakter gewinnt, d. h. autonom wird und damit keiner weiteren Einwirkung des Virus mehr bedarf, zu den völlig gleichen Folgezuständen für Zellatmung und Gärung und den Zitronensäurezyklus mit den daraus resultierenden Folgen einer vermehrten Eiweißsynthese und gesteigerten Wachstumstätigkeit kommen, wie bei der in den vorausgehenden Abschnitten postulierten mutativen Änderung dieser Zellorganelle durch die unmittelbare Schädigungseinwirkung eines Cancerogens. Es wäre also durchaus vorstellbar, daß das onkogene Virus auf dem Wege einer primären Mitochondrien- oder eventuell auch Mikrosomenschädigung das geschwulstmäßige Verhalten der Zelle auslöst, in ähnlicher Weise wie ein chemisches Cancerogen.

Die dargestellten morphologischen, vor allem auch elektronenmikroskopischen Befunde an den Mitochondrien und Mikrosomen [133], die eine Schädigung derselben nahelagen und ebenso auch alle ihre Stoffwechselanomalien, die gleichfalls in Richtung einer Schädigung liegen, desgleichen der Verlust des serologisch faßbaren Substrates für die spezifische Zellleistung (WEILER) könnten also sehr wohl auch durch die destruktive Wirkung eines Virus entstanden sein. Es würde weiterhin die Mitwirkung des Cancerogens mit seinem besonderen Effekt auf Mitochondrien und Mikrosomen eventuell so gedeutet werden können, daß diese Substanzen gerade auf Grund ihrer bevorzugten Alteration der zytoplasmatischen Zellorganellen vielleicht auf dem Wege einer primären Schädigung ihrer Atmungsfunktion die Haftung und Ansiedlung des Virus in den Mitochondrien und Mikrosomen oder anderen Duplikaten erst ermöglichen. Beide Noxen, sowohl Virus als auch Cancerogen würden also in gleichem Maße unentbehrliche Bedingungen für die Cancerogenese darstellen, indem die Manifestation des Virus eine gleichzeitige Schädigung der Zelle durch ein Cancerogen voraussetzt.

In diesem Sinne sprechen eventuell Versuche aus der Schule von ZILBER [162], nach denen die Cancerisierung von Zellen in der Gewebekultur nur dann gelingt, wenn Tumornukleoproteide, die dem onkogenen Virus entsprechen würden, gleichzeitig mit cancerogenen KWST der Zelle zugefügt werden.

B. Die Theorie der endogenen Entstehung der onkogenen Viren

Im vorausgehenden Abschnitt wurde eine mögliche Beziehung zwischen onkogenen Viren, Cancerogeneinwirkung und einer Abartung der Zellorganellen, speziell der Mitochondrien und Mikrosomen in der Weise in Betracht gezogen, daß für den Cancerisierungsvorgang die kausalen Faktoren in folgender zeitlicher Verknüpfung angenommen wurden:

1. Latentes, exogenes Virus, 2. Cancerogeneinwirkung auf die Zelle bzw. Zellorganellen, 3. irreversible Schädigung der Zelle bzw. ihres genetischen Substrates durch das Virus, 4. Malignität der Zelle.

In diesem Abschnitt wollen wir uns mit einer zweiten Möglichkeit auseinandersetzen, bei der die gleichen Etappen während des Cancerisierungsvorganges erscheinen, nur in einer anderen zeitlichen Aufeinanderfolge und gegenseitigen Bedingtheit, und zwar:

1. Cancerogeneinwirkung, 2. mutative Schädigung der Zellorganellen, speziell ihrer Nukleoproteide, 3. endogene Entstehung eines Tumorvirus aus den Nukleoproteiden der Zellorganellen, 4. Malignität.

Diese Vorstellung wird in mehreren Variationen schon seit etwa 15 Jahren von verschiedenen Autoren diskutiert. Die Vorstellung, daß Viren möglicherweise aus bestimmten Anteilen (Eiweißen, Nukleoproteiden, Fermenten) tierischer und auch pflanzlicher Zellen, also endogen neu entstehen könnten, ist schon relativ alt. Ich möchte z. B. auf die Ausführungen von E. HOFFMANN hinweisen, der den Begriff der Viroide schon vor mehreren Jahren geprägt hat und in Erwägung zog, daß sich aus bestimmten Makromolekülen der Zellkerne oder des Zytoplasmas unter besonderen Bedingungen virusartige pathogene Elemente entwickeln könnten [22]. Ähnliche Ansichten wurden von B. FLASCHENTRÄGER [184] vertreten, der dabei vor allem an Fermentmoleküle denkt.

Für das Rous-Agens wurde 1938 von DOERR [165] die endogene Entstehung ausführlich diskutiert und begründet und dabei vor allem an verselbständigte Gene des Zellenkerns gedacht.

Ähnliche Vorstellungen wurden 1940 von RONDONI [166] entwickelt. Im gleichen Jahr wurde auch von uns im Anschluß an unseren Befund elektiver Speicherung der cancerogenen

KWST in den Mitochondrien und Mikrosomen der Zelle die Vorstellung einer endogenen Entstehung der geschwulsterzeugenden Viren, speziell des Rous-Agens in mehreren Arbeiten ausführlich diskutiert und die Anschauung zu begründen versucht, daß es sich bei diesen onkogenen Viren eventuell um Agentien handelt, die aus den Mitochondrien oder Mikrosomen bzw. Untereinheiten derselben (Nukleoproteiden mit Matrizenfunktion und genetischer Bedeutung) hervorgehen könnten [167].

Wir stellten uns vor, daß durch einen Mutationsvorgang an den Nukleoproteiden dieser Zellorganellen der durch die hier angreifenden Karzinogene ausgelöst wird, die endogene Bildung onkogener Viren zustande kommt. In diesem Sinn sprechen verschiedene Befunde, wie bspw. serologische Ähnlichkeiten zwischen Rous-Agens und den zytoplasmatischen Organellen normaler mesenchymaler Hühnerzellen [168, 169] und vor allem auch die Ähnlichkeit der chemischen Grundzusammensetzung (Phosphorlipoid-Ribonukleoproteidkomplex) der Mitochondrien und Mikrosomen auf der einen Seite und des Rous-Agens auf der anderen Seite [107a][1]). Damit wäre aber eine direkte Verbindung zwischen der plasmatischen Mutationstheorie der Geschwulstbildung und der Virustheorie gegeben.

Die durch das Karzinogen, spez. an den Zellorganellen ausgelöste plasmatische Mutation, würde die Entstehung eines virusartigen onkogenen Elementes unmittelbar zur Folge haben, daß bei allen Geschwulstbildungen entsteht, jedoch nur in bestimmten Fällen, nämlich bei den filtrierbaren, zellfrei übertragbaren Tumoren in dem Maße stabil und autonom ist, daß es in wirksamer Form von der Zelle abgetrennt und auf neue Wirte übertragen werden kann und normale Zellen gleichsam zu infizieren vermag. Wir stellten uns vor, daß bei der Überimpfung von Filtraten der nachgewiesenermaßen agensbedingten Tumoren dieses endogen durch eine Mutation entstandene Agens von normalen zu ihm histogenetisch passenden Zellen aufgenommen wird, sich in ihnen vermehrt und sie gleichzeitig in Tumorzellen umwandelt [167].

An dieser Anschauung war vor allem der Umstand bestechend, daß damit wohl erstmalig eine Konzeption des Geschwulstbildungsvorganges entwickelt wurde, die alle bekannten Geschwulsttheorien umschloß und in sich vereinte, vor allem aber eine Brücke zwischen Mutationstheorie, WARBURGscher Stoffwechseltheorie und Virustheorie der Cancerogenese schlug. Aus diesem Grunde wurde diese, die Zytoplasmaorganellen (Mitochondrien, Mikrosomen) in den Vordergrund stellende Hypothese der Cancerisierung von einigen Autoren auch als die synthetische Geschwulsttheorie bezeichnet (R. KLEIN [170, 174]). In der Folge wurden von verschiedenen Autoren weitere theoretische und experimentellen Belege für diese universelle Geschwulsttheorie beigebracht. 1943 wurde die Möglichkeit einer endogenen Entstehung phytopathogener Viren aus den zytoplasmatischen Zellorganellen (Plastiden, Mitochondrien) speziell von WOODS und DU BUY [78] in mehreren Arbeiten ausführlich dargestellt und vor allem auch die Cancerogenese in den Kreis dieser Betrachtungen einbezogen. Die Vorstellung, daß sich die phytopathogenen Viren (Tabakmosaik) von den pflanzlichen Plastiden ableiten könnten, wurde gleichfalls schon längere Zeit diskutiert (s. auch 63a]). Sie gründet sich darauf, daß von dem Virus vor allem die Chloroplasten befallen werden, weiterhin auf die chemische Ähnlichkeit zwischen den Plastiden, die ja wie erwähnt den Mitochondrien verwandte Strukturen darstellen, und dem TM-Virus (Ribonukleoproteid). Schließlich scheinen mir auch elektronenmikroskopische Befunde aus der jüngsten Zeit über die Struktur der frühesten Entwicklungsstadien der Grana von Chloroplasten eventuell als Hinweise in dieser Richtung verwertbar zu sein. Das elektronenmikroskopische

---

[1]) *Anm. b. d. Korrektur:* Durch neueste serologische Untersuchungen konnten ECKERT, SHARP, BEARD, GREEN und BEARD (J. Nat. Canc. Inst. **16**, 593, 1955) die endogene Natur des Myeloblastosevirus des Huhnes sehr überzeugend nachweisen.

Bild dieser ersten Entwicklungsstadien der Grana im Feinschnitt [171], daß feine, wahrscheinlich aus Nukleoproteiden bestehende pseudokristalline Strukturen aus kleinsten Stäbchen erkennen läßt, erinnert etwas an die Pseudokristalle des Tabakmosaikvirus [172].

1944—46 wurden ähnliche Gedankengänge von HADDOW [173] und von DARLINGTON [79] im Hinblick auf die Geschwulstätiologie geäußert. DARLINGTON bezeichnete die postulierten genetischen Matrizen des Zytoplasmas, aus denen durch einen Mutationsvorgang das Geschwulstvirus endogen entstehen sollte, als Plasmagene.

1948 wurden von NOTHDURFT [80] und von BUTENANDT [175] und seiner Schule, desgl. von DRUCKREY [176] die als Vorläufer der onkogenen Viren in Betracht kommenden multiplen Erbkonstituenten in etwas weiterer Fassung als wir dies getan haben, unter der Bezeichnung Duplikanten zusammengefaßt. Wir glauben jedoch, trotz der auch gegenwärtig noch bestehenden Unmöglichkeit einer genaueren Definition der bevorzugt für die endogene Entstehung der Geschwulstviren eventuell in Betracht kommenden Zellelemente, daß die Mitochondrien und Mikrosomen (Ergastoplasma) in erster Linie und außerdem vielleicht noch das Heterochromatin-Nukleolarsystem, zu welchem noch die elementaren Bauelemente der Kernmembran zu rechnen wären, als normale Vorläufer der tumorerzeugenden Agentien in Frage kommen. Auch von LETTRÉ wurde mehrfach eine mögliche Beziehung zwischen onkogenen Viren und abgeänderten Zytoplasmagranula (Mitochondrien und Mikrosomen) diskutiert [177].

Zusammenfassend werden also wohl im großen ganzen trotz unterschiedlicher Bezeichnung von allen Autoren grundsätzlich doch die gleichen oder zumindest sehr ähnliche Vorstellungen mit der endogenen Entstehung eines Geschwulstvirus verbunden.

Auch das Agens des Leopardfrosches, sowie der Milchfaktor und schließlich auch die leukämiererzeugenden Agentien der Maus ließen bis jetzt noch keinerlei Eigenschaften erkennen, die zur strikten Ablehnung ihrer endogenen Entstehung aus zytoplasmatischen Erbkonstituenten nötigen. Auch die Tatsache, daß der Milchfaktor durch das Ejakulat sowie die Agentien einiger Hühnerleukosen allem Anschein nach auch durch Insekten übertragbar sind, entsprechend dem Übertragungsmodus anderer, sicher exogener Virusarten, reicht nicht aus, um ihre exogene Herkunft und Natur zu beweisen. Es ist durchaus denkbar, daß der Grad der Emanzipierung endogener aus den Zellorganellen bzw. ihren Nukleoproteiden hervorgegangener Viren in allen Abstufungen vom nur intrazellulär existenzfähigen und deshalb von der Zelle in wirksamer Form nicht abtrennbaren Agens bis zum echten exogenen Virus reicht [63a]. Es wurde erwähnt, daß von einigen Autoren vor allem an die chromosomalen Gene als Vorläufer der onkogenen Viren gedacht wurde. Theoretisch ist dieser Standpunkt durchaus vertretbar, obwohl es nur schwer vorstellbar ist, daß sich ein im Chromosomenfaden in linearer Verankerung befindliches Gen rein räumlich verselbständigen kann; sicherlich viel schwieriger als die Annahme, daß an sich bereits isolierte Formelemente, wie Mikrosomen und Mitochondrien eine gesteigerte Autonomie und Sebständigkeit infolge einer mutativen Änderung erlangen. Gegen die Herkunft der Geschwulstviren von den Chromosomen sprechen weiterhin vor allem folgende Befunde:

Wie von uns früher dargelegt wurde [107a, b u. c], zeigen die Analysen des Rous-Agens gerade auch im Hinblick auf die chemische Charakteristik ihrer Nukleinsäure (Ribonukleinsäure), weiterhin durch ihren hohen Lipoidgehalt keinerlei Ähnlichkeiten mit der Chromatinsubstanz, die reine Desoxyribonukleinsäure enthält und außerdem fast lipoidfrei ist. Dagegen besteht in beiden Punkten, wie bereits kurz erwähnt wurde, beste Übereinstimmung mit Mitochondrien und Mikrosomen (Tab. 7).

Ein weiterer wichtiger Befund, der gegen die Herkunft der onkogenen Viren vom Zellkern und eher für ihre Ableitung aus dem Zytoplasma spricht, ist die Tatsache, daß von PONTEN [178] bei Zellfraktionierungen, bei denen die Zellen in Kernfraktionen und Zytoplasmafraktionen zerlegt wurden, das wirksame Agens der Hühnerleukämie ausschließlich in dem Zytoplasmaanteil gefunden wurde[1]) (s. auch [19]).

Tabelle 7

Vergleichende Gegenüberstellung der chemischen Zusammensetzung des Rous-Virus nach Untersuchungen von CLAUDE und POLLARD und der verschiedenen Zellbestandteile (Kerne, Zytoplasmagranula, Grundplasma) aus Tumorzellen an Hand eigener Untersuchungen [107 a]

	Lipoide		Eiweißanteil					
	%	Plasmalreaktion	C	H	N	P	Pentosereaktion	Nuklealreaktion
Rous-Virus nach:								
CLAUDE	36,5	+++	48,5	7,3	12,7	1,2	+++	—
POLLARD	46,88				13,0	1,0	+++	
Zytoplasmagranula (Mitoch. u. Mikros.):								
Jensen-Sa	38,9	+++	48,8	7,3	12,8	0,85	+++	—
Aszites-Ca	34,2	+++	48,6	7,4	13,7	1,1	+++	—
Kerne:								
Aszites-Ca	7,1	(+)	42,8	6,3	13,1	2,4	+	+++
Grundplasma:								
Jensen-Sa	4,4	(+)	48,0	7,1	12,3	0,5	++	—
Aszites-Ca	3,0	(+)			11,9	0,83	++	—

Auch die morphologische Struktur des Rous-Virus, das in elektronenmikroskopischen Untersuchungen von CLAUDE und BERNHARD und OBERLING in Form runder, ca. 70—80 μμ im Durchmesser betragender Granula im Zytoplasma der Rous-Sarkomzellen nachgewiesen werden konnte, wobei aus der starken Osmierung der hohe Lipoidgehalt ersichtlich ist, rückt es näher an die zytoplasmatischen Zellorganellen, speziell die Mikrosomen oder kleinsten Mitochondrien (Ultra-Chondriom) als an irgendeinen Bestandteil des Zellkerns.

Es erscheint mir als eine der vordringlichsten Aufgaben, und sie könnte wohl am ehesten noch am Rous-Sarkom und den Hühnerleukosen gelöst werden, mit Hilfe morphologischer, serologischer und vor allem chemischer Methoden auf eine Entscheidung der Frage hinzudrängen, ob es sich bei dem Virus um abgewandelte, zytoplasmatische Zellorganellen kleinsten Formats handeln könnte. Leider ist es beim gegenwärtigen Stand der technischen Möglichkeiten noch nicht gelungen, sicher reines Rous-Agens zu isolieren. Bei der Zellfraktionierung durch Zentrifugation erzielt man zwar im hochtourigen Sediment, das zwischen 12- und 15000 Touren pro Minute gewonnen wird, eine starke Anreicherung des Rous-Virus, was sich aus dem Infektionstiter dieser Fraktion eindeutig ergibt. Es ist jedoch bis jetzt noch nicht gelungen, die Beimischungen an normalen, kleinsten Zellorganellen (kleinste Mitochondrien, Mikrosomen) abzutrennen, was eine eindeutige chemische Charakterisierung des Rous-Agens

---

[1]) *Anm. b. d. Korrektur:* Auch der hohe Gehalt an ATP-ase des Myeloblastosevirus der Hühner (MOMMAERTS, ECKERT, BEARD, SHARP u. BEARD: Proc. Soc. Exp. Biol. Med. **79**, 450, 1952), sowie auf Grund unserer eigenen Untersuchungen der hochtourigen, onkogenen Sedimente aus dem Rous-Sarkom und unseren filtrierbaren Mäusetumoren (GRAFFI, SYDOW, KRISCHKE u. VENKER, Z. ärztl. Fortbildg. **50**, 523, 1956 u. H. 18, 1956) würde mit der Ableitung der onkogenen Agentien von den cytoplasmatischen Organellen in guter Übereinstimmung stehen, da Mitochondrien und Mikrosomen schon normalerweise die höchste ATP-ase-Wirkung in der Zelle aufweisen. Auf der Grundlage dieser Fermentwirkung wird von uns z. Z. ein einheitlicher, biochemischer Mechanismus der Cancerogenese durch Viren und cancerogene Substanzen diskutiert. Dabei wird eine Stimulierung der Glykolyse durch die ATP-ase angenommen, eine Vorstellung, die auch experimentell gestützt werden konnte (GRAFFI u. SCHNEIDER, Naturwiss. Sept. 1956 u. Z. ärztl. Fortbildg. H. 18, 1956).

gegenwärtig noch unmöglich macht. Die Unsicherheit in dieser Frage resultiert auch aus der Tatsache, daß die bei gleicher Schwerkraft gewonnene Fraktion aus nicht filtrierbaren Hühnersarkomen, die durch karzinogene Substanzen erzeugt wurden, die nämlichen chemischen und morphologischen Eigenschaften aufweist, wie das angereicherte Rous-Agens [179]. Wir sind also gerade in bezug auf diese wichtige Fragestellung nicht viel weiter gelangt als 1940 [63a]. Damals wies ich auf drei Möglichkeiten hin.

1. Entweder handelt es sich beim Rous-Agens um kleinste, zu einem endogenen Virus umgewandelte Mitochondrien oder deren granuläre Vorstufe (Mikrosomen). In diesem Fall würde also die Masse des hochtourigen Sedimentes tatsächlich das gereinigte Rous-Agens darstellen.

2. Das Rous-Agens würde ein besonderes, vielleicht exogenes virusartiges Element sein, welches jedoch an die kleinsten normalen Zellorganellen so fest verankert ist, daß eine Isolierung desselben von den normalen Zellbestandteilen z. Z. noch nicht möglich ist. In diesem Fall würde die Ähnlichkeit zwischen den chemischen Analysen des angereicherten Rous-Virus und der entsprechenden Fraktion aus normalen bindegewebigen Hühnerzellen darauf beruhen, daß das Agens an die Mikrosomen und kleinen Mitochondrien gebunden ist und letztere bei der chemischen Analyse wegen ihres mengenmäßigen Übergewichts im Virus-Zellorganellenkomplex den Ausschlag geben und dessen chemische Merkmale bestimmen.

3. kam in Betracht, daß das hochtourige Sediment, welches das Rous-Agens enthält, ein Gemisch normaler Mitochondrienteile und Mikrosomen und des eigentlichen Geschwulstvirus sein könnte, wobei beide keinerlei genetische Beziehung zueinander haben und vielleicht auch keine chemischen Ähnlichkeiten miteinander aufweisen, sondern letztere in gleicher Weise wie in Fall 2 nur dadurch vorgetäuscht sind, daß in dem Gemisch die zelleignen, kleinsten Organellen mengenmäßig so überwiegen, daß die chemische Zusammensetzung des eigentlichen Agens nicht erfaßt werden kann.

Speziell beim Rous-Sarkom ist ja auch die sowohl von CLAUDE als auch von OBERLING und BERNHARD nachgewiesene Erscheinung auffällig und zunächst noch nicht erklärbar, daß Partikel von der Dimension des Rous-Virus nur in einem kleinen Bruchteil der Tumorzellen in deren Zytoplasma nachgewiesen werden konnten, während über 99% der Geschwulstzellen davon nichts erkennen ließen. Es ergibt sich die Frage, ob dieser morphologische Befund darauf beruht, daß das Virus in den meisten Zellen gar nicht mehr enthalten ist, was zur Folgerung führen würde, daß es die Cancerisierung nur auslöst und zur weiteren Aufrechterhaltung der Malignität der Zelle nicht mehr erforderlich ist. Oder aber dieser Befund ist so zu interpretieren, daß das Virus in den meisten Zellen in maskierter Form vorliegt und vielleicht infolge einer sehr engen Bindung an die normalen Organellen der Zellen sich dem morphologischen und chemischen Nachweis entzieht. Zusammenfassend können wir also feststellen, daß die Vorstellung der endogenen Entstehung der onkogenen Viren aus Nukleoproteiden der zytoplasmatischen Zellorganellen, ausgelöst durch einen Mutationsvorgang durch die Einwirkung cancerogener Reize, speziell wegen der Möglichkeit einer einheitlichen ätiologischen Betrachtungsweise der Geschwülste viel Bestechendes an sich hat, daß aber die z. Z. vorliegenden experimentellen Ergebnisse noch nicht ausreichen, um diese Ansicht als bewiesen anzusehen. Sie bleibt nach wie vor eine, wenn auch bisher recht fruchtbare Arbeitshypothese[1]).

Schlußbemerkung

Aus dem Dargestellten ergibt sich, daß wir trotz des umfangreichen experimentellen Tatsachenmaterials hinsichtlich cancerogener Noxen einschließlich der geschwulstauslösenden

[1]) Siehe die Anm. auf Seite 102 über die neuesten Befunde von ECKERT, SHARP, BEARD, GREEN u. BEARD.

virusartigen Agentien, weiterhin über die Wirkungsweise der Karzinogene auf das Gewebe und den komplexen Mechanismus der Karzinogenese sowie schließlich über die morphologischen und biochemischen Veränderungen der Zelle beim Übergang vom normalen zum malignen Zustand, über die eigentliche Kausalität der Geschwulstbildung und den fundamentalen biologischen Vorgang der Kancerisierung noch keine ganz gesicherten Vorstellungen haben. Die Möglichkeit einer Mutation wird in gleichem Maße diskutiert und kann auf Grund des vorliegenden Tatsachenmaterials ebenso begründet werden wie die Anschauung, daß ein exogenes, geschwulsterzeugendes Virus der Geschwulstbildung ganz allgemein zugrunde liegt.

Wie aus meinen Ausführungen hervorgegangen sein dürfte, bevorzugen wir z. T. auf Grund eigener, experimenteller Ergebnisse die Arbeitshypothese einer plasmatischen Mutation und endogenen Virusentstehung aus zytoplasmatischen Erbkonstituenten, eine Anschauung, die die beiden zuerst genannten, extrem auseinanderliegenden Theorien einschließlich der Stoffwechseltheorie von Warburg auszugleichen und zu vereinen trachtet. Wir sind uns jedoch dessen bewußt, daß dieser Vorzug einer einheitlichen Betrachtungsmöglichkeit durchaus keine Gewähr für die Richtigkeit unserer Vorstellungen bietet. Gegenüber dem Zustand vor 8 Jahren, da ich auf der Onkologentagung in Berlin zur gleichen Frage Stellung genommen habe, hat sich also in bezug auf die letzten, entscheidenden Fragen der Geschwulstätiologie nicht viel geändert, und ich möchte meine Ausführungen mit dem gleichen Hinweis wie damals schließen, daß es weiteren Experimenten vorbehalten bleibt, die letzte Entscheidung dieses Problems herbeizuführen.

LITERATUR

[1] Walpole, A. L., D. C. Roberts, F. L. Rose, J. A. Hendry and R. F. Homer: Brit. J. of Pharm. and Chemotherapie 9 (1954), 306.
Walpole, A. L., Grundlagen und Praxis chemischer Tumorbehandlung. 2. Freiburger Symposium 1953, S. 65.

[2] Hendry, J. A.: Grundlagen und Praxis chemischer Tumorbehandlung. 2. Freiburger Symposium 1953, S. 58.

[3] Oppenheimer, B. S., Oppenheimer, T. E, Stout, A. P.:
a) Transact. Ass. Amer. Physicians 1948, 343.
b) Proc. Soc. exp. Biol. Med. 67, 1948, 33.
c) Proc. Soc. exp. Biol. Med. 79, 1952, 366.

[4] Druckrey, H., u. D. Schmähl:
a) Z. Naturforsch. 7b, 1952, 353.
b) Acta Union internat. Cancrum 10, 1954, 119.
c) Z. Naturforsch. 9b, 1954, 529.

[5] Nothdurft, H.:
a) Naturwiss. 1955, 75.
b) Naturwiss. 1955, 106.

[6] Hecht — zitiert nach Nothdurft, Naturwiss. 1955.

[7] Druckrey, H., u. D. Schmähl: Naturwiss. 1954, 534.

[8] Butenandt, A., u. H. Dannenberg: Arch. Geschwulstforsch. 6, 1953, 1.

[9] Horning, E. S.: Brit. J. Canc. 8, 1954, 627.

[10] Mirand, E. A., M. C. Reinhardt u. H. L. Goltz: Proc. Soc. exp. Biol. 83, 1953, 1.

[11] Windisch, F.:
a) Naturwiss. 34, 1947.
b) Naturwiss. 36, 1949.
c) Apothekerzeitung 62, 1950, 1.

[12] Goldblatt, H., u. G. Cameron: J. of Exp. Med. 97, 4, 1953, 525.

[13] Warburg, O.: a) Über den Stoffwechsel der Tumoren. Berlin 1926. Springer-Verlag.
b) Biochem. Z. 298, 1938, 151.
c) Naturwiss. 1954, 485.

[14] GROSS, L.:
a) Cancer 1950, 3, 6.
b) Proc. Soc. exp. Biol. Med. 78, 1951, 1.
c) Cancer, 6 1953, 1.
d) Cancer, 6 1953, 5.
[15] MAGRASSI, F.:
a) C. r. du troisième Congrès de la Soc. Intern. Europ. d'Hématologie X, 1951.
b) Rass. Giul. Med. 6, 18, 1950.
c) Rec. Progressi in Med. 11, 1951, I.
[16] PUTNOKY, Gy.: Acta Physiol. Hung. 4, 1953, 425.
[17] THURZO, V., M. MUZIKOWA, P. KOSSEY: Cesko-Slovenska Onkologia, Rocnik I, Cislo 3—4, 1954.
[18] RODEWALD: Verh. dt. Ges. Path., 1951, 130. Piscato-Verlag 1952.
[19] GRAFFI, A., u. F. SCHMIDT: Dt. Gesundheitswesen 1954, 1309.
[20] a) GRAFFI, A., u. F. SCHARSACH: in Urania 4, 1951, 150.
b) GRAFFI, A., H. BIELKA, F., FEY, F. SCHARSACH, R. WEISS: Naturwiss. 41, 1954, 503.
c) GRAFFI, A., H. BIELKA, F. FEY, F. SCHARSACH, R. WEISS: Wien. Med. Wchschr. 105, 1955, 61.
d) FEY, F., H. BIELKA, A. GRAFFI: Naturwiss. 42, 1955, 160.
[21] SCHMIDT, F.: Dt. Gesundheitswes. 1954, 1319; Naturwiss. 1954, 504.
[22] HOFFMANN, E.: Persönl. Mitteilung 1949.
[23] CLAUDE, A., K. R. PORTER, et E. G. PICKELS: Canc. Res. 7, 1947, 421 u. 430.
[24] a) BERNHARD, W., A. GAUTIER u. I. HAREL: Rapport Europ. Congres Toegepaste Electronenmicroscople 1954.
b) BERNHARD, W., A. DONTCHEFF, Ch. OBERLING, P. VIGIER: Extrait du Bulletin du Cancer, Gent 40, 1953, 311.
[25] a) OBERLING, Ch.: Verh. d. Dt. Ges. Path., 35. Tagg., Hannover 1951.
b) OBERLING, Ch., BERNHARD, W., GUÈRIN, M. et J. HAREL: Extrait du Bulletin du Cancer, 37, 1950, 97.
[26] SELBY C. C., C. E. GREY, S. LICHTENBERG, C. FRIEND, A. E. MORE and J. J. BIESELE. Canc. Res. 14, 1954, 790.
[27] GRAFFI, A.: Abhandlungen d. Dt. Akad. d. Wiss., Bln. 1, 1953, 1.
[28] DEELMAN: Z. Krebsforsch. 21, 1924, 220.
b) Z. Krebsforsch. 37, 1932, 383.
[29] ROUS und FRIEDEWALD: J. Exp. Med. 80, 1944, 101 und 124.
MCKENZIE und ROUS: J. exp. Med. 80, 1944, 101.
[30] a) BERENBLUM, J.: Pontificiae Academiae Scientarium Scripta Varia 7, 1949, 1.
b) BERENBLUM, J.: Canc. Res. 14, 1954, 471.
c) BERENBLUM, J., u. P. SHUBIK: Brit. J. Cancer 1, 379 u. 383, 1947.
d) SHUBIK, P.: Canc. Res. 10, 1950, 13.
d) SHUBIK, P.: Canc. Res. 10, 1950, 713.
[31] MOTTRAM, J. C.: J. of Path. 56, 1944, 181 u. 391.
[32] a) GRAFFI, A.: Z. Krebsforsch. 54, 1944, 254.
b) GRAFFI, A.: Urania, 14, 1951, 150.
c) GRAFFI, A.: Arch. Geschwulstforsch. 1, 1949, 61.
d) GRAFFI, A.: Arch. Geschwulstf. 3, 1951, 212 u. 217.
e) GRAFFI, A.: Dt. Gesundheitswes. 1952, 1081.
f) GRAFFI, A.: Z. inn. Med. u. Grenzgebiete 1952, 882.
g) GRAFFI. A.: Schweiz. Med. Wchschr. 1953, 865.
[33] FISCHER-WASELS, B.: Handbuch der normalen und patholog. Physiologie, Bd. 14/2, 1927.
[34] GRAFFI, A., u. Mitarbeiter: Arch. Geschwulstforsch. 1953, 110.
[35] SALAMAN, M. H.: Brit. J. of Cancer 7, 1953, 472.
[36] SHUBIK, P. H., A. R. GOLDFARB, A. C. RITCHIE, H. LISCO: Nature 171, 1953, 934.
[37] RITCHIE, A. C., u. U. SAFFIOTTI: Canc. Res. 15, 1955, 84.
[38] GRAFFI, A., A. KRÜGER u. U. HEINE: Z. ärztl. Forsch. 7/8 I/361, 1953.
[39] TEUTSCHLÄNDER, O.: Wiss. Woche, Ffm. 1934, Carcinom, S. 5, Thieme, Leipzig 1935.
[40] a) DRUCKREY, H., u. K. KÜPFMÜLLER: Z. Naturforsch. 3b. 1948, 254.
b) DRUCKREY, H., u. K. KÜPFMÜLLER: Dosis und Wirkung. Ed. Cantor, Aulendorf/Wittenberg 1949.
c) DRUCKREY, H., u. K. KÜPFMÜLLER: Z. Naturforsch. 1948, Med. Welt 49/51, 1950.
d) DRUCKREY, H.: Strahlentherapie 93, 165, 1954.
[41] RAJEWSKY, B.: 2. Biophysikalische Tagung Mosbach 1947.
[42] GLADIALLY, F. N., H. N. GREEN: Brit. J. Canc. 8, 291, 1954.

[43] GRAFFI, A., F. SCHARSACH und E. HEYER: Naturwiss. 42, 1955, 184.
[44] GRAFFI, A., u. J. GIMMY: Noch unveröffentlichte Versuche.
[45] KAUFMANN, C., H. A. MÜLLER, A. BUTENANDT, H. FRIEDRICH-FREKSA: Z. Krebsforsch. 56, 1949, 482.
[46] RONDONI, P., u. CORBELLINI: Tumori 10, 106 (1936).
[47] DIETRICH, D.: Z. Krebsforsch. 48, 187, 1938.
[48] DANNENBERG, H.: Med. Klinik 49, 1954, 1525.
[49] KENSLER et al.: Science 91, 1940, 623. Science 93, 1941, 308.
[50] BRAUN, S.: Kiserletes Orvostud. IV, 6, 1952.
[51] BIELKA, H.: Naturwiss. 42, 299, 1955.
[52] BAUER, K. H.: a) Mutationstheorie der Geschwulstentstehung, Bln. 1928.
b) Das Krebsproblem. Springer-Verlag 1949.
[53] STRONG, L. C.: Z. Krebsforsch. 56 1948.
[54] LEHMANN, F. E.:
a) Mikroskop. und chemische Organisation der Zelle 1952, Springer-Verlag.
b) Rev. Suisse Zool. 56, 1949, 246.
c) Einführung in die physiol. Embryologie. S. 414, Basel, Birkhäuser, 1945.
[55] BRACHET, I.: Embryologie chemique, Paris 1944.
[56] DÜRKEN, B.: Roux-Arch. 107, 1926.
[57] BUTENANDT, A.: Arch. exp. Path. u. Pharm. 190, 74, 1938.
[58] RIES, E.: Grundriß der Histophysiologie. Leipzig 1938.
[59] FRIEDRICH-FREKSA: Biolog. Zentralblatt 60, 1940, 498.
[60] SPEEMANN H.: Roux-Arch. 141, 1942.
[61] GERSCH, M: Biologie der Zelle. Teubner, Leipzig 1953.
[62] STIGLER, R.: Z. Krebsforsch. 58, 222, 1952.
[63] GRAFFI, A.:
a) Z. Krebsforsch. Bd. 50, 1940, 501.
b) Arch. Geschwulstforsch. 1, 1949, 61.
c) Z. ärztl. Fortbildung. 1949, 156.
[64] GREEN, H. N.: Brit. Med. J. 1954, 1374.
[65] DEMEREC, M., E. M. WITHIN u. G. BERTRAM: The Gene-Carnegie Inst. of Washington, Year-Book 48, 54, 1949.
[66] BURDETTE, W. C.:
a) Science 112, 1950, 303.
b) Canc. Res. 11, 552, 1951.
c) Canc. Res. 12, 201, 1952.
[67] SCHERR, G. H., M. FISHMAN, R. H. WEAVER: Genetics 39, 1954, 141.
[68] BAUCH, R.: Naturwiss. 1942, 263.
[69] GRAFFI, A.: Z. Krebsforsch. 49, 1939, 477; 50, 1940, 196; 52, 1941, 165.
[70] H. HAMPERL, A. GRAFFI u. E. LANGER: Z. Krebsforsch. 53, 1942, 133.
[71] AHLSTRÖM, C. G., u. N. O. BERG: Acta path. 24, 1947, 283; 26, 1949, 496.
AHLSTRÖM, C. G.: Proceedings of the 6th Internat. Congress of Exp. Cytology, S. 160.
[72] BERG, N. O.: A Histological Study of Masked Lipids. Ejnar Munksgaard-Cobenhagen 1951. Acta pathologica et Microbiologica scandinavica 26, 1949, 223.
[74] FIALA, S., E. E. SPROUL, A. E. FIALA: Proceedings of the Amer. Ass. for Canc. Res, 2, 1955, 15.
[75] WIEST, W. G., Ch. HEIDELBERGER: Canc. Res. 13, 1953, a) S. 246, b) S. 250, c) S. 255.
[76] HILDEBRANDT, E.: Z. exp. Med. 105, 1939, 395.
[77] DAVIDS, B.: Z. Krebsforsch. 59, 1953, 108. Die Medizinische 6, 1953, 1.
[78] DU BUY, H. G., u. M. W. WOODS: AAS Res. Conf. on Cancer 162, 1945.
WOODS, M. W., H. B. DU BUY, D. BURK u. HESSELBACH, M. L.: J. Nat. Cancer Inst. 9, 311 u. 325, 1949.
[79] DARLINGTON, C. D.: Nature, 154, 1944, 164.
[80] NOTHDURFT, H.: Z. Krebsforsch., 56, 1948, 176.
[81] DANNEEL, R.: Dt. Med. Wchschr. 1946, 5. Z. Krebsforsch. 59, 1953, 167.
[82] MICHAELIS, P.: Z. Krebsforsch. 56, 1948, 165; 56, 1949, 225.
[83] a) SJÖSTRAND, S.: Nature 171, 1953, 30 u. 31.
b) SJÖSTRAND, F. S., u. V. HANZON: Exp. Cell Res. 7, 1954, 393.
c) SJÖSTRAND, F. S., u. V. HANZON: Exp. Cell. Res. 7, 1954, 415.
[84] PALADE, G. E.: J. of Histochemistry and Cytochemistry 1, 1953, 188.
PALADE, G. E.: J. Exp. Med. 95, 1952, 285.

[85] OBERLING, Ch., W. BERNHARD, M. GUÈRIN et I. HAREL: Extrait du Bulletin du Cancer 37, 1950, 97.
ORERLING, Ch., W. BERNHARD: Verhandlungen d. Dt. Ges. Path. 35. Tagung 1951.
ORERLING, Ch., W. BERNHARD, H. L. FEBVRE et I. HAREL: Extrait d. C. r. de l'Association des Anatomistes 39. Reunion 1952.
OBERLING, Ch., W. BERNHARD, A. GAUTIER et F. HAGUENAU: Extrait de la Presse Medicale 61. Annee 35, 1953, 719.
BERNHARD, W., H. BRAUNSTEINER, H. L. FEBVRE, I. HAREL, R. KLEIN, Ch. OBERLING: Revue d'Hematologie 5, 1950, 746.
BERNHARD, W., F. HAGUENAU, A. GAUTIER et Ch. OBERLING: Z. für Zellforsch. 37, 1952, 281.
[86] DALTON, A., J. H. KAHLER, M. J. STRIEBICH, B. LLOYD: J. Nat. Cancer Inst. 11, 1950, 439.
[87] BRAUNSTEINER, H., K. FELLINGER, F. PAKESCH: Klin. Wchschr. 33, 1955, 4.
[88] WOHLFAHRT-BOTTERMANN, E. K.: Protoplasma, XLIII, 1954, 347.
[89] CLAUDE, A.: Science 87, 1938, 467; Science 97, 1943, 451.
[90] BERNHARD, W., A. GAUTIER, Ch. ROULLIER: Arch. d'Anatomie microscopique et de morphologie experimentale 43, 1954, 236.
[91] AFZELIUS, B. A.: Exp. Cell Res. 8, 147, 1955.
[92] MENKE, W.: Hoppe-Seylers Z. 257, 1938, 43.
[93] GUILLIERMOND, A., MANGENOT, PLANTEFOL: Traite de cytologie vegetal. Paris 1933.
[94] FRIEDRICHS, G.: Ib Bot. 61, 1922, 430.
[95] EPHRUSSI, B., Ph. l'HERITIER, H. HOTTINGUER: Ann. Inst. Pasteur 77, 1949, 64.
EPHRUSSI, B.: Harvey Lect. 46, 1952, 45.
[96] LINDEGREN, O.: Ann. Missouri Bot. Garden 32, 1945, 107.
[97] MARQUARDT: Ber. d. Dt. bot. Ges. 1952, Bd. LXV, 6.
[98] MICHAELIS, P.: Mündliche Mitteilung 1955.
[99] HOLTFRETER: Zitiert nach ROTHMANN, Ärztliche Forsch. 1949, 209.
[100] GUSTAFSON, T., u. P. LENIQUE: Exp. Cell Res. 3, 1952, 251. Exp. Cell Res. 8, 1955, 114.
[101] ZOLLINGER, H. U.: Verh. d. Dt. Ges. d. Path. Hannover 1951, S. 125.
[102] DANNEEL: Naturwiss. 102.
[103] LETTRÉ, H.: Die Medizinische 27, 1953, 897.
[104] BEHRENS, M.: Hoppe-Seylers Z. f. physiol. Chemie, 209 1932, 59.
[105] BENSLEY, R., u. N. L. HOERR: Anat. Rec. 60, 1934, 449.
BENSLEY, R.: 69, 1937, 341.
[106] CLAUDE, A.: Science, 1940, 77; J. exp. Med. 84, 1946, 51 u. 61; Proc. of the Royal Society 142, 1954, 177.
[107] a) GRAFFI, A., u. K. JUNKMANN: Klin. Wchschr. 1946, H. 5—6, S. 78.
b) GRAFFI, A.: Z. Krebsforsch. 50, 1940, 196 u. 501.
c) GRAFFI, A.: Archiv f. Geschwulstforsch. 1, 1949, 61.
[108] DITTMAR, K.: Z. Krebsforsch. 52, 1942, 46.
[109] SCHNEIDER, W. C.: J. Biolog. Chem. 165, 1946, 585; Canc. Res. 6, 1946, 685; J. Biolog. Chem. 176, 1948, 259.
SCHNEIDER, W. C. u. G. H. HOGEBOOM,: Canc. Res. 11, 1951, 1.
HOGEBOOM, G. H.: J. Biol. Chem. 177, 1949, 847.
HOGEBOOM, G. H., W. C. SCHNEIDER, M. J. STRIEBICH: Canc. Res. 13, 1953, 617.
[110] ALTMANN, R.: Die Elementarorganismen und ihre Beziehungen zu den Zellen. Leipzig 1890.
[111] MEVES, F.: Arch. mikroskopische Anatomie u. Entwicklungsgeschichte 72, 1908, 816.
[112] LAZAROV, A.: Biol. Symposia 10, 1943, 9.
[113] LEUTHARDT und I. MAURON: Helv. Physiol. Acta 8, 1950, 386.
MÜLLER, A. F., u. F. LEUTHARDT: Helv. Chim. Acta 32, 1949, 2349.
[114] GREEN: 2. Internat. biochem. Kongreß, Paris 1952, 1.
[115] LANG, K.: Mikroskopische und chemische Organisation der Zelle. Springer 1952, S. 24.
[116] CASPERSSON, T.: Naturwiss. 29, 1941, 33; Symposia Soc. Exp. Biol. 1, 1947, 127.
[117] ALTMANN, H. W.: Strahlentherapie 96, 1955, 266; Z. Krebsforsch. 58, 1952, 632.
[118] MÜLLER, A. F., u. F. LEUTHARDT: Helv. Chim. Acta 33, 1950, 268.
[119] zitiert nach LINDBERG, O., u. L. ERNSTER: Protoplasmatologia, Bd. 3, Springer, Wien 1954.
[120] KENNEDY, E. P., u. A. L. LEHNINGER: J. Biol. Chem. 179, 1949, 957.
[121] CRANE, R. K,. u. R. SOLS: J. Biol. Chem. 203, 1953, 273.
[122] REGAUD, CH., u. M. FAVRE: C. r. Soc. Biol. Paris 1, 658, 1911.; C. r. Soc. Biol. Paris, 1, 608, 1913.
[123] ZWEIBAUM, J.: Arch. exp. Zellforsch. 14, 1933, 359.
[124] LEWIS, W. H.: Arch. Zellforsch. 23, 1939, 8.
[125] SEEGER, G. P.: Arch. Zellforsch. 20, 1937, 280.

[126] BECKTON: Brit. Med. J. Nov. 1910.
[127] VANYO, M., u. A. GRAFFI: Arch. exp. Zellforsch. 25, 1944, 106.
GRAFFI, A.: Arch. exp. Zellforsch. 25, 1944, 127.
GRAFFI, A.: Arch. Geschwulstforsch. 1, 1949, 61; 2, 1950,1.
[128] GRAFFI, A., u. L. PUHR: Arch. Geschwulstforsch. 2, 1950, 1.
[129] OPIE, E. L.: J. Exp. Med. 86, 1947, 45.
[130] FINK, W.: Z. Krebsforsch. 58, 678, 1952.
[131] SCHNEIDER, W. C. u. Mitarbeiter: Canc. Res. 13, 1953, 279.
[132] ALLARD, C., G. de LAMIRANDE and A. CANTERO: Canc. Res. 1952, 12, 580.
[133] HOWATSON, A. F., u. A. W. HAM: Canc. Res. 1955, 62.
[134] MAKINO, S.: Chromosoma 4, 1952, 649.
[135] BAYREUTHER, K.: Z. Naturforsch. 7b, 1952, 554.
[136] OHNE, S., u. R. KINOSITA: Exp. Cell Res. 8, 1955, 558.
[137] HIRSCH, G. C.: Arch. Zellforsch. 19, 1937, 385.
[138] NADSON G. A., u. E. I. ROCHLINE-GLEICHGEWICHT: C. r. Soc. Biol. Paris 95, 378.
[139] LUDFORD: 10th scientific report Imp. canc. res. found 1932, 125.
[140] SCHERER, E., u. D. RINGLEB: Strahlentherapie 90, 1953, 41.
SCHERER, E., u. F. STOLLE: Strahlentherapie 93, 1954, 317.
[141] GRAFFI, A.: Z. Krebsforsch. 54, 1944, 254.
[142] v. ALBERTINI, A.: Schweiz. Z. Allg. Path. u. Bakteriol. 15, 1952, 645; Praxis 7, 1946; Schweiz. Med. Wchschr. 78, 1948, 717. Schweiz. Z. Path. u. Bakt. 7, 1949, 169.
[143] ALTMANN, H. W.: Vortrag: Strahlentherapie 96, 1955, 266.
[144] HOGEBOOM, G. H., W. C. SCHNEIDER, G. E. PALADE: J. Biol. Chem. 172, 1948, 619.
[145] SCHNEIDER, W. C.: Canc. Res. 6, 1946, 685.
SCHNEIDER, W. C., G. H. HOGEBOOM, H. E. ROSS: J. Nat. Canc. Inst. 10, 1950, 977.
[146] PRICE, J. M., E. C. MILLER, J. A. MILLER, G. M. WEBER: Canc. Res. 9, 1949, 398.
PRICE, J. M., E. C. MILLER, J. A. MILLER, G. M. WEBER: Canc. Res. 10, 1950, 18.
[147] SCHNEIDER, W. C., G. H. HOGEBOOM: Canc. Res. 11 (1951), 1.
[148] RUTMANN, R. J., A. CANTAROW u. K. E. PASCHKIS: Canc. Res. 14, 1954, 115.
[149] SIEBERT, G.: Grundlagen und Praxis, chem. Tumorbehandlung. 2. Freiburger Symposium 1953.
[150] SCHNEIDER, E. J., u. A. GRAFFI: Arch. Geschwulstforsch. 5, 1953, 7.
[151] v. EULER, H., H. HELLSTRÖM: Hoppe-Seylers Z. f. physiolog. Chemie 260, 1939, 163.
v. EULER, H.: Kungl. Svenska vetenskapsakademien 6, 1953, 455.
v. EULER, H., u. SKARZINSKY: Biochemie der Tumoren, Stuttgart 1942, Strahlentherapie 96, 1955, 233.
v. EULER, SCHLENK, HEIWINKEL, HÖGBERG: Hoppe-Seylers Z. f. physiol. Chem. 256, 1938, 208.
[152] WEINHOUSE, S.: Canc. Res. 11, 1951, 585.
[153] WEILER, E.: Z. Naturforsch. 7b, 1952, 324; Strahlentherapie 93, 1954, 213; Strahlentherapie 96, 1955, 269.
[154] FURTH, I., u. E. A. KABAT: J. exp. Med. (Amer.) 74, 247, 1941.
[155] HENLE, W. L., u. A. CHAMBERS, V. GROUPE: J. exp. Med. 74, 1941, 495.
[156] GREENSTEIN, J. P.: Biochemistry of Cancer. New York 1947.
[157] BITTNER, J. J.: Science 84, 1936, 162; Amer. J. Cancer 30, 1937, 530; Science 93, 1941, 527.
[158] BITTNER, J. J., C. A. EVANS and R. G. GREEN: Science 101, 1945, 95.
[159] MÜHLBOCK, O. W., van EGGENHORST TENGBERGEN, Th. G. van RIJSSEL: J. Nat. Canc. Inst. 13, 1952, 505.
MÜHLBOCK, O.: J. Nat. Canc. Inst. 12, 1952, 119.
MÜHLBOCK, O.: Strahlentherapie 96, 1955, 274.
MÜHLBOCK, O.: Schweiz. Med. Wchschr. 85, 1955, 387.
[160] GYE, E. W.: Arch. exp. Path. 190, 1938, 92.
[161] ANDREWES, Ch.: J. exp. Med. (Am). 63, 1936, 157.
[162] ZILBER, L. A.: Uspechisovrenennoj biologi 35, 1953, 381.
[163] GRAFFI, A., u. F. HOFFMANN: Dt. Gesundheitswes. 8. Jgg. 185, H. 7.
[164] LETRTÉ, H.: Die Medizinische 897 (1953).
[165] DOERR, R.: Handbuch der Virusforschung 1, 45, 1938, Springer, Wien.
[166] RONDONI, P.: Tumori 24, 315, 1940.
[167] GRAFFI, A.: Z. Krebsforsch. 50, 1940, 196; 50, 1940, 501; Arch. exp. Zellforsch. 25, 1944, 127; Arch. Geschwulstforsch. 1, 1949, 61.
[168] AMIES, O. R.: J. of Path. 44, 1937, 141.
[169] GYE und PURDY: Zitiert nach DOERR [165].

[170] KLEIN, R., Le Sang, Biol. u. Path. 23, 1952, 776.
[171] a) HEITZ, E.: Exp. Cell Res. 7, 1954, 606.
b) LEYON: Exp. Cell Res. 7, 1954, 609.
[172] RUSKA, H.: Handbuch der Virusforschung, DOERR und HALLAUER, 2. Ergänzungsband 1950, S. 378 und 382.
[173] HADDOW: Nature, 154, 1944, 194.
[174] WOLF, G.: Chemical Induction of Cancer, London 1952, S. 128.
[175] BUTENANDT, A.: Verh. d. Dt. Ges. f. innere Med. 55. Kongreß 1949, S. 342.
[176] DRUCKREY, H.: Neue Med. Welt, 50, 1950, 1652.
[177] LETTRÉ, H.: Der Krebsarzt, H. 7—8, 1951, 188.
[178] PONTEN: Exp. Cell Res. 7, 438, 1954.
[179] BATHER, R.: Brit. J. Canc. VIII, 1954, 3535; Brit. J. Cancer, VII, 1953, 492.
[180] BRIGGS, R.; u. Th. J. KING: J. Exp. Zoology 122, 1953. 485.
[181] ZAMECNIK, P. C., R. B. LOTFIELD, M. L. STEPHENSON u. J. M. STEELE: Canc. Res. 11, 1951, 592.
[182] HIRSCH: Z. Krebsforschung 58, 1952, 664.
[183] POTTER, R. van: Canc. Res. 11, 1951, 565.
[184] FLASCHENTRÄGER, B., u. F. BULLET: Schweiz. med. Wschr. 74, 290 (1944).
[185] a) SETÄLÄ, K., u. P. EKWALL: IX Nord. Pathologen-Kongreß (Helsinki) 1950, 78.
b) SETÄLÄ, K.: Act. Path. et Microbiol. Scand. XXVI, (1949) 22.
[186] DOMAGK, G., Fortschritte auf d. Gebiet d. exp. Krebsforsch. Arbeitsgemeinschaft f. Forschung des Landes Nordrhein-Westfalen H. 42a 1954.

Über zellfreie Tumorübertragung

Ferdinand Schmidt (Berlin-Buch)

Bei einer Erörterung dieses Themas erscheint es zunächst zweckmäßig, die Problematik des angeschnittenen Fragenkreises abzugrenzen. Zellfreie Übertragungsversuche mit Geschwülsten verschiedenster Art sind bekanntlich schon in großer Zahl gemacht worden. Die Vorstellungen, die diesen Versuchen zugrunde lagen, lassen sich im wesentlichen auf zwei Grundvorstellungen zurückzuführen: die eine ging von der Annahme eines exogenen Virus aus, das unter gewissen Umständen geschwulstauslösend wirken kann. Die zweite Richtung legte der Tumorentstehung einen endogenen Faktor zugrunde, wobei die Anschauungen über dieses endogene Tumoragens sich oft nur mit Mühe auf einen gemeinsamen Nenner bringen lassen.

Was meine persönliche Einstellung betrifft, so habe ich den Versuch unternommen, unter dem Begriff der Induktionstheorie der Krebsentstehung die Gemeinsamkeiten der verschiedenen Auffassungen über einen endogenen Induktor als Generalnenner der Krebsentstehung zusammenzufassen.

Eine Arbeitshypothese — und als solche fasse auch ich die Induktionstheorie auf — ist kein Selbstzweck, sondern ein Hilfsmittel. Aber eines steht bereits jetzt fest, ganz gleichgültig, ob die Induktionstheorie richtig oder falsch ist, wenn durch Versuche, die auf ihrer Basis erzielt werden, eine Bereicherung unserer bisherigen Erkenntnisse erreicht wird, dann hat sie ihren Zweck erreicht. Die Induktionstheorie ist kein Dogma — wie dies bei manchen Krebsentstehungstheorien mitunter den Anschein hatte —, wir sind jung genug, um jede Vorstellung über Bord zu werfen, wenn sich eines Tages herausstellen sollte, daß sie mit den experimentellen Befunden nicht mehr in Einklang gebracht werden kann.

Dieses kritische Vorwort sei vorausgeschickt. Wenn wir diese Stellungnahme jedoch beibehalten wollen, dann müssen wir auch offen zugestehen, daß wir heute noch nicht mit hinreichender Sicherheit die Frage beantworten können, ob die primäre maligne Veränderung der Zelle im Plasma oder im Kern zu suchen ist, wenn sich auch in den letzten Jahren die Befunde mehren, die mit einem größeren Maß an Wahrscheinlichkeit die Rolle des Zytoplasmas verdeutlichen. Alle Schlüsse über den mutmaßlichen Angriffspunkt sind vorläufig im besten Falle auf Analogien und indirekte Hinweise gegründet. Dieser verfrühte Zeitpunkt für eine endgültige Stellungnahme, ob der verantwortliche Induktor — falls man ein derartiges Agens annimmt, — aus dem Plasma oder dem Kern stammt, trifft demnach in gleichem Maße wie für alle anderen Krebsentstehungslehren vorerst auch auf die Induktionstheorie zu. Eines hat die Vorstellung eines Induktors, der auch aus der schützenden Zellhülle befreit unter bestimmten Umständen noch seine Aktivität behalten kann, den anderen Vorstellungen voraus: Im Falle seiner Nachweisbarkeit haben wir ein biologisches Objekt vor uns, dessen Nachweisbarkeit im Testversuch viele Möglichkeiten zu weiterer Untersuchung offen läßt, so daß es als sicher gelten kann, daß innerhalb kurzer Zeit mit dem Nachweis eines derartigen Induktors viele andere Fragen, auch die Frage des Ursprungs, ihre Lösung finden werden. Deshalb hat auch dieser Problemkreis im Sinne der Induktionstheorie nur sekundäre Bedeutung und tritt zurück gegenüber der überragenden Bedeutung der nur durch das Experiment zu fällenden Entscheidung, ob es überhaupt gelingt, ein solches Tumoragens nachzuweisen.

Aus diesem Grunde ist auch der Gegenstand unserer Untersuchung zunächst die grundsätzliche Frage nach der Existenz oder Fiktion dieses Induktors.

Es soll davon abgesehen werden, über den gegenwärtigen Stand der Forschung im Weltmaßstab in dieser Richtung zu berichten. Ich beschränke mich auf einen Ausschnitt über den derzeitigen Stand meiner eigenen Versuche in dieser Richtung, denn diese haben inzwischen einen ausreichenden Umfang angenommen, um an der Fülle der dabei aufgetretenen Probleme auch dem Außenstehenden einige Einblicke in das Wesen und die Schwierigkeiten solcher Experimente zu gestatten. In diesem Zusammenhange halte ich es jedoch für besonders illustrativ, nicht nur ausschließlich über bereits abgeschlossene Versuche zu berichten, sondern auch die Fehlermöglichkeiten, Deutungsschwierigkeiten und Irrtümer nicht zu übergehen, wie sie besonders auch im Verlauf der Versuche zutage treten. Allerdings ist damit eine nicht zu unterschätzende Gefahr verbunden, daß nämlich die anzustrebende Klarheit und Übersichtlichkeit dadurch beeinträchtigt wird. Diese Gefahr muß jedoch in Kauf genommen werden, wenn wir uns ein ungeschminktes Bild machen wollen.

Zunächst wollen wir an Hand einer Tabelle noch einmal zum Vergleich mit den folgenden Demonstrationen den Stand der Versuche im September 1953 rekapitulieren, als ich erstmals im Kolloquium in Berlin-Buch über das Auftreten von Leukämien in großer Zahl nach der Injektion von G4-Filtraten aller verwendeten Transplantationstumoren berichtete:

Tabelle 1

Tabellarische Zusammenstellung der vorläufigen Ergebnisse mit Tumorfiltraten (nur Leukämien und Lymphosarkome berücksichtigt)

	Zahl der Versuchstiere	Davon positiv	Durchschnittliche Latenzzeit
DMBA-Spindelzellensarkom: (Mindestalter 5 Monate)	46	8 = 17%	9 Monate
Sarkom S 37: (Mindestalter 4 Monate)	70	15 = 21%	8,3 Monate
Transplantabler Aszitestumor (kein Ehrlich-Aszites-Ca)	7	3	10 Monate
Experimentelle Mäuseleukämie:	5	2	7 Monate
Ehrlich-Karzinom: (Mindestalter 4 Monate)	84	39 = 46%	8,4 Monate
Insgesamt	212	67 = 32%	
Kontrolltiere (unbehandelt). Gesamtzahl: 729 Mäuse (Agnes-Bluhm-Stamm), davon 13 Leukämien = 1,8%			
Legt man bei Ehrlich-Ca-Filtraten das Mindestalter auf 6 Monate, traten auf	47	29 = 62%	

Aus Tabelle 1 wird ersichtlich, daß es gegenüber den unbehandelten Kontrolltieren unseres Agnes-Bluhmstammes zu einem statistisch gesicherten Anstieg der Leukämie- und Lymphosarkomrate kam. Es sei erwähnt, daß auch in allen folgenden Versuchen fast ausnahmslos Inzuchtmäuse des Agnes-Bluhmstammes verwendet wurden.

Besonders deutlich tritt das Resultat mit dem Ehrlich-Ca hervor, das schon damals eine Ausbeute von 62% ergab.

In Tabelle 2 stehen nun die Resultate der Sektionsbefunde aller Filtratserien zum Vergleich, die nach dem 21. 7. 1954 als willkürlich gewähltem Stichtag erhoben wurden. Der Beginn dieses Auswertungstermins entspricht etwa dem Auswertungsschluß in Tabelle 1.

Tabelle 2

Ergebnisse mit Tumorfiltraten nach dem Stichtag 21. 7. 54 G4-Glasfilternutschen (Schott, Jena)

	Zahl der Versuchstiere	Davon positiv (Leukämie oder Lympho-Sa)	Durchschnittl. Latenzzeit
Ehrlich-Chondrom (Mindestalter 6 Monate)	16	—	
Agnes-Bluhm-Spontanmamma-Ca	17	1	
DMBA-Spindelzellensarkom	52	16 = 31%	15 Monate
Sarkom Sa I	17	11 = 60%	10 Monate
Sarkom S 37	97	22 = 24%	13 Monate
Legt man das Mindestalter auf 12 Monate, traten auf: (Sarkom S 37)	46	14 = 30%	
Ehrlich-Ca	63	49 = 83%	11 Monate
Sarkom S 37 — Sa I-Mischfiltrat	5	3	11 Monate
Sarkom S 37 — Ehrlich-Ca-Mischfiltrat . .	7	3	13 Monate
Unbehandelte Kontrolltiere Agnes-Bluhm-Stamm: Zahl: 786 Tiere, davon 15 Leukämien = 1,9%			

Die Zahl der im Herbst 1953 verwendeten fünf Transplantationstumoren wurde in der Folge noch um weitere Transplantationstumoren und das spontane Mammakarzinom des AB-Stammes erweitert, um ein möglichst umfassendes Bild zu gewinnen.

Obzwar es sehr wahrscheinlich war, nachdem es mit fünf verschiedenen Transplantationsgeschwülsten gelungen war, grundsätzlich die gleichen Ergebnisse, wenn auch in quantitativer Unterschiedlichkeit zu erzielen, daß dies auch mit weiteren Tumoren möglich sein würde, so legte doch schon das herausragende Ergebnis mit Ehrlich-Ca-Filtraten den Gedanken nahe, daß Besonderheiten jedes einzelnen Tumors, die uns im einzelnen noch weitgehend unbekannt sind, zumindest starke quantitative Schwankungen bedingen können. Diese könnten dann in ihrer Gesamtheit im Zusammenhang mit bereits bekannten Besonderheiten der verwendeten Tumoren doch einige Einblicke in den ursächlichen Mechanismus gestatten.

Das Ergebnis bestätigte diese Vermutung. Der wesentliche Befund in Tabelle 2 ist nicht, daß sich die Ausbeute mit dem Ehrlich-Ca noch weiter auf 83% steigern ließ — was bei Beachtung der Störfaktoren biologischer Versuche, interkurrenter Tod usw. de facto potentiell 100% bedeutet —, sondern vor allem der negative Befund mit dem Ehrlich-Chondrom und Filtraten spontaner Mammakarzinome.

Damit ist uns zunächst ein entscheidendes Argument gegen die Annahme einer unspezifisch toxischen Wirkung bei den beobachteten Ergebnissen mit anderen Tumoren in die Hand gegeben. Weiter läßt sich daraus ableiten, daß mit großer Wahrscheinlichkeit einige Komponenten, die unter dem Sammelbegriff der Virulenz zusammengefaßt werden, von wesentlicher Bedeutung zu sein scheinen. Das Ehrlich-Chondrom, das nicht metastasiert, aber praktisch in 100% bei der Transplantation angeht, steht an der Grenze zwischen Gutartigkeit und Malignität. Das, was speziell das Ehrlich-Chondrom und das Mammakarzinom von den anderen zum Versuch herangezogenen Tumoren unterscheidet, ist in der Hauptsache die beiden Geschwulstarten ganz oder teilweise fehlende Fähigkeit zu infiltrierendem, destruierendem Wachstum neben der damit im Zusammenhang stehenden relativ geringen Wachstumsintensität.

In Begriffen der Induktionstheorie ausgedrückt, besagt das, daß daraus keineswegs der Schluß gerechtfertigt ist, daß ein induzierendes Agens diesen beiden Tumortypen überhaupt fehlt. Es könnte lediglich daraus abgeleitet werden, daß beim Chondrom und Mammakarzinom dieser Faktor im Falle seiner Existenz noch keinen so weitgehenden Grad von Selbstbehauptungsfähigkeit erreicht hat, daß er sich in seinem Verhalten einem virusartigen Gebilde nähert und malignisierend auch nach seiner Freisetzung aus der schützenden Zellhülle zu wirken vermag.

Als Nebenbefund ging aus den Filtratversuchen mit Mammakarzinomen des AB-Stammes hervor, daß darin kein Mammatumoragens im Sinne des „Milchfaktors" enthalten ist.

Das im allgemeinen bessere Ergebnis gegenüber Tabelle 1 mit den bereits früher verwendeten Transplantationstumoren hat seine Ursache nicht etwa in abweichender Versuchstechnik, sondern beruht lediglich darauf, daß die Tiere inzwischen im Durchschnitt älter waren, wie ein Blick auf die Latenzzeiten lehrt und somit, wie vorherzusehen war, eine Erhöhung der Tumorquote resultierte.

Der als Sarkom Sa I bezeichnete Tumor, ebenso das vor allem in den G 5-Filtratversuchen verwendete Sarkom Sa II, entstand 1952 spontan bei 2 Mäusen des SWR-Stammes und erwies sich als transplantabel. Diese beiden Tumoren wurden dankenswerterweise von Herrn Dr. Ch. LANDSCHÜTZ unserem Institut zur Verfügung gestellt. Welche Ursachen für das überragende Ergebnis mit dem Ehrlich-Ca maßgeblich sind, läßt sich zur Zeit noch nicht übersehen. Einige Anhaltspunkte dafür ergeben sich vielleicht schon aus den überraschenden Befunden mit G 5-Glasfilternutschen, wie wir noch sehen werden.

Außer der hohen Ausbeute haben die Leukämien durch Ehrlich-Ca-Filtrate noch die Besonderheit, daß es sich dabei fast ausnahmslos um Chloroleukämien handelt, wobei die Lymphknoten oft intensiv olivgrün verfärbt sind. Unter der UV-Lampe zeigen derartig verfärbte Lymphknoten eine ausgeprägte rote Fluoreszenz, die wahrscheinlich auf Protoporphyrin beruht. Andere Leukämieformen zeigen diese Fluoreszenz nicht.

Nachdem im Herbst 1953 eine ausreichende Zahl von Mäusesäuglingen mit Filtraten durch G 4-Glasfilternutschen behandelt war, von der zu erwarten stand, daß sie statistisch gesicherte Aussagen sowohl im positiven als auch im negativen Falle ermöglichen würde, kamen ab Januar 1954 in meinen Versuchen — abgesehen von einer Anzahl von Experimenten mit besonderem Versuchsziel — in erster Linie 17 G 5-Glasfilternutschen zur Verwendung.

Der dabei zugrunde liegende Gedanke war folgender: Da ich mir zur Aufgabe gestellt hatte, systematisch die experimentellen Möglichkeiten im Rahmen der Induktionstheorie zu untersuchen, begann ich zunächst mit einfachen Tumorhomogenisaten, die praktisch alle Größenordnungen von Zellpartikeln enthielten.

Die Filtration ist ein sehr unvollkommenes Verfahren, und es ist bekannt, daß beispielsweise bei Berkefeldfiltration des Rous-Sarkoms das Filtrat nur etwa 10% der Aktivität enthält. Da über die Größe des zu beweisenden Induktors nichts bekannt war, mußten zunächst auch die größeren Zellbestandteile enthalten sein.

Durch die Anwendung eines neuen Prinzips der Tumorübertragung durch Aspiration hatte es zunächst den Anschein, als ob dabei die Anwesenheit eines Teiles intakter Geschwulstzellen in Kauf genommen werden könnte. Die dabei aufgetretenen Ergebnisse, soweit sie die Möglichkeit einer Deutung im Sinne der Induktionshypothese offenlassen, sind noch in der Auswertung begriffen. Darüber wird zu einem späteren Zeitpunkt berichtet werden.

Es war aber auch mit der umgekehrten Möglichkeit zu rechnen; es war in Betracht zu ziehen, daß ein relativ kleines Tumoragens in Anwesenheit gröberer Zellbestandteile adsorbiert oder gebunden wird und dadurch seine Virulenz einbüßt. Anhaltspunkte ergaben sich u. a. schon damals aus den Befunden von L. GROSS, der mit Seitzfiltraten der Ak-Leukämie zunächst nur Leukämien erzielen konnte. Verwendete er jedoch Selas-Porzellanfilter, die viel feinporiger waren, dann traten bei Verwendung der gleichen Ausgangssubstrate in etwa 15—20% Speicheldrüsenkarzinome auf.

An die Möglichkeit des Vorhandenseins begleitender Hemmstoffe war auf Grund der Erfahrungen mit dem Rous-Sarkom ebenfalls zu denken. Außerdem fiel noch ins Gewicht, daß

Tabelle 3

Bisherige Ergebnisse mit Tumorfiltraten (*G 5*-Glasfilternutschen Schott, Jena)

	Zahl der Versuchstiere	Davon positiv (Leukämie oder Lympho-Sa)	Durchschnittl. Latenzzeit
Agnes-Bluhm-Spontanmamma-Ca (Mindestalter 6 Monate)	12	0	
MCH-Spindelzellensarkom	10	0	
Eperimentelle Filtrat-Leukämie	9	2 = (22%)	7,5 Monate
Sarkom Sa I	23	6 = (26%)	9 Monate
SarkomSa II	12	5 = (42%)	8,4 Monate
Ehrlich-Ca	50	3 = (6%) plus 1 Lympho-Sa nach 4 M	8,6 Monate
Sarkom S 37	55	7 = (13%) plus 1 Lympho-Sa nach 3 M	8,2 Monate

Tabelle 4

Bisherige Ergebnisse mit Tumorfitraten (*G 5*-Glasfilternutschen Schott, Jena)

DMBA-Spindelzellensarkom (Mindestalter 6 Monate):

Zahl der Versuchstiere	Davon positiv (Leukämie oder Lympho-Sa)	Durchschnittl. Latenzzeit
37	8 (plus 1 wahrsch. Leukämie nach 5 Monaten) = 25%	8 Monate

Andersartige Tumoren:		Latenzzeit:
	1 Mamma-Ca	6 Monate
	2 Kiefer-Tumoren	5 und 13 Monate
	2 Speicheldrüsensarkome	4 und 5 Monate
	1 maligner Brustwandtumor (Osteosarkom)	5 Monate
	1 fragl. Sarkom Schultergegend	4 Monate

Fg 141:

12 Säuglinge mit DMBA-G5-Filtrat:

davon 1 Speicheldrüsensarkom nach 5 Monaten
1 Kiefer-Sarkom nach 5 Monaten
1 maligner Brustwandtumor (Osteosarkom) nach 5 Monaten
1 Speicheldrüsensarkom + fragl. Sarkom Schultergegend nach 4 Monaten
1 lebt, hat Tu am Hals[1])
2 leben, anscheinend gesund.

Zahl der bisherigen Befunde vor dem 6. Lebensmonat: (G5-Filtrate) (außer Serie Fg 141)

3 Lymphosarkome
1 Leukämie

Verhältnis der Tumortiere vor und nach dem 6. Monat: 42 : 7

Maud Slye: Zahl der Tumortiere: 390, davon vor dem 6. Monat: 1

Tabelle 5

Gesamtzahl aller Mäuse mit G5-Filtrat von Transplantationstumoren, älter als 6 Monate (andersartige Tumoren unberücksichtigt): 168, davon positiv: 29 = 17,3%

Verhältnis Leukämie-Lymphosarkom bei G5-Filtrat: 26 Leukämien, 7 Lymphosarkome

Geschlechtsverhältnis lymphoider Tumoren bei G5-Filtrat (andersartige Tumoren unberücksichtigt):
Weibchen: 20 Böcke: 13

[1]) *Anm. b. d. Korrektur:* Inzwischen starben 1 ♂ an großem Spindelzellensarkom s. c. am Rücken (Injektionsstelle) nach 17½ Mon., 1 ♀ an Leukämie (= die als noch lebend mit Tu am Hals bezeichnete Maus) nach 22½ Mon., 1 ♂ an Lymphosarkom des Thymus nach 27 Mon.

eine absolute Sicherheit der Undurchlässigkeit von ganzen Zellen bei G 4-Glasfilternutschen nicht gegeben ist. Es war deshalb anzustreben, diese Zelldurchlässigkeit als Einwand, wie er fast bei allen bisher angeblich positiven zellfreien Übertragungsversuchen sicher mit Recht gemacht wurde, eindeutig auszuschalten.

G 5-Glasfilternutschen sind ausgesprochen bakteriendichte Filter mit geprüfter Porenweite, die als maximale fiktive Porenweite nach BECHHOLD zwischen 100 und 150 mμ von Schott angegeben wird. Außerdem stand zu erwarten, daß durch die niedrige Porenweite im Falle des Erfolges auch bereits Angaben über die maximale Größe des wirksamen Agens zur Verfügung standen.

Die Resultate mit diesen 17 G 5-Glasfilternutschen sind auf Tabelle 3, 4 und 5 zusammengestellt.

Aus Tabelle 3 geht zunächst hervor, daß Mammakarzinom-G 5-Filtrate den Erwartungen entsprechen, welche bereits nach den Befunden mit G 4-Filtraten dieser Tumoren vorauszusehen waren. Die aus dem negativen Ergebnis mit Mamma-Ca-G 4-Filtraten gezogenen Schlüsse wurden außerdem noch weiter bekräftigt durch das ebenfalls vollständig negative Resultat mit cancerogenbedingten Spindelzellsarkomen.

Die Spindelzellsarkome waren in diesem Fall durch subkutane Injektion von je 1 mg Methylcholanthren in Öl erzeugt. Es sei betont, daß dabei stets originäre Tumoren aufgearbeitet wurden, ohne daß vorher — wie etwa bei dem als DMBA-Spindelzellensarkom bezeichneten Tumor — durch Passagentransplantation bereits ein Virulenzanstieg erreicht war.

Dieses negative Resultat stimmt demnach deshalb mit den Mamma-Ca- und Chondrombefunden überein, weil aus dem Verhalten bei der Transplantation, aus der geringeren Wachstumsgeschwindigkeit gegenüber Transplantationstumoren usw. bereits bekannt ist, daß derartige cancerogenprovozierten Geschwülste weitgehende Gemeinsamkeiten mit Spontantumoren aufweisen.

Bei der Mehrzahl der G 5-Filtrate liegen die Ergebnisse in etwa der gleichen Größenordnung wie mit G 4-Filtraten. Die Erniedrigung der Tumorquote dürfte vor allem zwei Ursachen haben:

1. Die Tiere sind noch nicht so lange im Versuch wie die speziell in Tabelle 2 angeführten Mäuse mit G 4-Filtraten, d. h. also, der Faktor der längeren Latenzzeit kommt noch nicht in gleichem Maße zur Geltung.

2. Ein Teil des wirksamen Agens geht sicher durch Zentrifugation und Adsorption verloren, denn um ein Homogenisat überhaupt durch G 5-Filter filtrieren zu können, ist vorherige Zentrifugation von etwa 20 Minuten bei 10'000 Touren nötig. Bei Vorfiltration durch ein G 4-Filter kann man diese Zentrifugationszeit auf etwa 10 Minuten bei gleicher Tourenzahl reduzieren. Die Vorfiltration wurde dabei erst nach der Zentrifugation vorgenommen.

Ganz überraschend ist jedoch das Ergebnis mit G 5-Filtraten des Ehrlich-Karzinoms:

Die überragende Ausbeute von 83% mit G 4-Filtraten dieses Tumors ist nicht mehr festzustellen, im Gegenteil, die Tumorrate ist sogar mit 6% an immerhin ausreichender Tierzahl stark erniedrigt. Zur Deutung stehen verschiedene Möglichkeiten offen:

1. Das leukämieerzeugende Agens des Ehrlich-Karzinoms ist so groß, daß es durch G 5-Filter nicht hindurchgeht.

2. Der wirksame Faktor ist an gröbere Zellbestandteile adsorbiert oder chemisch gebunden.

3. Zur Erlangung seiner vollen Virulenz ist die gleichzeitige Anwesenheit gröberer Zellpartikel nötig.

Die erste Deutung halte ich für am wenigsten wahrscheinlich, weil sie zur Voraussetzung hat, daß die in so starkem Maße fehlende Verminderung der Leukämiequote mit den anderen Transplantationstumoren auf der Wirksamkeit eines ganz anderen, kleineren Agens beruht, was zwar vorerst nicht ausgeschlossen werden kann, aber doch weniger wahrscheinlich ist.

Vielleicht ist es gerade so, daß diese besondere Adsorptionsfähigkeit des Agens beim Ehrlich-Ca — falls man sie annehmen will — einen Schlüssel zum Verständnis der stärkeren Virulenz der G 4-Filtrate des Ehrlich-Karzinoms vor den anderen Tumoren darstellt, weil dadurch auch die Adsorption mit nachfolgender Malignisierung bei Normalzellen erleichtert werden könnte.

Auf jeden Fall ist mit diesen Ergebnissen jedoch der letzte Zweifel beseitigt, es könnte eine zelluläre Wirkung bei den beobachteten Resultaten im Spiele sein.

Nun zu einem besonders schwer zu übersehenden, aber gerade deshalb interessanten Kapitel: es sind dies die Versuche mit Embryonalgewebsfiltraten. Besonders schwer zu übersehen ist dieser Teil deshalb, weil die Zahl der sezierten Tiere noch nicht ausreicht, um sich ein eindeutiges Urteil zu bilden, obwohl zwischen 300 und 400 Mäuse nun schon seit mehr als 8 Monaten im Versuch sind.

Unter 47 sezierten, mehr als 6 Monate alten Mäusen trat in einer Serie eine sichere und im gleichen Wurf eine fragliche Leukämie auf. Die Mutter dieser Tiere war jedoch mit DMBA-Spindelzellsarkomfiltrat behandelt und starb etwa 8 Wochen nach dem Wurf, wahrscheinlich an Lymphosarkom des Thymus. Eine eindeutige Diagnosenstellung war jedoch nicht möglich, da der größte Teil der Thoraxorgane von Stallgenossen herausgefressen worden war. Außerdem traten noch zwei weitere Leukämien auf. Hier war die Mutter ebenfalls mit Tumorfiltrat behandelt, lebt noch, hat jedoch ein kirschgroßes Mamma-Ca am Hals.

Als weiterer Unsicherheitsfaktor beim Versuch einer zahlenmäßigen Auswertung kommt hinzu, daß zwei dieser Leukämien erst in den letzten Tagen durch palpatorische Befunderhebung in vivo festgestellt wurden. Da jedoch die Mäuse im allgemeinen mindestens 4—8 Wochen an Leukämie erkrankt sind, bevor sie zugrunde gehen, wären natürlich sicher inzwischen auch noch eine ganze Reihe von Tieren ohne Befund gestorben. Außerdem wurde auch in anderen Versuchen beobachtet, daß bei den Nachkommen von Müttern, die selbst an Leukämie oder andersartigen Tumoren eingegangen waren, lymphoide Tumoren in gehäufter Zahl auftraten.

Trotzdem war ich selber geneigt, selbst auf Grund dieser sehr vieldeutigen Resultate anzunehmen, daß es auch mit Embryonalfiltraten gelingen kann, ähnliche Resultate wie mit Tumorfiltraten zu erzielen.

Bereits in meinem Vortrag im September vorigen Jahres in Buch habe ich betont, daß die Möglichkeit, durch Embryonalfiltrate Tumoren zu erzielen, mit der Vorstellung eines Induktors als Generalnenner der Krebsentstehung in keiner Weise in Widerspruch zu stehen braucht, denn die Annahme eines endogenen Ursprungs für dieses Tumoragens hat ja geradezu zur Voraussetzung, daß es in der Normalzelle präformierte Bestandteile geben muß, die durch exogene Einflüsse in den Induktor umgewandelt werden können. Ich habe diese Vorstellung weiter präzisiert in einer Arbeit, die in der Zeitschrift für Krebsforschung in Kürze erscheinen wird[1]).

Wenn es gelingt, durch minimale Konzentrationen an cancerogenen Kohlenwasserstoffen in sehr vielen, wenn nicht in allen Zellen des Organismus gleichzeitig präneoplastische Situation zu schaffen, wieviel mehr ist es dann in Betracht zu ziehen, daß durch die Zerstörung der Zellen bei der Filtrataufarbeitung und die Schaffung eines vollständig veränderten Milieus für die endozellulären Eiweiße sich zumindestens an einigen davon Denaturierungsvorgänge abspielen, welche die Malignisierung im Gefolge haben. OBERLING und GUERIN konnten durch einfaches Stehenlassen von Hühnerleukämie-Filtraten im Eisschrank bei Verimpfung Sarkome an der Injektionsstelle auslösen. Bei Wiederholung der gleichen Prozedur mit diesem Sarkommaterial entstanden wiederum Leukämien. Dieses Wechselspiel konnte mehr-

---

[1]) *Anm. b. d. Korrektur:* Inzwischen erschienen: Ztschr. Krebsforsch. **60**, 445 (1955).

mals wiederholt werden. Auch diese Beobachtungen zeigen, welch geringfügige Eingriffe nachhaltige Einflüsse auf das Agens von Tumoren haben können.

Anhaltspunkte für derartige Denaturierungsvorgänge beobachteten wir auch in eigenen Versuchen in Gemeinschaft mit Herrn Prof. LOHMANN. Es gelang nämlich bislang weder im Elektrophoreseapparat nach ANTWEILER noch mittels der Papierelektrophorese, eine deutliche Wanderung bei Tumorfiltraten zu erzielen. Trotzdem ist es natürlich klar, daß im Falle der Bestätigung dieser verdächtigen Befunde mit Embryonalfiltraten außer der eben gegebenen Deutung noch andere Möglichkeiten, die im Augenblick noch nicht zu übersehen sind, gewichtig in Betracht kommen.

Eine unspezifische toxische Wirkung ist jedoch für die Befunde mit Tumorfiltraten sehr unwahrscheinlich, und zwar aus folgenden Gründen:

1. Die unterschiedliche Wirksamkeit in deutlicher Ausprägung mit verschiedenen Tumorfiltraten, die von praktisch 0% mit Mamma-Ca und Chondrom bis über 80% mit Ehrlich-Ca-Filtraten schwankt, spricht in stärkstem Maße dagegen. Der Eiweißgehalt ist bei allen Filtraten etwa gleich.

2. Die Ergebnisse bei Sarkom S 37, DMBA-Spindelzellensarkom, Sa II und Sa I sind mit G 4- und G 5-Filtraten ähnlich, obwohl der Eiweißgehalt in den G 5-Filtraten nach den Werten der N-Bestimmung nur etwa ein Fünftel beträgt. Bei einer reinen Eiweißvergiftung müßte sich auch hier der Unterschied im Eiweißgehalt in der Ausbeute stärker bemerkbar machen.

3. Verhalten bei Leukämietransplantation durch Stückchenimpfung und Aspiration: Experimentelle Leukämien lassen sich schwer transplantieren, denn bekanntermaßen sind Leukämien ja auch z. B. beim Menschen relativ benigne. Es gibt dabei z. B. Remissionen, wie sie bei anderen Geschwülsten nur selten vorkommen. Dagegen hat es sich gezeigt, daß bei Transplantationsversuchen mit Aspiration eines winzigen Tröpfchens von 0,02 cm^3 Homogenisat, wobei sicher noch der größte Teil in den Magen gelangt, bereits nach 3 Monaten in einer Testserie von 8 Säuglingen eine Leukämie auftrat und nach 6 Monaten zwei weitere Leukämien. Dazu kommt noch eine wahrscheinliche Leukämie. Eigenartigerweise haben 8 Mäuse, die als Säuglinge s. c. mit dem gleichen Material transplantiert wurden, bisher noch keine Leukämie entwickelt.

Daraus könnte beinahe der Eindruck entstehen, daß das neue Verfahren der Tumoraspiration für die Leukämieübertragung bessere Ergebnisse zeigt als die bisherigen Methoden, obzwar natürlich die Tierzahl für eine solche Schlußfolgerung noch zu klein ist.

Bei Stückchentransplantation s. c. und i. v. mit weiteren experimentellen Leukämien ging bisher nur eine Maus nach 8 Wochen an Leukämie zugrunde, außerdem traten zwei weitere positive Befunde nach 4 Monaten auf, dazu ein Lymphosarkom des Thymus mit anschließender generalisierter Leukämie nach 5 Monaten.

In einer anderen Serie entwickelten 3 Mäuse nach Stückchentransplantation s. c. im Säuglingsalter nach 6 Monaten Leukämie. Diese Serie war insofern besonders interessant, weil dabei ein „weißer“ Lymphknoten transplantiert wurde und die auftretenden Leukämien Chloroleukämien waren.

Im Sinne der Induktionstheorie der Krebsentstehung handelt es sich dabei — wie wahrscheinlich auch bei dem größten Teil der oben erwähnten Fälle — wohl nicht um eine echte Transplantation, sondern um die Induktion eines neuen autogenen Tumors.

Etwa eine toxische Wirkung auf das RES dabei in Betracht zu ziehen, hat wenig für sich, denn bei Stückchentransplantation sind die Resorptionsverhältnisse grundlegend anders als bei Injektion eines vergleichsweise hochdispersen Filtrats. Zudem waren die Säuglinge bereits mehrere Tage alt, so daß auch der relative Anteil des eingeführten Fremdeiweißes gegenüber dem Körpergewicht viel geringer war.

Sollten sich jedoch Leukämiebefunde mittels Embryonalgewebsfiltraten auch bei unbelasteten Würfen wiederholen und häufen, so würde dies ebenfalls eine neue Erkenntnis darstellen und erneut unterstreichen, wie lange sich Fehlbeobachtungen und Irrtümer mitunter auch in der Wissenschaft halten können, denn Versuche mit Embryonalgewebssubstraten wurden speziell in der COHNHEIMschen Ära in sehr großer Zahl gemacht, ohne daß dabei über das Auftreten von Leukämien berichtet worden wäre.

Wenn wir uns jedoch die zahllosen Experimente mit Tumorfiltraten vergegenwärtigen, die in der Vergangenheit gemacht wurden, ohne daß das Auftreten andersartiger Tumoren ausreichende Berücksichtigung fand, so kann dies hier natürlich ebenso gewesen sein.

Im übrigen kann in dieser Beziehung auch den Versuchen von A. GRAFFI vor meinem Eintritt in das Institut, die 1937 und 1949 gemacht wurden und praktisch ebenfalls negativ verliefen, keine Ausnahmestellung eingeräumt werden. Mit späteren positiven Ergebnissen, die in unserem Institut erzielt wurden, stehen sie in keinem ursächlichen Zusammenhang.

Um das Verständnis für auftretende Tumoren bei Mäusen zu erleichtern, deren Mütter mit Tumorsubstraten behandelt wurden, müssen wir weit zurückblättern.

In meiner Monographie über die Induktionstheorie habe ich als einen wesentlichen experimentellen Grundpfeiler die Versuche von TINOZZI angeführt, die hier in Berlin vor mehr als 25 Jahren gemacht wurden.

TINOZZI machte folgendes: Er entnahm die Embryonen von trächtigen Versuchstieren, auf die ein Transplantationstumor während der Schwangerschaft übertragen worden war und verimpfte die inneren Organe dieser Embryonen auf erwachsene Tiere. Dabei entstanden dann innerhalb kurzer Zeit maligne Tumoren an der Injektionsstelle. Diese Versuche wurden durch vier verschiedene Nachprüfer bestätigt, so von TESAURO, ZAKRZEWSKI, MARCHESI und DONATI.

Da die unversehrte Plazenta eine zelldichte Schranke darstellt, sprechen sehr viele Momente dafür, daß diese Befunde durch die Passage eines subzellulären Induktors von der tumortragenden Mutter auf die Embryonen zu erklären sind.

Die Gründe dafür waren folgende:

1. Das negative Transplantationsergebnis mit Plazenten der Embryonen, die in einzelnen Fällen auch genau histologisch untersucht wurde, so von MARCHESI.

2. Weil analoge Resultate mit Hühnerembryonen ebenfalls im Schrifttum niedergelegt sind.

3. Weil, selbst wenn einzelne Zellen die Plazenta passiert haben sollten, in den Embryonen sicher weniger Tumorzellen vorhanden waren als in den Organen des Muttertieres, die durch keinerlei Schranke vom Tumor getrennt sind und dessenungeachtet negative Transplantationsergebnisse zeigten.

4. Als wesentlichstes Argument führte ich an, daß nach allen bisherigen Erfahrungen der Transplantationsforschung, die übereinstimmend sowohl an Säugetieren als auch am Rous-Sarkom gewonnen wurden, junge Tiere und noch ausgeprägter Neugeborene und Embryonen gegen Tumorzellen besonders geringe Resistenz aufweisen. Es wäre also ganz unverständlich, warum der Embryo, falls wirklich Tumorzellen die Plazenta passiert haben sollten, keinen Tumor bekam, während die Mutter selbst sich gegen die Transplantation nicht resistent gezeigt hatte; weiter — falls der Zahl der übergetretenen Zellen dabei besonderes Gewicht beigemessen wird —, warum der resistenzlose Fetus nicht an den wuchernden, übergetretenen Zellen zugrunde ging, während nach Transplantation nur von Teilen des Embryos auf erwachsene Tiere — bei denen also, die Größe der Tiere in Betracht gezogen, relativ und absolut viel weniger Tumorzellen in den transplantierten Embryonalteilen enthalten gewesen sein können — diese an schnell wachsenden Geschwülsten zugrunde gingen. Diese Ergebnisse von TINOZZI gerieten fast in Vergessenheit, weil damals die Zeit zu ihrem Verständnis noch nicht reif war. Im Verein mit anderen Befunden, vor allem von STRONG mit cancero-

genen Stoffen, die ich allerdings anders ausgelegt habe als STRONG selber, kam ich zu der Schlußfolgerung, daß im Falle der Richtigkeit meiner Deutung, diese bei der Geburt und in der Jugend augenscheinlich normalen Mäuse im späteren Leben durch die Anwesenheit des Induktors, der inzwischen vielleicht erst einen Vermehrungsprozeß durchmachen muß, in gehäufter Zahl Tumoren entwickeln müßten.

Das war der Grundgedanke und nun die Ergebnisse:

Tabelle 6

Geschwülste bei den Nachkommen von Müttern mit Transplantationstumoren (EHRLICH-Ca)

Intervall zwischen Transplantation und Wurf:		12 Stunden bis 5 Tage:
Zahl der Tiere: 26;	davon Tumorträger:	1 Leukämie
		1 Leber-Ca, außerdem 1 fragl. Lungenadenom
		2 Tumortiere
Intervall mindestens 6 Tage:		
Zahl der Tiere: 41;	davon Tumorträger:	5 Leukämien
		3 Mammakarzinome
		1 Mamma-Ca, gleichzeitig Leukämie
		2 Tiere mit Lungenadenomen
		1 Lungen-Ca
		1 verhornendes Plattenepithel-Ca (Leistengegend)
		2 Tiere mit kirschgroßem Ovarialcystom
		1 Kiefer-Ca
		1 Kiefer-Ca, gleichzeitig Leukämie
		1 maligner Halstumor (wahrsch. Speicheldrüsen-Ca)
		1 fragl. Leukämie, gleichzeitig Leberkavernom
		19 Tumortiere = 46%
Legt man das Intervall auf 11 Tage, traten auf:		
Zahl der Tiere: 16;	davon Tumorträger:	2 Leukämien
		1 Kiefer-Ca, gleichzeitig Leukämie
		3 Mamma-Ca
		1 verhornendes Plattenepithel-Ca
		1 kirschgroßes Ovarialcystom
		8 Tumortiere = 50% (1 Doppeltumor)

Ich gebe nur die Befunde bekannt, ich verzichte vorläufig darauf, daraus Schlußfolgerungen zu ziehen.

Die ersten Serien dieser Versuche liegen z. T. mehr als 2 Jahre zurück. Ein Teil der Muttertiere wurde dabei s. c. und i. m. mit Ehrlich-Ca transplantiert, ein anderer Teil erhielt das Tumormaterial, in diesem Fall das Ehrlich-Aszites-Ca i. v. Die frischgeworfenen Säuglinge der i. v.-injizierten Mäuse stellte mir dankenswerterweise Herr Dr. W. KRISCHKE zur Verfügung, der damals gerade in größerem Maßstabe Versuche über den Einfluß der Trächtigkeit auf die Tumormetastasierung anstellte, wobei die Jungen, die ich sorgfältig sammelte und zu Ammen gab, im Sinne seines Untersuchungszieles uninteressant waren.

Ich werte diese Versuche deshalb noch nicht als beweiskräftig, weil leider der größte Teil dieser Tiere keine Inzuchtmäuse waren und ich deshalb keine präzisen Angaben über ihre Spontantumorhäufigkeit machen kann.

Die Versuche werden mit Inzuchtmäusen wiederholt.

Ich kann nur ganz summarisch feststellen, daß ich bei mindestens 20000 Mäusesektionen in den letzten vier Jahren mich nicht an eine derartige Tumorhäufung innerhalb einer so relativ kleinen Tierzahl erinnern kann.

Bereits TINOZZI hat festgestellt, daß seine Versuche nur positiv ausgingen, wenn das Intervall zwischen Tumortransplantation und Wurf mindestens 8 Tage betrug.

Wenn wir unsere Resultate unter diesem Gesichtspunkt betrachten, so fällt auch hier auf, daß ein deutlicher Anstieg der Tumorquote mit Verlängerung des Intervalls Transplantation-Wurf bis auf 50% — sofern man hier bereits mit Prozentsätzen operieren will — vorhanden ist. Im Sinne der Induktionstheorie wäre dieses Resultat unschwer so auszulegen, daß eben mit verlängertem Intervall die Gelegenheit zum diaplazentaren Übertritt für den Induktor schon allein quantitativ viel besser wird. Vor allem dieser Anstieg, der nach meiner Meinung doch höchst verdächtig ist, schränkt auch die Rolle des Zufalls weitgehend ein, denn die Mäuse mit dem Intervall 1—5 Tage gegenüber denen mit mehr als 11 Tagen stellen in keiner Weise etwa eine genetische Sektion dar.

Ich darf in diesem Zusammenhang erwähnen, daß ich in einem Generationsversuch mit Injektion von Tumorfiltraten immer wieder auf Kind- und Kindeskinder auch einen anderen Inzuchtstamm, den C57-black-Stamm verwendete. Leider ist mir dieser Generationsversuch ausgestorben. Durch besondere Umstände blieb jedoch ein Wurf der 1. Tochtergeneration unbehandelt. Von 3 Tieren dieses Wurfes, die ich zur Sektion bekam, hatten alle drei eine typische Chloroleukämie. Nun ist gewiß der C57-Bl-Stamm nicht als so leukämieresistent zu betrachten wie etwa unser Agnes-Bluhm-Stamm. Immerhin konnte ich auf der Suche nach näheren Angaben im Schrifttum über die Leukämien des C57-Bl-Stammes keinen Hinweis auf ein so gehäuftes Auftreten von Chloroleukämien finden, wie es übrigens auch bei den behandelten Mäusen dieses Stammes registriert werden konnte.

KAPLAN z. B., der durch Röntgenbestrahlung eine große Anzahl von Leukämien bei diesem Stamm erzielte, schreibt ausdrücklich, daß diese in der Regel vom Thymus ausgehen. Auch die so ins Auge springenden olivgrünen Verfärbungen der Lymphknoten erwähnt er nicht, die ich übrigens auch bisher bei keinem einzigen Fall von Spontanleukämie unseres Stammes fand. Bei Generationsversuchen mit unserem Agnes-Bluhm-Stamm, die in ausreichender Zahl angesetzt sind, fand ich eine auffällige Vermehrung bisher nicht, es ist möglich, daß dabei gerade die Resistenz gegen Spontanleukämie bei unserem Stamm eine Rolle spielt, es wäre vielleicht zweckmäßiger gewesen, sich dabei auf den C57-Bl-Stamm zu stützen.

Ich will davon absehen, auf einige weitere Befunde aus eigenen Versuchen, die ich als kleine Indizien für die Existenz des Induktors bezeichnen möchte, näher einzugehen, wie z. B. die Entstehung eines osteogenen Sarkoms mit Lebermetastasen am Oberkiefer nach Auftropfen von Spindelzellensarkomhomogenisat auf die Mundöffnung bei der Aspiration — wohl der bisher einzige Tumor dieser Art und Lokalisation im Weltschrifttum — oder die Entstehung eines Spindelzellensarkoms in der Lunge einer Jungratte in unmittelbarer Nachbarschaft eines Leber-Ca-Knotens nach Aspiration.

In einer anderen Serie gingen bei Injektion von Milzhomogenisat einer Maus mit Mamma-Ca drei Wurfgeschwister auf den Tag genau zum gleichen Zeitpunkt nach drei Monaten ein, alle drei hatten eine Aussaat eines großzelligen, meristomartigen Tumors, der histologisch keinerlei Gemeinsamkeit mit dem wohldifferenzierten, hämorrhagischen Adenokarzinom der Ausgangsmaus aufwies.

Ich kann es mir nicht versagen, am Schluß zusammenfassend auf zwei Tatsachen hinzuweisen:

1951 habe ich in einer Arbeit über Induktionsgeschwülste und ihre Kriterien, die 1953 in erweiterter Form als Monographie über die Induktionstheorie der Krebsentstehung erschien, zunächst auf Grund rein theoretischer Auswertung älterer und neuerer experimenteller Befunde die Berücksichtigung aller bei Versuchstieren auftretenden Tumoren unabhängig von ihrer Lokalisation, ihrer histologischen Struktur und ihrer Latenzzeit gefordert.

Sowohl die eigenen seither erhobenen experimentellen Befunde, wie hier das Auftreten von Leukämien und Lymphosarkomen als auch die Ergebnisse, die inzwischen auch durch A. GRAFFI bei Berücksichtigung dieser Kriterien erhoben wurden, finden sich mit diesem Grundgedanken in Übereinstimmung. Trotzdem bin ich vorerst nicht gewillt, einige mögliche Einschränkungen, die sich aus Befunden mit Embryonalgewebsfiltraten ergeben könnten, aufzugeben.

1. Im Sinne der Induktionstheorie zog ich damals — noch ohne Kenntnis der Versuche von L. GROSS mit der Ak-Leukämie — in Anlehnung an die alten, vielfach mißdeuteten Versuche von TINOZZI als Arbeitshypothese die Schlußfolgerung, daß im Falle der Richtigkeit meiner Auslegung die Embryonen dieser Tumortiere im späteren Leben durch diaplazentaren Übergang des Induktors gehäuft Tumoren entwickeln können. Die ersten Versuche finden sich damit ebenfalls in Übereinstimmung. Ich möchte auch hier noch einmal betonen, daß ich auch diese Resultate zwar als recht auffällig, aber vorerst noch nicht als voll beweiskräftig ansehe.

Man wird jedoch nicht umhin können, mit mir in diesen Versuchen eine starke Ermutigung zu erblicken, in der gleichen Richtung weiterzuarbeiten, denn mit diesen Resultaten ist eine Fülle von Problemen aufgeworfen, die alle nur experimentell geklärt werden können. Z. T. in Gemeinschaft mit Herrn Prof. LOHMANN sind wir eben dabei, die biologischen und chemischen Eigenschaften vor allem des leukämieerzeugenden Agens, von dem die Hoffnung besteht, daß es mit diesem Induktor identisch ist oder ihm zumindest nahesteht, näher zu definieren.

Wir müssen uns vor Augen halten, daß es sich dabei um ein tumorerzeugendes Prinzip handelt mit einer Wirksamkeit, die vor allem, wenn man die bedeutend geringere Toxizität auf den Gesamtorganismus in Rechnung stellt, diejenige der höchstwirksamen cancerogenen Stoffe zunächst speziell für die Leukämieerzeugung mindestens erreicht. Es besteht kaum ein Zweifel daran, daß etwa die cancerogenen Kohlenwasserstoffe, die wir z. B. im Tierexperiment verwenden, nur für einen Bruchteil der beim Menschen zur Beobachtung kommenden Krebse in Frage kommen.

Man darf sich keinen Illusionen hingeben, die Dinge sind noch völlig im Fluß. Inzwischen wurde neben der durch L. GROSS nachgewiesenen Filtrierbarkeit von Speicheldrüsenkarzinomen der Maus, die bereits durch LAW bestätigt wurde, auch für das Melanom der Drosophila, das bisher als eine direkte Stütze genbedingter Tumorentstehung galt, durch HARNLEY und Mitarbeiter zellfreie Übertragbarkeit nachgewiesen. Auch von PUTNOKY und Mitarbeitern werden positive zellfreie Übertragungsversuche mit verschiedenen Transplantationstumoren nach vorherigem Einfrieren der Tumoren mitgeteilt.

Warten wir also ab, welche Aufschlüsse weitere Untersuchungen bringen werden.

Diskussionsbeitrag von Prof. Dr. Thurzo, Bratislava

Die Forschungen über die Übertragung von Tumoren durch zellfreie Filtrate haben für die Virologie des Krebses größte Bedeutung. Dabei ist die Frage, ob das Tumorvirus endogener oder exogener Natur ist, nicht entscheidend. Vermutlich leitet sich das exogene Virus phylogenetisch von einem endogenen Virus ab.

Die Induktion von Leukämien durch zellfreie Übertragung von Tumoren, die durch chemische Cancerogene entstanden sind, stellt einen großen Erfolg dar, da dies bis jetzt nur ganz vereinzelt gelungen ist. Wir versuchten in unserem Institut eine zellfreie Übertragung des Crocker-Sarkoms 180. Dies gelang uns bei CAB-Mäusen, denen die Milz 3 Wochen zuvor entfernt worden war, nach einer Latenzzeit von 5—12 Monaten. Die Bemerkung von Dr. SCHMIDT, daß man bei diesen Mäusen mit einer wesentlich längeren Latenzzeit rechnen muß, ist dabei außerordentlich wichtig.

Zur Frage der Bewertung von Geschwülsten durch Kliniker und Pathologen

H. Hamperl, Bonn

Der Pathologie oder besser den Pathologen ist im Laufe der Zeiten immer wieder die Aufgabe zugefallen, die *Grundbegriffe der allgemeinen Krankheitslehre* zu betreuen; sie waren es vor allem, die alte, überkommene Begriffe bewahrten, neu faßten oder aussonderten und neue Begriffe kritisch prüften, um sie evtl. anzunehmen. Ein solcher Vorgang ist uns aus Natur- und Geisteswissenschaften wohlbekannt und in der Tat: dort, wo die Medizin wesentlich über das praktisch-technische des ärztlichen Berufes hinaus zur Naturwissenschaft wird, dort ist immer ein Stück Pathologie am Werk, wenigstens Pathologie, so wie wir sie verstehen.

Die Grundbegriffe, mit denen die Medizin auch heute operiert, stammen, wie ihre Namen noch oft genug verraten, aus Zeiten, die nicht 10 oder 20 Jahre, sondern Jahrhunderte, ja auch Jahrtausende zurückliegen, aus Zeiten also, in denen naturwissenschaftliches Denken sich höchstens erst zu regen begann und oft noch ganz von religiös-philosophischen Spekulationen überschattet war. So kam es denn auch, daß solche Begriffe wie Hypertrophie, Atrophie, Inflammatio und Cancer immer wieder *unter die Lupe genommen wurden*, und zwar auch in höchst buchstäblichem Sinne: Die Einführung der mikroskopischen Betrachtungsweise hat erst so richtig gezeigt, welche Vielfalt von Veränderungen unter einer der genannten, aus der rein makroskopischen Betrachtungsweise abgeleiteten Benennungen sich verbergen. Was für ein grundsätzlicher Unterschied besteht doch zwischen der braunen Leberatrophie und der akuten gelben Atrophie! — er erschöpft sich keineswegs im Tempo der Veränderung und der Farbe des Organs, sondern es handelt sich um Prozesse aus zwei ganz verschiedenen Bereichen, die nur zufällig das eine eigentlich unwesentliche Merkmal gemeinsam haben, daß das Organ dabei für die makroskopische Betrachtung kleiner, „atrophisch" wird. Es ist klar, daß diese ganz andere Betrachtungsweise in einer neuen Dimension für jeden in der alten Begriffswelt Aufgewachsenen überwältigend sein mußte. Es gehörte der *Riesengeist eines* VIRCHOW dazu, die Fülle der Erscheinungen im Hinblick auf alt Überkommenes und neu Gesehenes zu ordnen, und doch will mir scheinen, als ob auch er manchmal verzweifelt hätte, und zwar gerade in dem uns heute interessierenden Bereich, den Tumoren. Anders kann ich die so oft zitierten Worte nicht auffassen: „Wollte man auch jemanden auf das Blut pressen, daß er sagen sollte, was Geschwülste eigentlich seien, so glaube ich nicht, daß man irgendeinen lebenden Menschen finden würde, der in der Lage wäre, dies sagen zu können." Geschwülste würden „einfach nach dem praktischen Bedürfnis abgegrenzt, nach der durch die jeweilige Lage der angewandten Wissenschaft gebotenen Zweckmäßigkeit. Es liegt daher sehr wesentlich in der Hand des Einzelnen, ob er ein gewisses Ding als Geschwulst anerkennen oder es aus diesem Gebiete herauswerfen will". Wenn man dann freilich die einzelnen, von VIRCHOW in seinem Buche über die Tumoren abgehandelten Veränderungen überblickt, so kann man seinen Pessimismus hinsichtlich der Abgrenzung der Tumoren gut begreifen. Obwohl er schon eine ganze Reihe von Veränderungen aus dem Tumorbegriff „herausgeworfen" hatte, schloß er doch noch Zysten, Mißbildungen, ja auch noch gewisse entzündliche Veränderungen in ihn ein!

Eigentlich befindet sich der *Tumorbegriff* auch heute noch im Purgatorium der histologischen Reinigung, indem ihm hier und dort Teile als nicht zugehörig abgezwackt werden. Wollen wir hoffen, daß wir demnächst uns auf einen einheitlichen Tumorbegriff einigen können. Aber vielleicht hängt dieses Ziel allzu eng mit der noch ungelösten Frage nach der Ätiologie der Tumoren zusammen.

Wenn nun schon der Tumorbegriff selbst eine verschwimmende Grenze aufweist, so ist das in noch viel höherem Maße der Fall für die Begriffe, nach denen die Tumoren seit Jahrhunderten eingeteilt werden, hinsichtlich ihrer *Gut- und Bösartigkeit.* Es kann nicht genug betont werden, daß auch die Begriffe „Gutartigkeit" und „Bösartigkeit" in einer Zeit geprägt wurden, die noch nichts von atypischen Mitosen oder infiltrierendem Wachstum wußte — auch sie stammen also aus dem Altertum der Krankheitslehre und mußten es sich ebenso wie viele andere Begriffe gefallen lassen, von einer mit neuen Mitteln arbeitenden Zeit kritisch geprüft zu werden.

Die Alten bezeichneten einen Tumor als bösartig, wenn er trotz Behandlung mit Feuer und Eisen in kurzer Zeit zum Tode des Trägers führte. Ich will davon absehen, wie der Tumor seinen Träger tötet, ob z. B. durch Kachexie, Hirndruck oder Hypoglykämie, sondern bloß auf einen wunden Punkt in dieser unserer Ausgangsdefinition hinweisen. Was heißt „*in kurzer Zeit*"?! Sind da Wochen, Monate oder Jahre oder vielleicht sogar Jahrzehnte gemeint? Nun hat schon VIRCHOW treffend von einer *Skala der Malignität* gesprochen und damit betont, daß es zwischen den nach sehr kurzer Zeit tödlichen Tumoren und solchen, die ganz harmlos sind, alle Übergänge gäbe. Diesen Gedankengang hat sein Nachfolger in dieser würdigen Gesellschaft, mein verehrter Lehrer und Freund Robert RÖSSLE, wieder aufgegriffen, als er von Stufen der Malignität sprach, Stufen einer Treppe, einer „Skala", die von den verschiedensten Tumortypen besetzt sind, wobei sich die Tumoren, besonders am Anfang und Ende gewissermaßen drängen, während die „Stufen" in der Mitte oft nur wenige Tumortypen tragen. Ich möchte dieser Sicht unbedingt den Vorzug geben vor der Darstellung zahlreicher moderner Autoren, die auch bei den Tumoren nur weiß und schwarz, Tag und Nacht gelten lassen wollen und die sozusagen die Dämmerung vergessen, wie z. B. P. WRIGHT.

Wenn wir, ebenso wie die Alten, bloß vom Klinischen her eine Naturgeschichte der Tumoren schreiben und sie aufgliedern müßten, so könnten auch wir sie nur einteilen nach ihrer *Wachstumsschnelligkeit* in verschieden bösartige bzw. gutartige Typen. Dabei stellten die schnellstwachsenden, die bösartigsten, und die am langsamsten wachsenden, die gutartigsten, bloß die Enden einer gewissermaßen ununterbrochenen Reihe, einer Skala dar, und es dürfte u. U. auch für einen Anhänger der eben erwähnten Schwarz-Weiß-Theorie schwer sein, auf einer dieser Stufen anzuhalten und mit guten Gründen zu behaupten, daß gerade hier die Gutartigkeit aufhöre und die Bösartigkeit beginne. Was ich durch diese Ausführungen Ihnen einprägen wollte, ist die einfache Tatsache, daß der Begriff der Gut- und Bösartigkeit ursprünglich rein klinisch konzipiert war und auch jetzt noch im Sprachgebrauch der Ärzte dieses klinische Aroma beibehalten hat: Wird eine Erkrankung oder ein Tumor als bösartig bezeichnet, so ist damit auch gleichzeitig etwas sehr Wichtiges über die vermutliche Verlaufsform gesagt, das die Therapie und Prognose ebenso bestimmt wie die ganze Situation des Kranken und seiner Umgebung.

Auch in dieses klinisch-ärztliche Bereich sind nun das Mikroskop und andere Untersuchungsmethoden eingedrungen und haben erst gezeigt, welche komplizierten Sachverhalte sich hinter den einfachen Begriffen von Gut und Böse bzw. Gut- und Bösartigkeit verbergen.

Seit dem Beginn der naturwissenschaftlichen Ära in der Medizin war man darauf ausgegangen, ein Zeichen — sei es nun histologisch oder chemisch oder anderer Natur — zu finden, mittels dessen man alle Tumoren von normalem Gewebe abgrenzen könnte. Der Versuch war bei der oben erwähnten schlechten Abgrenzbarkeit der Tumoren überhaupt, von vornherein zum Scheitern verurteilt. Um so tröstlicher wäre es gewesen, wenn man wenigstens ein gemeinsames histologisches oder anderes Merkmal der klinisch bösartigen Tumoren hätte aufdecken können, ein *Kainszeichen* sozusagen, das allen Zellen der bösartigen Tumoren zukommen und allen gutartigen Tumoren fehlen müßte. Solange man an eine Schwarz-Weiß-Aufgliederung der Tumoren glaubte, hatte man ja auch allen Grund, auf ein derartiges Zeichen zu hoffen. Nun, auch diese Erwartung ist nicht erfüllt worden. Ging sie doch ebenfalls, wie wir eben auseinandergesetzt haben, von einer offenbar grundsätzlich falschen Einstellung aus. Schließlich wäre man froh gewesen, wenigstens einige Eigenschaften zu finden, die, wenn auch nicht allen, so doch immerhin Tumorzellen, besonders den bösartigen, zukommen und nie bei normalen oder gutartigen Tumorzellen gefunden würden. Aber auch diese Hoffnung ließ sich nicht erfüllen: Es gibt keine einzige Eigenschaft, die nur Tumorzellen oder auch nur den bösartigen Tumorzellen zukäme. Das wissen unsere Zytodiagnostiker nur allzu gut. Wir kennen bloß eine Reihe von Eigenschaften, die in Normalzellen seltener und in gewissen Tumorzellen häufiger sind und deren Häufung in einem Zellkollektiv uns evtl. eine Diagnose erlauben kann. Letzten Endes hängen sie alle mit der Eigenschaft zusammen, die auch klinisch die Bösartigkeit bestimmt, nämlich dem schnellen Wachstum bzw. den rasch aufeinanderfolgenden Zellteilungen.

So ist es der pathologischen Anatomie und histologischen Analyse doch gelungen, eine ganze *Reihe von Gemeinsamkeiten* festzulegen, die in mehr oder minder ausgeprägtem Maße an den von klinischer Seite her als bösartig bezeichneten Tumoren zu finden sind, wie grob destruierendes Wachstum, Metastasenbildung, Neigung zu Rezidiven, insbesondere aber gewisse histologische Kriterien. Wir dürfen aber nie vergessen, wie wir zur Feststellung unserer Merkmale gekommen sind: Von der Klinik her erging sozusagen der Auftrag, an einer Reihe von Geschwülsten eine pathologisch-anatomische und besonders histologische Gemeinsamkeit zu finden. Diese Korrelierung ist im großen und ganzen gelungen, und auf ihr basiert ja auch unsere histologische Diagnostik.

Trotzdem können immer wieder Situationen auftreten, die es uns schmerzlich bewußt werden lassen, daß wir eben doch bloß Regeln aufgestellt und nicht Naturgesetze gefunden haben. So wird sich manchmal das klinische Verhalten eines Tumortyps nicht mit seiner pathologisch-anatomischen Bewertung decken, die sich natürlich nur auf Ähnlichkeiten des anatomisch-histologischen Bildes mit anderen Geschwülsten bekannter Verlaufsart stützen kann. In vielen Fällen liegt diesem *Auseinanderklaffen der klinischen und pathologisch-anatomischen Bewertung einer Geschwulsttype* ein an verschiedenen Organen sich wiederholender Sachverhalt zugrunde, den ich zunächst einmal an einigen Beispielen klarstellen will. Erst wenn wir ihn richtig überblicken, können wir mit Aussicht auf Erfolg versuchen, den Zwiespalt zu beseitigen, der sich hier zwischen Klinik und Pathologie einstellt.

Am längsten und vielleicht am besten analysiert ist die Situation, von der ich sprechen will, an der *Prostata* (s. Hamperl 1951). An zahlreichen Stellen wurde schon vor Jahren in Europa festgestellt, daß bei systematischer Untersuchung der Prostata mit zunehmendem Alter in einem unverhältnismäßig hohen Prozentsatz Karzinome gefunden werden, die klinisch völlig symptomlos, also latent sind. In den letzten Jahren haben sich auch die Amerikaner (Hudson und Mitarbeiter, Hirst und Bergman, Ewards und Mitarbeiter) dieser Tatsache angenommen, und das Ergebnis ihrer ausgedehnten Untersuchungen deckt sich völlig mit dem, was wir schon längst wußten: Der Prozentsatz der Prostatakarzinome steigt nach dem 50. Lebensjahr dauernd an, erreicht bei den über 80jährigen etwa 50%, bei den über 90jährigen soll er sogar über 80% liegen. Diese Zunahme der Prozentzahlen von einem Lebensjahrzehnt zum anderen ist nur durch eine Neuentstehung entsprechender Herde in bis dahin nicht betroffenen Drüsen zu erklären; sie ist in der höchsten Altersgruppe am stärksten ausgebildet, d.h. in diesen Altersgruppen beginnen die meisten dieser Prostata-Karzinome aufzutreten. Und doch wissen wir, daß das Prostata-Karzinom als Todesursache ganz unverhältnismäßig selten ist, also vielleicht den fünften bis zehnten Teil dessen ausmacht, was bei der systematischen Untersuchung der Drüse an Karzinom gefunden wird. Um diese Diskrepanz zu überbrücken, war es naheliegend, anzunehmen, daß die sozusagen als Nebenbefunde entdeckten Prostata-Karzinome eben keine richtigen Karzinome seien und sich vielleicht bei genauerer Untersuchung doch so von den „echten", zum Tode führenden Tumoren unterscheiden ließen, wie etwa die Karzinoide vom Adenokarzinom des Darmes. Diese Annahme hat sich nicht bestätigt. Die zufällig entdeckten Tumoren sitzen meist in der Außendrüse, wachsen wie die echten Karzinome infiltrierend in die Umgebung vor und dringen in Nervenscheiden und Gefäße ein. Histologisch sind alle Typen gefunden worden, die der Pathologe auch beim tödlich ablaufenden Prostata-Karzinom feststellt (FRANKS).

Wir wollen nunmehr den Ablauf der Prostata-Karzinome betrachten, soweit wir ihn aus den bekannten Zahlen erschließen können, wobei wir freilich zwei Voraussetzungen machen:

1. daß *jedes* tödlich verlaufende Prostata-Karzinom aus einem derartigen latenten Vorstadium hervorgeht, und

2. daß *alle* zufällig gefundenen Karzinome früher oder später zum Tode des betreffenden Trägers an Prostata-Karzinom führen würden. Beide Voraussetzungen sind beim Prostata-Karzinom noch nicht bewiesen, während bei Tumoren anderer Organe sie sich manchmal doch bejahen oder verneinen lassen.

Wenn zwischen 50. und 60. Lebensjahr bei 5% aller Männer ein Prostata-Karzinom gefunden werden kann, aber erst zwischen 70 und 80 Jahren 5% der Männer an Prostata-Karzinom gestorben sind, so würde das ergeben, daß diesen zwischen dem 50. und 60. Lebensjahr gefundenen Prostata-Karzinomen eine *Laufzeit* von etwa 20 Jahren zukommen müßte. Derjenige, bei dem es sich mit 60 Jahren entwickelt, würde also das klinisch manifeste und tödliche Karzinom wahrscheinlich gar nicht erst erleben, wenn er vor dem 80. Lebensjahr stirbt. Tatsächlich wurde auch von den amerikanischen Autoren (HIRST und BERGMAN) eine Laufzeit des Prostata-Karzinoms von mindestens 20 Jahren errechnet!

Nun können wir zwar auf Grund der histologischen Befunde annehmen, daß die zufällig gefundenen latenten Karzinome mit den tödlichen vollkommen identisch sind. Klinische Erfahrung spricht aber sehr dagegen, daß etwa die *Wachstumsschnelligkeit* während der ganzen errechneten Laufzeit dieselbe wäre. Es hat sich vielmehr ergeben, daß die meisten einmal klinisch manifest gewordenen Prostata-Karzinome, wenn sie nicht durch besondere Mittel und Eingriffe in ihrem Wachstum gebremst werden, in verhältnismäßig kurzer Zeit, höchstens innerhalb von 1—2 Jahren, zum Tode führen. Das einmal klinisch erfaßbare Prostata-Karzinom hat also eine ganz bedeutende Wachstumsschnelligkeit. Würde sie auch dem zufällig in den Reihenuntersuchungen gefundenen Karzinom zukommen, so dürfte dieses höchstens Monate brauchen, um klinisch manifest zu werden und dann den bekannten tödlichen Verlauf zu nehmen. Wenn wir statt dessen eine Laufzeit von mindestens 20 Jahren finden, so ist das nur durch ein gegenüber dem klinisch manifesten Karzinom langsameres, ja, man könnte fast sagen, schleichendes Wachstum zu erklären. Wir kommen also zu der Annahme von zumindest zwei verschiedenen Wachstumsgeschwindigkeiten, einer langsamen, die offenbar durch Jahre und Jahrzehnte beibehalten wird, und einer schnelleren, schließlich zum Tode führenden. Ob dieser *Umbruch von zunächst langsamem Wachstum zu schnellerem* allmählich über Zwischenstufen oder schlagartig eintritt, läßt sich nicht genau sagen. Sicher ist nur, daß ein solcher Umbruch erfolgen muß, wie er etwa auf der Kurve als Knick deutlich wird, die natürlich nur als gröbste Näherung an den Sachverhalt als eine Art Symbol aufzufassen ist (siehe Abb. 1).

Das histologische Bild des Prostata-Karzinoms ändert sich — das ist das Merkwürdige und Bedrückende — bei diesem Wachstumsknick nicht. Eine *praktische Folgerung* aus diesem

Sachverhalt ist zunächst die, daß der Pathologe auf Grund eines ihm vorliegenden Stückchens Prostata mit Karzinom nicht imstande sein kann, zu sagen, ob sich die Wucherung in der langsameren oder schnelleren Phase ihres Wachstums befindet, d. h. ob der Betreffende noch 20 Jahre oder bloß 1 Jahr zu leben hat! Wenn diese Überlegung richtig ist, dann könnten sich also in dem Einsendungsgut eines jeden Pathologen neben den Prostata-Karzinomen der späten Phase, d. h. solchen, die in kurzer Zeit zum Tode führen, auch zumindest einige aus der langsamen Phase finden, bei denen also trotz des festgestellten Karzinoms keine weitere Beeinträchtigung des Allgemeinbefindens eintritt. Allerdings müssen wir bedenken, daß die Prostataoperationen, denen wir unser Material verdanken, immer wegen irgendwelcher Beschwerden vorgenommen werden, daß die gefundenen Karzinome daher nie in ihrer latenten Phase erfaßt sind; auch haben wir — worauf FRANKS hingewiesen hat — bei der gewöhnlich geübten Enukleation der hypertrophischen Innendrüse wenig Aussicht, ein Karzinom zu finden, da dieses sich in der Regel in dem äußeren Drüsenmantel entwickelt.

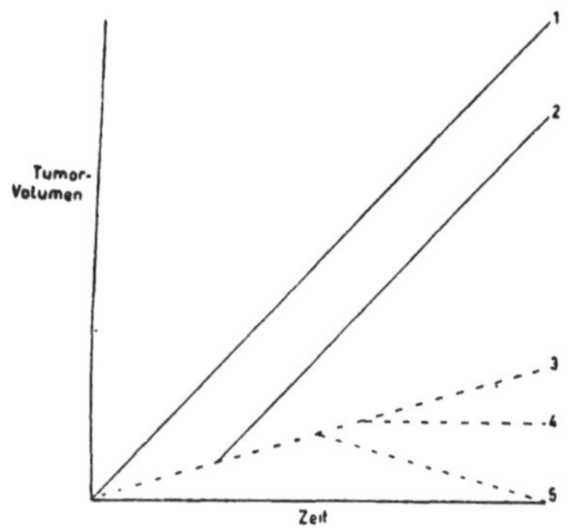

Abb. 1. Schematische Darstellung des verschiedenen Wachstumsverhaltens von Tumoren, gemessen an ihrem Volumen.
1 „direkt" entstandenes Carcinom; 2 „indirekt" auf dem Boden eines langsam wachsenden Tumors (3) entstandenes Carcinom. 4 zeigt Stillstand; 5 Rückbildung eines solchen langsam wachsenden Tumors.

FABRY hat nun am Bonner Institut das *Schicksal derjenigen Fälle* verfolgt, bei denen in *den letzten 7 Jahren histologisch die Diagnose Prostata-Karzinom am Operationsmaterial gestellt worden* war. Tatsächlich fanden sich unter den in Betracht kommenden 84 Kranken 9 Fälle, bei denen ein Prostata-Karzinom diagnostiziert wurde, die sich aber auch nach Jahren vollkommen wohlfühlen, obwohl die Operation nicht radikal war und eine weitere Behandlung wegen der angeblichen Aussichtslosigkeit des Falles nicht durchgeführt wurde.

Es ist nun bemerkenswert, daß dieser für den pathologischen Histologen so bedrückende Sachverhalt, daß er nämlich nicht zu unterscheiden vermag, ob nun ein Karzinom in der Phase des langsamen oder des schnellen Wachstums vorliegt, nicht auf das Prostata-Karzinom beschränkt zu sein scheint, sondern sich bloß an dieser Lokalisation dank der großen, zur Verfügung stehenden Zahlen am besten aufzeigen läßt. Grundsätzlich gleiche Verhältnisse liegen auch bei anderen Tumoren vor, von denen ich bloß einige ebenfalls recht gut durchuntersuchte Beispiele nennen möchte.

FEYRTER und nach ihm zahlreiche amerikanische Autoren haben sich mit dem Lebensschicksal der Träger von *Darm-Karzinoiden* beschäftigt. Da nur sehr wenige dieser Geschwülste bösartig werden, ist wohl ein noch größerer Zeitraum für ihr klinisch latentes Stadium, eine noch längere Laufzeit, anzunehmen. Aber auch hier kann in dem Stadium schnellen Wachstums die histologische Struktur des langsamen Stadiums fast unverändert beibehalten werden, was Regelmäßigkeit und Ausdifferenzierung des Tumorgewebes betrifft.

Ähnliches dürfte auch für das *Bronchus-Karzinoid* gelten, das gewöhnlich lange Zeit langsam infiltrierend wächst und nur selten in das Stadium des schnellen, metastasierenden Wachstums überzugehen scheint. Auch hier können Bau und Differenzierung des gutartigen, d. h. langsam wachsenden Tumors in den Metastasen vollkommen beibehalten werden, wie z. B. die Agyrophilie (s. JAEGER).

Eine besonders lange Phase langsamen Wachstums scheinen die *Cylindrome* zu haben (BACLESSE), die dann, ohne ihren histologischen Bau zu ändern, metastasieren.

Ob auch die gewöhnlichen *Darm-Karzinome* eine solche vorangehende langsame Wachstumsphase durchlaufen, erscheint möglich, ist aber unbewiesen. Es ist jedoch auffällig, wie oft man bei genauer Nachsuche im Magen oder Dickdarm ein kleines „beginnendes" Karzinom findet. Ob wir recht wohl haben, wenn wir in einem solchen Fall annehmen, daß dieser Tumor in kurzer Zeit sich zum klinisch erkennbaren tödlichen Karzinom auswächst?

In der Lunge sind zwei Befunde aufgedeckt worden, die so recht das Problematische einer bloß auf das histologische Bild gestellten Bewertung eines Wachstumsprozesses aufzeigen. In Lungen mit Narben, Brochiektasien, selten auch ohne diese, finden sich bei systematischer Untersuchung (RAEBURN und SPENCER) verhältnismäßig oft *solide epitheliale Wucherungen*, die meist in der Peripherie unter der Pleura sitzen. Sie hängen mit dem Epithel des Bronchialbaums zusammen, infiltrieren das Zwischengewebe und füllen auch Alveolen aus. Ich selbst konnte in einem derartigen Fall nachweisen, daß sich die meist plattenepithelähnlichen Zellen argyrophil verhalten. Diese Wucherungen hat man teils als Mißbildungen, als harmlose Epithelproliferationen (KING), als solide Adenome oder karzinoidähnliche Wucherungen (PRIOR, FELTON und Mitarbeiter), ja auch als kleinste periphere Karzinome (Mikrokarzinome) deuten wollen (PETERSON und Mitarbeiter, HORELL und HOWE). Sie kommen aber, wie systematische Untersuchungen gezeigt haben, recht häufig vor, und zwar bei Frauen ebenso häufig wie bei Männern, und sitzen außerdem immer peripher; alle diese Tatsachen sprechen dagegen, daß sie Beziehung zu den die Hauptmasse der tödlichen Bronchus-Karzinome ausmachenden, hilusnahen Tumoren besitzen könnten, es sei denn, man mache die ganz unwahrscheinliche Annahme, daß hilusnahe Infiltrate bereits die Metastasen des kleinsten peripheren Tumors seien (RAEBURN und SPENCER).

Viel eher mit dem hilusnahen Bronchus-Karzinom in Zusammenhang zu bringen sind wohl jene Veränderungen, die erst bei genauester Inspektion der Hauptbronchien als kleinste Rauhigkeiten imponieren und bei denen dann histologisch das Bild des sog. *präinvasiven Krebses, des Carcinoma in situ*, gefunden wird (UMNIKER und STOREY, BLACK und ACKERMAN, WIERMANN und Mitarbeiter, PAPANICOLAOU und KOPROWSKA, RAEBURN und SPENCER). Die Verhältnisse im Bronchialbaum sind diesbezüglich schwer zu überblicken. Auch fehlen uns entsprechend große Zahlenreihen, so daß hinsichtlich der Bedeutung dieser Veränderungen jede Aussage verfrüht erscheint.

Anders steht es mit den analogen Veränderungen an der *Portio*. Hier können wir histologisch zwei Veränderungen unterscheiden (s. auch HAMPERL, KAUFMANN und OBER):

a) Das *ausgemachte Karzinom*, das, wenn es einmal festgestellt ist und unbehandelt — und leider oft genug auch wenn es behandelt wurde — in stetem Wachstum nach etwa 1 bis 2 Jahren zum Tode führt. Histologisch findet man ein infiltrierendes Tiefenwachstum mit zentralem, geschwürigem Zerfall; an den Rändern der Veränderung kann es durch Ersetzung des normalen Epithels „in situ" weiterwuchern.

b) Gerade hinsichtlich des letzteren Punktes kann das *sog. Carcinoma in situ* (intraepitheliales, präinvasives Karcinom) dem eben erwähnten ausgemachten Krebs recht ähnlich sehen: Es handelt sich um eine Veränderung, bei der im untersten Abschnitt des Zervikalkanals das oberflächliche Zylinderepithel durch ein „unruhiges" Epithel mit zahlreichen Mitosen ersetzt ist. Es fehlt ihm die normale architektonische Gliederung; Zell-und Kernformen zeigen eine Unregelmäßigkeit, die meist sogar viel ausgesprochener ist als diejenige der ausgemachten Krebse. Dieses Epithel dringt auch in die Lichtungen der unterliegenden zervikalen Schleimdrüsen vor und füllt sie manchmal völlig aus. Klinisch ist diese Veränderung bloß manchmal, und dann nur bei genauester darauf gerichteter Aufmerksamkeit zu erkennen.

Sozusagen zwischen diesen beiden steht eine Veränderung, bei der man das eben beschriebene Bild des sog. Carzinoma in situ findet, aber darüber hinaus noch Epithelstränge und -zapfen im Stroma, die nicht einfach durch Ausfüllung vorgebildeter Drüsenstrukturen zu erklären sind. Gewöhnlich wird in solchen Fällen auf die sog. Durchbrechung des Grundhäutchens hingewiesen, so als ob man immer das Gitterfaserhäutchen unter dem normalen

Epithel oder unter dem Carcinoma in situ mit absoluter Sicherheit unterscheiden könnte von dem Gitterfaserhäutchen, das jeden Zapfen auch eines echten Plattenepithelkarzinoms umgibt: das ist aber keineswegs möglich. Man hat diese Veränderung, wenn man sie fand, als kleinstes Karzinom (*Mikrokarzinom*) angesehen und gemeint, gerade den Zeitpunkt vor sich zu haben, in dem sich das sog. Carcinoma in situ (b) zum echten Karzinom (a) umwandele: Man wäre also gerade an jenem Knick in der Entwicklungslinie zugegen, an dem ein langsames Wachstum zum schnelleren umschlüge.

Wäre diese Hintereinanderordnung der Veränderungen wirklich richtig, so hätte man nicht bloß das Vorstadium des echten Krebses, gewissermaßen seine „langsame Phase", in der Hand, sondern auch den Übergang zum echten, schnellwachsenden Krebs und wäre somit in der Lage, entweder vorbeugend oder zumindest so früh zu operieren, wie es sonst kaum an einem inneren Krebs möglich ist. Es fragt sich nur, ob diese Konzeption richtig ist, zu der ich natürlich in erster Linie vom Standpunkt des Histologen Stellung nehmen kann und muß.

Der mehr oder minder allgemein angenommene Entwicklungsgang vom präinvasiven zum kleinen invasiven, zum tödlichen generalisierten Karzinom ist von vornherein sehr bestechend und einleuchtend und dazu noch in einzelnen Fällen, gerade an der Cervix, durch wiederholte Probeexzisionen auch histologisch gut belegt. Die Bedeutung dieser Befunde wird aber erst richtig klar, wenn wir trachten, auf die drei folgenden Fragen Antwort zu geben, die wir ja grundsätzlich auch bei den Befunden an anderen Organen aufgeworfen haben:

1. *Geht jedes Plattenepithel-Karzinom des Collum aus einem solchen sog. Carcinoma in situ hervor?* Ich glaube, daß wohl kaum jemand sich berechtigt fühlen kann, auf diese Frage bejahend zu antworten, weil man höchstens die Vorgeschichte mancher, aber keineswegs aller Kollum-Karzinome kennt. Sehen wir uns nach Analogien an anderen Körperstellen um, wie z. B. der Haut oder der Glans penis, so kennen wir zwar gerade im Bereich der letzteren eine Veränderung, die die größte Ähnlichkeit mit dem sog. Carcinoma in situ der Portio aufweist und auch oft genug in Krebs übergeht, nämlich die Bowensche Krankheit. Es ist aber ebenso sicher, daß es Penis-Karzinome gibt, die nicht auf einer solchen Vorstufe erwachsen sind, etwa der Linie —·—·— in der schematischen Darstellung entsprechend. Man wird wohl nicht fehlgehen, wenn man ähnliche Verhältnisse für das Kollum-Karzinom annimmt, so daß man also die obengestellte Frage zwar nicht mit einem sicheren, aber doch höchstwahrscheinlichen Nein beantworten kann.

2. *Geht jedes sog. Carcinoma in situ des Collum in ein echtes, infiltrierendes Karzinom über?* Diese Frage würden wir mit einem sicheren Nein beantworten. Unsere Untersuchungen an der Portio haben nämlich ergeben, daß die Veränderung reversibel ist. Nach einer sicherlich unvollkommenen Exzision, bei der Teile der Veränderung im Körper verblieben, war einige Monate später nichts mehr von ihr zu finden, als man die Umgebung des Narbenbereiches exzidierte.

Wir haben solche Beobachtungen hauptsächlich an *Schwangeren* gemacht, d. h. die erste Feststellung des Carcinoma in situ fiel zusammen mit einer aus irgendwelchen Gründen unterbrochenen Schwangerschaft. Ich kann mich aber nicht mit dem Gedanken befreunden, daß das, was wir während der Schwangerschaft beobachtet haben, so ganz verschieden sein sollte von einer völlig gleichartigen Veränderung außerhalb der Schwangerschaft. Es kommt mir unzulässig vor, zwei morphologisch identische Epithelwucherungen oder, wenn man so will, präinvasive Karzinome verschieden zu beurteilen, je nachdem, ob die Trägerin gerade schwanger ist oder nicht. Unter solchen Umständen würde die Krebsdiagnose schließlich von einer telephonischen Rückfrage des Pathologen beim Gynäkologen abhängen. Und wenn sich nun der Gynäkologe hinsichtlich der Schwangerschaft irren sollte, was ja doch gelegentlich einmal vorkommen soll?!

Ein zweiter Grund, warum wir eine strenge Trennungslinie zwischen den Portioveränderungen bei Schwangeren und Nichtschwangeren nicht ziehen möchten, ist einfach der, daß wir, ebenso wie wir gelegentlich das spontane Verschwinden der Veränderungen beobachteten, sie ein andermal über Jahre hinaus geradezu unverändert verfolgen konnten. Das sog. Carcinoma in situ der *Schwangeren war also zum Carcinoma in situ der nicht schwangeren Frau geworden,* ohne seine Erscheinungsform wesentlich geändert zu haben. Ja, man könnte hier geradezu fragen, ob nicht das bei der Schwangeren festgestellte sog. Carcinoma in situ in Wirklichkeit vor der Schwangerschaft bestanden habe und bloß durch einen Zufall erst bei der Schwangerschaft entdeckt wurde.

Auf jeden Fall fühlen wir uns also berechtigt zu der Annahme, daß das Carcinoma in situ gelegentlich sich zurückbildet, also *nicht jedesmal in ein Karzinom überzugehen braucht,* etwa entsprechend der Linie ····· in der schematischen Darstellung. Auch dafür finden sich Parallelen an den Tumoren anderer Örtlichkeiten, z. B. beim Hypernephrom (HULTQUIST).

3. *Wie lange dauert es, bis sich aus einem Carcinoma in situ der Portio ein echtes Karzinom entwickelt?* Da wir der Meinung sind, daß nicht jedes Carcinoma in situ zum echten Krebs zu werden braucht, kann es sich also nur um einen Teil der Fälle handeln. Aber auch für diese wird die Beantwortung deswegen so schwer, weil man ja kaum imstande ist, den Beginn der ganzen Veränderung festzulegen, da sie eben auch bei genauer klinischer Inspektion mit dem Kolposkop unsichtbar bleiben kann. Unter Berücksichtigung aller dieser Schwierigkeiten hat man auf Grund rein statistischer Erwägungen geglaubt, einen Zeitraum von etwa 10 Jahren als Laufzeit des sog. Carcinoma in situ bis zum echten invasiven Krebs annehmen zu müssen. Das entspricht auch etwa dem Zeitraum, der für das Carcinoma in situ der *Vulva* angegeben wird (GARDINER und Mitarbeiter). Für die BOWENsche Krankheit werden noch höhere Zahlen genannt.

Aber vergessen wir für einen Augenblick alle diese Tatsachen, die uns eine gewisse Zurückhaltung hinsichtlich der gesetzmäßigen Abfolge von Carcinoma in situ und tödlichem Karzinom des Collum uteri auferlegt haben, und nehmen wir einmal an, es sei eine solche Abfolge, wenn auch kein Gesetz, so doch die Regel. Es bleiben dann auch hier wieder, ähnlich wie in anderen Organen, grundsätzlich *2 Phasen* im Ablauf eines solchen Karzinoms deutlich erkennbar: eine Phase langsamen Wachstums, die sich über Jahre und Jahrzehnte hinziehen kann, und dann ein Umbruch zu schnellerem, metastasierendem, grob destruierendem Wachstum, das in kurzer Zeit zum Tode führt.

In einem gewissen Sinne könnte man also jene erste Phase langsamen Wachstums als *Präcancerose* bezeichnen, wie das z. B. STEGER und AVANZINI für das Darm-Karzinoid vorschlagen. Auch die Veränderungen an der Portio sind so gedeutet worden (s. dazu BÜNGELER und DONTENWILL), allerdings „beweist gerade die Reversibilität ·····, daß ein Teil der Fälle nicht nur keine ‚Karzinome', sondern nicht einmal Präcancerosen sind" (VETTER), man müßte denn von „fakultativer Präcancerose" sprechen, wie v. ALBERTINI.

Es ist eine für den Histologen betrübliche Tatsache, daß er nicht immer und überall imstande ist, zwischen diesen beiden Phasen mit Sicherheit zu unterscheiden. Erfreulicherweise tritt diese Situation nur selten und bloß an bestimmten Organen ein. Meist ist eine Unterscheidung ganz leicht, wenn nämlich der Umbruch zu schnellerem Wachstum einhergeht mit einer grundsätzlichen Veränderung der makro- und mikroskopischen Struktur, wie etwa bei denjenigen malignen Tumoren, die aus wohlgekennzeichneten gutartigen Geschwülsten hervorgehen.

Wir haben also an unseren Beispielen einen Sachverhalt kennengelernt, der in manchen Organen zu Schwierigkeiten in der klinischen und anatomisch-histologischen Bewertung von Tumoren geführt hat. Er besteht im Grunde darin, daß der Pathohistologe Veränderungen findet, die er auf Grund seiner an zahlreichen Organen erworbenen Kenntnisse als bösartig, also als schnell zum Tode führend, bezeichnen möchte, die aber doch klinisch — abgesehen davon, daß sie sich überhaupt ganz zurückbilden können — verschieden lange Zeit symptomlos bestehen bleiben, bis schließlich gegebenenfalls ein *Umbruch zu schnellerem tödlichem Wachstum erfolgt, ohne daß sich dabei das histologische Bild wesentlich zu ändern brauchte.* Da wir, wie eingangs erwähnt, den Begriff der Bösartigkeit primär als einen klinischen auffassen, muß sich hier der Histologe den klinischen Tatsachen beugen und eben lernen, daß seine Kriterien der Malignität eben doch nicht immer so zuverlässig sind, wie wir es bisher anzunehmen geneigt waren: Das Wesentliche ist und bleibt das Verhalten, der „Lebenslauf" eines Tumors und nicht das histologische Etikett, das wir ihm verleihen möchten.

Wie *sollen wir nun die Tumoren in jener Phase des langsamen Wachstums benennen,* in der wir sie freilich nicht immer scharf von der Phase des schnellen Wachstums zu unterscheiden vermögen? Es wurden Bezeichnungen, wie langsam wachsendes Karzinom, gutartiges Karzinom oder latentes Karzinom (FRANKS) vorgeschlagen, wozu im Bereich der Portio noch die Bezeichnungen Carcinoma in situ, präinvasives Karzinom oder intraepitheliales Karzinom kommen. Gegen alle diese Namen kann man den einen grundsätzlichen Einwand erheben, der den Gebrauch des Wortes „Karzinom" betrifft. Nach der Herkunft des Begriffes Karzinom bedeutet er, wie eingangs ausgeführt, eine bösartige, das ist eine unbehandelt regelmäßig und schnell zum Tode führende Geschwulst und hat mit diesem Inhalt jahrhundertelang als Verständigungsmittel im ärztlichen Sprachgebrauch bestens gedient. Haben wir nun das Recht, eine Veränderung, deren langsames Wachstum sich über Jahre und Jahrzehnte erstreckt, die klinisch oft so symptomlos ist, daß man ihren Beginn kaum sicher festlegen kann und die außerdem manchmal Wachstumsstillstände, ja auch vollkommene Rückbildung zeigt, bloß deswegen Karzinom zu nennen, weil sie zu einem verschieden späten Zeitpunkt in den schnell zum Tode führenden Krebs übergehen *kann,* aber offenbar nicht *muß* und weil wir sie manchmal histologisch nicht vom schnellwachsenden Tumor mit Sicherheit abzugrenzen vermögen? Heißt es nicht, den Begriff des Karzinoms, der für den Arzt mit einem von alters her festgelegten Inhalt verbunden ist, völlig entwerten, wenn wir klinisch sich so ganz anders verhaltende Veränderungen mit demselben Wort belegen? Die Einschränkungen, die sich der Begriff Karzinom durch die Beiworte „langsam wachsend" oder gar „gutartig" gefallen lassen muß, berauben ihn vollends seines eigentlichen Sinnes, denn gutartiges Karzinom würde ja, genauer ausgedrückt „gutartiger, bösartiger" Tumor bedeuten, also einen Widerspruch in sich selbst darstellen. Wenn wir immer erst zum Wort Karzinom hinzusetzen müssen, ob es sich um ein bösartiges oder gutartiges handelt, dann sagt das Wort „Karzinom" schließlich auch nicht mehr als das Wort „Tumor" schlechtweg. Aber vielleicht sind alle diese Bedenken nur der Ausfluß eines fälschlicherweise übersteigerten Feingefühls eines Pathologen für die ursprüngliche Bedeutung eines Wortes und des dadurch umschriebenen Begriffes. Alle die vorgeschlagenen Bezeichnungen haben ihre Berechtigung, wenn sie im Partner eines Gespräches dieselben Vorstellungen anklingen lassen. Das kann dadurch geschehen, daß man mit den heute hier erörterten Tatsachen vertraut ist, daß man zu jeder entsprechenden histologischen Diagnose einen erläuternden Zusatz beifügt, daß man das Wort Karzinom selbst mit einem sozusagen verwässernden Adjektiv versieht oder daß man schließlich vom „sog." Karzinom oder vom Karzinom in Anführungszeichen oder gar von Präcancerose spricht. Wie dem aber auch sei, erst wenn Kliniker und Pathologen wieder unter einer Bezeichnung dieselbe pathologische und klinische Verlaufsform verstehen, werden solche abwegigen Bezeichnungen wie „klinisch gutartiger, histologisch bösartiger" Tumor (RONCHESE) unmöglich sein. Diese Fronten zu klären, darin sah ich die Hauptaufgabe meines heutigen Vortrages.

LITERATUR

v. ALBERTINI, A.: Über ein metastasierendes Epithelkörperchenadenom. Schw. Zschr. Path. u. Bakt. **13**, 85—91 (1950).

APITZ, K.: Die Geschwülste und Gewebsmißbildungen der Nierenrinde. V. Mitteilung: Bemerkungen zur allgemeinen Geschwulstlehre. Virch. Arch. **311**, 593—660 (1943).

BACLESSE, F.: Radiosensibilité et métastases observées au cours des cylindromes et des tumeurs mixtes des glandes salivaires. Bull. de l'Association franc. pour l'étude du Cancer **29**, 260—274 (1940—1941).

BLACK, H., and L. V. ACKERMAN: The importance of epidermoid carcinoma in situ in the histogenesis of carcinoma of the lung. Ann. Surg. **136**, 44—55 (1952).

BÜNGELER, W., und W. DONTENWILL: Über den Begriff der Präcancerose. Med. Klinik **49**, 1589—1601 (1954).

EDWARDS, C. N., E. STEINTHORSSON and D. NICHOLSON: An autopsy study of latent prostatic cancer. Cancer **6**, 531—554 (1953).

FABRY, H.: Untersuchungen über das Lebensschicksal von Patienten mit histologisch festgestelltem Prostata-Karzinom. Ztschr. f. Krebsforschung **60**, 672—681 (1955).

FELTON, W. L., A. A. LIEBOW and G. E. LINDSKOG: Peripheral and multiple bronchial adenomas. Cancer **6**, 555—567 (1953).

FEYRTER, F.: Karzinoid und Karzinom. Ergebn. Allg. Path. u. path. Anat. **29**, 305—489 (1934).

FRANKS, L. M.: Latent carcinoma. Ann. R. C. Surg. of England **15**, 236—249 (1954).

GARDINER, S. H., F. E. STOUT, J. L. ARBOGAST and C. P. HUBER: Intraepithelial carcinoma of the vulva. Amer. J. Obstetr. **65**, 539—549 (1953).

HAMPERL, H.: Über argyrophile Zellen. Virch. Arch. **321**, 482—507 (1952).

HAMPERL, H.: Über die Gutartigkeit und Bösartigkeit von Geschwülsten. Verh. D. Ges. f. Path., **35**. Tgg., 29—54 (1952).

HAMPERL, H., C. KAUFMANN und K. G. OBER: Histologische Untersuchungen an der Cervix schwangerer Frauen. Die Erosion und das Carcinoma in situ. Arch. f. Gynäk. **184**., 181—280 (1954).

HIRST, A. E., and R. TH. BERGMAN: Carcinoma of the prostate in men 80 or more years old. Cancer **7**, 136 bis 141 (1954).

HORRELL, J. B., and J. S. HOWE: Multiple microscopic primary bronchiolar carcinomas. Report of a case with discussion of histogenesis. Cancer **5**, 911—920 (1952).

HUDSON, P. B., A. L. FINKLE, A. TRIFILIO, H. M. JOST and E. E. SPROUL: Prostatic Cancer. VIII. Detection of unsuspected adenocarcinoma in the aging male population. Journ. of the Amer. Med. Assoc. **155**, 426—429 (1954).

HUDSON, P. B., A. L. FINKLE, J. A. HOPKINS, E. E. SPROUL and A. P. STOUT: Prostatic Cancer. XI. Early prostatic cancer diagnosed by arbitrary open perineal biopsy among 300 unselected patients. Cancer **7**, 690—703 (1954).

HULTQUIST, G. T.: Über Spontanheilung bei Hypernephromen. Ziegl. Beitr. **109**, 29—52 (1947).

JAEGER, J.: Über das Bronchuskarzinoid. Zschr. f. Krebsforsch. **59**, 623—639 (1954).

KING, L. S.: Atypical proliferation of bronchiolar epithelium. A. M. A. Archives of Path. **58**, 59—70 (1954).

PAPANICOLAOU, G. N., and I. KOPROWSKA: Carcinoma in situ of the right lower lobe bronchus; case report. Cancer **4**, 141—146 (1951).

PETERSON, A. B., W. C. HUNTER and V. D. SNEEDON: Histological study of five minute pulmonary neoplasms believed to represent early bronchogenic carcinoma. Cancer **2**, 991—1004 (1949).

PRIOR, J. T.: Minute peripheral pulmonary tumors. Observations on their histogenesis. Amer. J. Path. **29**, 703 bis 719 (1953).

RAEBURN, C., and H. SPENCER: A study of the origin and development of lung cancer. Thorax **8**, 1—10 (1953).

ROESSLE, R.: Stufen der Malignität. Sitzber. D. Akad. d. Wiss. Berlin, Math. natw. Klasse 1949, Nr. V. Akademie-Verlag 1950.

RONCHESE, F.: Melanomata pathologically malignant, cilincally nonmalignant, in a case of xeroderma pigmentosum. Arch. of Dermat. **68**, 355—358 (1953).

STEGER, C., u. C. AVANZINI: Ricerche istopatologiche ed istochimiche sui carcinoidi. Rivista di Anat. pat. e die Oncol. **7**, 1091—1122 (1954).

UMIKER, W., and STOREY, C.: Bronchogenic carcinoma in situ. Report of a case with positive biopsy, cytological examination, and lobectomy. Cancer **5**, 369—374 (1952).

VETTER, H.: Zur Frühdiagnose des Portiokarzinoms. Oncologia (Basel) **5**, 154 (1952).

VIRCHOW, R.: Die krankhaften Geschwülste. Berlin: Aug. Hirschwald 1863.

WIERMAN, W. H., J. R. McDONALD and O. TH. CLAGETT: Occult carcinoma of the major bronchi. Surgery **35**, 335—345, (1954).

WRIGHT, P. G.: An Introduction to Pathology. Longmans London (1954).

Diskussionsbeitrag von Prof. Dr. Ganse, Dresden

Bekanntlich hat bereits der verstorbene Pathologe KALBFLEISCH — ein Schüler RICKERS — darauf hingewiesen, daß es für jedes Karzinom eine *tumoreigene* Strombahn gibt, d. h. daß in dem Karzinom außer Epithel ebenfalls Bindegewebe, Gefäße und Nerven vorhanden sind und daß dem Karzinom *ein eigenes Stroma* zuzusprechen ist.

RIECK konnte kürzlich auf der Röntgenologen-Tagung in Leipzig zeigen, daß unter Radiumbestrahlung auf der Oberfläche der karzinomatösen Portio in vielen Fällen schon nach kürzester Zeit *eine Umgruppierung der Gefäße vor sich geht,* so daß bei *erfolgreicher* Bestrahlung zuletzt eine völlig normale Oberfläche im Kolposkop entsteht. Er konnte ferner zeigen, daß in einem solchen Falle, wo sich die karzinomatöse Gefäßveränderung *normalisierte,* auch in der Tiefe die Karzinomnester verschwunden waren. In anderen Fällen aber, in denen die Radiumbestrahlung *nicht* zu diesem Erfolg führte, blieb die *atypische Gefäßanordnung* der Oberfläche *unverändert.*

Um mit KALBFLEISCH zu sprechen, bestand in solchen Fällen die *tumoreigene Strombahn* weiter. In den histologischen Schnitten zeigte sich, daß in diesen letztgenannten Fällen das karzinomatöse Epithel in der Tiefe nicht von den Strahlen beeinflußt wurde, obwohl oft eine sehr hohe Dosis diese Zellen traf. Es scheint also so, als ob die tumoreigene Strombahn eine *ganz spezifische Eigenschaft des Karzinoms* ist. An ihr lassen sich auch ohne weiteres Rückschlüsse auf das Wachstum des atypischen Epithels führen.

Wir glauben, daß mit der Kolposkopie und vor allen Dingen der jetzt ohne weiteres möglichen *Kolpofotographie* die Möglichkeit gegeben ist, diesen Gefäßveränderungen eine ganz besondere Aufmerksamkeit zu schenken. Schon im Jahre 1952 wies VETTER in der *Oncologia* darauf hin, daß dem gesteigert atypischen Epithel voraussichtlich *sehr verschiedenartige biologische* Eigenschaften zugrunde liegen, trotz seiner *morphologischen Ähnlichkeit,* wie ich es Ihnen an Hand der Bilder demonstrieren konnte. Bei der erhabenen Felderung, bei der sich immer atypisches Epithel findet, *aber* die tumoreigene Strombahn nach KALBFLEISCH noch nicht sichtbar wird, liegt aller Wahrscheinlichkeit nach ein sehr viel weniger malignes Wachstum vor, während bei dem *papillären* Grund, wo es rasch zu einer tumoreigenen Strombahn kommt, die Infiltration des atypischen Epithels sehr viel schneller vor sich geht. Verschiedene Autoren haben bereits versucht, am Epithel *Malignitätsstufen* festzustellen, z. B. LIMBURG, GLATTHAAR, LAX — keinem ist bis heute gelungen, aus dem *rein histologischen* Bild einen Rückschluß auf die Malignität zu ziehen. Auch RÖSSLE hat in seinen Stufen der Malignität im histologischen Schnitt keinen sicheren Beweis für die verschiedenen Malignitätsgrade finden können.

Die *Veränderung der tumoreigenen Strombahn,* wie sie uns so schön das Kolposkop zeigt und wie sie besonders im Kolpofotogramm wiedergegeben werden kann, scheint uns einen Hinweis zu geben, daß hier in der *Betrachtung des gesamten Gewebes* eine Möglichkeit liegt, auf den jeweiligen Charakter des gesteigert atypischen Epithels resp. des Karzinoms zu schließen.

Diese Beobachtung würde sehr gut mit den Beobachtungen von RIECK übereinstimmen, der bei erfolgreicher Radiumbestrahlung eine Umgruppierung der karzinomatösen Gefäße zu normalen nachweisen konnte.

Diskussion zum Referat Hamperl

KARITZKY — Rostock: Der Zwiespalt in der pathologisch-anatomischen und klinischen Bewertung maligner Tumoren droht zu einem entscheidenden Hindernis für die rationelle Entwicklung der klinischen Krebsbekämpfung zu werden. Neben der histologischen Krebsdiagnose braucht der Kliniker heute zuverlässige Angaben über die biologischen Eigenschaften der Geschwulst. Mit dem Nachweis zahlreicher klinisch stummer — also gutartiger — und histologisch bösartiger Krebsgeschwülste im höheren Alter wird diese Forderung nur noch dringlicher.

Manche Unklarheit in der biologischen Bewertung kann ohne weiteres klinisch auf Grund des Lebensalters der Patienten behoben werden. Bei jungen Menschen sind Geschwülste vom gleichen histologischen Aufbau gewöhnlich bösartiger als bei Greisen. Dagegen können sich histologisch gleichartige Alterskrebse verschieden verhalten, dauernd klinisch stumm und damit eine belangloser Nebenbefund bleiben, langsam oder schneller wuchern und früher oder später Metastasen setzen. Gibt es signifikante histologische Merkmale der Wachstumsintensität und Metastasenneigung bei Alterskrebsen?

Der Kliniker wird aus den neueren pathologisch-anatomischen Untersuchungsergebnissen über das Vorkommen klinisch stummer Karzinome an der Prostata und dem Collum uteri, aber auch z. B. in der Lunge, Schilddrüse usw. gewisse Konsequenzen ziehen müssen. Wir bemühen uns um eine möglichst zweckmäßige Dosierung der verfügbaren Heilmittel gegen den Krebs. Jedes Mittel greift neben dem Tumor den Patienten an, und zwar um so mehr, je älter der Kranke und je drastischer die Wirkung des Heilmittels auf den Tumor ist. Während gegen den Krebs der Jugendlichen jedes nur verfügbare Mittel eingesetzt werden muß und von den Patienten in der Regel auch vertragen wird, erscheint es zum mindesten zweifelhaft, ob gegen jeden klinisch noch stummen, mehr oder weniger zufällig entdeckten Alterskrebs der ganze therapeutische Apparat eingesetzt werden muß. Besteht Aussicht, daß der Pathologe auf Grund des differenzierten histologischen Befundes oder neuer Untersuchungsmethoden dem Kliniker helfen kann, eine solche differenzierte, nach den biologischen Eigenschaften der Geschwulst bemessenen Therapie zu entwickeln?

Diskussionsbeitrag von Prof. Dr. H. K. Zinser, Greifswald

HAMPERL, KAUFMANN und OBER haben eine ungewöhnliche Häufung von sog. Oberflächenkarzinomen in der Schwangerschaft festgestellt, die mit 2,5 ± 0,8% zu beziffern ist. Diese Ergebnisse haben uns ihrer grundsätzlichen Bedeutung wegen veranlaßt, Untersuchungen in der gleichen Richtung vorzunehmen. Wir konnten bisher an einem nicht ausgewählten Material von 325 Schwangeren, also bei annähernd der gleichen Anzahl, die in der Marburger Arbeit angegeben wird, 5 Fälle mit gesteigert atypischem Epithel finden (1,54%). Ein Prozentsatz, der sich nicht signifikant von dem erwähnten Resultat unterscheidet. Zugleich wurde von uns bei wiederum 250 unausgewählten Nichtschwangeren nur ein noninvasives Stadium gefunden (0,4%). Das Durchschnittsalter der Schwangeren liegt beim 30. Lebensjahr, das der Nichtgraviden um das 45. Jahr. Obwohl das mittlere Alter der 2. Gruppe wesentlich höher liegt, als das der 1. Gruppe, ist eine bedeutend höhere Frequenz des gesteigert atypischen Epithels bei den Graviden festzustellen.

Für die klinische Frühdiagnostik ist nun die Frage von Bedeutung, ob man diese Fälle von atypischem Epithel in der Gravidität mit der Kolposkopie und Zytodiagnostik hätte erkennen können. Unsere Gegenprobe, eine große Zahl von Schwangeren vom 2. bis 5. Monat frühdiagnostisch zu untersuchen, ist noch nicht abgeschlossen. Von den fünf in der Gravidität festgestellten Epithelveränderungen waren nur zwei im Zellausstrich positiv. Das einzige bei Nichtschwangeren gefundene noninvasive Stadium konnte nachträglich ebenfalls nachgewiesen werden. Man muß also annehmen, daß wir nach wie vor 4—6% positive Befunde erheben, also offenbar fast die Hälfte der in Frage stehenden Epithelatypien nicht finden. Aufgabe der nächsten Zeit wird sein müssen, die Grenzen der Leistungsfähigkeit der Kolposkopie und Zytodiagnostik auf diesem Wege festzulegen. Es ist also gerade das umgekehrte Verfahren, denn wir haben bisher nur die kolposkopisch und zytologisch auffälligen Befunde feingeweblich untersucht und unsere Treffsicherheit an diesen Ergebnissen bestimmt.

Daß sich aus dem als Oberflächenkarzinom bezeichneten histologischen Bild ein echtes Karzinom entwickeln kann, ist hinlänglich bewiesen. Erst jetzt haben wir erneut einen Fall beobachtet, bei dem vor 3 Jahren gesteigert atypisches Epithel festgestellt wurde und jetzt ein Karzinom der Gruppe II vorliegt. Solange aber die Prozentzahl der irreversiblen Epithelatypien nicht annähernd bekannt ist — die Rückbildungstendenz muß nach diesen Ergebnissen wesentlich höher liegen, als zu vermuten war — steht der Kliniker bis heute immer wieder vor einer verantwortungsvollen Alternative.

Diskussionsbeitrag von G. Döderlein, Jena

Den Ausführungen von Herrn HAMPERL stimme ich ohne Einschränkung zu, weil ich zu denjenigen Klinikern gehöre, welche dem „präinvasiven Karzinom" am Collum uteri skeptisch gegenüberstehen. Solange man nicht sicher weiß, ob und in welchem Umfange die gesteigert atypischen Epithelveränderungen karzinopotent sind, sollte das Wort „Karzinom" auch nicht mit abschwächenden Beiwörtern wie „intraepithelial", „in situ", „oberflächlich" u. ä. gebraucht werden. Das Wort „Karzinom" ist vom Begriff der Malignität nicht zu trennen. Sein Gebrauch zwingt den Kliniker zu radikaler Therapie und damit zu gefährlichen Maßnahmen, welche unnötig sind, wenn es sich um biologisch nicht maligne Prozesse handelt.

Aus eigener Erfahrung mit experimenteller Krebserzeugung weiß ich, daß auch hochgradig atypische Epithelveränderungen in hohem Prozentsatz reversibel sind, wenn die Reizung wegfällt. Auch an der Portio vaginalis uteri des menschlichen Weibes sind, wie Herr HAMPERL gezeigt hat, hochgradige Epithelveränderungen weitgehend reversibel, wenn auch manche sich mit der Zeit zu echten Karzinomen fortentwickeln. Sichere morphologische Kriterien für Reversibilität oder Irreversibilität haben wir selbst bei Anwendung histochemischer Methoden noch nicht zur Verfügung.

Daß die Krebsentwicklung Jahre in Anspruch nehmen kann, entspricht auch unserer klinischen Erfahrung. Daß das Karzinom aber plötzlich aus intaktem Epithel aufschießt, halte ich nicht für möglich. Kein Krebs entsteht aus heiler Haut (M. BORST). Auch der Kliniker sieht zuweilen eine ungewöhnlich rasch ablaufende Karzinogenese. Das morphologische Stadium der Epithel-Atypie vor dem infiltrierenden und destruierenden Krebswachstum ist in solchen Fällen extrem kurz; es ist aber immer vorhanden.

Mit Herrn HAMPERL bin ich dem nicht invasiv und nicht destruierend wachsenden Epithel hinsichtlich seiner Entwicklungsmöglichkeiten gegenüber sehr zurückhaltend. In der Schaffung des Begriffes „Karzinom Gruppe 0" in der Gynäkologie sehe ich keinen Fortschritt. Man sollte statt dessen bei der alten Bezeichnung „atypische Epithelwucherung" bleiben. Sie kennzeichnet mit genügender Prägnanz, um was es sich handelt, zwingt den Kliniker zu aufmerksamer Beobachtung der Veränderungen und erlaubt im Zeitalter der Kolposkopie die Diagnose noch immer rechtzeitig genug, wenn die karzinomatöse Natur sicher geworden ist.

Über Malignome des lymphatischen Rachenringes[1] und Beziehung zu Leukämien

J. Zange, Jena

Die Schwierigkeiten der Bewertung von Geschwülsten durch Kliniker und Pathologen, worüber Herr Hamperl bei Karzinomen am Beispiel des Kollum- und Prostatakrebses gesprochen hat, sind noch größer bei gewissen mesenchymalen Gewächsen. Ich meine Malignome am lymphatischen System, insbesondere am Waldeyerschen Rachenring und den Halslymphknoten, welche gelegentlich wohl auch Beziehungen haben zu Leukämien, vor allem zur chronischen lymphatischen. Hiervon soll hauptsächlich die Rede sein, wobei sich auch noch anderes ergeben wird.

Der Pathologe sieht außer an Probeexzisionen gewöhnlich nur Endzustände, der Internist alle Entwicklungsstufen von Leukämien, auch ausgesprochene Formen der aleukämischen Lymphadenosen, der Otolaryngologe hauptsächlich Geschwülste oder geschwulstähnliche Bildungen an lymphatischem Rachenring und Halslymphknoten, die als besonders auffallende Beiherde oder als selbständige, manchmal vielleicht sogar als Quellherde in Frage kommen.

Ich erlaube mir heute, darüber zu sprechen, nachdem ich, seit langem schon mit dem Gegenstand beschäftigt, über ein nicht kleines eigenes Krankengut verfüge und mich der freundlichen Unterstützung sowohl unseres Pathologen Prof. W. Fischer nebst Mitarbeitern als auch mit Erlaubnis Prof. Brednows dessen Hämatologen Dr. Siering erfreuen konnte.

Damit ich aber nicht in der Luft zu hängen scheine, zunächst einige Worte über zwar schon bekannte, aber auf mein Thema hinführende Dinge.

Solange man bei *Leukämien* nur von *Blastosen* spricht und damit nicht anderes meint als eine ungewöhnliche Anhäufung weißer Zellen in den blutbildenden Organen, Knochenmark und Lymphknoten, ebenso in Blutbildungsstätten aus der Embryonalzeit wie Leber und Milz, vielleicht auch sonst noch im Körper und dazu im strömenden Blut oder, falls letzte Erscheinung fehlt, man das andere nur *aleukämische Myelosen oder Lymphadenosen* nennt, solange wird nichts vorweggenommen, bloß eine Feststellung gemacht, die allerdings unbefriedigenderweise über die Zusammenhänge nichts aussagt.

Zählt man die *Leukämien*, wenigstens die chronischen, zu den bösartigen Geschwülsten und heißt sie *maligne Blastome*, worüber seit fast 50 Jahren bis heute noch keine volle Einigung erzielt ist und dies allein schon die Verwickeltheit der Dinge deutlich macht, dann müßte man auch die *aleukämischen Myelosen* und *Lymphadenosen* dazurechnen. Stellt sich doch bei letztgenannten manchmal noch gegen Ende ein leukämischer oder subleukämischer Blutbefund ein, der gelegentlich auch bei Lymphosarkomen beobachtet worden ist. Daher hält Hueck auch heute noch (1953) den leukämischen Blutbefund für eine symptomatische Erscheinung, die vorliegen, aber auch fehlen könne; wesentlich sei bloß das Auftreten von Blutbildungsherden in den inneren Organen.

Nicht recht in Einklang mit dem herkömmlichen Malignombegriff steht bei der Leukämie der frühe Befall des gesamten Knochenmarks bei der myeloischen, ebenso der Lymphknoten bei der lymphatischen, ferner das gewöhnliche Fehlen eines zunächst örtlich begrenzten Primärtumors, desgleichen das häufige Ausbleiben zerstörenden Wachstums mit Übergreifen auch auf die Umgebung. Selbst die aufkommenden Blutbildungsherde an neuem Orte, Leber, Milz, zeigen vornehmlich bei der lymphatischen Leukämie eine gewisse Begrenztheit gegenüber der

[1]) Herrn Prof. Dr. Tonndorf, Leipzig, zum 70. Geburtstag.

geweblichen Nachbarschaft. Daher hat man bei Deutung dieser Herde auch einfach an ein Wiederwachwerden und Weiterwachsen verstummt gewesener embryonaler Blutbildungsstätten gedacht.

Für Geschwulstnatur oder etwas dem Nahekommendes spricht dagegen folgendes. Die krankhafte Zellvermehrung am natürlichen Orte, Knochenmark und Lymphknoten, ist gewöhnlich zuerst da, die am regelwidrigen später. Hauptsächlich auf Grund solchen Nacheinanders hat man die Fremdortherde als Metastasen gedeutet oder wenigstens als Metaplasien und den im Blut kreisenden unreifen weißen Blutzellen krebsbildende Kraft zugesprochen, sie mit einer Art Präcancerose verglichen (RÖSSLE, APITZ). Diese Vorstellung schien an Gewicht noch dadurch zu gewinnen, daß Zellinfiltrate, die an ganz regelwidrigem Orte wie in Niere und Haut auftreten, vielfach nicht begrenzt bleiben, sondern gefunden werden als geschwulstartig vorgedrungen ins umgebende Gewebe. Ganz regelwidrige lymphozytäre Infiltrate in Knötchenform wie in diffuser, die ganze ursprüngliche Struktur verwischender Ausbreitung kann man auch im Knochenmark bei lymphatischer Leukämie und Lymphadenose finden.

Dazu kommt aber noch, daß man doch gelegentlich einmal einer *als Primärtumor auffaßbaren Geschwulst* begegnet. S. GRÄFF hält das sogar für die Regel und läßt neuerdings (1953) die chronische lymphatische Leukämie sich so entwickeln, und zwar hauptsächlich von der Milz als von ihm bezeichnetem Primärtumor aus, nicht ganz selten aber auch, nämlich in 9% seiner in 20 Jahren beobachteten Fälle, vom geschwulstig umgewandelten WALDEYERschen Rachenring her, insbesondere der Nasenrachenmandel aus (Abb. 1). Was andere Pathologen dazu sagen, weiß ich nicht.

Tabelle 1

Sitz des Primärtumors bei lymphatischer Leukämie und Lympho-Sa (einschl. Retothel-Sa) nach Sektionsbefunden aus 20 Jahren

S. GRÄFF, Z. Krebsf. 59, S. 103 (1953)

Krankheit	Milz	WALDEYERscher Rachenring	Magen-Darm	Thymus	Lymphknoten	?	Insgesamt
Lymphat. Leukämie	62	6	—	—	—	2	70
Lymphosarkom	—	17 (14)	17	7	16	3	60

Zu beachten ist, daß GRÄFF in die Reihe der Lymphosarkome auch die sog. Retothelsarkome einschließt und daß er als Hervorrufer von beidem, vom Primärtumor und der lymphatischen Leukämie, ein *un*bekanntes chemisches Agens annimmt.

Wie steht es nun mit dem, was wir in gleicher oder ähnlicher Beziehung feststellen konnten an über 100 eigenen Sarkomen entsprechender Art am lymphatischen Rachenring und den Halslymphknoten, die uns in 22 Jahren klinisch, zum Teil auch am Sektionstisch zu Gesicht gekommen sind (Tab. 2).

Als Vorbemerkung dazu kurz folgendes: Die in den beiden ersten Spalten aufgeführten Lympho- und Retothelsarkome wurden vom Pathologen sichergestellt, die Retothelsarkome auch mittels Versilberung. Bei den Sarkomen der dritten Spalte fehlt eine nähere Klassifizierung; das kam erst bei der Zusammenstellung zutage, kann aber an aufgehobenem Material nochmals versucht werden und wird hie und da vielleicht eine Zugehörigkeit ergeben zu den Fällen in Spalte eins und zwei. Die in der vierten Spalte enthaltenen lymphoepithelialen Tumoren zählen heute zwar zu den Karzinomen (EWING, FISCHER), sind aber auch sehr strahlensensibel und von uns nicht weggelassen worden, weil es ungewiß ist, ob nicht doch ein Teil von ihnen in Wirklichkeit Retothelsarkome waren. Die Klärung dessen ist ebenfalls noch nachholbar und scheint belangvoll, weil in den letzten 7 Jahren seit Übernahme der Jenaer Pathologie durch Prof. FISCHER (1947) kein lymphoepithelialer Tumor mehr festgestellt wurde.

Tabelle 2
Malignome des WALDEYERschen Rachenringes
HNO-Klinik Jena 1933—1954 (22 Jahre)

Sitz des Tumors	Retothel-Sa	Lympho-Sa	Sarkome*)	Lympho-epith. Tu	Insgesamt
Nasenrachen	18	2	14	13	47
Mundrachen	37	12	11	6	66
Zungengrund	7	—	—	—	7
Nase u. Nebenh.	11	1	10	—	22
Insgesamt:	73	15	35	19	142

*) Nicht genau beschrieben, aber weder Spindelzellen-Sa. noch Hämangioendotheliome usw.

Ferner ist zu bemerken, daß ich in den letzten 5 Jahren, in denen besonders viele Retothelsarkome und mehrere Lymphosarkome anfielen, auch das zentrale Blutbild mittels Sternalpunktion während des ganzen Krankheitsverlaufes verfolgen ließ.

Was waren nun *unsere Ergebnisse?*

Wir sahen in keinem Falle eine regelrechte lymphatische Leukämie mit klassischem Blutbefund, ausgenommen vielleicht einen einzigen, in der Tabelle nicht aufgeführten Fall, der schon 25 Jahre zurückliegt, noch aus meiner Grazer Zeit stammt, und bei dem es sich um eine *Lymphosarkomatose* (Sternberg) gehandelt hat mit allmählichem Übergang in eine lymphatische Leukämie, die bald tödlich endete. Die Beobachtung wurde damals von KINDLER aus meiner Klinik veröffentlicht.

Was wir sonst sahen, waren häufig wechselnde und oft irreführende Bilder sowohl klinisch wie histologisch und auch hämatologisch.

Lymphosarkome entpuppten sich nicht selten später doch als Retothelsarkome, aleukämische Lymphadenosen als generalisierte Retothelsarkomatosen.

Bei aleukämischen Lymphadenosen fanden wir gelegentlich zunächst Retikulose in Mark und Blut, später erst reine lymphatische Markmetaplasie (Fälle HELLING und GORILLE), bei Retothelsarkomen aber oft schon früh ausgesprochene Retikulose im Mark, gelegentlich zugleich im Blut (Fall KLEINWÄCHTER).

Manche Retothelsarkome, vereinzelt aber auch ein lymphoblastisches Sarkom, entsprossen aus einer großfollikulären Adenopathie (BRILL-SYMMERS), hatten Jahre voraus begonnen mit einer gewöhnlichen, aber rückfallfreudigen einfachen Lymphgewebshyperplasie im Rachen (NIER, MEIER).

Andere Retothelsarkome gingen in eine Generalisation über, gleich dem klinischen Bilde einer aleukämischen Lymphadenose, und führten dadurch irre, zumal wenn vorher ein „Lymphosarkom" histologisch diagnostiziert und das Blutbild dauernd normal gewesen war (FRANKENHÄUSER).

Wieder andere blieben unerwartet auf Entstehungsort und regionäre Lymphknoten beschränkt, griffen aber gelegentlich in die Schädelhöhle über und führten so zum Tode (NIER, KLEINWÄCHTER).

Die mit aleukämischen Lymphadenosen klinisch so leicht verwechselbaren generalisierten Retothelsarkomatosen mit beidseitigem Befall aller sicht- und greifbaren Lymphknoten stellen nach meiner Meinung wahrscheinlich nicht echte, durch Zellverschleppung entstandene Metastasen dar, sondern beruhen auf einer allgemeinen RES-Erregung im lymphatischen System durch einen vom Blut aus oder über es wirkenden, in seinem Wesen bisher unbekannten Beweger.

Frühzeitig ausgesprochene Mark- wie auch Blut-Retikulose kann dabei allerdings täuschen. Sie kommt wohl infolge rascher Reaktionsbereitschaft des RES in Abstufungen sozusagen als

Vorläufer auch bei echter Lymphadenose vor. Man begegnet ihr ferner sogar bei leichten Grippeinfektionen (SIERING) und, wie von mir angeregte Reihenuntersuchungen ergaben, auch bei Tuberkulose, Lues III, Karzinom, Aktinomykose und anderen chronischen Entzündungen im Nasen-Rachen-Halsgebiet und anderenorts, desgleichen bei Lymphogranulomatose, die ich jedoch absichtlich von unserer heutigen Betrachtung ausgeschlossen habe.

Auch eine wiederholt beobachtete Rückbildung des Blut- und Markbefundes, ebenso von Fern-„Metastasen", z. B. axillären und inguinalen allein schon nach Bestrahlung nur der Halsregion spricht für eine andere Art der Generalisation als beim Karzinom, das unter selbigen Umständen keine solche Mitantwort entlegener Absiedlungen zeigt und auch überhaupt keine so systematische „Streuung" im Körper.

Ähnlich halte ich die gelegentlich bereits gehörte Meinung, lymphozytäre, ebenso retikulozytäre Infiltrate des Knochenmarkes, insbesondere starke, bei mesenchymalen Malignomen seien als Zellverschleppungen, also als echte Metastasen anzusprechen, zumindest für unvorsichtig, solange dieser Vorgang nicht sicher nachgewiesen ist. Mich dünkt vielmehr, es handele sich hier nicht um Verschleppung von Zellen, sondern, wie schon gesagt, um Reizungsfolgen auf ein unbekanntes Etwas, das wohl auf dem Blutwege, aber erst bei Vorhandensein noch anderer, vielleicht unerläßlicher Bedingungen Tumorbildung an weiteren Orten auslöst. Beispiele mit Bildern zu allem.

LITERATUR

APITZ, K.: Virchows Arch. **299**, 1 (1937). — BAUER, E.: Krebsarzt **6**, 297 (1951). — BORST, M.: Pathologische Histologie, 4. Aufl., Verlag Bergmann, München 1950. — EIGLER u. KOCH: Arch. Ohr- usw. -Heilk. **140** (1934) u. **144** (1938). — FRESEN, O.: Verhdl. Deutsch. Ges. Path. 37. Tg. 1953, S. 26. — GRAD, W.: Arch. Ohr- usw. -Heilk. **157**, 467 (1951). — GRÄFF, S.: Z. Krebsforschg. **59**, 94 (1953). GREIFENSTEIN: Arch. Ohr- usw. -Heilk. **143** (1936). — HEILMEYER, L.: Blut und Blutkrankheiten. In Handb. d. inneren Med., 4. Aufl., Bd. 2. Verlag Springer, Berlin 1951. — HENKEL, H.-G.: Ztbl. allg. Path. u. path. Anat. **89**, 402 (1952). — HOFF, F.: Klinische Physiologie und Pathologie, 2. Aufl., Verlag G. Thieme, Stuttgart 1952. — HOLLE u. STOCK: Ztbl. Path. **89** (1952). — HUECK, W.: Morphologische Pathologie. Verlag G. Thieme, Leipzig 1953. — KINDLER, W.: Z. Hals- usw. -Heilk. **21**, 276 (1928). — RIBBERT, H.: Geschwulstlehre. Verlag F. Cohen, Bonn 1914. — RÖSSLE, R.: Virchows Arch. **275**, 310 (1929). — SIEGMUND, H.: Med. Klinik **49**, 41 (1954). — STERNBERG, C.: Erg. Path. **9** (1905). — SYMMERS, D.: Ber. allg. u. spez. Path. **2**, 80 (1949). — WILLIS, R. A.: Pathology of Tumours, 2. Aufl. Verlag Butterworth & Co. London 1953.

Diskussionsbeitrag von H. Güthert, Erfurt

1. Die Leukosen (Retikulosen, Myelosen und Lymphadenosen) rechnen wir heute zu den Geschwülsten und dürfen in vollem Umfange die Geschwulstdefinition für sie in Anspruch nehmen. Die Annahme einer multizentrischen Entstehung leukotischer Organherde besteht nicht zu Recht. Schon APITZ hat darauf hingewiesen, daß die Leukose an umschriebener Stelle beginnt und wie jeder andere bösartige Tumor metastasiert. Aus eigener Erfahrung sind mir Obduktionsbeobachtungen bekannt, bei denen in Frühstadien nur in *einem* Knochen eine leukotische Wucherung nachweisbar war.

2. Es ist im allgemeinen morphologisch nicht sehr schwierig, ein lymphoblastisches Sarkom von einem Retothelsarkom zu trennen. Schwieriger wird es, den Übergang eines Retothelsarkoms aus einer BRILL-SYMMERSschen Krankheit sicher festzustellen. Am schwierigsten aber kann für den pathologischen Anatomen die Frage sein, ob eine reaktive Retikulose oder ein echter Tumor vorliegt. Es gibt keine sicheren morphologischen Kriterien, diese beiden Bilder zu trennen. Hier kann nur die ständige Beobachtung und die enge Zusammenarbeit zwischen Kliniker und Pathologen die Diagnose sichern.

ZANGE (*Schlußwort*): In der Metastasierungsfrage kann ich Herrn GÜTHERT nicht zustimmen; hier besteht vor allem klinisch ein auffälliger Unterschied gegenüber Karzinomen, der zu anderer Deutung zwingt. Wie schwierig, ja unmöglich die histologische Unterscheidung einer reaktiven Retikulose von echtem Tumor (Retothelsarkom) sein kann, zeigt mein Beispiel Schädel mit Riesentonsille, die auch nach Exstirpation vom Pathologen uneingeschränkt als Retothelsarkom bezeichnet wurde, aber weder vorher noch Jahre später Generalisation zeigte, also wenigstens klinisch nur ein mächtiges reaktives Retikulom war. Enge Zusammenarbeit zwischen Kliniker und Pathologen ist dringend notwendig für beide.

Krebsdisposition und Wesenstypus

A. Schulz van Treeck, Berlin

Die Ganzheitsbetrachtung des Menschen in der Medizin greift heute das Phänomen der Krankheit in ganzer Breite an. Wenn ich über Krebsdisposition und Wesenstypus, also über mögliche Zusammenhänge zwischen Bereitschaft und Anlage zum Krebs und Persönlichkeitsstruktur des Erkrankten sprechen will, so ist es mir klar, daß ich damit einen unbequemen Weg beschreite. An der Erschließung der menschlichen Seele in naturwissenschaftlicher, exakter Methodik arbeiten seit einiger Zeit die Ärzte der ganzen Welt. Die psychosomatische Betrachtung in der Medizin hat sicher nicht nur mit Störungen zu tun, die die Randzonen des Lebens betreffen. Aber die Geißel der Menschheit, den Krebs, mit in den Kreis der seelischen, funktionellen oder vegetativ verursachten und motivierten organischen Krankheiten mit einbeziehen zu wollen, ist heute noch heißes Eisen.

Das Larynx-Karzinom stellt eine Krebslokalisation dar, die den Patienten in seiner gesamten Persönlichkeit und Existenz besonders empfindlich trifft. Es liegt am Kreuzungspunkt zwischen oberem Luft- und Speiseweg. In fortgeschrittenem Stadium droht die Erstickung oder die Verlegung des Speiseweges oder beides gleichzeitig. Die Exstirpation des Kehlkopfes, die Auslösung eines wesentlichen Organes schafft eine Situation im Leben des Kranken, zu der er mit seinem ganzen Wesenskern eine einschneidendere und entscheidendere Stellung nehmen muß, als ein Patient mit einer anderen Geschwulstlokalisation.

Es gibt hier nichts zu verbergen oder zu verheimlichen, noch zu ignorieren, wie beispielsweise bei der Uterusexstirpation, bei der Magenresektion oder bei der Pneumektomie. Der operierte Patient kann nach Ausheilung den äußeren Defekt verdecken, aber er kann der gewohnten Außenwelt nicht verbergen, daß er ein Kanülenträger ist, und daß er sich zunächst sprachlich nicht verständlich machen kann. Alle diese besonderen und belastenden Tatsachen haben im Gegensatz zu den Krebsen anderer Organe den Laryngologen eigentlich gezwungen, sich um die Wesensstruktur seines Kranken in besonderem Maße zu kümmern, um ihn bei dem praktischen Zusammensturz seiner Erlebniswelt aufzufangen und ihn durch besonders positiv ausgerichtete ärztliche Führung einer Heilung entgegen zu führen. Der Patient muß deutlich spüren, daß sein Arzt und Helfer doch noch ein Weg weiß aus einer ihm rettungslos erscheinenden Lebenssituation. Die intim-persönliche Problematik seines Lebens muß mit ihm zusammen erkannt und gelöst werden, damit er den Sinn seines Lebens neu erfaßt.

Wenn man mich fragt, wie ich darauf gekommen bin, bei der Beurteilung eines Krebskranken hinsichtlich der Prognose, die Wesensstruktur des Patienten, also seine seelische Verhaltensweise, mit einzubeziehen, so muß ich sagen, daß es mich seit langem nicht mehr befriedigt hat, die Malignität allein aus dem histologischen Bild zu bestimmen. Auf die mikroskopische Diagnose ist hinsichtlich der Bösartigkeit kein Verlaß. Das beseelte Leben, auch die beseelte Krankheit schlägt Wege ein, die man allein beim Blick ins Mikroskop nicht sehen kann. Wir wurden früher immer wieder getäuscht, oder haben uns täuschen lassen.

Die Anamnese, die wir bei unseren Patienten zu erheben pflegen, gleichen biographischen Studien. Es genügt uns nicht mehr, Zeit und Sitz der Erkrankung zu erfassen und den Charakter der Geschwulst histologisch zu bestimmen. Die lebensgeschichtliche Betrachtung des

Daseins bzw. Wesens des Patienten rückt damit in den Mittelpunkt der Befragung von Krankheitszuständen. Wir wollen versuchen, unseren Krebskranken wesensgerechter zu erfassen, ihn in seiner Totalität zu begreifen. Neben der Übung zur Erfassung der anlage-, umwelt- und schicksalsbedingten Gegebenheiten gehört ein besonders zartes Einführungsvermögen in die Seelennot des Patienten und eine große Phantasiebegabung. Als weitere Voraussetzung derartige Lebensbilder aufzustellen, müssen wir dem Patienten gegenüber völlig neutral gegenüberstehen, daß heißt vor allem frei machen von jeglichen, moralischen Voreingenommenheiten. Wir müssen uns aber gestehen, daß diese Erweiterung unseres Blickfeldes gleichzeitig mit einer nicht unerheblichen Mehrbelastung für uns selbst erkauft wird. Wir versuchen das Werden einer organischen Erkrankung zu verfolgen aus dem Zusammentreffen von Funktionsstörungen mit lebensgeschichtlich erwachsenen seelischen Konfliktsfaktoren, um ein möglichst geschlossenes Wesensbild zu erhalten. Das Wort Charakter vermeiden wir, da es mit zu vielem subjektiven Beiwerk und Vorurteilen belastet ist und je nach dem Betrachter und der Betrachtung in allen Farben schillert. Der Begriff Charakter nimmt gern den Sinn eines Werturteils an; ein Werturteil dürfen wir als Ärzte in unserer Arbeit am Krankenbett nicht fällen. Wir sprechen daher lieber von der Persönlichkeitsstruktur oder, wenn wir die Spielregeln eines Kranken aufzeichnen, nach denen er sein Leben gestaltet, besser vom Wesen, also von der Seiens-Form. Durch systematische, jahrelange, zunächst stille Beobachtung des Krankengutes konnten wir feststellen, daß die Krebskranken alle nach einem bestimmten Rhythmus, nach erlernten oder erworbenen Spielregeln ihr Leben gestalten, die sich in ganz seltsamer Weise ähnlich sind. Wir haben uns daher zur Aufgabe gemacht, nicht nur die Krebsgeschwulst zu betrachten, sondern auch den gesamten Menschen mit seinem Oberbewußtsein und mit seinem in der Tiefe liegenden, meist schlummernden Kern. Wir wissen, daß Erlebnisse in bestimmtem Umfang den Ablauf einer körperlichen Krankheit nicht nur mitbestimmen können im positiven wie im negativen Sinne, sondern unter gewissen Bedingungen nach der Dauer der Einwirkung auch körperliche Erkrankungen auslösen können. Wir denken an Magengeschwüre, rheumatische Erkrankungen, an das Asthma bronchiale, an die BASEDOWsche Erkrankung. Gallenanfälle treten in Abhängigkeit von Zurücksetzungen irgendwelcher Art auf; eine Tuberkulose bricht in dramatischen Wendepunkten der Lebensgeschichte aus. Entscheidend für die Organerkrankung aus dem Erlebnis ist die Art und Weise, wie der Patient als frei verantwortliche Persönlichkeit reagiert, wie er das entsprechende Ereignis einmal oder fortgesetzt zum Erleben gestaltet. Wir haben daher versucht, den Krebs unseres Fachgebietes, insonderheit den Kehlkopfkrebs und den Krebs der Nebenhöhlen auch unter der Sicht des inneren Erlebens des Kranken zu betrachten.

Wir kennen die gesunden Organzellen genau und auch die krebsig entarteten. WARBURG hat durch seine grandiosen, zellphysiologischen Versuche nachgewiesen, daß die Krebszellen durch Störung der Zellatmung und schließlich durch Erstickung entstehen. Die Frage nach dem Wodurch scheint also endgültig geklärt. Über die „Wodurch“-Frage hinaus verschafft sich Geltung die Frage nach dem „Warum“ und nach dem „Wozu“ der Krankheit. Das ist die Frage nach ihrem Sinn. Warum erleiden von fünf Kindern einer an Krebs verstorbenen Mutter beispielweise zwei im Alter dasselbe Schicksal der Mutter, während drei Geschwister frei bleiben. Der Vater und seine Ahnen haben nachweislich keinen Krebs gehabt. Ist das Ca ein Wiegengeschenk, ist es Willkür der Natur? Sind Möglichkeiten gegeben, durch Änderung des Wesens einem solchen Schicksal zu entgehen? Waren die drei gesunden Geschwister auch disponiert oder haben sie durch andere oder besondere Lebensführung die Annahme des Erbteils verweigert?

Die tieferdringende Beschäftigung mit dem Wesen des Kranken führte zu der Erkenntnis, daß die Phänomene des Gesundseins und des Krankwerdens mit dem bisher gültigen Methoden allein nicht hinreichend begriffen werden können. Immer zwingender erweisen sich Erlebnisreaktion und zwischenmenschliche Verhaltensweise z. B. zweier Ehepartner als Auslöser und Mitgestalter der Krankheit. Wir haben uns seit Jahren dieser Aufgabe gewidmet, da man es nicht glauben will, daß seelische Belange auch mit dem Krebs etwas zu tun haben sollen.

Unter Disposition verstehen wir eine von der Natur mitgegebene „Tatfähigkeit", eine Fähigkeit und Bereitschaft des Handelns und des Entscheidens. Die Disposition schafft die Möglichkeit bestimmte seelische und körperliche Inhalte auszuleben, so wie wir es gelernt haben von den Eltern, von der Mutter, vom Vater, von der Umwelt. Die Tatfähigkeit kann durch Erziehung in positive oder negative Bahnen gelenkt werden. Sie führen dann zur Lebensbejahung oder Verneinung, — zur Liebesfähigkeit oder Verarmung. Der zum Zweifler erzogene Mensch kommt nicht zur schöpferischen Entscheidung.

Werden durch ständige Außenreize während unserer frühesten Entwicklung, praktisch vom ersten Schrei ab, sogenannte Reflexbahnen eingeschliffen, die ein vertrautes und bekanntes und manchmal auch bequemes Erleben erleichtern, so kann man die Bereitschaft zur subjektiven Erlebnisreaktion auch als Disposition bezeichnen. Es mag dahingestellt sein, ob diese Reflexbahnen, biologisch betrachtet, sinnvoll sind oder nicht. Der erwachsen gewordene Mensch reagiert auf Reize und Außenwelt, wie er es von seinem Seelenformer gelernt hat. Das gehorsame Kind hat selten die Möglichkeit und auch die Fähigkeit, die seelische Reaktionsweise auf ihre biologische Richtigkeit und Gültigkeit zu prüfen. Die Spielregeln schleifen sich dem Kind in den allermeisten Fällen tief ein. Der Kontakt mit der Mutter ist meist so eng, daß in den ersten Lebensjahren bis zu dem sogenannten Trotzalter ein Reaktions- und Korrekturbedürfnis aus dem Bewußtsein heraus kaum besteht. Es gehört im allgemeinen zu den Seltenheiten, daß ein Säugling oder Kleinkind schon unbewußt so eigenwillig und so ganz anders auf Umweltreize reagiert als die Mutter. Diese Kinder bleiben der Mutter im Wesen fremd und eigenartig.

Welche Besonderheiten bieten nun die Krebskrankheiten in ihrem Wesen, welche Eigenarten haben sie in ihrem Verhalten im Vergleich zu Gesunden bzw. Nicht-Krebsdisponierten. Die Beantwortung dieser Frage gelingt am besten, wenn wir uns vergleichsweise das Wesensbild eines seelisch gesunden, eines logisch und biologisch reagierenden Menschen in groben Zügen skizzieren.

Auch die einfachste Umrißzeichnung von dem was gesund oder nicht-krank ist, ist heute noch kümmerlich, weil die Linienführung mit allerlei subjektiven Bewertungen behaftet sein wird. Aber eines steht fest, daß wir Ärzte in der Fragestellung und Beurteilung, was gesund ist und was nicht mehr gesund ist, kompetent sind, da wir als Helfer aufgerufen werden. Wir sehen die ersten Störungen, und an uns werden die grauenhaften Schäden herangetragen, wenn ein Mensch den Weg der Gesundheit nicht kennt oder wenn er in seiner Ohnmacht oder Unkenntnis bei einem dramatischen Wendepunkt seines Lebens den lichten Weg verläßt. Oft ist es nicht sein Ich selbst, das entscheidet, sondern er läßt sich zwingen, einen dornenhaften Pfad einzuschlagen.

Wir machen sicher einen Fehler, wenn wir einen einzelnen Menschen, einen Mann oder ein Weib gesondert als Wesenseinheit ansehen. Die biologische Einheit des Menschen liegt als kleinster sozialer Kern in der Gatteneinheit, in der Kontaktgemeinschaft von Mann und Frau. Erst in der absoluten, harmonischen, genau übereinstimmenden Zweisamkeit und gegenseitiger Ergänzung ist das Einzelwesen zu betrachten und im biologischen Sinne als gesund anzusehen. Bis zur geschlechtlichen Reife macht mehr oder weniger jeder sich normal entwickelnde Mensch eine Korrektur an den erlernten Reaktionsweisen durch, bis er die biologisch notwendige und auch sinnvolle Trennung von den Eltern als selbständige, selbstbewußt handelnde Persönlichkeit vorgenommen hat. Das Kind ist dann nicht mehr Kind, sondern ist aus der Vormundschaft herausgetreten, um sein Leben, seinen Beruf, die Gattenwahl in selbstverantwortlicher Weise vorzunehmen. Die biographischen Erhebungen bei unseren Krebspatienten haben erkennen lassen, daß die biologische Reifung des Individiums zu einer freien, unabhängigen Persönlichkeit ausgeblieben ist. Sie entwickeln sich zu innerlich gespaltenen Menschen, die in ihren Reaktionen und Entscheidungen den gesunden, normalen Menschen befremden. Sie können durch das stille Verlangen der Mutter, ihr bei der Gattenwahl oder im Berufsleben zu gehorchen, in Konfliktssituationen geraten, die im Unterbewußten stecken bleiben und nicht gelöst werden, da einerseits die Erkenntnisse fehlen oder aber die seelische Kraft nicht ausreicht, die Korrektur in der Verhaltensweise dem Elternteil gegenüber vorzunehmen. Durch den Konflikt häufen sich über Jahrzehnte hindurch immer wieder ständige, ärgerliche Situationen, so daß der Patient manchmal nicht mehr weiß, wie er sein Leben fortsetzen soll und er innerlich erstickt. Er lebt in Zwietracht mit sich selbst und ist im vorgerückten Alter am Ende seiner Kräfte, da er alle Möglichkeiten in versöhnlicher Atmosphäre mit der Umwelt zu leben, erfolglos ausprobiert hat. Es tritt dann der Zustand ein, wo er den Sinn seines Lebens bezweifelt; das Ich-Dasein ist dann nicht mehr auf den Sinn, sondern auf den Zweck ausgerichtet.

Es ist nicht nötig, daß die Liebesgemeinschaft bis zum Lebensende existiert, notwendig ist aber, daß *ein* positives Liebeserlebnis des Mannes oder des Weibes zur Reifung und geistigen Formung innerlich bis zur Vollendung verarbeitet wird. Wird die Gattenliebe durch Beeinflussung von außen in irgendeiner Form gestört und gefährdet, so ergeben sich Disharmonien oder Streitigkeiten, die gewöhnlich in normaler und fairer Weise austariert werden. Das harmonische Leben in der jungen Gattengemeinschaft ist gefährdet, wenn ein Teil oder beide Teile noch nicht im Besitz der völligen inneren Freiheit und Unabhängigkeit sind. Es ist häufig so, daß die Mutter, seltener der Vater, weit über das biologische Reifungsalter hinaus die Vormundschaft über das Kind behalten. Das Kind bleibt Kind, selbst wenn es schon wieder Vater oder Mutter geworden ist. Diese Beeinflussung wird häufig zwar als lästig empfunden oder aber sie wird negiert, weil sie im Unbewußten liegend, gar nicht empfinden und für ganz normal und selbstverständlich gehalten wird. Nur der Partner steht vor dieser Situation zunächst erschrocken und empfindet die ihm verweigerten Werte als qualvoll, da der Gatte ihm nur zu einem Teil gehört. Die auch ihm gehörenden Valenzen bleiben im Elternhaus beim Vater oder der Mutter. Die Reaktionsweise auf diese Konfliktssituation kann verschiedene Wege einschlagen und Ausmaße annehmen. Entweder duldet man leidend dieses biologische Unrecht oder man wehrt sich dagegen durch langwierige Kämpfe und Auseinandersetzungen. Im ersten Falle, der Kapitulation, tritt unweigerlich im Alter Resignation ein; im andern Falle manifestiert sich der Bruch und die anfängliche Liebesgemeinschaft endet im stetigen Sichabstoßen. Nur äußerlich bleibt die Gemeinschaft aus Gründen der Konvention oder wegen der vermeintliche Pflege und Erziehung der Kinder erhalten, trägt aber nicht mehr den Charakter einer biologischen Einheit. Der betroffene Ehegatte klammert sich an die Kinder, um im Alter eine Stütze, Versorgung und Rettung vor der Einsamkeit zu haben. Das Kind dieser Ehe wird wiederum belastet durch Bindung an einen Elternteil und ist dadurch nicht ohne weiteres in der Lage, sich zu einer frei-entscheidenden Persönlichkeit zu entwickeln. Es kann auch später nicht das Gesetz der Gattenliebe erfüllen, da es in seinem Wesen ein gehemmter und gespaltener Mensch ist. Trifft es auf einen voll ausgereiften Liebespartner und bleibt die nachträgliche Reifung bei ihm aus, d. h. die saubere, bedingungslose Kontaktlösung vom Elternpart, so ist auch diese Gemeinschaft wieder in Gefahr und droht, mit denselben Konflikten beladen, wie die elterliche Ehe krank zu werden. In einer gesunden Ehe wird es als selbstverständlich empfunden, daß die im Kern verankerten Bezirke in bezug auf Gattenliebe, Elternliebe und Kindesliebe stets getrennt bleiben. Der Schoß gehört einzig und allein dem Ehegatten; Gefühlsvermengungen führen unweigerlich zur Disharmonie und darüber hinaus zu schweren vegetativen und hormonolanen Störungen.

Wie sieht nun aus dieser Sicht betrachtet ein Krebskranker aus? Ganz allgemein kann man sagen, daß der Patient den Geschlechtspartner oder das andere Geschlecht überhaupt entgegen der biologischen Gleichwertigkeit, unterschätzt und unterwertet. Wir lassen dabei ungeachtet, wie er dazu gekommen ist, ob durch bewußte Erziehung oder durch Umweltserfahrungen, die er mangelhaft erlebt und beobachtet und dann nicht korrekt und gerecht innerlich verarbeitet hat. Der Krebskranke zeigt, ohne daß ihm das eigentlich bewußt wird, eine mehr oder weniger große Fehlbewertung seines eigenen Ichs gegenüber dem anderen Geschlecht. Dieser Zustand bedingt am Ende eines langen Lebens eine innere Zermürbung und bestenfalls ein Verharren in gegenseitigen Kompromiß. Die Ehegatten zeigen je nach dem Bildungsgrad nur noch ein äußeres Gefüge, während sie im Kern sich fortwährend abstoßen. Man kann sich vorstellen, daß diese andauernde, ärgerliche, nicht gelöste Situation einen Zusammenbruch der vegetativen Steuerung auslöst und keinerlei Abwehrkräfte gegen einen sich bildenden Feind aufkommen läßt. Wir haben daher erkennen müssen, daß man einen Kranken allein in seinem Wesen gar nicht erfassen kann und daß die eingeleitete Therapie nur dann wirksam wird, wenn wir beide Ehepartner betrachten und beratend behandeln. Wir erleben es immer wieder, daß trotz völliger innerer Entfremdung ein äußerlicher Zusammenhalt besteht und Gefühlsbegriffe vertauscht werden. Der um Jahre ältere Kranke fühlt sich als Kind seines Gatten. Er läßt sich erst operieren, wenn seine Frau damit einverstanden ist; oder eine Patientin mit einem ausgedehnten Oberkiefer-Ca ist nach langem Zögern endlich bereit, sich operieren zu lassen. Ihr Mann hätte nun gemeint: „Mutter, laß Dich man operieren!“ Hieraus sieht man schon, die Nichtentwicklung oder den Zusammenbruch der Eigenpersönlichkeit und die hilflose Ohnmacht des Patienten. Der Ehepartner des Krebskranken ist meist auch nicht gesund. Er leidet aber mehr an Abnutzungserkrankungen, an Rheuma, Kreislaufstörungen usw.

Der Kreis der Patienten, ob Mann oder Frau, die sich ganz freimütig und ohne jede Bedrängung unsererseits, vertrauensvoll uns erschlossen haben, ist so groß, daß ich glaube, daß die immer wieder gefundene Grundhaltung und Verhaltensweise speziell dem anderen Geschlecht gegenüber, keine Zufälligkeit ist. Ich glaube berechtigt zu sein, die Krebskranken auf Grund ihrer besonders gearteten inneren Not zu einem Wesenstypus zusammenfassen zu können.

Die Variationen des Typus, getarnt durch Beruf, Vorbildung, Intellekt, Konvention, durch innere Scham usw. sind mannigfaltig. Wer aber die Grundmelodie kennt, hört sie aus jeder Variation heraus. Diese Erkenntnis ist nicht nur wertvoll in bezug auf die Ätiologie des Krebses, sondern auch für die Therapie der Zukunft. Denn, wenn wir erkannt haben, daß der Krebs durch eine Konfliktslage entsteht, durch unbiologische Elternbindungen, so muß logischerweise auch die Korrektur dieses Irrtums und Grundfehlers zur Heilung beitragen, wenn nicht überhaupt erst ermöglichen. In meiner kürzlich veröffentlichten Arbeit über Krebs und körpereigene Abwehr habe ich zwei Spontanheilungen eines Platten-Epithel-Karzinoms beschrieben. Die bisher von vielen Autoren gemachte Erfahrung der Spontanheilung von sicheren Karzinomen, bisher selten in der Literatur veröffentlicht, kann man dahin deuten, daß der Kranke durchaus allein darauf gekommen sein kann durch den Schock der Diagnose, daß in seiner Verhaltensweise in ganz bestimmter Richtung etwas nicht in Ordnung ist, sich daraufhin überprüft hat und die saubere Loslösung und Trennung zur Eigenpersönlichkeit und Selbstbestimmung nachträglich besorgt hat. Er hat gleichsam die Disposition ausgelöscht.

Welche Aufgaben haben wir nun als Kliniker und wie sollen wir zu der Frage der Ehrlichkeit stehen. Ich habe mich schon einmal in einer Arbeit dahingehend ausgesprochen, daß wir so ehrlich und wahrhaft sein sollten, wie es nur geht; denn wenn ich der Meinung bin, daß die Erkrankung auf dem Boden einer fehlerhaften zwischenmenschlichen Verhaltungsweise entsteht, also auf dem Boden eines Irrtums, so kann ich nicht helfen und nicht heilen, wenn ich lüge. Die bewußte Lüge als Teil der Therapie ist mir daher in meiner Arbeitsrichtung fremd. Wenn ich aber dem Patienten die ganze Wahrheit sage, so muß ich dafür sorgen, daß ich ihm möglichst vorher einen realen Weg zeige, daß sein Leben trotz aller Irrungen seinen Sinn wieder bekommt. Er muß den Sinn auch seiner Krankheit zu begreifen versuchen, damit sein bisher unbewußter und dunkler Kern belichtet wird. Wir sorgen dafür, daß die Patienten ein bedingungsloses Vertrauen zu ihrem Arzt bekommen, ein Vertrauen, daß sie bisher in ihrem Leben noch keinem Menschen gegeben haben. Ferner sorgen wir dafür, daß sie sich mit unserer Hilfe zur Geduld erziehen, denn die Ungeduld ist wieder ein typisches Zeichen des Ca-Kranken im Gegensatz zu den Tuberkulösen, die meist zu viel Geduld haben. Die Ungeduld ist tiefenpsychologisch als Ausdruck einer ungelösten Konfliktslage zu deuten. Der Patient will mit aller Gewalt einen Weg gehen, von dem er nicht weiß, wohin er führt und der ihm andauernd versperrt wird. Die ärztliche Führung, die ein Verständnis für seine scheinbar ausweglose Situation weiß, geht dahin, daß er alle seine Erlebnisse ausschaltet und den Kontakt zur gewohnten Umgebung zunächst löst. Wir sind bemüht, durch Ruhigstellung der Psyche ihn in eine vegetative Eutonie zu bringen, ihn zusätzlich in eine körpereigene Abwehrlage zu versetzen. Der Patient muß während der ersten Zeit straff an die Führung des Arztes gebunden bleiben. Er muß einmal eine ganz andere, positive Lebensart kennenlernen, die überhaupt keinen Streit kennt. Wir sehen an nicht allzu fixierten Fällen sehr schnell eine Regeneration der Abwehrkräfte, eine Belebung der Durchblutung, einen Anreiz des setikulo-endothelialen Systems. Im Wesen der Patienten zeigt sich alsbald eine Änderung zum positiven Erleben. Zwang wird unter keinen Umständen ausgeübt. Alle Maßnahmen, die wir anraten, müssen freiwillig vom Patienten gewünscht werden, auch die Fernhaltung jeglichen Besuches während der ersten Zeit der Nachbehandlung. Wenn irgend möglich, haben wir auch den Ehepartner, die Geschwister, die Kinder mitberaten, um dazu beizutragen, daß der Teufelskreis gesprengt wird. Die Elternehen oder -Bindungen Krebskranker sind biologisch in keiner Weise in Ordnung. Das Kind löst sich nicht gleichzeitig und gerecht von beiden Elternteilen ab. An einem bleibt es hängen, während es zum anderen nicht selten ein aktives oder passives Mißverhältnis, das bis zum Haß gehen kann, unterhält. Hier ist wohl die Wurzel der inneren Disharmonie und Unfreiheit zu suchen. Das Kind bleibt belastet durch diese innere Not, solange es nicht gelernt hat, durch andere Vorbilder oder Umweltserfahrungen, eine Korrektur in der Beurteilung seiner Eltern vorzunehmen.

Hier setzt, wenn irgend möglich, unsere aufklärende, wesensändernde Therapie ein. Der Patient muß ganz behutsam erkennen lernen, daß er über *einen* Elternteil allein nicht urteilen darf und wenn er in seiner Jugend die grausamsten Erfahrungen gemacht hat. Er kann gar nicht in der Lage sein, den elterlichen Konflikt gerecht zu beurteilen. Die Natur verlangt es wohl, daß das Kind sich mit dem gleichen Respekt und Achtung von beiden Teilen ablöst. Von der ärztlichen Sicht her gibt es in einem Ehekonflikt oder Zerwürfnis keine Schuld. Das Maß der Irrungen geht zu gleichen Teilen. Diejenigen Kinder einer krebsbelasteten Familie, die das bewußt oder instinktiv erkannt haben und entsprechend handeln, treten aus dem Kraftfeld der Vererbung heraus und bleiben zeitlebens krebsfrei.

Eine Beobachtung hat sich immer wieder bestätigt. Wenn wir durch intensive Therapie, chirurgisch und chemotherapeutisch und auch durch eingehende Beschäftigung mit dem Kranken eine erstaunliche Besserung und Rückgang der ausgedehnten Geschwulstbildung erzielen konnten, wurde der Erfolg bald, wenn wir den Patienten nach Hause entließen, zunichte gemacht. Die Stimmungslage war gleich wieder negativ. Man konnte feststellen, daß eine ohnmächtige Verzweiflung, Kachexie und beschleunigte Rezidivbildung prompt einsetzte. Einige Patienten, die wissen, worauf unsere Therapie hinauszielt, warten geduldig, unter Umständen Monate ab, bis ich das Zeichen gebe, daß Sie nach meinem Dafürhalten fähig sind, diese positive Wesensänderung beizubehalten, und nicht mehr durch äußere Beeinflussung umzufallen. Das Wesentliche der seelischen Beratung ist, den Patienten zur Erkenntnis zu bringen, daß er seine unbiologische Vater- oder Mutterbindung, von der er sich in vielen Fällen ein überbewertendes Trugbild entworfen hat, erkennt und die Lösung langsam und sauber vornimmt.

Selbstverständlich können auch Krebse auftreten, die nicht familiär disponiert sind. Eine familienfremde von außen kommende Beeinflussung kann das Wesen des Patienten in der Richtung verändert haben. Dafür haben wir auch Beispiele genug.

Die Stellung der Chirurgie und ihre Problematik zur derzeitigen Krebsbehandlung

H. Gummel, Berlin-Buch

Die Fortschritte der allgemeinen Krebsforschung erlauben uns doch wohl die Voraussage, daß auch dieses Problem eines Tages gelöst werden wird. Die Frage ist zweifellos demnach nicht so zu stellen, ob das Krebsproblem überhaupt lösbar ist, sondern auf welchem Wege und wie bald. Es ist, wie die experimentellen bzw. theoretischen Untersuchungen aufzeigen und die Vorträge von Herrn Prof. HAMPERL und Herrn Prof. GRAFFI uns deutlich demonstriert haben, ein sehr komplexes Problem; keinesfalls ist es ohne Tücken und bisher auch nicht lückenlos angegangen worden.

Trotz aller Fortschritte und Erkenntnisse der sog. experimentellen Cancerogenese, d. h. der chemischen und physikalischen Wirkungsmechanismen, die die Normalzelle schließlich in eine Krebszelle verwandeln und trotz der vielen wichtigen biochemischen Erkenntnisse über Tumorgärung, ungeregeltes Wachstum sowie der grundlegenden Bedeutung des Oxydationsstoffwechsels, auf den WARBURG in neuester Zeit wieder hingewiesen hat, bleiben die vielen Bausteine der bisherigen, vorwiegend experimentellen Arbeit ungeordnet und türmen sich vor uns wie ein Berg von geformten Bausteinen, die zur Errichtung eines Gebäudes notwendig sind; das Gebäude selbst aber können wir nur in Umrissen ahnen.

Aber gerade darum erscheint es um so notwendiger, planvoll wie an alle Forschung heranzugehen und sie auf keinen Fall dem Zufall zu überlassen. Dazu ist das Krebsproblem selbst zu ernst und die Verantwortung, die diese Krankheit den Ärzten auferlegt, zu groß.

Gerade eine Jahrestagung der Akademie der Wissenschaften scheint dazu angetan, wie der Herr Sekretar eingangs betonte, Rück- und Vorschau zu leisten und in bezug auf die Krebskrankheit, mit der wir uns hier beschäftigen, zu fragen, in welcher Situation befinden wir uns z. Z., wie nahe sind wir dem Ziel einer allgemeinen Krebsheilung gekommen, oder wieweit sind wir von ihm noch entfernt.

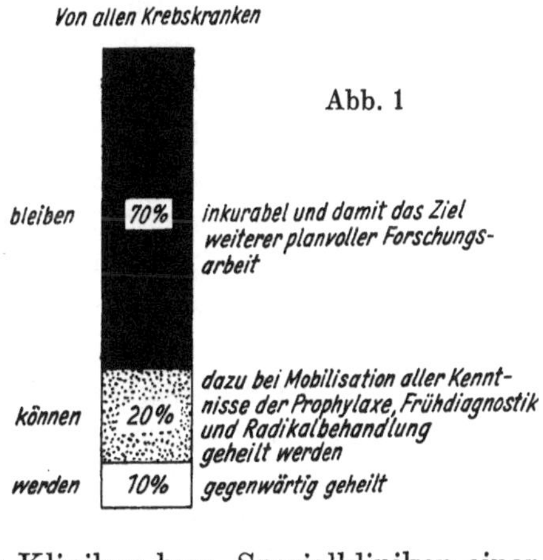

Abb. 1

Eine Zusammenstellung von Paul E. STEINER, die ungefähr mit den Untersuchungen meines verehrten chirurgischen Lehrers, K. H. BAUER, übereinstimmt, gibt uns darüber Auskunft (Abb. 1). Sie hat mit unbedeutenden Abweichungen meiner Ansicht nach für die ganze Welt Geltung.

Aus dieser Zusammenstellung ist ersichtlich, daß nur 10% aller Krebskranken insgesamt primär heilbar sind. 20% können noch durch spezialisierte Methoden der Diagnostik und Behandlung in großen Kliniken bzw. Spezialkliniken einer Heilung zugeführt werden.

Dabei ist zu berücksichtigen, daß auch heute noch die krebsverdächtigen Symptome nur durch eine individuelle Untersuchung in der ärztlichen Sprechstunde gefunden werden und daß die Sicherung dieser Krebsdiagnose spezielle Untersuchungsverfahren erfordert, zu der wiederum entsprechend vorgebildete Spezialisten gehören.

Die spezielle Krebsdiagnose und die anschließende Behandlung sind aber innig miteinander verbunden und sollten nicht voneinander getrennt werden.

Deshalb ist es am besten, wenn Geschwulstberatungsstellen gezielt arbeiten und immer mit einer großen Klinik, die über entsprechende Erfahrung verfügt, verbunden sind.

Die Stimmen zur Errichtung spezieller Geschwulstkliniken werden auch in Deutschland immer betonter und immer mehr Wissenschaftler und Kliniker kommen zu der Erkenntnis, daß solche Einrichtungen für eine zügigere Entwicklung der Forschung und Bekämpfung des Krebses von größtem Nutzen wären.

Es ist auch aus der dargestellten Übersicht über den derzeitigen Stand der Heilungsmöglichkeiten ersichtlich, daß 20% eben durch spezialisiertere Methoden in Diagnostik und Behandlung zusätzlich einer Heilung zugeführt werden können. An dieser Verbesserung sind aber vor allem große Kliniken bzw. Spezialkliniken in der Welt maßgeblich beteiligt. K. H. Bauer, der sich mit dieser Frage gründlich auseinandergesetzt hat, gibt danach seiner Meinung Ausdruck, daß es für den Krebskranken am günstigsten ist, falls er operiert werden muß, daß er in einer großen Spezialklinik operiert wird und falls eine Bestrahlung notwendig ist, diese in eben diesem Institut erfolgen muß. Die Zusammenarbeit, zumindest zwischen dem Chirurgen und dem Strahlentherapeuten, auf die ich noch besonders eingehen werde, ist von besonderem Wert hierbei und hat sich, wie ebenfalls K. H. Bauer bereits betonte, bei den gynäkologischen Krebserkrankungen in der Indikationsstellung zur chirurgischen bzw. strahlentherapeutischen Behandlung und ihrer Durchführung außerordentlich bewährt. Es ist bemerkenswert, daß die Geschwulstkliniken, wie sie ziemlich einheitlich im Auslande bestehen, immer über hervorragend besetzte, moderne chirurgische Abteilungen verfügen.

Hellner stellt in Frage, ob bei der heutigen Situation in Deutschland die Veranlassung besteht, außer den großen Univ.-Kliniken und großen Krankenhäusern, die alle Spezialabteilungen beinhalten, noch besondere Geschwulstkliniken zu erstellen.

Das ist aber gerade eineForderung, die bestehen bleibt, weil sie sich eben in nahezu allen anderen Ländern bewährt hat. Oeser z. B. unterstreicht diese Notwendigkeit, indem er die Formulierung von Ewing, Greenough, Gerster aus dem Jahre 1929 zitiert, die im Auftrage der amerikanischen Krebsgesellschaft folgendes zum Ausdruck brachten: „Wir sind zu dem Schluß gekommen, daß die Behandlung vieler Hauptformen des Karzinoms nicht länger dem praktischen Arzt oder Chirurgen, oder dem allgemeinen Krankenhaus mit der üblichen Ausrüstung anvertraut werden kann, sondern sie muß als ein selbständiges Fachgebiet, das eine besondere Ausbildung, Ausrüstung und Erfahrung in allen Richtungen verlangt, angesehen werden. Wir fühlen, daß die weitere Entwicklung der Krebstherapie sich auf der Linie der Konzentration, Organisation und Spezialisierung bewegen wird. Es ist bekannt, daß die hervorragendsten Fortschritte in der Krebstherapie durch Spezialisten erreicht wurden. Wir empfehlen als ein Ideal, das zu verwirklichen möglich ist, die Errichtung einer begrenzten Anzahl von Krebskliniken. Sie sollen in großen Städten liegen, die beste moderne Behandlung bieten und Möglichkeiten für Forschung und Ausbildung enthalten.“

Hellner ist der Meinung, der ich nicht widersprechen möchte, daß man s. E. nicht genug Geld für die Krebsforschung und -bekämpfung flüssig machen kann und daß die Erstellung von Geschwulstforschungsinstituten mit einer klinischen Abteilung sehr gut zu verantworten ist. Nur von einem großen Institut, in dem die Zusammenarbeit von Klinikern, Chirurgen, Internisten, Radiologen, Biologen, Physikern, physiologischen Chemikern, Genetikern und exper. Geschwulstforschern gewährleistet ist, kann man, so formuliert er, einen Fortschritt in der Krebsforschung und -bekämpfung erwarten. Weiter sagt er: „Eine Tumorklinik ohne sehr gute Chirurgen und ein Forschungsinstitut ohne Beteiligung von Klinikern dürfte ein Schlag ins Wasser sein.“ Die Voraussetzungen, die Hellner für eine gedeihliche Zusammenarbeit auf dem Gebiete des Krebses fordert, scheinen mir bei uns im Institut für Medizin und

Biologie der Deutschen Akademie der Wissenschaften gegeben. Aus einer Übersicht über die wissenschaftliche Forschungsarbeit, wie sie wohl für alle großen Institute, die sich mit der Krebsforschung und -bekämpfung befassen, international gültig ist, ersehen Sie die Vielfalt aber auch den logischen Zusammenhang der Problematik (s. a. P. STEINER).

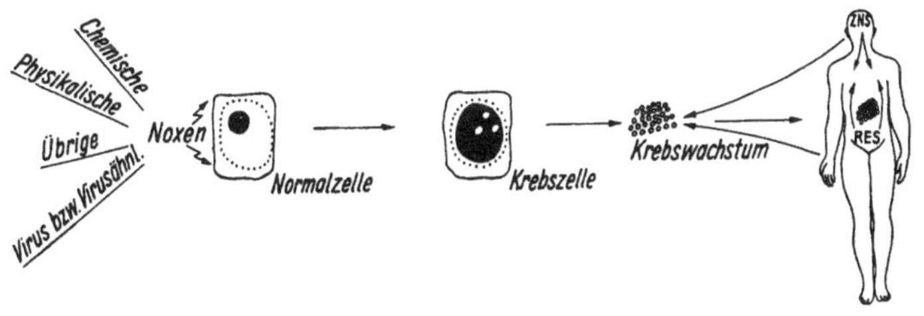

Ätiologie

Ätiologische Faktoren als Cancerogene:	*Faktoren,* die eine Ca-Entstehung beeinflussen:	*Pathogenese* als Carcinogenese:	*Wichtige Faktoren* der Zellveränderung:	*Wachstum Differenzierung Organisation* des Krebses:	*Auswirkung* beim Krebskranken:	*Behandlung* der Krebsgeschwulst:	*Auswirkung der Therapie* auf den Krebskranken:
a) Synthese der Substanzen b) Nachweis der Substanzen beim Krebsträger α) exogene Substanzen β) endogene Substanzen c) Ursache der Aktivität dieser Substanzen	a) Ernährung b) Hormone c) Immunität d) Vererbung α) angeboren β) spontan γ) familiär δ) Rasse ε) Species	a) Art der Zelländerung α) morphologisch β) chemisch γ) funktionell b) Mechanismus der Änderung c) Stadien d) Reversibilität e) Schicksal des Cancerogens f) Schicksal der Zelle	a) Gründe für α) Autonomie β) vermehrte Teilung γ) permanente vermehrte Teilung δ) Irreversibilität ε) Funktionsausfall b) chemische Veränderungen c) Fermentveränderungen d) morphologische Veränderungen	a) Beeinflussung dieser Faktoren α) der Ernährung β) der Hormone γ) d. Fermente b) Stoffwechsel c) Morphologie der Krebsgeschwulst d) Immunologische Faktoren	a) Funktionell, b) morphologisch c) chemisch d) serologisch	a) Örtlich 1. chirurgisch 2. durch ionis. Strahlung 3. chemisch 4. kombiniert b) Allgemeinbehandlung	a) Örtlich b) allgemein

Grundlagenforschung

Verhütung Prophylaxe — Behandlung — Angewandte Forschung

Spezielle Reaktionen

Abb. 2

Kommen wir zurück auf die Situation der gegenwärtigen Heilungserfolge, so ist festzustellen, *daß also mindestens 70% ungeheilt bleiben. Diese 70% der krebskranken Menschen repräsentieren die Größe der vor uns liegenden Aufgabe und ihre Problematik.*

Es ist nicht möglich, zur Stellung der Chirugie in der Krebsbehandlung grundsätzlich Stellung zu nehmen, ohne kurz die theoretisch experimentellen Grundlagen unseres derzeitigen

Wissens noch einmal zu erörtern. Wir müssen ernsthaft prüfen, ob wir heute noch berechtigt sind, die Krebskrankheit örtlich mit dem Messer, oder durch Verbrennung zu vernichten, wie es schon vor uns Menschen getan haben, solange uns über ihre Erfahrungen bei der Behandlung der Krebskrankheit berichtet worden ist. Schon in den ältesten, uns bekannten Aufzeichnungen, dem indischen Werk „Ramajana“, etwa 2000 v. d. Z., wird über Exstirpation bösartiger Geschwülste berichtet.

Wir müssen uns fragen: Rechtfertigen unsere heutigen theoretischen Vorstellungen über Wesen und Ausbreitung des Krebses die derzeitigen Behandlungsmethoden? Die Klinik der Berufskrebserkrankungen hat hier unser Wissen bereichert und das Forschungsgebiet der sog. chemischen und physikalischen Cancerogenese mit eingeleitet. *Die hier gewonnenen Ergebnisse sind für uns Kliniker sehr wesentlich, weil sie die Grundlage unserer Heilungsbehandlung, nämlich die Behandlung für die lokale Ausräumung einer Krebsgeschwulst, experimentell fundieren.*

Die experimentellen Untersuchungen haben gezeigt, daß der Typ einer Geschwulst nicht nur von einem betreffenden chemischen Agens bestimmt wird, sondern, daß das biologische Gewebe, also der *Organismus der Reaktor ist,* der die Geschwulstentstehung und ihren Typ *zumindest mitbestimmt.* Mit derselben Substanz lassen sich an verschiedenen Orten verschiedene Tumortypen erzeugen.

Die Krebsdisposition und ebenso die Krebsresistenz braucht keineswegs eine Angelegenheit des *ganzen Organismus* zu sein, sondern sie kann gegenüber bestimmten Noxen auf ein bestimmtes Gewebe beschränkt, also eine lokale Angelegenheit sein.

Die Bereitschaft eines bestimmten Gewebes mit Geschwulstbildung zu reagieren, wird, wie an Züchtungsversuchen festgestellt wurde, *gesetzmäßig vererbt.* Nicht der krebserregende Stoff spielt also die alleinige oder entscheidende Rolle, vielmehr ist die der Zelle oder zu einem gewissen Grade dem Organismus erblich eigene Bereitschaft von Bedeutung für die Entstehung einer Krebsgeschwulst.

Noch eine weitere wichtige Erkenntnis für den Kliniker ist durch die Erforschung der krebserregenden Stoffe gewonnen worden, nämlich, daß die Entwicklung einer Geschwulst in zwei Phasen abläuft, und zwar der Übergangsphase von normalen Zellen in Geschwulstzellen und zweitens der Entwicklung der entarteten Zellen zu einem Krebsgewächs. Diese Entwicklung von der entarteten Zelle zur Krebsgeschwulst scheint abhängig von der Zahl der entstandenen Krebszellen zu sein. Sie ist proportional der Zahl der durch Vermehrung neu hinzukommenden Zellen; sie ist proportional der Geschwindigkeit der Entwicklung und umgekehrt proportional dem Absterbevorgang und unterliegt auch aller Wahrscheinlichkeit nach dem Einfluß von im Gewebe frei werdenden Stoffen, die das Geschwulstwachstum begünstigen oder hemmen (Druckrey).

Die Bildung eines bösartigen Tumors selbst ist also ein lokaler Prozeß. Das bedeutet für die Chirurgie: Wenn es gelingt, eine an irgendeinem Ort entstandene Krebsgeschwulst vollkommen aus dem gesunden Gewebe auszuschneiden, ist der Mensch von *dieser* Krebsgeschwulst geheilt. Ob nun an irgendeinem Ort ein Krebs entsteht oder nicht, ist von dem Zusammentreffen zweier ätiologischer Grundbedingungen abhängig:

1. den karzinogenen Stoffen selbst, die die Zellen eines bestimmten Organs beeinflussen und
2. dem Empfänglichkeitsgrad der Zellen, den diese Stoffe vorfinden.

In diesen beiden Grundbedingungen unterscheidet sich die Krebskrankheit ebensowenig wie die Entstehung anderer Krankheiten, z. B. der Infektionskrankheiten.

Die größten Siege über die Infektionskrankheiten aber wurden durch Vorbeugungs- bzw. Verhütungsmaßnahmen errungen.

Eine Prophylaxe ist nach drei Gesichtspunkten hin möglich:

1. durch Vermeidung der Heranführung chronisch schädigender Stoffe an bestimmte Organzellen des Organismus.

2. durch eine Steigerung der Unempfindlichkeit gegenüber den entsprechenden herangebrachten Noxen;

3. durch eine Unterbrechung des bereits in Gang befindlichen pathogenetischen Vorgangs selber.

Beim menschlichen Krebs ist noch relativ wenig über die allgemeinen ätiologischen Faktoren bekannt. Die nun fast an die 400 definierten cancerogenen Reizstoffe, die im Tierexperiment bekannt sind, können für die Entstehung des Krebses beim Menschen nur zu einem sehr geringen Teil verantwortlich gemacht werden. Die ursächlichen Faktoren der menschlichen Geschwülste sind zum weitaus größten Teil noch unbekannt, und man spricht deshalb noch vielfach von einer „*spontanen Entstehung*".

Immerhin wissen wir von den Berufskrebsen her, daß es eine Reihe wohldefinierter Substanzen gibt, die auch beim Menschen zum Krebs führen können. DRUCKREY zeigte uns, daß Dosis und Wirkung der Cancerogene, pharmakologischen Gesetzmäßigkeiten unterworfen und daß die Cancerogene als Summationsgifte aufzufassen sind, d. h., daß *eine Vielfalt* von kleinen Schädigungen der Zellen gemeinsam zu nicht abklingenden irreversiblen Schädigungen bzw. schließlich zum Übergang einer Normalzelle in eine Krebszelle führen kann.

Für den Krebs, z. B. des Bronchialbaumes, ist von englischen Statistikern gesichert worden, daß der Benzpyrengehalt der Luft als eines der Summationsgifte, das für die Entstehung des Bronchialkrebses auch mit verantwortlich gemacht wird, aufzufassen ist. Auch im Zigarettenrauch ist experimentell eine cancerogene Fraktion mit Sicherheit nachgewiesen, wie es aus Versuchen von WYNDER und GRAHAM eindeutig hervorgeht. Jedem Kliniker ist das Zusammenfallen des Plattenepithelkarzinoms der Bronchien und starkes Zigarettenrauchen ihrer Träger offensichtlich. OCHSNER zeigte, wie in Amerika das Ansteigen des Bronchialkarzinoms mit der Zunahme des Zigarettenkonsums praktisch parallel ansteigt (Abb. 3).

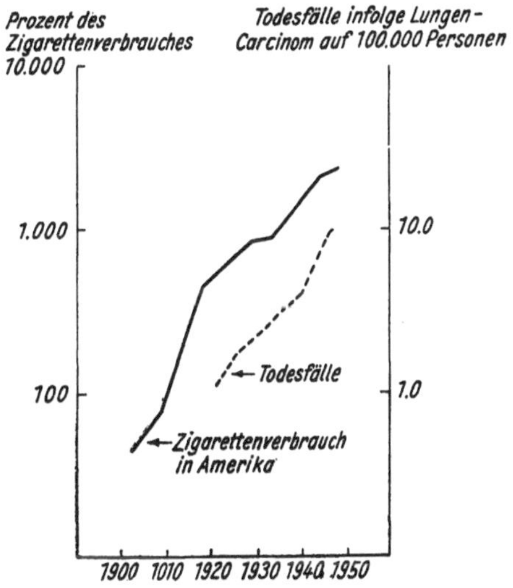

Abb. 3

Dennoch wird ein Zusammenhang von leidenschaftlichen Rauchern und natürlich den Zigarettenfabriken entweder mißachtet oder abgelehnt.

Einiges wissen wir über exogene und auch über endogene Faktoren, die zur Cancerisierung normaler Zellen führen. Sehr wenig praktisch Verwertbares ist bekannt über Faktoren, die die Empfindlichkeit der einzelnen Zellen oder des Organismus gegenüber bestimmten cancerogenen Agentien bestimmen und nur Angaben über allgemeine Stärkung der Abwehrlage wie Abhärtung, Gymnastik, Sport, wie sie auch für übrige Krankheiten gelten, werden für die Krebskrankheit geltend gemacht (DOMAGK).

Hier breitet sich ein neues wichtiges Forschungsfeld vor unseren Augen aus. Die nunmehr 25jährige Beschäftigung und Erfahrung mit Inzuchtstämmen, insbesondere des spontanen Mammatumors der Maus, haben ihre ersten Früchte auf diesem Gebiet gezeitigt. Sie zeigen z. B., daß die Sexualhormone die allgemeine Ernährung und andere allgemeine Faktoren die Entwicklung des spontanen Mammatumors der Maus beeinflussen. Es gilt, die Untersuchungen auszubauen und zu vervollkommnen (BITTNER, MÜHLBOCK). Hat aber, wie ausgeführt, die Cancerogenese einen durch Summationsgiftwirkung erzielten kritischen Punkt überschritten, ist die bösartige Geschwulst wohl meist die Folge.

Die klinische Bösartigkeit wird nun aber entscheidend von dem Grad *der Bösartigkeit*, bzw. wie es RÖSSLE genannt hat, von der Malignitätsstufe der Zelle selbst mitbestimmt. RÖSSLE hat die Geschwülste von einer vergleichenden biologischen Seite aus betrachtet und die Stufen der Malignität der Geschwulstzellen mit dem Verhalten des Trophoblasten bei den Typen der Plazentation in verschiedenen Tiergruppen verglichen.

Sehr wahrscheinlich kommt der malignen Zelle ein entscheidender Anteil in ihrem Verhalten gegenüber dem Geschwulstträger selbst zu. Dafür sprechen auch die in der Diskussion von Rössle angeführten Experimente von Greene. Ebenso gewiß ist aber eine Wirkung des Organismus auf die Geschwulstzelle zu erwarten. Die Transplantation menschlichen Tumorgewebes ist möglich geworden durch Vorbehandlung und Nachbehandlung mit Cortison. Helene Wallace Toolan vom Sloan Kettering Institut für Krebsforschung ist es gelungen bei Ratten und Hamstern, menschliche bösartige Tumoren, Sarkome sowohl als Plattenepithelkarzinome, nach Röntgenvorbestrahlung der Tiere mit 150 r Ganzbestrahlung 1 bis 3 Tage vor der Implantation oder auch am selben Tage der Implantation des menschlichen Tumors auf die Tiere bzw. *nach Verabfolgung einer einmaligen Dosis von 3 mg Cortison z. Z. der Tumorimplantation, diese übertragenen menschlichen Tumoren nicht nur zum Angehen zu bringen, sondern sie auch überlebensfähig zu erhalten. Diese Tumoren konnten in der Gewebekultur weitergezüchtet und transplantiert werden (Abb. 4).*

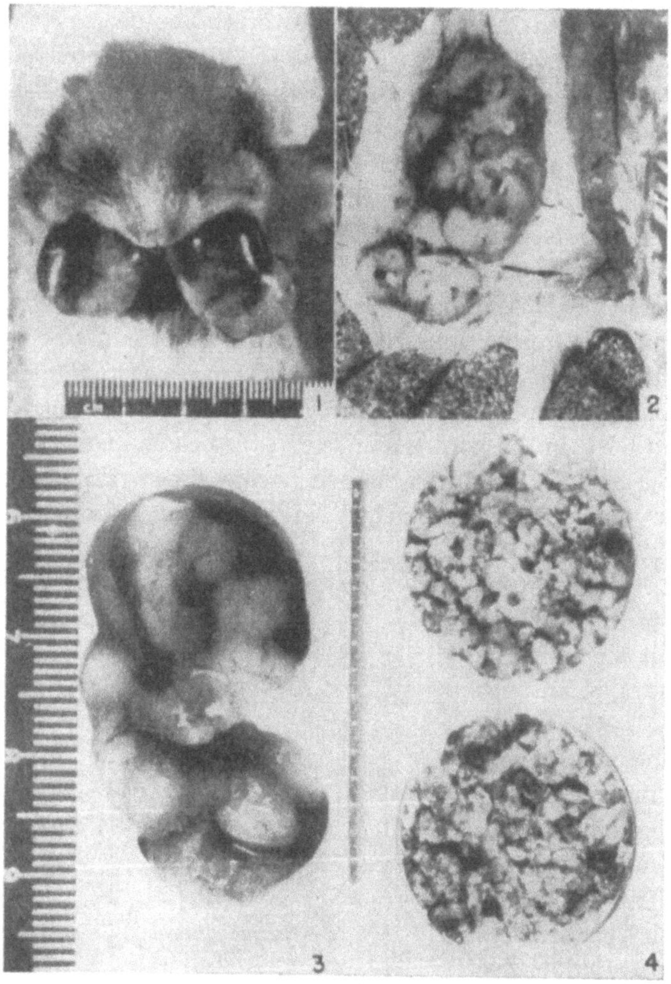

Abb. 4. Transplantation von menschlichen Tumoren in die Backentaschen von Hamstern oder in die Flankengegend von Ratten nach Cortisonbehandlung bzw. Röntgen-Ganzbestrahlung und Cortisonbehandlung (nach H. Wallace Toolan).

Greene konnte in seinen großangelegten Transplantationsversuchen nachweisen, daß die Fähigkeit einer Geschwulst, sich innerhalb eines normalen Tieres zu entwickeln, eine erworbene Eigenschaft ist und nicht vom Anbeginn der Tumorentwicklung vorliegt. Die Fähigkeit einer Geschwulst, zu überleben, ist abhängig von einer bestimmten Konstitutionsart des Tieres, bei dem ein Spontantumor entstanden ist. Erst im Laufe der Entwicklung der Geschwulst wird sie unabhängig von den das Wachstum beeinflussenden Faktoren. Man muß also zu dem Schluß kommen, daß die biologischen Eigenschaften einer Krebsgeschwulst nicht durch die plötzliche Umwandlung einer normalen Zelle entstehen, sondern Endzustand eines Entwicklungsprozesses darstellen. Das bedeutet, daß während des größten Teiles der Tumorentwicklung dieser in seinem Bestand von gewissen Faktoren abhängig ist, die der Organismus besitzt oder hervorbringt. Autonomie oder die Fähigkeit weiterzuexistieren, werden erst am Ende der Entwicklung erreicht, wenn diese Faktoren fehlen und ein rapider Verfall des Organismus einsetzt. Klinische Hinweise hat dafür immer H. CRAMER gegeben.

Es wird nun seit langem auch von erfahrenen Ärzten vermutet und mit Beispielen belegt, daß große seelische Belastungen die Auslösung bzw. das Wachstum der Krebsgeschwulst stark begünstigen können. Der Einfluß des Nervensystems auf das Geschwulstwachstum wurde besonders von sowjetischen Forschern untersucht. PETROW aus dem Institut für Onkologie der Medizinischen Wissenschaften der UdSSR stellte die vielfältigen Untersuchungen und Probleme in dieser Beziehung zusammen. Bereits I. P. PAWLOW vermutete die Möglichkeit des Vorhandenseins von Reflexen, die von der Geschwulst kommen und deren Wachstum verstärken. PETROW ist nach Analyse zahlreicher Arbeiten der Meinung, daß eine längere Überreizung des Zentralnervensystems, die zu einer funktionellen Schwächung führt, die Disposition für bösartige Formen des Geschwulstwachstums schafft. *Der Schutz des normalen Verlaufs der höheren Nerventätigkeit verhütet nach Meinung sowjetischer Forscher aber bis zu einem gewissen Grade die Entwicklung bösartiger Geschwülste.* In unserer Klinik führte MATTHES Versuche an Ratten durch, die mit JENSEN-Sarkom bzw. WALKER-Karzinom geimpft und in entsprechenden Käfigen durch hungrige Frettchen geschockt, eine signifikante Tumorwachstumshemmung aufwiesen (Abb. 5).

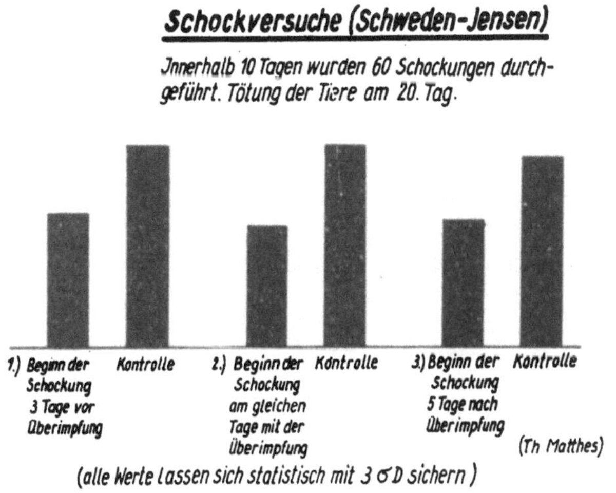

Abb. 5

Aus all diesen Tatsachen müssen wir folgende grundsätzliche Schlußfolgerung ziehen:

1. Die Krebsgeschwulst ist am Anfang ein lokaler Prozeß und damit ist die Lokalbehandlung begründet.
2. Die *restlose örtliche Beseitigung* oder Vernichtung der Geschwulst ist eine wesentliche *Voraussetzung der Krebsheilung.*
3. Die Krebsheilung selber ist aber wahrscheinlich mehr als eine radikal ausgeführte Operation oder die ordnungsgemäß verabreichte Tumordosis (OESER).

Die verschiedenen Faktoren, die zur dauernden Symptomfreiheit führen, sind von seiten des Organismus noch nicht exakt zu definieren. Es ist demnach verständlich, daß jede Krebsgeschwulst nur eine entsprechende und begrenzte Heilaussicht aufweist.

Diese kann z. Z. alleinig verwirklicht werden durch eine radikale Behandlung, d. h. durch eine völlige Vernichtung aller Tumorzellen.

Daraus folgt, daß jede unsachgemäße Maßnahme den Kranken in das nächstschlechtere Stadium seiner Geschwulsterkrankung bringen kann.

Die klinische Stadieneinteilung wird getroffen nach der Ausdehnung des Tumors, seinem Sitz, der Infiltration bzw. Zerstörung seiner Umgebung, der regionären Lymphknotenmetastasierung und schließlich bei Einbruch in die Blutbahn und Verschleppung von malignen Zellen durch die erfolgte Fernmetastasierung.

OESER kennzeichnet treffend diese Stadieneinteilung beim Krebs als Stationen, durch die der fahrende Zug bummeln bzw. durchrasen kann.

Diese Vorstellung ist auch in den Ausführungen, besonders von HAMPERL, und in den Diskussionsbemerkungen bestätigt worden.

Für den aufzustellenden Heilungsplan ist das Stadium, in dem sich eine Geschwulst befindet, von ausschlaggebender Bedeutung. Nur allzuoft wird der Kliniker in der Beurteilung der

Stadien getäuscht, sei es, daß der Krebs bereits weiter in die Lymphbahnen eingebrochen ist oder Fernmetastasen gesetzt hat, ohne daß sie erkannt werden, bzw. täuschen z. B. *große, tastbare*, geschwollene Lymphknoten Metastasen *vor und sind doch nur entzündlich verändert.*

In der weitaus größeren Anzahl der Fälle liegt leider das erstere Ereignis vor, d. h. die Krebsgeschwulst ist weiter fortgeschritten als man angenommen hat und ist weit in die Lymphbahnen eingestreut, *in der überwiegenden Anzahl von Fällen bereits so weit, daß auch die radikalste Methode, eine en-bloc-Resektion, auch bei den fast unbegrenzten technischen Möglichkeiten, über die heute die moderne Chirurgie durch verbesserte physiologische Methoden der Vor- und Nachbehandlung sowie der Anästhesie verfügt, nicht mehr ausreicht.*

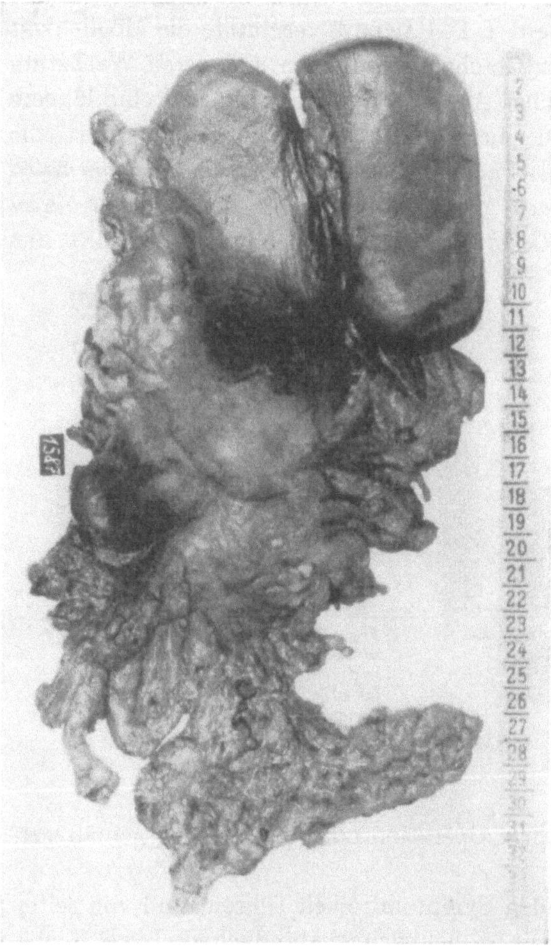

Abb. 6. Zustand nach totaler Gastrektomie mit Milzentfernung und Pankerasschwanz-Resektion wegen Tm-Infiltration. Bisher 4 Jahre Überlebenszeit. × Mageneingang ×× Magenausgang

Die ganze Problematik dieser Fragestellung zeigt z. B. die Diskussion über die totale Gastrektomie beim Magen-Ca.

Ich bin der Meinung, daß es eine totale Gastrektomie aus Prinzip nicht gibt, aber daß die totale Gastrektomie aus Notwendigkeit häufiger ist, als sie wahrscheinlich im Durchschnitt in den Krankenhäusern durchgeführt wird, wenn man die Forderung erfüllen will, im Gesunden zu operieren. *Fast immer kommt das Magenkarzinom als weit fortgeschrittener Tumor* mit oft relativ geringen Symptomen in unsere klinische Behandlung. Die alte Forderung und Warnung von Katsch, daß es nicht darauf ankommt, daß der praktische Arzt ein inoperables Magenkarzinom diagnostiziert, sondern daß er zur rechten Zeit hellhörig wird und den Verdacht auf das Vorliegen eines Magenkrebses stellt, wird auch heute noch nicht erfüllt.

Natürlich kann man auch mit einer radikalen Gastrektomie zu spät kommen, und bei einer ausgedehnten Metastasierung gilt sicher der Satz von Johan Holst, Oslo: „Es gibt keine Grenze des lymphatischen Abflusses irgendeines Organs, und für den Magen müßte sie irgendwo im Bereiche des Schildknorpels angenommen werden." Es gibt aber eben Fälle, in denen nur die regionären Lymphknoten erster Ordnung befallen sind (an der kleinen Kurvatur, um den Pylorus herum, im Leberhilus, am oberen Pankreasrand, im Milzhilus), und in diesen Fällen kann eine entsprechende Radikaloperation noch Heilung bringen. Das hat Brunschwieg, einer der extremen Verfechter der radikalen Chirurgie erst im Januar d. J. an weiteren drei Fällen einer 5jährigen Überlebenszeit nach totaler Gastrektomie mit Pankreas Milz- und Netzresektion nachweisen können. Wir selber verfügen auch über bereits fünf solcher Fälle, die nach 4 bzw. 3 Jahren jetzt noch praktisch beschwerdefrei leben. Ein Beispiel dafür zeigt die Abb. 6.

Allerdings setzen diese Operationen erstens einen entsprechenden Aufwand voraus und zweitens hat es nur Zweck, Magentumoren vom Typ Bormann I und II so zu behandeln. Besonders das polypöse Magenkarzinom vom Typ Bormann I zeigt eine relativ gute Prognose.

Es sei hier ein Beispiel angeführt, das G. T. PACK vom Gastric Service vom Memorial Cancer Center im Juni 1954 veröffentlichte. Es ist um so interessanter, weil es gleichzeitig die individuelle Breite der Indikation zur Operation selbst zeigt. Bei seinem Eintritt in das Memorial Hospital im Januar 1931 operierte er einen Magenkrebskranken. Sein vorgesetzter Chirurg ordnete eine Gastroenterostomie an, weil ihm der Größe des Tumors entsprechend, der Fall inoperabel erschien, aber durch die Behandlung der Pyloruspassage ihm die GE als einzig gegeben erschien. 12 Wochen später wurde PACK selbst Chef der chirurgischen Abteilung, weil sein Vorgänger einem Ruf nach Europa folgte. Er relaparotomierte und nahm eine ausgedehnte Resektion vor. Der Patient ist jetzt 80 Jahre alt und 24 Jahre von seinem Krebs geheilt.

Wenn LÜDICKE aus der Münchener Klinik die totale Gastrektomie beim Scirrhus fordert, so glauben wir, allerdings auf Grund eines noch kleinen Materials (insges. 44 totale Gastrektomien), daß beim ausgedehnten Scirrhus des Magens jede Operation, auch die radikalste, zu spät kommt.

WANGENSTEEN und seine Mitarbeiter haben versucht, die schlechten Resultate bei fortgeschrittenen Magenkarzinomen durch systematische Nachoperationen, einen sog. „second-look" zu verbessern.

Ausgehend von der Vorstellung, daß trotz ausgedehnter Operationen eben beim Eingeweidekrebs noch eine große Gruppe von Kranken übrigbleibt, die durch den ersten Eingriff nicht geheilt werden, schlägt WANGENSTEEN systematische und prinzipielle Durchführung einer zweiten oder sogar mehrerer nacheinander folgender Laparotomien vor und glaubt, dadurch die Heilungsziffern bei Kranken mit regionären Metastasen verbessern zu können.

WANGENSTEEN hat insgesamt bisher 103 Kranke nach diesem Schema behandelt. Von 39 wegen Magenkrebs Operierten waren beim „second-look" 17 ohne neue Metastasen, bei 22 fanden sich neue regionäre Metastasen. Wenn Metastasen entfernt wurden, so folgte nach 3 Monaten ein dritter Eingriff usw. Bei einer Kranken wurden vier Nachoperationen durchgeführt, bis Krebsfreiheit erzielt wurde.

WANGENSTEEN stellt ausdrücklich fest, daß sich alle Patienten rechtzeitig ohne weitere Aufforderung durch die Klinik zur Reoperation einfanden, nachdem sie über die Art ihrer Erkrankung und die Bedeutung der wiederholten Eingriffe für die Erhaltung des Lebens aufgeklärt worden waren.

WANGENSTEEN spricht davon, daß man beim „second-look" die Metastasen sprießen sehen könne wie Krokosblüten in einer Bergwiese.

Wir selber haben fünf solcher Relaparotomien vorgenommen, allerdings nur, wenn der Verdacht auf ein Rezidiv oder Metastasierung vorlag. In diesen Fällen waren wir nicht so glücklich und erfolgreich wie WANGENSTEEN. Bei zwei Patienten ließ sich die Re-Operation bei vorliegenden Lymphknotenmetastasen erfolgreich durchführen. Die Patienten starben dann aber nach einem bzw. 1½ Jahren an Lebermetastasen. Bei den übrigen Fällen lagen bereits zahlreiche Lebermetastasen vor.

In für Lebermetastasen zweifelhaften Fällen führen wir seit einiger Zeit die Bestimmung der alkalischen Phosphataseaktivität im Serum durch. Bei Erhöhung ist nach Ausschluß einer Herzdekompensation ziemlich sicher mit einer bemerkenswerten Lebermetastasierung zu rechnen.

Wir sind nun bereits mitten in der Behandlung der Krebskrankheit angelangt.

Es handelt sich darum, durch unsere Maßnahmen nicht nur die Krebsgeschwulst örtlich zu zerstören, sondern alle Krebszellen aus dem Körper des Krebsträgers zu iliminieren.

Das ist jedenfalls das Ziel der Krebsbehandlung.

Dazu stehen uns z. Z. drei Methoden zur Verfügung, von denen jede diesem Ziel in den meisten Fällen (d. h. bei den fortgeschrittenen Karzinomen) nur bedingt nachkommt:

1. die Operation,
2. die Anwendung ionisierender Strahlung und
3. die Chemotherapie.

Eine Krebsheilung ist nur zu erreichen, wenn alle malignen Zellen vernichtet werden. Über den Einsatz der erfolgversprechendsten Behandlungsverfahren sind die Meinungen seit dem Einsatz der Röntgen- und Radiumstrahlen in der Behandlung des Krebses seit den letzten 50 Jahren hart aufeinander geprallt. Der Meinungsstreit ist bis zum heutigen Tage leider keineswegs beendet. In zunehmendem Maße aber stimmen sich Chirurgie und Strahlenkunde in ihrem Einsatz gegen den Krebs untereinander bzw. miteinander ab.

Ergänzt werden beide durch die Chemotherapie.

Noch SAUERBRUCH brachte zum Ausdruck, es gäbe keine Rivalität der Stellung mehr zwischen der Chirurgie und der Strahlentherapie, sondern eine Rivalität der Leistung, und K. H. BAUER ist der Meinung, die Entscheidung für die Wahl soll bei der Statistik der Heilergebnisse liegen. Unserer Meinung nach muß man heute noch einen Schritt weitergehen. *Weder die Chirurgie oder die Strahlentherapie, noch die Chemotherapie sind Rivalen im Einsatz gegen den Krebs. Ihre Resultate allein sind entweder gleich gut oder gleich schlecht. Nur eine sinnvolle Kombination bzw. Indikation für ihre Anwendung, die abhängig ist von der Leistung, dem Risiko und den Behandlungsfolgen, entscheidet den jeweiligen Einsatz.*

Erlauben Sie mir bitte hier einige Worte zur Statistik.

Herr Prof. HAMPERL hat ausgeführt, wie schwierig die Bewertung der Prognose von Geschwülsten durch Kliniker und Pathologen in frühen Fällen sein kann. RÖSSLE weist in seiner Abhandlung „Stufen der Malignität" schon darauf hin, daß es einer jahrelangen Übung nach erprobten Regeln bedarf, um Geschwülste „richtig" einzuschätzen. Der Kliniker ist meist auf den Pathologen angewiesen, so führt RÖSSLE aus; — „dieser gibt ihm nach bestem Können die erforderlichen Geschwulstdiagnosen, aber er erfährt im allgemeinen nicht, ob und wie sich seine Diagnosen, welche gleichzeitig Prognosen sind, nach Jahren bewährt bzw. bestätigt haben". Z. T. davon rühre es z. B., daß über ganz alltägliche Befunde, etwa bei Brustdrüsen- oder beim Magenkrebs die Ansichten „erfahrener" Untersucher auseinandergehen, ob die weichen oder die harten Krebsformen dieser Organe die günstigeren Aussichten bieten. Ebenso weichen die Ansichten über den Verlauf mancher Organkrebse bei jungen und alten Menschen voneinander ab.

Der Kliniker, insbesondere der Chirurg, aber auch der Strahlentherapeut, sind noch besonderen psychologischen Fehlbeurteilungen in der statistischen Auswertung unterworfen. Der Chirurg steht leicht unter dem Eindruck, daß er mit dem Einsatz auf Grund seiner persönlichen technischen Geschicklichkeit und Anstrengung ein akut bedrohliches Schicksal von den Krebskranken zunächst abgewendet hat. Es liegt in dem allgemein Menschlichen, daß wir uns allzu oft nur an das Günstige erinnern, aber die ungünstigen Ausgänge und fatalen Schicksale entweder nicht mehr miterleben oder vergessen. Leider fehlen noch an vielen Krankenhäusern überhaupt selbständige Abteilungen für Statistik und Nachfürsorge.

Nach dem überstandenen Eingriff, bzw. der Bestrahlung, ist für viele Kliniken oft der sogenannte „Fall" erledigt. In vielen Fällen werden sporadische Zusammenstellungen über Ergebnisse in der Behandlung von einem Assistenten bzw. Doktoranden durchgeführt. Dieses Verfahren ist mit Sicherheit ungenügend, vor allem bei der Krebskrankheit. Herr Prof. SCHRÖDER, Leipzig, hat hier in Deutschland uns richtungweisende Wege gewiesen, indem er gerade dieser laufenden klinischen Schicksalsverfolgung und ihrer Kontrolle durch die Hollerithmaschine, die jenseits von Gut und Böse ist, wenn sie nach gut ausgearbeiteten Unterlagen arbeitet, besondere Aufmerksamkeit und Arbeit widmete.

In vielen Fragen, z. B. der Präcancerose, gäbe es längst weniger Meinungsstreit, dafür mehr verwertbare Unterlagen. Natürlich gibt es viele Klippen der Statistik, wenn sie nicht ärztlich in der Fragestellung und mathematisch richtig in der Auswertung ist. *Die laufende Schicksalsverfolgung unserer behandelten Krebskranken ist das sensible Barometer, das uns jeden Irrweg frühzeitig erkennen und damit abstellen läßt.*

Der Heilungsplan für eine bestimmte Krebsgeschwulst muß also, wenn wir unsere Resultate verbessern wollen, in kollektiver Zusammenarbeit von Chirurgen, Strahlentherapeuten und Internisten, die sich besonders mit der Chemotherapie beschäftigen, aufgestellt werden. Nur so werden wir bei der allgemeinen Spezialisierung alle modernen und alle neuen wertvollen Erkenntnisse auch voll ausschöpfen können.

Sonst aber muß man DUCUING recht geben, wenn er schon 1942 beide Extreme warnt, den energischen Operateur sowohl als auch den zu optimistischen Strahlentherapeuten. „Vielleicht", so sagte DUCUING, „liegt in der sog. Abkehr der Chirurgie von der Behandlung des Krebses, einer Forderung extremer Strahlentherapeuten, eine Auflehnung gegen die chirurgische Routineoperation, vielleicht liegt in ihr ein Trieb zum Fortschritt, eine größere Sorge um das Menschenleben, eine Forderung nach neuen Wegen zu suchen. *Ebenso wie man die Rufer für eine unüberlegte Abkehr kritisieren muß und kann*, könnte man die schelten, die nicht den Mut haben, das Messer beiseite zu legen, wenn es sein muß, oder jene, welche die Augen schließen vor Fortschritten auf anderen Gebieten, weil sie sich nicht entschließen können, Operationen aufzugeben, mit denen sie vor anderen glänzen."

Mag auch ein Teil Wahrheit in der harten Kritik DUCUINGs stecken, so ist doch gewiß, daß es sehr wesentlich den Fortschritten der Chirurgie zu verdanken ist, wenn zwar auch nur ein bescheidener Anteil unserer Krebskranken doch noch einer weiteren Heilung zugeführt werden kann. Diese Meinung wird unterstrichen durch eine Feststellung von Johan HOLST an einem relativ kleinen, aber gut übersehbaren Material bösartiger Geschwülste Norwegens, daß in diesem Land nach dem zweiten Weltkrieg ungefähr 500 Menschen mehr durch chirurgische Behandlung Hilfe zuteil geworden ist, als es noch 10—15 Jahre vor dieser Zeit möglich war.

Wie betont, kommt es bei der Auswahl der Methode auf Kontraindikation und Risiko der Behandlung an, d. h. welche Folgen der Patient nach der Behandlung evtl. auf sich zu nehmen hat.

Chirurgisch steht der Behandlung z. B. die weitgehende lymphangitische Ausbreitung bzw. Fernmetastasierung entgegen sowie Beschaffenheit und Zustand des Herzens und des Kreislaufs. Auch darf sich, besonders der Krebschirurg, nicht von dem symptomlosen Bestehen eines anderen schwerwiegenden Leidens ablenken lassen, wie z. B. einer Prostatahypertrophie mit latenter Harnretention, einem Emphysem und anderen symptomlosen Nebenerkrankungen. Wenn es sich um ältere Menschen handelt, ist besonders die Nierenleistung des alternden Organismus zu berücksichtigen. Das Versagen der Nieren in der Todesursachenstatistik in der Alterschirurgie steht an erster Stelle noch vor einer Pneumonie und dem Versagen des Herzens. Eine länger anhaltende Blutdrucksenkung hat einen fatalen Einfluß auf die Tätigkeit der Greisenniere (NISSEN).

Für den Strahlentherapeuten stehen biologische und mechanische Faktoren im Vordergrund, die die Erfolgsursachen bei der Tumorzerstörung durch ionisierende Strahlen herabsetzen oder sie unmöglich machen.

Leider besteht noch immer bei vielen Ärzten sowohl als bei Patienten der Eindruck, daß man entweder lieber bestrahlt oder besser operiert, oder, wenn eine Operation nicht mehr aussichtsreich ist, man mit der Bestrahlung noch helfen könnte. Das ist als Regel nicht aufrechtzuerhalten. Wenn OESER betont, daß die gegebene Heilchance keinesfalls erhöht werden kann, wenn ein für den Befund radikales Verfahren noch mit einem zweiten kombiniert wird und wenn er betont, daß exakte Statistiken beweisen, daß alle Bemühungen in dieser Hinsicht und Richtung vergeblich waren, so kann das zu Mißverständnissen führen. Bei bestimmten Geschwülsten der Hautoberfläche mag dieses begrenzt zutreffen, aber ich möchte nicht glauben, daß eine Nachbestrahlung nach gelungener sog. radikaler Entfernung einer bösartigen Eingeweidegeschwulst zwecklos ist bzw. vielleicht sogar durch Einwirkung, wie OESER sich ausdrückt, biologischer Vorgänge gefährlich wird. Ich glaube, daß deshalb Namensgebungen in der Behandlung von Eingeweidegeschwülsten, wie prophylaktische Nachbestrahlung oder Blockierungsbestrahlung (Chaoul) bzw. vorsorglich angewandte Nachbestrahlung (KIRCHHOF) nicht verwirren, sondern berechtigt sind.

Vergessen wir doch nicht den Hinweis von K. H. BAUER, daß trotz der heute hochentwickelten chirurgischen Technik bis zu 85% der Patienten später doch noch an ihren Tumoren sterben.

DRUCKREY hat gezeigt, daß je nach Größe der Tumorzellen ein mm^3 30000 Krebszellen enthält und nimmt mit Recht an, daß trotz sog. radikaler Operation Millionen von Krebszellen zurückbleiben können. Daß dem so ist, ist durch klinische Erfahrung und Sicherung, z. B. bei Abstrichuntersuchungen der Bauchhöhle nach Magenoperationen und der exper. Tumorforschung erwiesen. DRUCKREY und Mitarbeiter beobachteten an Ratten, daß in Einzelfällen noch in einem Zeitintervall von 10 Monaten (dem entsprechen etwa 30 Jahre beim Menschen) wieder Tumoren zu wachsen begannen und dann schnell zum Tode der Tiere führten.

Das ist sicher auch bei unseren Radikaloperationen der Fall, in denen die Krebszellen entweder im Wundbett oder in nicht erreichten, nicht mitexstirpierten Lymphknoten bzw. in den inneren Organen zurückbleiben. Diese Patienten erscheinen zunächst, aber mitunter sogar für lange Jahre, als geheilt, und *sie sind doch latente Krebsträger.*

Aus dieser Erkenntnis heraus scheinen uns die Gedanken, wie sie DRUCKREY mit einer chemischen Schutztherapie mit Proliferationsgiften vorgeschlagen hat, einleuchtend und trotz der Einschränkung, daß die Angriffsmöglichkeit für eine spezifisch-chemische Therapie in Sinne von Paul EHRLICH im Prinzip nicht gegeben ist, zweckmäßig und können zu einer wertvollen Bereicherung unserer Methodik führen. Wir haben sie aufgenommen. Über Erfahrungen können wir der kurzen Zeit wegen noch nicht berichten. Herr Prof. LÜHRS wird im einzelnen noch darauf eingehen, insbesondere auch auf Erfahrungen mit verschiedenen Antibioticis auf das Tumorwachstum.

Der Chirurg ist gewohnt im allgemeinen die Heilungsaussichten nach operativ-technischen Voraussetzungen zu bewerten.

Die *Strahlentherapeuten* neigen noch dazu, die Tumorvernichtung einseitig als Problem der Dosis und der Strahlenempfindlichkeit zu sehen, und hier stimmen wir mit OESER überein, wenn er postuliert: „Nicht das Milieu, sondern die bereits *fortgeschrittene Krebsausbreitung*, also die schlechte Güte des betreffenden Befundes macht eine *Heilung durch alle unsere Therapiemöglichkeiten beim Krebs zunichte*".

Wenn wir also unsere Heilungsaussichten wesentlich verbessern wollen, müssen wir zu einer Früherkennung und Frühbehandlung kommen. Nur sie kann z. Z. unsere Resultate wesentlich verbessern. Praktisch in allen Laboratorien der Welt wird nach einer krebsspezifischen Sammelreaktion gesucht. Ich weiß nicht, ob es sie je geben wird oder bei dem komplexen und über lange Zeit währenden Geschehen, das die Normalzelle schließlich zur Krebszelle umwandelt, je geben kann.

Aber selbst wenn es sie eines Tages gäbe und sie uns erlauben würde, den Beginn des Krebses damit zu entdecken, würde, wie schon KIRSCHNER sagte, eine Jagd nach der Organlokalisation beginnen.

Versäumen wir deshalb nicht, alle Mittel der örtlichen Organdiagnostik einzusetzen und neue zu entwickeln.

Wie ausgeführt, handelt es sich heute bei den Karzinomen, die wir in unsere Kliniken eingewiesen bekommen, leider nicht um Frühformen, sondern um schon sehr fortgeschrittene Karzinome.

Hier hat die Aufklärung und die Ausbildung von Ärzten bisher nur spärliche Erfolge gezeigt. Das liegt aber nicht immer am Patienten oder am Arzt, sondern die Krebsgeschwulst macht erst Symptome, wenn sie so groß geworden ist, daß sie gesundes Gewebe zerstört, damit Schmerzen macht oder zu Blutungen führt.

Die Blutung beim Karzinom ist aber somit kein Frühsymptom, sondern ein Spätsymptom.

Immerhin einige Erfolge hat doch die Aufklärung bei den Patienten in bezug auf Vorsichtsuntersuchungen gezeitigt, wie es besonders beim Karzinom der Gebärmutter und beim Brustdrüsenkrebs übereinstimmend international angegeben wird.

Wir bekommen heute kleinere Tumoren zu Gesicht als früher. Vor allen Dingen, wie z. B. bei der Mamma, überwiegen benigne Befunde von Patienten, die unsere poliklinische Sprechstunde aufsuchen, bei weitem.

Von 705 unserer poliklinischen Patienten, die uns mit Brustdrüsensymptomen aufsuchten, haben praktisch 76% einen benignen Befund, während nur noch 14% ein Karzinom aufweisen (Tab. 1). Aber trotz der für den Patienten sowohl als auch für die ärztliche Untersuchung

Tabelle 1

Brustdrüsen-Befunde unter den Patienten, die aus eigenem Entschluß (ohne Überweisung) die poliklin. Sprechstunden der Geschwulstklinik-Buch aufsuchten (April 1949—Juni 1954)

Pat. insgesamt:	8590	männl. 2438 (28%),	weibl. 6152 (72%)
davon *selbst gekommen:*	3379 (39%)	männl. 673 (20%),	weibl. 2706 (80%)
darunter wegen der Brustdrüsen:	843 (25%)	männl. 36 (4%),	weibl. 807 (96%)

5% der männl. selbstgekommenen Pat.

30% der weibl. selbstgekommenen Pat.

Männlich:

Gynäkomastie: 35 Mammakarzinom: 1

Weiblich:

Z. n. Rad. Op. wegen Karzinom: 102 darunter 28 mit Rez. o. Meta.

Mammakarzinom:	96	13,6%	
Mastopathie (Mastodynie, Fibroadenose, Cystische Form):	432	61,3%	75,8% oder 88% der benignen Befunde
Fibroadenom	102	14,5%	
Blutende/sezern. Mamma	7	1,0%	
Pubertätshypertrophie	4	0,5%	
Isolierte Cyste:	1	0,1%	
Lipom:	4	0,5%	
Mastitis, Abszeß:	13	1,9%	
Z. n. Trauma:	14	2,0%	
Mammatumor nicht geklärt:	6	0,9%	weit. Diagn. ferngebl.
Mammahypertrophie:	1	0,1%	
Benigne Prozesse d. Mamma-Haut [Fibrom, Haemangiom, Keloid, Atherom, Furunkel, Follikulitis]:	16	2,3%	
Hyperkeratose der Mammille:	2	0,3%	
Kein pathol. Befund erhoben:	7	1,0%	
	705	100%	

günstigen Lokalisation eines Mammatumors, ist die Zahl der verspätet erkannten Brustkrebsfälle z. B. relativ hoch.

Von den seit April 1949 in unserer Klinik erfaßten Kranken mit einem Brustdrüsenkrebs mußte in 62% die Diagnose als verzögert angesehen werden, wenn vom Auftreten der ersten Symptome bis zur ersten Arztkonsultation dem Patienten 3 Monate zugebilligt oder dem Arzt zur Stellung der Diagnose bzw. Verdachtsdiagnose, die zur Einleitung der entsprechenden Behandlung führte, bis zu einem Monat Zeit gelassen wurde (Tab. 2).

Tabelle 2

Lebensalter, Karzinomstadium und Diagnoseverzögerung[1]) bei 301 Mamma-Karzinom-Kranken der Geschwulstklinik-Buch der Jahre 1949—1954

Bei einem Lebensalter	wurde die Diagnose verzögert		Karzinomstadium				Fälle
	durch den Pat. selbst	durch den Arzt	I/II		III/IV		301
unter 45 Jahren	in 30%	44%	33	77%	10	23%	43
von 45 bis 55 Jahren . .	in 37%	27%	69	77%	21	23%	90
von 55 bis 65 Jahren . .	in 43%	28%	73	76%	23	24%	96
über 65 Jahren	in 54%	24%	51	71%	21	29%	72

[1]) Arztbesuch später als nach 3 Monaten bzw. Diagnosestellung durch den Arzt später als nach 1 Monat.

Im einzelnen entfielen hierbei auf die Kranken selbst 33% der Verschleppung, auf den Arzt 20% und auf das Konto beider 8%. Das bedeutet, daß fast jedes dritte bis vierte Brustkrebsleiden vom Arzt erst nach längerer Beobachtung oder konservativer Behandlung erkannt wird und damit wertvolle Zeit für eine erfolgreiche Therapie verlorengeht.

Bei den Eingeweidekrebsen ist die Verschleppungszeit noch größer und sowohl beim Magen- als auch beim Bronchialkrebs geht sie vor allen Dingen auf Konto der Ärzte, so daß wir hieraus den Schluß ziehen müssen, der ärztlichen Ausbildung und Fortbildung in bezug auf Krebsfragen erhöhte Aufmerksamkeit zuzuwenden. Beim Brustdrüsenkrebs fällt ein hoher Anteil der Verschleppung durch den Arzt, besonders im Lebensalter unter 45 Jahren auf. Er beträgt in unserer Zusammenstellung 44%, d. h., der Arzt denkt zu diesem Zeitpunkt weniger an ein Karzinom, während bei einem Lebensalter über 65 Jahren die Verschleppung zu 54% auf Konto der Patienten geht, was auch auf eine gewisse Indolenz der alternden Patientin zurückzuführen sein mag. Auffallend ist aber, wie betont, der relativ hohe Prozentsatz der verspätet erkannten Brustdrüsenkrebse bei Frauen unter 45 Jahren.

Es besteht kein Zweifel darüber, daß die hier oft gleichzeitig bestehende Mastopathia chronica cystica das Karzinom verdeckt und auf die falsche Fährte führt, und so liegt eine der Hauptursachen der ärztlichen Fehldiagnostik auch beim Mammakarzinom darin begründet, daß der Arzt, wenn er wegen einer Brustdrüsenerkrankung konsultiert wird, den voll ausgebildeten, d. h. also, den fortgeschrittenen Brustdrüsenkrebs mit seinen Lehrbuchsymptomen und Lehrbuchbildern vor Augen hat.

Zugegeben, die Erkennung eines Brustdrüsenkrebses in einem frühen Stadium ist nicht leicht. Die Feststellung eines beginnenden Krebses in den Brustdrüsen ist bisher eine Seltenheit. Selbst in führenden Kliniken kommen immer wieder Fehldiagnosen vor. Der Prozentsatz der Fehlentscheidungen wird in der internationalen Literatur zwischen 2 und 15% angegeben. Dabei wächst die Zahl der Fehldiagnosen. Diese paradox anmutende Erscheinung ist dadurch zu erklären, daß die gut erkennbaren, fortgeschrittenen Brustkrebsfälle laufend abnehmen. Die jüngeren Patientinnen sind heute so gut aufgeklärt, daß sie früher zum Arzt

Tabelle 3

Altersverteilung der gutartigen histologischen Brustdrüsenbefunde von 563 diagnostischen und therapeutischen Operationen der Geschwulstklinik und Poliklinik Buch der Jahre 1949—1954

		10—14	15—19	20—24	25—29	30—34	35—39	40—44	45—49	50—54	55—59	60—64	65—69	70—74	75—79	80—84	85—90	Insges.
Mammakarzinome klin. Ca; intens. Rö-Best. hist. kein Ca mehr	242 23					●●●	●●●●● ●●●●● ●●●	●●●●● ●●●●● ●●●●● ●●●●● ●●●●● ●●●● ⊙⊙⊙	●●●●● ●●●●● ●●●●● ●●●●● ●●●●● ●●●●● ●●●●● ●●●●● ●●● ⊙⊙⊙⊙	●●●●● ●●●●● ●●●●● ●●●●● ●●●●● ●●●●● ●●●●● ●●●●● ●● ⊙⊙⊙⊙⊙	●●●●● ●●●●● ●●●●● ●●●●● ●●●●● ●●●●● ●● ⊙⊙⊙	●●●●● ●●●●● ●●●●● ●●●●● ●●●●● ●●●●● ●●● ⊙⊙⊙⊙	●●●●● ●●●●● ●●●●● ●●●●● ●●●●● ⊙⊙⊙	●●●●● ●●●●● ●●	●●●●● ●●● ⊙	●●		265
Intracanal. Papillome	5						○		○○○	○								
Zystische Mastopathie	119			○○	○○○○	○○○○○ ○○	○○○○○ ○○○○○ ○○○	○○○○○ ○○○○○ ○○○○○ ○○○○○ ○○○○○ ○○○	○○○○○ ○○○○○ ○○○○○ ○○○○○ ○○○○○ ○○○○○ ○○○○○ ○○	○○○○○ ○○○○○ ○○○○○ ○○	○○○○○	○○	○	○○○				
Fibroadenosen	41			○	○○	○○○○○ ○○	○○○○○ ○○	○○○○○ ○○	○○○○○ ○○○○	○○○	○	○○	○○					
Fibroadenome	88		○○○○○ ○○	○○○○○ ○○○○○ ○○	○○○○○ ○○○○○ ○○○○○ ○○○○	○○○○○ ○○○○○ ○	○○○○○ ○○○○○	○○○○○ ○○○○○ ○○○	○○○○○ ○○	○○○○	○○○			○				253
Lipome	24					●		●●●●●●	●●	●●●●●	●●●●●●	●●	●		●			
Haemangiom	1						●											
Fibrome	2							●●										27
Zyste (isolierte)	1							●										1
Granulom	1								●									1
Tbc	2								●		●							
Mastitis, Mamma-Absz.	4			●			●	●●										6
Mamma-aberrans	4		●							●	●							4
Mammahaut	2				● Hyperkeratose			● Atherom										2
o. B. (Involution usw.)	4								●●		●●							4
		10—14	15—19	20—24	25—29	30—34	35—39	40—44	45—49	50—54	55—59	60—64	65—69	70—74	75—79	80—84	85—89	45
																		563

gehen und damit die Zahl mit immer kleiner werdenden Tumoren, denen die klassischen Lehrbuchsymptome fehlen, zunimmt.

Der Hauptanteil der Beschwerden bzw. Symptome, die die weiblichen Patienten wegen ihrer Brust zum Arzt führen, bildet die Mastopathia chronica cystica. Es ist nicht Aufgabe dieses Vortrages, im einzelnen auf die Mastopathia chronica cystica einzugehen und den Zusammenhang dieses Krankheitsbegriffes mit dem Karzinom zu erörtern, aber es erscheint mir prinzipiell notwendig, über die Mastopathia chronica cystica als Präcancerose etwas zu sagen.

An Hand der Altersverschiebungen der gutartigen histologischen Brustdrüsenbefunde von 563 diagnostizierten und therapeutischen Operationen an unserer Klinik zeigt sich, daß gewisse altersmäßige Verschiebungen von den Fibroadenomen über die verschiedenen Stadien der Mastopathie bis zu den Karzinomen vorliegen (Tab. 3).

Dabei ist zu berücksichtigen, daß es die Vorsichtsuntersuchungen lehren, daß die Mastopathie, vor allen Dingen auch in ihrer kleinzystisch-adenomatösen Form, der sog. Schrotkugelbrust, viel häufiger ist, als es bisher angenommen wurde.

Die Diskussion, inwieweit die Mastopathie im allgemeinen und in ihren einzelnen klinischen Formen im besonderen, eingeschlossen das Fibroadenom und das intrakanalikuläre bzw. intrazystische Papillom, als vorkrebsige Leiden angesehen werden können, hat die Meinungen hart aufeinander prallen lassen. Die Diskussion darüber ist keineswegs abgeschlossen, weil *eindeutige Aussagen* nur durch eine genügende Anzahl von Schicksalsverfolgungen histologisch nachgewiesener Mastopathie-Patientinnen über lange Jahre hinaus und durch Vergleich mit der Brustdrüsenkrebserkrankungsquote der übrigen Bevölkerung *gleichen Alters* zu erhalten sind. Dabei müssen solche Ergebnisse als Minimalzahlen angesehen werden, weil durch die zuvor erfolgte Exstirpation das für die maligne Entartung prädestinierte Brustdrüsengewebe größtenteils entfernt worden ist.

Hier liegen leider bisher sehr wenig konkrete Angaben vor und hier verdienen u. E. nach die Angaben von GESCHICKTER eine entsprechende Beachtung, der 793 Frauen mit einer Mammadysplasie 10,2 Jahre beobachtete und in 1,3% das spätere Auftreten eines Mammakarzinoms beobachten konnte, d. h. eine Karzinomerkrankungsrate, die 3mal so hoch liegt, wie die errechnete Brustdrüsenkrebsgefährdung von 0,42% der übrigen weiblichen Bevölkerung gleichen Alters. Berechnete GESCHICKTER jedoch den Prozentsatz der Krebsentstehung auf die jeweilige Mastopathieform, so zeigt sich, daß er am höchsten bei den Frauen mit einer Adenomatose lag, nämlich bei 3%. Das ist also eine Krebsgefährdung, die 7mal so hoch ist, als sie für die übrige Bevölkerung gleichen Alters errechnet wurde.

Herr WILDNER aus unserer Klinik hat die Angaben und Untersuchungen von BÜNGLER und seinen Mitarbeitern nachgeprüft. Wir glauben, daß sie ihren Schluß, daß die Mastopathie mit der Krebserkrankung nichts zu tun hat, aus einer falschen Deutung ihrer statistischen Erhebung ziehen. Ihre Beobachtungsdauer ist erstens zu kurz und zweitens vergleichen sie den an Karzinom erkrankten Prozentsatz nicht mit der Brustdrüsenkrebserkrankungsrate der Frauen gleichen Alters. Würden sie so vorgehen, lägen ihre Befunde noch über denen GESCHICKTERS.

Ich bin deshalb auf die Mastopathie als Präcancerose eingegangen, weil ähnliche Verhältnisse sowohl im Magen-Darmtrakt als auch beim Bronchialkrebs sowie anderen Organen wahrscheinlich vorliegen. Beim Magen hat diese Verhältnisse KONJETZNY systematisch untersucht und dargestellt. Beim Bronchialkrebs fehlen bisher klinisch-pathologische Untersuchungen dieser Art. OCHSNER zeigt systematische Untersuchungen auch von Lungen bei Rauchern und Nichtrauchern, die von Millard COSTILOW durchgeführt wurden (Abb. 7 u. 8).

Danach zeigen sich bei Rauchern bemerkenswerte Plattenepithelmetaplasien des Bronchialbaums. Diese Vorgänge stehen mit unserem Wissen über die experimentelle Cancerogenese in Einklang.

Schließlich möchte ich noch einiges zum Bronchialkrebs sagen. Seine Zunahme ist so erheblich, daß sie weder auf statistische noch diagnostische Verbesserungen unserer Zeit bezogen werden kann. Der Bronchialkrebs ist in einigen Ländern bereits an die erste Stelle der bösartigen Geschwülste gerückt. Es wurde von Statistikern eine weitere Zunahme errechnet, in der 1990 jeder zweite Mensch dem Bronchialkrebs erliegen soll.

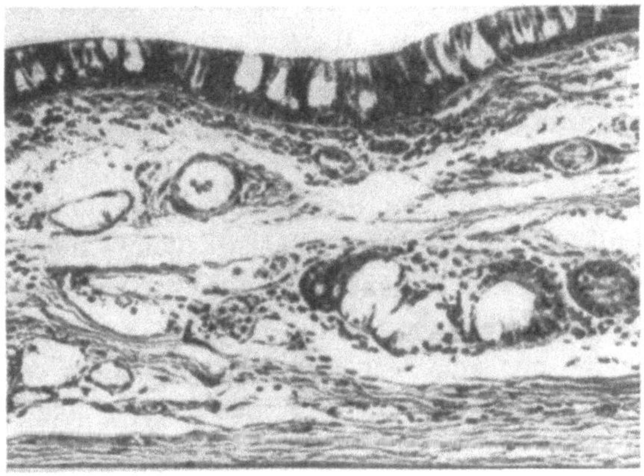

Abb. 7

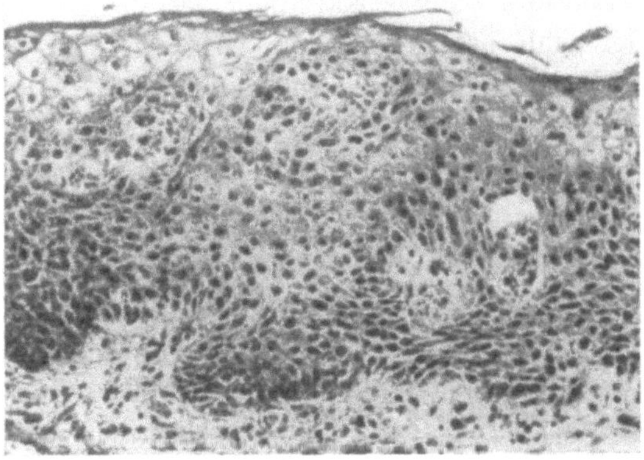

Abb. 8

Die Möglichkeiten der heutigen Thoraxchirurgie haben zunächst zur Folge gehabt, daß man vielfach zu einer zu optimistischen Einschätzung in der Behandlung des Lungenkrebses gekommen ist. Die chirurgische Behandlung des Bronchiakarzinoms ist in den Vordergrund getreten seitdem 1933 GRAHAM die erste erfolgreiche Entfernung einer ganzen Lunge in einer Sitzung durchführte. Er konnte diese seine erste Pneumonektomie, übrigens einen Arzt, auf dem Chirurgenkongreß in Philadelphia 1953 zeigen und wurde dementsprechend zusammen mit seinem Patienten beglückwünscht. Seitdem ist die Methodik der Pneumonektomie zu einer Standardmethode entwickelt worden, die in der Hauptsache darin besteht, die Gebilde des Hilus einzeln zu präparieren, zu isolieren und zu durchtrennen. Diese Standardmethode wird aber zu einer radikalen Krebsoperation erst, wenn sie, wie üblich, auch die en-block-Exstirpation des regionären Lymphabflußgebietes bzw. die infiltrativ einbezogenen Nachbarorgane, wie z. B. Teile der Thoraxwand, des Herzbeutels, der parietalen Pleura mit einbezieht. Hier ist die Situation im Thorax nicht anders, sondern höchstens noch schwieriger, als sie beim Magen vorliegt. Bei dem Bronchialkrebs ist die Indikation zu einem radikalen Operationsvorgehen und ihre Voraussetzung nicht allein von den begrenzten Möglichkeiten bzw. ihrer technischen Durchführung abhängig, sondern sie wird von den patho-physiologischen Bedingungen, die durch die Lungenzerstörung bereits eingetreten ist, sowie den Folgen, die den Patienten nach der Operation treffen, erheblich mitbestimmt. Die Bedingungen der radikalen Krebschirurgie sind demnach besonders erschwert beim Bronchialkrebs, und schon die Indikation zur einfachen Pneumonektomie bedarf einer eingehenden vorherigen Klärung der atem- und kreislauf-physiologischen Verhältnisse und daraus abgeleiteter prognostischer Schlüsse in bezug auf Lebens- bzw. Leistungsfähigkeit nach Totalentfernung einer ganzen Lungenhälfte.

Wie BJÖRK in seinen Arbeiten über die kardiopulmonalen Funktionsteste gezeigt hat, ist die Funktion von Herz und Lunge als eine Einheit zu betrachten und kann nicht losgelöst voneinander analysiert werden. Die weitgehend gestörte Funktion der einen Seite, d. h. Verschlechterung der Durchblutung, Erschwerung des Gasaustausches, Unterarterialisierung und zumeist schwere Infektion durch poststenotische Entzündung bzw. Lungenzerfall, schädigen toxisch das Herz und führen zu allgemeinen Vergiftungserscheinungen. Kein präoperativer Test kann die Situation postoperativ richtig erfassen, Die physiologischste

Methode, vor der Operation festzustellen, wie der Patient mit dem Verlust einer ganzen Lungenhälfte wahrscheinlich fertig wird, läßt sich durch die Untersuchung von CARLENS und Mitarbeiter erreichen, indem die Pulmonalarterie der einen Seite durch einen aufblasbaren Herzkatheter gesperrt werden kann.

Aber auch diese Untersuchungen lassen nur bedingte Schlüsse zu, und so kann man wohl mit Recht sagen, daß der beste aller pulmonalen Funktionsteste die Operation selber ist.

Ähnlich wie das Karzinom des Verdauungstraktes, insbes. das Magenkarzinom, darf uns der schlechte Prozentsatz, der von allen Bronchialkarzinomen zusammengenommen noch schließlich einer Dauerheilung zugeführt werden kann, nicht zu einem Pessimismus verleiten, der jede Handlung lähmt und zum Stillstand führt.

Wie ist die Situation diesbezüglich? (Abb. 9). Sie entnehmen das aus einer Zusammenstellung, in der ich Ihnen die Fälle unserer Klinik mit einer großen Statistik von OCHSNER gegenüberstelle. Die Zeit der Schicksalsverfolgung unserer Patienten ist noch zu kurz, um Endgültiges darüber auszusagen. Unsere Ergebnisse werden aber an die von OCHSNER nicht ganz heranreichen. Sehr augenscheinlich erscheint mir eine Gegenüberstellung allein der Operationssterblichkeit beim Karzinom und bei 92 Lungen, die z. T. aus unserer Klinik auch außerhalb in Tuberkulosekliniken durchgeführt worden sind. *Der Unterschied ist also nicht allein in der Technik, sondern vor allem in der Ausdehnung der Operation und dem fortgeschrittenen Alter der Patienten zu suchen.*

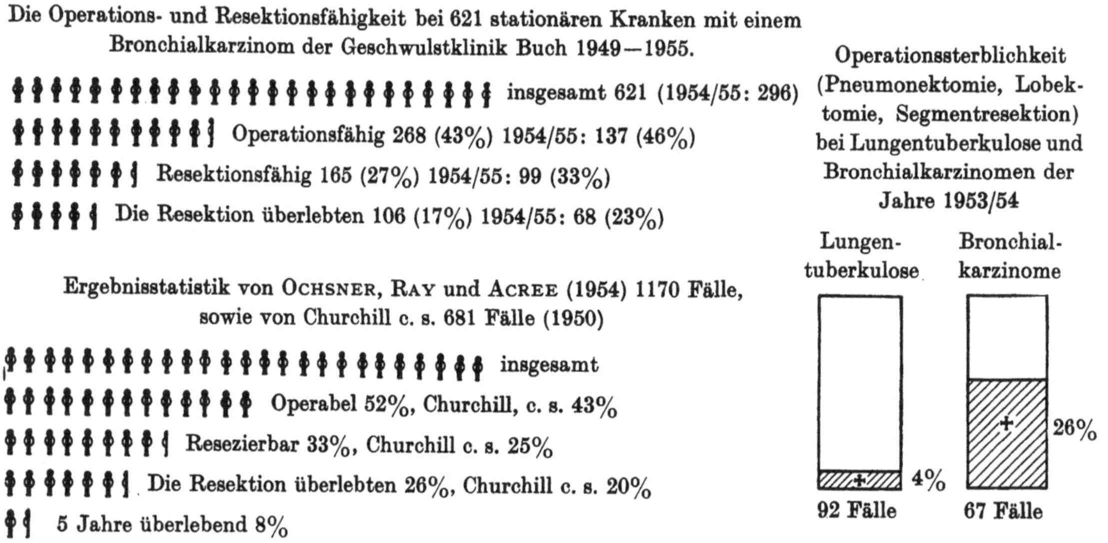

Abb. 9

Die Ausweitung der Operation wird auch in der Lunge von dem Befall der regionären Lymphknoten bestimmt. Deshalb gilt auch gerade für die Lunge der Satz, den HELLNER in seinen Ausführungen zur Frage der Krebsbekämpfung gemacht hat und der von uns nur in jeder Richtung unterstrichen werden kann:

„Krebschirurgie ist Lymphbahnenchirurgie. Krebschirurgie bedeutet radikalste und allerbeste Chirurgie."

Über den Wert der Lobektomie, Pneumonektomie bzw. radikalen Pneumonektomie entscheiden keine hypothetischen Aussagen, sondern erstens die Art des Lymphabflusses der Lunge und zweitens die entsprechenden Heilerfolge durch die verschiedenen Methoden bei entsprechend großer Zahl und nicht zuletzt das Stadium des Bronchialtumors, sein histologischer Bau und der Zustand seines Trägers.

Über den Lymphabfluß der Lunge lehrte uns ROUVIÉR in seinen ausgezeichneten Studien, daß jede Lunge in drei Hautabflußregionen, die obere, die mittlere und die untere eingeteilt werden kann. Diese Regionen sind aber nicht begrenzt durch die gewöhnlichen anatomischen Lungengrenzen, sondern nehmen Teilgebiete aus jeweiligen anderen Segmenten der benachbarten Regionen auf, so z. B. die mittlere Lymphabflußregion rechts, die posteriolaterale Region des Oberlappens, den ganzen Mittellappen und den oberen Anteil des Unterlappens. Das ist bei der regionären Lymphknotenentfernung unbedingt mit zu berücksichtigen (Abb. 10).

Ich muß hier verzichten ausführlich auf Einzelheiten einzugehen. Es erscheint mir aber klar und berechtigt, wenn namhafte Autoren wie CAHAN, WATSON, HIGINSON, LEZIUS, WEINBERG, ZENKER u. a. auf die Technik der radikalen Pneumonektomie hinweisen, die die völlige Ausräumung der mediastinalen Lymphknoten en bloc mit einbezieht (Abb. 11).

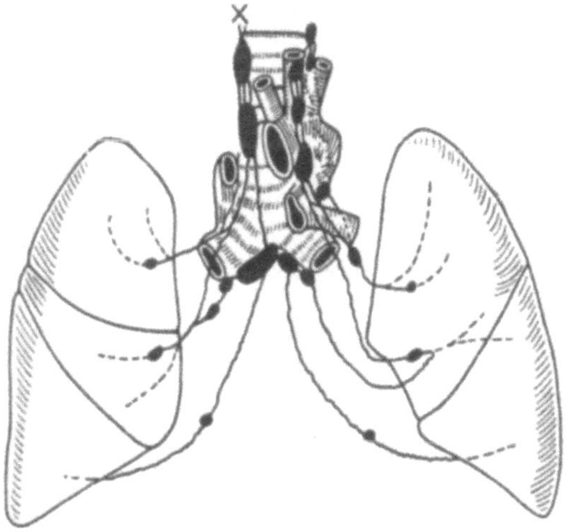

Abb. 10

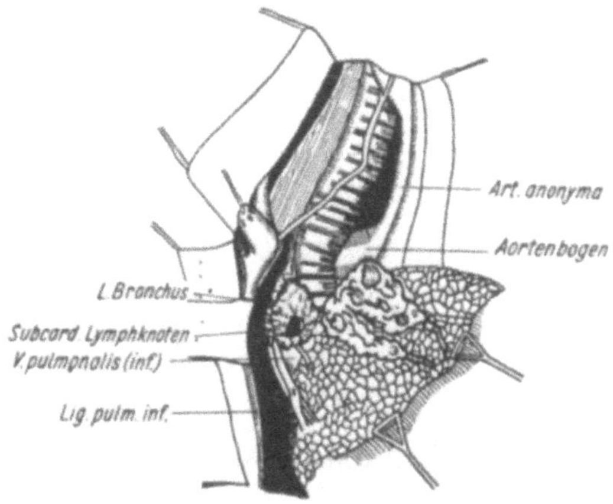

Abb. 11

Die technischen Schwierigkeiten bei der radikalen Ausräumung des Mediastinums sind sicher nicht zu unterschätzen und ohne größte Erfahrung kaum durchführbar. Exakteste Blutstillung kleiner und kleinster Gefäße ist vorzunehmen. Eine mediastinale Blutung aus solchen kleinen Gefäßen nach einer exakten Ausräumung des Mediastinums von dem betreffenden Operateur erfordert noch mehr Geduld und technisches Können als die einfache Pneumonektomie, d. h. die Isolierung und chir. Versorgung des Hilus selber.

Es ist selbstverständlich, daß die Indikationsstellung zur radikalen Pneumonektomie noch sorgfältiger geprüft werden muß, als zur einfachen Pneumonektomie. Über die 5-Jahresheilungen der radikalen Pneumonektomien läßt sich z. Z. noch weniger aussagen als bei den einfachen Pneumonektomien. Die Zahl der durchgeführten und international bekanntgegebenen radikalen Pneumonektomien ist noch viel zu gering, um statistisch gesicherte Vergleiche zu erlauben.

Um aber in Zukunft überhaupt vergleichen zu können, wird es notwendig sein, daß alle Autoren sich einer gleichen Nomenklatur bedienen, aus der zumindest immer die Art und Ausdehnung des Eingriffs deutlich ersichtlich ist, also z. B.: einfache Lobektomie mit Ausräumung der regionären Lymphknoten, Lobektomie mit Ausräumung der regionären Lymphknoten und z. B. Resektion der Pleura parietalis, der Brustwand usw., totale Pneumonektomie, totale Pneumonektomie mit Ausräumung einzelner vergrößerter regionärer Lymphknoten und radikale Pneumonektomie (en-bloc-Resektion).

Vergessen wir nicht, daß gerade die Bronchialkrebse, wenn sie zu uns in Behandlung kommen, zu den fortgeschrittensten Tumoren zählen und daß die Resektionsquote relativ klein ist. Nehmen wir zur Kenntnis, daß die 5-Jahresheilung der Resezierten 20—30% beträgt und daß mit einer 40%igen 5-Jahresheilung zu rechnen ist, wenn der Patient zu Behandlung kommt und der Tumor noch auf die Lunge selbst beschränkt ist (Gibbon).

Auch beim Bronchialkrebs ergeben sich noch sinnvolle Kombinationen mit der Röntgentherapie und auch mit einer chemischen Schutztherapie.

Erfahrungen und Schicksalsverfolgungen werden uns immer neue Erkenntnisse und Verbesserungen auch auf dem Gebiete des Bronchialkrebses bringen.

Meine Damen und Herren, ich bin mir bewußt, daß ich in der hier zu Verfügung stehenden Zeit vieles nur andeuten konnte. Die Problematik, die vor uns liegt, ist gewaltig, aber sie darf uns nicht deprimieren.

Tragen wir also alle gemeinsam dazu bei, in einer engen kollektiven Zusammenarbeit aller klinischen Spezialfächer vereint auf fester theoretischer, breiter, experimenteller Basis die Krebsforschung und -bekämpfung auszubauen. Eine gesunde wissenschaftliche Erkenntnis darf nicht durch hypothetische Spekulationen in der Luft stehen, sondern muß jederzeit auf feste Tatsachen gegründet werden, die ihrerseits nur durch planvolle Forschung gewonnen und gesichert werden können.

LITERATUR

[1] Bauer K. H.: Das Krebsproblem, Springer, Heidelberg (1949). 2. Freiburger Sympos., Springer, Heidelberg (1954).
[2] Björk, V. O.: J. Thoracic Surg. **26**, 67—84 (1954).
[3] Björk, V. O., P. A. Michas, L. G. Uggla: J. Thoracic Surg. **25**, 558—569 (1953).
[4] Boyd, D. P., M. I. Smedal, H. B. Kirtland, G. E. Kelley, I. G. Trump: J. Thoracic Surg. **28**, 392 bis 408 (1954).
[5] Brunschwig, A.: Ann. of Surg., Jan. 55. Practotioner **167**, 19—28 (1951).
[6] Druckrey, H.: Dt. Med. Wschr. **79**, 45, 1667—1671 (1954).
[7] Gummel, H.: Wiss. Ann. **1**, 9, 529—590 (1952).
[8] Graffi, A.: Abhandlungen d. Dtsch. Akad. d. Wiss. Berlin, Akad. Verl. Berlin (1954).
[8a] Greene, H. S. N.: Cancer Res. **11**, 899—903, 1951; Cancer Res. **13**, 726—728, 1953.
[9] Gummel H., u. Th. Matthes: Dt. Ges. Wes. **7**, 1, S. 12 (1952); Dt. Ges. Wes. **10**, 22 (1955).
[10] Hamperl, H., S. Kaufmann u. K. G. Ober: Arch Gyn. **184**, 181—280 (1954).
[11] Hellner, H.: Dt. Med. Wschr. **78**, 54 1489—1493 (1953).
[12] Holst, J.: Acta chir. Scandinavica **104**, 162—170 (1952).
[13] Konjetzny, G. E.: Med. Welt **20**, 1463—1465, 1507—1509 u. 1541—1543 (1951).
[14] Lüdecke, H.: Langenbecks Arch. klin. Chir. **275**, 385 (1953).
[15] Nissen, R.: Dt. med. Wschr. **78**, 48, 1651—1654 (1953).
[16] Ochsner, A.T.: J. Thoracic Surg. **28**, 409—410 (1954); J. Amer. Med. Ass. **148**, 691—697 (1952).
[17] Ochsner, A. T., C. J. Ray u. P. W. Acree: Amer. Rev. of Tuberculosis **70**, 5, 763—783 (1954).
[18] Oeser, H.: D. Strahlenbehandlung d. Geschwülste, Urb. u. Schwarzenberg, München-Berlin (1954).
[19] Pack, G. T.: Surg. **35**, Nr. 6, 920—924 (1954).
[20] Petrow, N. N.: Chirurgie (Moskau) Nr. 3, S. 7—15 (1953).
[21] Rössle, R.: Stufen der Malignität, Akad. Verl. Berlin (1950).
[22] Rouvière, H.: Anatomie des lymphatiques, Paris Masson u. Cie (1932).
[23] Steiner,P. E.: J. Nat. Cancer Inst. **14**, 9, 1204—1221 (1954).
[24] Toolan, H. W.: Cancer Research **14**, 9, 660—666 (1954).
[25] Wachsmuth, W.: Dt. Med. J. **6**, H. 1/2, 2—5 (1955).
[26] Wangensteen, O. H., et al.: Surg. Gyn. and Obstetrics **99**, 257—267 (1954).

Diskussion zum Referat Gummel

Karitzky — Rostock: Die Geschwulstklinik hat zweifellos gewisse Vorteile. In ihr kann vor allem festgestellt werden, was unter optimalen technischen Bedingungen gegen den Krebs zu erreichen ist. Darüber dürfen jedoch die Nachteile der Hospitalisierung in Krebshäusern nicht übersehen werden. Wir behandeln nicht allein

Geschwülste, sondern in erster Linie Geschwulstkranke. Für diese bedeutet die Aufnahme in einer Geschwulstklinik allein oft eine erhebliche psychische Belastung. Es wird auch nicht möglich sein, alle Geschwulstkranken in Geschwulstkliniken unterzubringen. Neben der Geschwulstklinik muß daher die Geschwulstbehandlung in der allgemeinen Klinik gefördert werden. Dies ist schon deswegen notwendig, weil wichtige Fortschritte und neue Ideen der Geschwulstbekämpfung gewöhnlich nicht aus Spezialkliniken, sondern aus der allgemeinen — chirurgischen, inneren bzw. gynäkologischen — Klinik kommen.

Die Ergebnisse der experimentellen Krebsforschung dürfen nicht ohne weiteres auf den geschwulstkranken Menschen übertragen werden. Sie können den klinischen Blick, die Erfahrung und Intuition des Arztes heute noch nicht ersetzen. In der experimentellen Krebsforschung ist alles noch viel mehr im Fluß als in der Klinik.

Wenn ein Patient nach totaler Gastrektomie einige Jahre überlebt, so ist dies nicht unbedingt ein Beweis dafür, daß er infolge der totalen Magenexstirpation am Leben geblieben ist. Wir fragen uns in solchen Fällen immer, wie hoch die Gesamtmortalität nach der totalen Gastrektomie war und was aus den übrigen Patienten geworden ist. Ist das klinische Ergebnis bei den Überlebenden derart, daß sich diese heroische Operation insgesamt lohnt?

Zur Behandlung der malignen Lidtumoren

H. Gasteiger, Berlin

Die Literatur über die Behandlung der malignen Lidtumoren ist in den letzten Jahren bzw. Jahrzehnten so ungeheuer angeschwollen, daß ein Überblick im Rahmen eines kurzen Vortrages ausgeschlossen erscheint. Ihr Inhalt läßt sich aber dahin zusammenfassen, daß die Frage, ob der chirurgischen oder der Strahlenbehandlung der Vorzug zu geben ist, noch immer verschieden beurteilt wird. Er läßt sich weiter dahin zusammenfassen, daß mit beiden Verfahren gute Erfolge berichtet werden. Es scheint mir kein Zweifel darüber zu bestehen, daß tatsächlich mit beiden Verfahren gute Primärerfolge erzielt werden können. Das Schwergewicht der Diskussion muß aber heute auf andere Fragen gelegt werden, nämlich auf die Frage der Dauererfolge, auf die Frage nach der Häufigkeit der Rezidive.

Die Entwicklung der Anschauungen in der ophthalmologischen Literatur war kurz folgende:

Während bis Anfang dieses Jahrhunderts die chirurgische Entfernung der Tumoren mit anschließender plastischer Deckung der Defekte das Feld beherrschte, trat als erster KIENBÖCK mit einem Bericht über Strahlenheilung der Lidkarzinome hervor, wobei er 50—80% Heilungen berichtete. Ihm folgten viele Autoren, so daß man am Ende der zwanziger Jahre den Eindruck hatte, daß die operative Behandlung weitgehend in den Hintergrund trete. Einzelne Stimmen, die, wie HENSEN und SCHÄFER die Strahlenbehandlung auf kleine, oberflächliche Tumoren beschränken wollten oder die, wie DUPUY-DUTEMPS entschieden für die chirurgische Behandlung eintraten, verschwanden in der Masse der Berichte über die Erfolge der Strahlentherapie. In der zweiten Hälfte der 30er Jahre trat ein unverkennbares Rückschwingen des Pendels ein. BIRCH-HIRSCHFELD, JAENSCH, HESSBERG, STOCK, JESS u. a. stellten wieder die chirurgischen Maßnahmen in den Vordergrund. Auch die zu jener Zeit schon vorliegenden Meldungen über Radiumbestrahlung (KUMER und SALLMANN u. a.) beschränkten die Strahlenanwendung auf besonders geeignete Fälle und räumten der Chirurgie einen breiten Raum ein. Es war jene Zeit, in der Viktor SCHMIEDEN das Wort von der Überschätzungskrise der Strahlentherapie geprägt hatte. In den seither vergangenen Jahren haben sich sehr viele an großen Kliniken tätige Ophthalmologen für die operative Behandlung ausgesprochen (THIEL, KREIBIG, GASTEIGER, LÖHLEIN, VELHAGEN, GEIS, LISCH u. a.). Ich habe es für richtig gehalten, diese Entwicklung der Anschauungen kurz aufzuzeigen, da von seiten der Strahlentherapeuten gelegentlich der Vorwurf zu hören ist, die Ophthalmologen haben sich aus einem gewissen Beharrungsvermögen heraus dem Neuen verschlossen. Das Gegenteil trifft zu. Die Strahlentherapie wurde in unserem Fach begeistert aufgenommen und im weitesten Umfang erprobt; die Rückkehr zu den operativen Verfahren ergab sich aus der Tatsache, daß trotz guter Primärerfolge relativ häufig schwere Rezidive zur Beobachtung kamen. Untermauert wurden diese klinischen Erfahrungen durch die zunächst von LÖHLEIN histologisch getroffene Feststellung, daß bei scheinbarer klinischer Heilung von bestrahlten Lidtumoren sich in der Tiefe Inseln von Karzinomgewebe jahrelang halten und dann zu Rezidiven führen können. Diese Beobachtung wurde seither durch VELHAGEN, THIEL, SAFAR und STREIFF bestätigt. Die letzte Diskussion im großen Rahmen fand anläßlich einer Tagung der schweizerischen ophthalmologischen Gesellschaft in Basel im Oktober 1953 statt. Sie wurde durch Referate von MIESCHER (Zürich) über Strahlentherapie und STREIFF (Lausanne) über operative Verfahren eingeleitet. MIESCHER betonte, daß bei nicht zu ausgedehnten Tumoren gute Bestrahlungserfolge zu erzielen seien, und daß eventuelle Rezidive rechtzeitig erkannt werden können. Bei Zerstörung größerer Lidanteile drängt sich die Operation auf. STREIFF berichtete über ausgezeichnete Erfolge der operativen Behandlungen, ohne Einschränkungen machen zu müssen.

Meine eigenen Erfahrungen liegen auf derselben Linie; schon 1929 habe ich bei Darstellung der Bestrahlungsresultate der Innsbrucker Klinik über mehrere schwere Rezidive nach Röntgenbestrahlung berichtet. Ich betonte, daß diese Methode nur bei Patienten Anwendung finden könne, bei welchen man sicher sei, daß sie neue Veränderungen sofort bemerken und ärztliche Hilfe aufsuchen würden. Diese Voraussetzung ist bei der breiten Masse, vor allem bei der ländlichen Bevölkerung, nicht gegeben. 1937 konnte ich an Hand des Krankengutes der Frankfurter Klinik diese Erfahrungen bestätigen und die operative Behandlung als das sicherste Verfahren bezeichnen. Ich füge bei, daß die Strahlenbehandlungen jeweils in zuständigen Zentralröntgeninstituten der Universitäten ausgeführt wurden und dem damaligen Stand der Technik entsprachen. In den Jahren meiner Tätigkeit als selbständiger Klinikleiter — seit 1938 — bin ich immer mehr zur primären Operation zurückgekehrt und habe diese Wandlung nicht zu bereuen gehabt. Über die Zeit 1938—1950 (Dresden) stehen mir keine zahlenmäßigen Angaben zur Verfügung, doch erinnere ich mich keiner Rezidivoperation nach primärer Operation, wohl aber solcher nach Bestrahlungen. 1953 konnte ich über die erste Zeit meiner Berliner Tätigkeit berichten, daß in diesen 1½ Jahren 28 Lidkarzinome zur Operation kamen, darunter 10 Nachoperationen nach vorheriger Bestrahlung, und 18 Primäroperationen.

Ich möchte nun kurz über die Beobachtungen berichten, die ich an der Berliner Klinik sammeln konnte und dabei auf das Krankengut ab 1942 zurückgreifen, um eine breitere Basis zu erhalten.

In dieser Zeit wurden 125 Lidkarzinome behandelt, die im Alter zwischen 32 und 75 Jahren standen. In etwa ¼ der Fälle handelte es sich um Spinaliome, die übrigen waren Basaliome. Unter diesen 125 Fällen war primäre Operation in 97 Fällen erfolgt, primäre Strahlenbehandlung in 28 Fällen. Unter diesen Fällen mußten wegen eines Rezidives behandelt werden: 10 der primär operierten und 21 der primär bestrahlten Fälle.

Zum zeitlichen Auftreten der Rezidive ist zu sagen, daß der Zeitraum zwischen Bestrahlung und Rezidiv zwischen 1—4 Jahren schwankte, in den weitaus meisten Fällen aber 1½—2 Jahre betrug. Das gilt übrigens ebenso für die Rezidive nach primärer Operation.

Die Beobachtungszeiten bei den rezidivfreien Fällen schwanken zwischen 1 und 12 Jahren. Bei den operierten Fällen (87) betrug sie in 18 Fällen nur 1 Jahr, bei 25 Fällen über 5 Jahre, bei 44 Fällen 2—5 Jare. Bei den 7 bestrahlten rezidiv freien Fällen betrug sie in 2 Fällen über 5 Jahre, bei 5 Patienten 2—5 Jahre. Wir glauben, daß bei diesen Tumoren im allgemeinen nach 2 Jahren Rezidivfreiheit schon eine optimistische Beurteilung erlaubt ist.

Ein Wort noch zu den 10 Rezidiven nach Operationen. Dabei handelte es sich in 9 Fällen um Primäroperationen, die als nicht ausreichend bezeichnet werden müssen. In 7 Fällen war in der Sprechstunde — zum Teil des praktischen Arztes — eine Warze oder ein Hagelkorn entfernt worden, zweifellos in Verkennung der Diagnose und unzureichend. 2 weitere Fälle wurden in der Klinik operiert. In einem Falle wurde unverständlicherweise, „um die Tränenwege zu schonen", auf radikale Operation verzichtet. Selbstverständlich ist dies zu verwerfen. Die Tränenabfuhr bleibt häufig intakt, auch wenn die unteren oder oberen Tränenwege infolge Entfernung eines Lides zerstört werden, weil der Abflußweg im anderen Lid ausreicht. Falls dies nicht der Fall ist, gibt es Möglichkeiten, die Tränenabfuhr wiederherzustellen (THIEL u. a.) In einem anderen Fall wurde histologisch festgestellt, daß die Entfernung nicht im Gesunden erfolgt war. Es bleibt also eigentlich 1 Fall, der wirklich als Rezidiv gewertet werden kann. An dieser Stelle kann nicht nachdrücklich genug auf die Notwendigkeit hingewiesen werden, wirklich radikal, d. h. sicher im Gesunden, zu operieren. Bei der Kleinheit des Gebietes verständliche Rücksichtnahmen auf Erhaltung von Gewebe, z. B. der Tränenröhrchen oder des Lidrandes usw., sind entschieden zu verwerfen und bei der modernen Technik des Lidersatzes auch keineswegs nötig.

In unserem Krankengut fanden sich nur 28 bestrahlte Fälle, darunter 7, die rezidivfrei geblieben waren. Ich möchte aber hier einflechten, daß aus der chirurgischen Klinik in der Ziegelstraße (Direktor Prof. Dr. Hummel) 1951 ein Bericht von W. Grewe über gute Erfolge bei Röntgentherapie der Lidgeschwülste erschienen ist. Dieser Bericht umfaßt 75 Fälle, die in den Jahren 1935—1949 unter Anwendung der Nahbestrahlungsgeräte nach Chaoul und nach van der Plaats nach modernsten Grundsätzen bestrahlt worden waren. Grewe berichtet über 68 als sicher bezeichnete Heilungen. Unter diesen Fällen befindet sich ein Teil unserer bestrahlten Patienten. Leider müssen wir diesen günstigen Bericht dahin ergänzen, daß in der Zwischenzeit doch eine Reihe der geheilten Fälle Rezidive bekamen und damit bei uns zur Behandlung erschienen sind. Während die Arbeit von Grewe 1951 kein Rezidiv unter den zwischen 1945—1949 erfolgten Bestrahlungsheilungen registriert, mußten wir in den Jahren 1950—1952 doch 6 Fälle wegen Rezidives operieren, die in der genannten Arbeit erfaßt und bei deren Abschluß als geheilt anzusehen waren.

Man kann gegen diese Zahlen verschiedenes einwenden. Zunächst, daß ungleich große Reihen bez. der beiden Behandlungsverfahren dem Bericht zugrunde liegen. Ferner, daß eine zufällige Häufung besonders maligner Fälle bei den Bestrahlungen vorlag oder daß die Bestrahlungstechnik nicht in allen Fällen modernen Grundsätzen entsprach u. a. mehr. Letzterer Einwand mag für einen Teil der Fälle, die in kleinen Krankenhäusern bestrahlt wurden, vielleicht zutreffen. All diese Einwände mögen einen oder den anderen Fall erklären. Als generelle Erklärung vermag ich sie nicht anzuerkennen, dies um so weniger, als meine eigenen Erfahrungen an allen Wirkungsstätten auf dieser Linie lagen und sich durchaus mit den Wahrnehmungen erfahrener Kliniker decken.

Ich glaube, daß unsere Beobachtungen im ganzen gesehen doch den Schluß rechtfertigen, daß die chirurgische Behandlung das sicherste Verfahren zur Behandlung der malignen Lidtumoren ist.

Schmieden hat einmal (1934) von der Überschätzungskrise der Strahlentherapie gesprochen und gesagt, daß die Ungleichheit der Strahlenwirkung den Chirurgen absolut hindere, sein Material dem Strahlentherapeuten in operationsfähigem Zustand anzuvertrauen. Ich gebe zu, daß dieser Satz für die Lidkarzinome eine gewisse Einschränkung erfahren könnte; insofern, als oberflächliche Tumoren gut reagieren, allerdings unter erhöhter Rezidivgefahr. Auf der anderen Seite muß aber hervorgehoben werden, daß gerade jene Tumoren, die gute Aussichten für die Strahlentherapie geben, auch operativ kein Problem darstellen. Was man chirurgisch im Gesunden entfernt hat, weiß man und kann es unter dem Mikroskop kontrollieren. Bei Bestrahlungen dauert die Gefahr bis zum sicheren Absterben auch der letzten Tumorzelle, die man nicht kontrollieren kann.

An den ausgezeichneten kosmetischen Resultaten der Bestrahlung ist im allgemeinen nicht zu zweifeln, obwohl gelegentlich eine atrophisch verdünnte Haut, Zilienausfall und auch leichte Stellungsanomalien zurückbleiben können. Besonders die Hautatrophie wirkt sich bei späteren Operationen oft ungünstig aus und erfordert erhebliche Eingriffe. Auf der anderen Seite: Sind denn die kosmetischen Resultate, vor allem bei kleinen oberflächlichen Tumoren nach operativer Behandlung wirklich schlecht? Natürlich darf man das Urteil nicht 10 Tage nach der Operation bei noch frischen Narben fällen wollen. Aber in der dehnbaren, etwas faltigen Lidhaut sind schon nach wenigen Monaten die Narben nicht oder kaum sichtbar und bedeuten keineswegs eine Entstellung. Dies gilt besonders für die erwähnten oberflächlichen Tumoren, die oft unter Erhaltung der Lidkante und des Tarsus nach IMRE ausgezeichnet operiert werden können. Bei tiefergreifenden Tumoren, die Opferung des Tarsus usw. verlangen, kann es natürlich anders sein; aber auch hier gibt es kosmetisch sehr befriedigende chirurgische Resultate. Gerade bei großen, umfangreichen und tiefgreifenden Geschwülsten aber, gerade da, wo sich technisch schwierige chirurgische Probleme ergeben, gerade dort wird die Bestrahlung auch vom erfahrenen Strahlentherapeuten meist abgelehnt.

Wenn man sich alle diese Dinge vergegenwärtigt und besonders die erhöhte Rezidivgefahr in Rechnung stellt, dann glaube ich doch, daß unser Standpunkt genügend begründet erscheint. Ich möchte nicht den Eindruck erwecken, als ob ich der Strahlentherapie grundsätzlich ablehnend gegenüberstehe; sie ist uns oft eine wertvolle, hochgeschätzte Hilfe, aber bei Behandlung der Lidkarzinome hat sie sich nicht endgültig jene Stellung erobert, die ihr zeitweise zugeschrieben wurde. Im Interesse einer größtmöglichen Behandlungssicherheit sollten die chirurgischen Methoden in den Vordergrund gestellt werden.

Der derzeitige Stand der Strahlentherapie und ihre Entwicklung

F. Gietzelt, Berlin

Alle Bemühungen der modernen Strahlentherapie laufen darauf hinaus, unter Schonung des mitdurchstrahlten gesunden Gewebes eine hohe Strahlendosis am Tumor zu erlangen.

Zu den bisher allgemein üblichen Verfahren der Strahlentherapie des Krebses wie

Nahbestrahlung,
Halbtiefentherapie,
Tiefentherapie mit Einzelfeld- und Kreuzfeuertechnik,
Radiumimplantation,
Radiummoulagen und
intrakorporale Radiumanwendung

sind im letzten Jahrzehnt eine Reihe von Methoden gekommen, die bei bestimmten Organkarzinomen eine gewisse Verbesserung der Heilungsergebnisse zu bringen versprechen. Das sind:

1. die Siebbestrahlung;
2. die Bewegungsbestrahlung als
   Rotations-,
   Pendel-,
   Konvergenz- und Pendelkonvergenzbestrahlung;
3. die ultraharte Strahlung durch einerseits Hochvoltanlagen, Linearbeschleuniger und Betatron, andererseits durch Teletherapie mit radioaktiven Isotopen.

Vor allem die tiefliegenden Tumoren bestimmter Organbezirke sind das Ziel dieser neuen Therapieformen. Denn für die oberflächlichen und gut zugänglichen Tumoren, wie das Hautkarzinom, das Zungen-, Lippen-, Mundhöhlenkarzinom, das Mammakarzinom, das Kollumkarzinom der Stadien I und II, der Tumoren im Extremitätenbereich haben sich die *bisherigen* Methoden der Radium- und Röntgenstrahlenbehandlung, zum Teil kombiniert mit chirurgischen Maßnahmen, hervorragend bewährt.

Die *neuen* Tiefentherapiearten sind besonders gegen die Tumorgruppen der radiologisch-chirurgischen Grenzgebiete gerichtet, gegen das Ösophaguskarzinom, das Bronchuskarzinom, die Epipharynx-, Mesopharynx- und Hypopharynxtumoren, Hirntumoren, gegen das Blasenkarzinom, aber auch gegen die mehr fortgeschrittenen Stadien des Kollumkarzinoms mit parametranen und Beckenwandinfiltraten, vielleicht auch gegen das Rektumkarzinom.

Die Tumoren der *Bauchhöhle*, die schon immer die Domäne der Chirurgie waren, werden vermutlich auch durch die neuen Therapieformen trotz aller Bemühungen kaum gebessert werden.

Nur nebenbei möchte ich auch die Möglichkeit einer gewissen Verbesserung der Behandlungsergebnisse einzelner Karzinome durch offene und geschlossene radioaktive Strahler erwähnen, wie kolloidales $Gold^{198}$, P^{32}, gelöstes Co^{60} und Radio-Jod.

Die *Siebbestrahlung* ermöglicht die Verwendung gewöhnlicher Tiefentherapie-Apparate von 200 kV mit Stehfeldern. Es gelingt durch Aufgliederung der Gesamt-Einfallsdosis mit

Hilfe eines Bleisiebes von 2 mm Dicke in zahlreiche Kleinfelder, die absolute Tiefendosis durch extrem hohe OD zu erhöhen. Bei streng reproduzierter Feldereinstellung des Bleisiebes ergibt sich eine günstige Tiefendosis und ein unkomplizierter Ablauf der Hautreaktionen der bestrahlten Hautbezirke. Das Bleisieb besitzt optimal 1 × 1,2 bis 1,2 × 1,4 cm große rechteckige Löcher, wobei die stehengebliebenen Balken des Bleisiebes 5 mm nicht unterschreiten sollen.

In der Tiefe werden die Strahlenbüschel durch die Streuzusatzwirkung weitgehend homogenisiert. Die Einzeldosen betragen 500—1000 r Einfallsdosis täglich pro Feld, die Gesamt-Einfallsdosis 15000—25000 r. Diese Methode verwendet also biologische Vorgänge zur Erhöhung der Tiefendosis. Auf Grund der neuesten Arbeiten von JOYET und HOHL aus der SCHINZschen Klinik ist die biologische Hautreaktion abhängig von der Feldgröße. Für Einzelbestrahlungen und Bestrahlungsserien gilt danach ein Gesetz, das besagt, daß zur Erzielung eines bestimmten Reaktionsgrades der log der spezifischen Oberflächendosis sich umgekehrt proportional verhält zur Feldgröße. D. h.: kann ein Feld von 100 qcm eine Belastung von 5000 r erhalten, dann steigt diese bei 1 qcm auf 50000 r an. Damit ist der Beweis und die theoretische Deutung der Grundvorgänge bei der Siebbestrahlung gegeben. In der Tiefe können mühelos Dosen von 8000 r am Tumor zur Anwendung kommen. Wegen der Gefahr der Überschneidung sollten aber nicht mehr als zwei Felder verwendet werden.

Bei der *Bewegungsbestrahlung* ist das Wesentliche, daß gegenüber der gewöhnlichen Stehfeldtherapie der normale Dosis*abfall* von der Oberfläche zum Herd hin in einen Dosis*anstieg* verwandelt wird. Am Herd wird statt eines Bruchteiles ein Vielfaches der OD erreicht.

Das Oberflächeneinfallsfeld wandert auf der Körperoberfläche, die Strahleneintrittspforte wird damit vergrößert, während der Tumor dauernd der Strahlung ausgesetzt ist.

Diese Grundtatsachen bestehen bei allen Methoden der Bewegungsbestrahlung. Das Verhältnis der relativen Tiefendosis zur OD wird völlig umgekehrt.

Die Bewegungsbestrahlung wird an meiner Klinik mit dem Siemens-Rotationsgerät seit zwei Jahren, mit dem Konvergenzgerät von Siemens und mit dem Pendelgerät TU 1 von MÜLLER seit einem halben Jahr betrieben. Sie stellt ohne Zweifel eine Verbesserung der Bestrahlungsmethoden dar. Weil aber die Indikationen die gleichen wie bei der Tiefentherapie sind, nämlich Tumoren, deren Prognose bisher mit Recht als besonders infaust anzusehen war, wie Ösophaguskarzinom, Bronchuskarzinom usw., ist nicht zu erwarten, daß fortgeschrittene und inkurable Karzinome dieser Tumorgruppen geheilt werden können. Eine gewisse Aussicht scheinen die Ösophagus- und Bronchuskarzinome, Blasenkarzinome, die parametranen Infiltrationen des Kollumkarzinoms, diese aber in Kombination mit Radium- oder Nahbestrahlung, vielleicht auch die Rektumkarzinome zu bieten.

Es hat sich herausgestellt, daß die Konvergenzbestrahlung nicht anwendbar ist bei einerseits großen und andererseits sehr tief gelegenen Tumoren. Vor allem bei der Bestrahlung tiefliegender gynäkologischer Karzinome und bei zentral gelegenen Bronchuskarzinomen ist die Konvergenzbestrahlung durch die Form der erzielbaren Isodosenkurven unzulänglich. Die Isodosenkurven verleiten dazu, den 100%-Wert zu überschätzen. Es ist zweckmäßiger, in den von WACHSMANN angegebenen Isodosen die 75%-Isodose bei der Aufstellung des Bestrahlungsplanes zugrunde zu legen. Das Dosismaximum muß dabei unberücksichtigt bleiben. Es besteht sonst die Gefahr, daß der Tumorrand eine zu kleine Dosis erhält und die nicht vernichteten Zellen Ausgangspunkt eines Frührezidivs werden.

Zum Ausgleich der Oberflächenunregelmäßigkeiten z. B. des Schädels verwenden wir für die Konvergenzbestrahlung Wachsmasken mit kastenförmigen äußeren geometrischen Flächen, die wir auf dem Weg über Gipsabdruck des Gesichts und Gipsabguß herstellen. Der Konvergenztubus kommt auf diese Weise auf einer geraden Ebene zu liegen.

Die Pendelbestrahlung erfordert einen Tumorsitz, bei dem ein Pendelwinkel verwendet werden kann, der durch die Winkelhalbierende in zwei gleiche Hälften geteilt wird. Ohne diese

Voraussetzung verschiebt sich das Dosismaximum unkontrollierbar. Die Pendelbestrahlung, wie überhaupt die ganze Bewegungstherapie, erfordert eine exakteste Herdlokalisation. Eine Fehlzentrierung von nur wenigen Zentimetern führt zur folgenschweren Verschiebung des Tumors aus dem Strahlenkegel, auch bei relativ großen Feldern. Wir halten es deshalb für erforderlich, daß von jedem Bestrahlungsfall ein genauer Querschnitt des Patienten gezeichnet wird, der Patient muß mit dem Tasterzirkel gemessen werden, es müssen Röntgenaufnahmen in mehreren Ebenen und bei der Bronchuskarzinombestrahlung Tomogramme angefertigt werden. Die Ergebnisse dieser Messungen und Röntgenaufnahmen müssen in der Zeichnung eingetragen sein. Bei der Bestrahlung darf die Schonung des tumorumgebenden Gewebes nicht vernachlässigt werden, andererseits ist es wichtiger, eine hohe Dosis am Tumorrandgebiet und nicht so sehr im Tumorzentrum zu erzielen.

Bedauerlicherweise bestehen für die Radiologie beim Bronchuskarzinom fast die gleichen *Kontra*indikationen wie für die Chirurgie, z. B. große Tumoren mit Hilusmetastasen, Pleuraerguß, Tumorzerfall, Blutung, periphere Lungenmetastasen, schlechter Allgemeinzustand.

Bei der Pendelbestrahlung sollten Winkel unter 180° keine Verwendung finden, weil dabei der Zweck der Pendelbestrahlung verlorengeht und eine starke Belastung der Hautflächen gegeben ist. Im übrigen führt die weiche Originalfilterung des TU1 von 0,2 mm Cu nach unseren Erfahrungen zu sehr erheblichen und sehr unangenehmen exsudativ-epithelitischen Veränderungen, so daß wir jetzt auch beim TU1 das 0,5 mm Cu-Filter verwenden.

Die *ultraharte* Strahlung über 1 MeV bietet offensichtlich eine Verbesserung der Karzinombehandlung, ganz gleich ob sie mit Hochvoltanlagen, Linearbeschleuniger, Betatron oder Co^{60}-Einheit erzeugt wird.

Im Betatron von Siemens kann wahlweise energiereiche Röntgenstrahlung und Elektronenstrahlung entnommen werden. Die Elektronenstrahlung besitzt eine von der Energie abhängige definierte Reichweite, die bei 15 MeV etwa $7^1/_2$ cm beträgt, wobei das Maximum allerdings nur zwischen $^1/_3$ und $^1/_2$ der Reichweite liegt. Sie ist also nur für oberflächliche Tumoren geeignet. Es kommt dabei zur Schonung der hinter der Elektronenreichweite gelegenen Körperschichten, aber für die Behandlung tiefliegender Tumoren ist die Bestrahlung mit dem Elektronenbündel relativ uninteressant.

Weit wichtiger ist die Verwendung des ultraharten Röntgenstrahlenbündels. In den verschiedenen Ländern werden verschiedene Teilchenbeschleuniger zur Erzeugung der energiereichen Röntgenstrahlung benutzt, z. B. das erwähnte 15 MeV-Betatron von Siemens, das bekannte 31 MeV-Betatron von Brown & Boveri, in Kanada sogar ein 70 MeV-Synchrotron.

Die ultraharte Strahlung hat große Vorzüge infolge ihrer günstigen Eindringtiefe.

Wegen des build-up-Effektes, des Aufbaueffektes der Strahlung, demzufolge die Streurichtung in Richtung des Primärstrahls liegt, verschiebt sich das Ionisationsmaximum der Tiefendosiskurven im Gewebe von der Oberfläche nach der Tiefe hin, so daß an der Eintrittsstelle eine Entlastung der Haut entsteht. Beim 31 MeV-Betatron liegt das Intensitätsmaximum in 6 cm Tiefe. Daraus ergibt sich, daß die strahlenbiologischen Veränderungen der Haut bei ultraharter Therapie wesentlich geringer sind als wir sie bei der Tiefentherapie sonst beobachten.

Weitere Vorzüge der ultraharten Strahlung sind die Möglichkeit der Verminderung der Anzahl der Strahlenkegel auf ein oder zwei, die fast völlige Schonung des tumorumgebenden Gewebes infolge der sehr geringen Streuung außerhalb des Strahlenkegels und des steilen Dosisabfalles an seinen Rändern.

Einer der wichtigsten Vorzüge ist die relativ geringe Absorption im Knochen. Bei der normalen 200 kV-Strahlung ist die sehr starke Absorption und daher stärkere Sekundär-Elektronenbildung im Knochen lange Zeit unterschätzt und z. T. ignoriert worden. Nach den Untersuchungen von LAUGHLIN ist bei 200 kV die Dosis im Knochen gegenüber der Dosis in den Weichteilen etwa 250%. Bei 500 kV und einer HWS von 3,5 mm Cu fand JURIS eine Überhöhung von nur noch 30%, während bei der Gammastrahlung des Radium bloß eine 10% höhere Dosis im Knochen gegenüber der Weichteildosis bestand.

Neben der Verminderung der Tiefendosis ist die starke Knochenabsorption bei der üblichen Tiefentherapie übrigens auch die Ursache von schleichenden Frakturen und Radionekrosen bei Osteoporose des Skeletts im Femurkopf und -halsbereich, im Gebiet der Symphyse, der Sitz- und Schambeine, wie sie bei den Bestrahlungen der gynäkologischen Karzinome gelegentlich beobachtet werden. Besonders die Tronchanterfelder mit großer Raumdosis sind für diese Komplikationenen verantwortlich zu machen.

Die Nivellierung der Ionisationsdichte in Knochen und Weichteilen ist also bei der ultraharten Strahlung von besonderem Wert.

Natürlich hat die ultraharte Strahlung auch gewisse Nachteile, von denen einer die höhere Strahlengefärhdung des Personals und die damit verbundenen größeren erforderlichen Schutzmaßnahmen. Bei den ultraharten Röntgenstrahlen über 15 MeV ist die hohe Austrittsdosis von Nachteil, die allgemein höher als die Eintrittsdosis ist. Als unerwünschte Begleiterscheinung der Bremsstrahlung des 31 MeV-Betatron soll die Entstehung von kurzlebigen Radioelementen im bestrahlten Gewebe, z. B. 0^{15}, C^{11}, P^{30}, J^{128} und K^{43} erwähnt werden. 0^{15} und C^{11} wurden in der quergestreiften Muskulatur und im Bestrahlungsfeld, K^{43} im Knochen nachgewiesen. Große Bedeutung wird dieser künstlichen, in den Geweben induzierten Radioaktivität nicht beigemessen, weil nur eine zusätzliche Strahlendosis von 0,5/Zehntausendstel der gemessenen direkten Strahlendosis entsteht. Wesentlich unangenehmer dürfte der Gamma-n-Prozeß sein, da auf Grund amerikanischer Arbeiten Neutronen unerfreuliche Nachwirkungen auslösen.

Ein gewisser Nachteil bei den Kobalt-Einheiten ist die Halbwertzeit von 5,2 Jahren, der allerdings durch andere Vorteile kompensiert wird. Die Teletheraphie-Anlagen mit Co^{60}-Einheiten sind heute eine bedeutende Konkurrenz des Betatron geworden. Durch Co^{60} sind auch die alten Radium-Kanonen mit 5—10 g Radium überholt, vor allem sind sie weit billiger.

Bei den Co^{60}-Einheiten können Aktivitäten von 400 bis 2000 C verwendet werden. Das Gewicht der Bleizylinder, in denen sich das Kobalt befindet, ist erheblich. Es beträgt bei der 1000 C-Einheit in Ottawa 1350 kg. Zur Verminderung des Gewichts des Schutzkopfmaterials kann Wolfram verwendet werden, das z. B. bei der Aktivität einer anderen Einheit von 1250 C eine kleinere Bauweise und ein Kopfgewicht von 630 kg ermöglicht. Der Abdeckschieber der Gammastrahlung kann aus einer motorisch drehbaren Bleiplatte bestehen, es wird aber auch Quecksilber verwendet, das aus einem Stahlbehälter mittels Preßluft in den Konus der Strahlenaustrittsöffnung gepumpt wird. Die Schaltung und Bewegung der Kobalteinheit werden ferngesteuert, die Beobachtung des Patienten erfolgt über ein Spiegelsystem. Diese angenähert monochromatische energiereiche Strahlung des Co-Isotops mit dem Atomgewicht 60 und mit einer Gammaenergie von 1,1 und 1,3 MeV hat bei einer Aktivität von 1000 C eine Dosisleistung von 45 r/min bei 70 cm Abstand und eine relative Tiefendosis von 70% in 10 cm Tiefe.

Die Untersuchungen über die biologische Wirkung ultraharter Strahlen haben gezeigt, daß die für eine bestimmte biologische Reaktion notwendige Dosis gewöhnlich etwas größer ist als bei der üblichen Tiefentherapie. Dabei ergaben sich nach den Untersuchungen von WACHSMANN und BARTH gewisse Verschiebungen der Elektivitätsverhältnisse bei der Behandlung bösartiger Geschwülste.

Beim Abwägen, welche der neuen Methoden bei der Strahlentherapie der Krebskrankheiten in unserer Republik entwickelt bzw. eingeführt werden sollten, bin ich zu folgendem Ergebnis gekommen:

1. Wahrscheinlich ist eine Verbesserung der Heilungsergebnisse bei den tiefliegenden Tumoren mit der Anwendung und Weiterentwicklung der Siebbestrahlung zu erzielen;

2. es läßt sich heute noch nicht sagen, ob die Bewegungsbestrahlung die übliche Stehfeldmethode, insbesondere mit Bleisiebanwendung, ablösen wird;

3. die Bewegungsbestrahlung im 200 kV-Bereich muß noch mit 5-Jahres-Heilungsergebnissen beweisen, ob sie imstande ist, das zu leisten, was man sich von ihr erhofft hat;

4. von der ultraharten Strahlung ist eine gewisse Verbesserung der Heilungsergebnisse der Krebskrankheiten zu erwarten;

5. mit Ausnahme der Siebbestrahlung erfordern die modernen Verfahren der ultraharten Strahlung und der Bewegungstherapie wegen der Dosisberechnung und Dosiskontrolle unbedingt die Anwesenheit eines Strahlenphysikers.

Nach diesen Bemerkungen über die verschiedenen strahlentherapeutischen Möglichkeiten bei der Behandlung der Krebskrankheit möchte ich auf ein Problem zu sprechen kommen, das, glaube ich, eine interessante Perspektive eröffnet, die Einbeziehung des Nervismus von Pawlow in die Radiobiologie.

Es ist das Verdienst von Nemenow, des Nestors der sowjetischen Radiologen in Leningrad, die Pawlowsche Lehre in die Strahlenbiologie eingeführt zu haben (mein Mitarbeiter Dörffel hat das 1950 erschienene Werk von Nemenow: „Die Röntgentherapie durch Einwirkung auf das Nervensystem" ins Deutsche übersetzt, und ich hoffe, daß es bald bei uns gedruckt werden kann).

Die Untersuchungen von Nemenow und seinen Schülern in zahllosen Tierexperimenten mit Hunden und in klinischen Behandlungsfällen haben ergeben, daß die Röntgenstrahlen die höhere Nerventätigkeit beeinflussen, die bedingten pathologischen Reflexe verändern, die Erregbarkeit der Hirnrinde nach einer vorübergehenden Phase der erhöhten Reizbarkeit herabsetzen. Die Röntgenstrahlen üben mit kleinen Dosen eine regulierende und normalisierende Wirkung auf das Nervensystem aus. Die Dauer des Einflusses ist abhängig von der Dosis, der Effekt ist außerdem abhängig vom Alter der Tiere und den Besonderheiten des Nervensystems im speziellen Fall.

Im Nervensystem entstehen dabei keine histomorphologisch faßbaren Veränderungen, aber vermutlich liegen den funktionellen Erscheinungen Veränderung molekularen Charakters zugrunde, die histologisch und physiologisch-chemisch nicht erkennbar sind.

Nemenow betont, daß im allgemeinen die Auffassung besteht, daß die Nervenzellen sehr radioresistent seien. Diese Auffassung sei durch den Satz begründet worden, daß die Strahlensensibilität der Gewebe mit ihrer Differenzierung abnehme. Da die Nervenzellen zu den am meisten differenzierten Zellen gehören, wurde daraus gefolgert, daß sie am wenigsten strahlensensibel seien.

Wir Radiologen waren zu sehr daran gewöhnt, nach Bestrahlungen ausschließlich die histomorphologischen Veränderungen der Zellen zu sehen, und zuwenig die funktionellen Veränderungen des Nervensystems zu berücksichtigen. Die Einbeziehung des Pawlowschen Nervismus in die Strahlenbiologie gibt der Radiologie eine ungeheuer breite Basis und ihrer Stellung in der gesamten Medizin eine große Bedeutung.

Gewiß wurde in der Radiologie das Nervensystem unter der Nomenklatur des vegetativen Nervensystems nicht völlig übersehen, denn die Wirkung der Segmentbestrahlung bei Hautkrankheiten, bei Ulcus ventriculi, bei Angina pectoris — um nur einige zu nennen — ist uns ja geläufig. Aber ohne Anwendung und eingehende Kenntnis der Theorie der Pawlowschen Lehre ist es nicht möglich, die umfassende Wirkung auf das gesamte Nervensystem zu beurteilen und therapeutisch genügend in Betracht zu ziehen.

Neueste Untersuchungen von Arnold, Bailey und Laughlin an Affen haben auch ergeben, daß das ZNS wesentlich strahlenempfindlicher ist als bisher angenommen wurde. Die Autoren fanden bereits nach einer einmaligen Dosis von 225 r abnorme elektro-enzephalografische Befunde, die noch nach 8 Monaten nachweisbar waren.

Mit der Erkenntnis, daß die ionisierende Strahlung in den Mechanismus der rezeptorischen und reflektorischen Prozesse des Nervensystems und in die höchsten Abschnitte des ZNS einzugreifen imstande ist, gewinnt die Radiologie beträchtlich an Bedeutung sowohl für die Physiologie als für die klinische Medizin.

NEMENOW betont, daß die Wirkung der Strahlenenergie als ein unendlich viel zarterer Faktor erscheine als die groben Eingriffe, mit denen die Physiologen arbeiten, und daß die Röntgenstrahlen eine feinere Erforschungsmethode der Funktion aller Teile des ZNS darstellen.

Unter dem Einfluß kleiner Dosen von Röntgenstrahlen kommt es zur Änderung des Blutdrucks, zur Änderung der Herzfrequenz, zur Normalisierung der Magensaftqualität, zur Regulierung der Peristaltik im Bereich des Magen-Darm-Trakts, zur Änderung der Darmflora. Es kommt zur Erhöhung vagotonischer oder sympathikotonischer oder beider Symptome. Diese Veränderungen sind erreichbar nicht nur bei direkter Bestrahlung umschriebener Bezirke des Abdomen, sondern auch bei Bestrahlung des Zwischenhirns. Die NEMENOWsche Schule erzielte durch Bestrahlungen von Zwischenhirn und Halssympathikus bei der Ostitis fibrosa von RECKLINGHAUSEN eine Regulation der Nebenschilddrüse mit Normalisierung des Kalzium- und Phosphorstoffwechsels und Normalisierung der Knochenbefunde, also der gestörten Trophik im Skelett.

Sehr große Strahlendosen führen nach den Untersuchungen NEMENOWS zu Funktionsstörungen des Nervensystems, z. B. zu Extremitätenlähmungen bei Affen. Das bekannte Experiment RAJEWSKIS, der Tod einer weißen Maus einige Sekunden nach der Bestrahlung mit 1 Million r innerhalb einer Minute, läßt sich, wie RAJEWSKI mit Recht selber sagt, nicht treffertheoretisch erklären. Ich glaube, daß in diesem Experiment primär das Nervensystem des Tieres in eine so schwere akute Funktionsstörung versetzt wird, daß sie zum Strahlentod führt. Ich möchte auch annehmen, daß bei der Strahlenkrankheit durch die Atombombenschäden die primäre Schädigung in das Nervensystem und nicht in die Zellen allein zu lokalisieren ist.

Bei der Bedeutung, die dem ZNS zukommt als dem zentralen Mechanismus, der die Integration des Organismus vornimmt und die gesamte Trophik reguliert, erscheint es bekanntlich nach Ansicht der sowjetischen Forschung notwendig, auch in der Pathogenese des Geschwulstwachstums eine führende Rolle diesem Nervensystem zuzuerkennen. PETROW weist darauf hin, daß die Theorie des Nervismus in der Onkologie keinesfalls andere Theorien der Ätiologie und Pathogenese des Geschwulstwachstums ersetzt oder aufhebt, sondern umgekehrt in diese Theorien eingeht.

Es liegt nun nahe, einen Schritt weiter zu gehen und mit NEMENOW zu vermuten, daß es möglich sein wird, mit Röntgenstrahlen an die Analyse der Rolle des Nervensystems in der Frage der Entstehung und des Wachstums der Karzinome heranzugehen.

Über erste experimentelle Ergebnisse auf dieser Basis haben vor kurzem auf der Radiologen-Tagung in Leipzig meine beiden Mitarbeiter, Herr KIRSCH und Herr RIECK, berichtet. Ich selbst habe die experimentellen Studien, die Herr KIRSCH an meiner Klinik durchgeführt hat, bereits auf der gemeinsamen Sitzung der Sektionen für Geschwulstkrankheiten, Chirurgie und Gynäkologie der Akademie erwähnt gelegentlich der Erörterung über Probeexzision und Vorbestrahlung beim Mammakarzinom. Ich möchte nur kurz nochmals darauf eingehen:

Bei Implantationen von JENSEN-Sarkom bei Ratten ergab sich, daß die Impftumoren *nicht* angingen, wenn die Implantation am *selben* Tag vorgenommen wurde, an dem an einer anderen Körperstelle mit dem Tubus 2 des Nahbestrahlungsapparates Monopan eine fraktionierte Bestrahlung begonnen wurde. Dasselbe erfolgte, wenn die Bestrahlung einige Tage *vor* der Implantation begann. Die Implantate blieben am Ort der Einpflanzung liegen und vernarbten später.

Es erscheint begründet, anzunehmen, daß die Röntgenbestrahlung des Organismus eine Allgemeinwirkung auch in dem Sinne ausübt, daß Tumorwachstum in seinem Beginn gehemmt oder unmöglich gemacht wird.

Bezüglich der Geschwülste beim Menschen könnte man daraus ableiten, daß frisch sich absiedelnde Geschwulstemboli bei der Probeexzision sich unter der Einwirkung der Vorbestrahlung nicht weiterentwickeln können. Herr KIRSCH hat sich bemüht, den Beweis für diese Annahme am Mammakarzinom-Material meiner Klinik zu erbringen.

Er überprüfte eingehend das Material von 62 Todes- und Metastasenfällen vorbestrahlter und operierter Mammakarzinome der Stadien I und II. Bei 16 war der Tod nicht als Folge des Karzinoms eingetreten und kein Karzinom mehr nachweisbar, sondern durch Hirnblutung, Herzinfarkt und eine Reihe anderer Ursachen. Bei 46 war 17mal die diagnostische Probeexzision mehr oder weniger lange Zeit vor Beginn der Röntgenbestrahlung, d. h. also ohne Strahlenschutz vorgenommen worden. Bei 15 Todesfällen war die Operation nach Abschluß der Vorbestrahlung um mehr als 7 Wochen verzögert worden. 13mal wurden beide Fehler gefunden.

Herr RIECK fand bei Kollumkarzinom im Stadium I und kolpofotografischen und histologischen Untersuchungen während der Nahbestrahlung, daß die epithelialen und die bindegewebigen Elemente des Karzinoms, insbesondere die *Gefäße* auf die Bestrahlung *einheitlich reagieren*. Die typische karzinomatöse Geschwulstanordnung ist erst dann nicht mehr vorhanden, wenn auch in der Tiefe die epithelialen Karzinomzellen verschwinden.

Auch die epithelialen Elemente eines Karzinoms verändern sich unter der Bestrahlung weitgehend *gemeinsam* und zeigen meist keine wesentlichen Unterschiede, obwohl man sie an verschiedenen Stellen mit ganz verschiedenen Strahlendosen erwarten müßte. Innerhalb eines und desselben Karzinoms zeigt eine epitheliale Karzinomzelle, die mit 4000 r bestrahlt wurde, eine ganz ähnliche Strahlenreaktion wie eine Karzinomzelle in der Tiefe, die nur 100 r erhalten hat.

Herr RIECK fand, daß eine Abstufung der Gesamtwirkung der Bestrahlung erfolgt, die von der Ausdehnung des Karzinoms abhängig ist, die *Reaktion der einzelnen Karzinomzelle* auf Röntgenstrahlen also war *abhängig von der Gesamtgröße des Karzinoms*. Bei einem Karzinom von geringer Ausdehnung genügten für die einzelne Zelle 4000 r zur völligen Abheilung. Bei einem ausgedehnten Karzinom, das im Organismus stärker verankert ist, war die Strahlenreaktion der einzelnen Zelle trotz 4000 r viel geringer.

Dieser Befund der einheitlichen Reaktion des Karzinoms auf die Strahlentherapie erscheint mir eminent wichtig.

Ich möchte der Hoffnung Ausdruck geben, daß es durch die Einbeziehung des Nervismus in die Radiobiologie möglich sein wird, manche weiteren unklaren Fragen der Strahlenbiologie und der Tumorbiologie zu beantworten.

Grundsätzliches zur Strahlentherapie des Karzinoms

W. Lahm

Aus der Strahlenklinik und dem Röntgeninstitut in Karl-Marx-Stadt
(Ärztlicher Direktor Prof. *W. Lahm*)

Eine Geschwulstklinik wie das Strahleninstitut in Karl-Marx-Stadt, mit einem jährlichen Durchgang von mehr als 3000 Karzinomen aller Art, gibt nicht nur Gelegenheit zu vergleichenden Betrachtungen über die zur Behandlung eingewiesenenen Kranken überhaupt, sondern schafft auch Grundlagen für eine kritische Stellungnahme zu grundsätzlichen Fragen der Strahlenbehandlung im Rahmen der allgemeinen Behandlung, insbesondere oder der operativen und palliativen Behandlung. Ohne Vollständigkeit anstreben zu wollen seien im folgenden einige dieser Fragen, welche Theorie und Praxis miteinander verbinden, angeschnitten und zur Diskussion gestellt.

Nach Forssell ist die Leistungsfähigkeit der Strahlentherapie beschränkt; nur 15,5% aller Karzinome beim Mann und 22% der Karzinome bei der Frau geben eine gute Indikation zur Strahlenbehandlung ab. Darunter befinden sich bei Männern und Frauen die Karzinome der Haut und der Lippen, bei Frauen außerdem die Karzinome des Uterus. Dem Grenzgebiet einer empfehlenswerten Indikation gehören nach Forssell das Karzinom der Mundhöhle, einschließlich der Zunge, das Karzinom der Brustdrüse beider Geschlechter sowie das Carcinoma ovarii (meist nach operativer Behandlung), der Vulva und Vagina und des Kehlkopfes an. In fast allen diesen Fällen kann man selbstverständlich auch operativ vorgehen — soweit die technischen Vorbedingungen dazu gegeben sind —, aber der Strahlentherapie kam und kommt auch heute noch das Primat, d. h. die Bedeutung einer Hauptbehandlungsmethode für sich allein oder in Zusammenarbeit mit der Chirurgie zu. Auf Einzelheiten soll an dieser Stelle nicht eingegangen werden. Betonen möchte ich nur, daß in diese Reihe der fakultativen und obligatorischen Indikationen noch eine große Reihe von Karzinomrezidiven der verschiedensten Art fallen, so daß auf diese Weise etwa 20% aller Karzinome des Mannes und 30% der Karzinome der Frau der Strahlenbehandlung in irgendeiner Phase des Krankheitsverlaufes unterzogen werden. Es kommen hinzu die relativ seltenen Karzinome der Blase bei beiden Geschlechtern, der Prostata, des Penis und des Ösophagus. Rein palliativ, oft schon im Spätstadium oder bei postoperativen Rezidiven wenden wir ausnahmsweise bei Magen-, Dickdarm-, Pankreas-, Nieren-, Pleura- und Peritoneal-Karzinomen die Strahlentherapie an. Die letzten Jahre haben uns auch in großer Zahl die Bronchial-Karzinome zur Strahlenbehandlung zugeführt.

Dies also das Krankengut, an dem wir unsere Erfahrungen gesammelt haben. Es soll dazu führen, Gesichtspunkte von grundsätzlicher Bedeutung hervorzuheben.

1. Das Allgemeinbefinden

Auf den Allgemeinzustand wie Kachexie, Anämie, subseptischen Zustand, Appetitlosigkeit, subikterische Verfärbung der Skleren nehmen wir Rücksicht in bezug auf die Höhe der Anfangsdosis, sonst aber nur wenn Karzinom-Metastasen unmittelbar den schlechten Allgemeinzustand herbeizuführen scheinen, wie retrogastrale oder peritoneale und pleurale Metastasen, Leber-, Knochenmark- und diffuse Karzinomatose. In solchen Fällen, wo eine kurative Behandlung nicht mehr in Frage kommt, wird die Behandlung rein symptomatisch und palliativ durchgeführt. Wir bedauern es in diesen Fällen immer sehr, wenn bei der Überweisung solcher Kranken ihnen selbst und den Angehörigen mitgeteilt wird, die Strahlentherapie stelle für sie noch eine Möglichkeit zur Rettung dar. Sofern die eingehende Untersuchung feststellt, daß das Karzinom noch auf ein Organ oder eine Körperhöhle beschränkt ist, versuchen wir zunächst den Allgemeinzustand durch Bluttransfusionen, Hormone, Vitamine und Tonika aller Art, einschließlich Eisen, Kobalt, Hypophysenbestrahlung, Behandlung der Glykämie oder Hypoglykämie zu heben und führen die Bestrahlung fraktioniert, aber doch mit dem Ziel der Heilung durch. Ist zu erkennen, daß der allgemeine körperliche Verfall nicht aufzuhalten ist, so gehen wir zu Schwachbestrahlungen im Fernfeld bei großer Raumdosis über (Teschendorf) und erleben es nicht selten, daß sich dabei der Allgemeinzustand wieder wesentlich bessert.

Eine akute Verschlechterung des Allgemeinbefindens, wie wir dies meist durch exogene Momente zum Beispiel bei Unterernährung, schwerer körperlicher Arbeit, körperliche und seelische Not und operative Eingriffe erleben, hat nicht selten ein Rezidiv zur Folge, selbst bei Fällen die 6 und 10 Jahre rezidivfrei waren. Es zeigt sich hierin deutlich die Abschwächung, der allgemeinen Abwehr. Das klinische Bild solcher Rezidive trägt oft eigene Züge. Bei Mammakarzinomen sehen wir nicht selten ein diffuses örtliches Hautrezidiv in Form von papilären Erhebungen, bisweilen auch von Narbenrezidiven (besonders in der Axilla oder am Rand flächenhaft verheilter thorakaler Narben) aufschießen. Es erweckt den Eindruck, den schon Winz wiedergab, als seien „ruhende Karzinomzellen“ plötzlich wieder aktiv geworden. Diese Form des Hautrezidivs kriecht nicht den Lymphgefäßen entlang, es kommt auch nicht zu dem bekannten erysipelartigen Aussehen der Brust, sondern es sind Papillome von rein örtlichem Charakter, die beim Weiterwachsen nur örtlich zusammenfließen. Ihre Behandlung verspricht in vielen Fällen Erfolg. Es ist aber notwendig, daß wieder ein gutes Allgemeinbefinden hergestellt wird. Es sei schon hier erwähnt, daß man bei diesen Karzinomrezidiven durchaus Zeit hat; man bestrahlt sie flankierend und direkt mit relativ kleinen Dosen, bis höchstens 300 r pro Feld und Tag, bei 2—3 mm Alu-Filter, allerdings mit nur 160—180 KV-Spannung und bricht die Bestrahlung ab, sobald sich eine echte Epidermitis einstellt. Wir lehnen in diesen Fällen, die klinisch ja eindeutig geklärt sind, eine Probeexzision grundsätzlich ab, denn nur zu oft kommt es dann von der Exzisionsstelle aus zu einer lymphatischen Provokation, die sich um den ganzen Brustkorb herum erstrecken kann, ohne daß es zu Fernmetastasen kam: Eine Strahlenbehandlung führen wir dann allerdings nur noch durch, wenn isolierte Herde zerfallen oder eine symptomatische Behandlung notwendig ist. — Ähnliche, d. h. örtlich beschränkte Rezidive erleben wir auch bei anderen Karzinomen und behandeln sie mit stark varianten Methoden.

2. Hebung der Abwehr

Es ist tierexperimentell bekannt und tritt im klinischen Bild immer wieder zutage, daß der Organismus die Fähigkeit besitzt, mit einer großen Zahl gestreuter maligner Zellen fertig zu werden. Aber diese Abwehr, die wahrscheinlich schon in den Lymphspalten des Gewebes beginnt, sich in den Drüsen des regionalen Abflußgebietes fortsetzt und im Blut vollendet, die aber bisweilen auch in einer eigenartigen Unempfindlichkeit ganzer Organe, zum Beispiel der Lunge oder des Corpus uteri, oder der Milz zum Ausdruck kommt, kann primär fehlen, wie wir es bei Melanomen vermuten, oder sie kann auch mehr oder minder rasch erliegen. Dann kommt es zur echten Metastasenbildung oder zur örtlichen Lymphbahnprogression. An sich gehört die Metastasenbildung zum Begriff des Karzinoms, aber es bedeutet doch zweifellos eine Cäsur im Krankheitsgeschehen, wenn Metastasen anfangen aufzuschießen.

Es ist kein Zweifel, daß die Metastasenbildung durch körperliche Arbeit, örtliches Massieren, eine interkurrente Erkrankung, Schwangerschaft und Wochenbett, erheblich gefördert werden kann, sie wird eingeschränkt durch Drosselung der Lymphbahnen, körperliche Ruhe und Schonung, Flüssigkeitsentzug und Devitalisierung der Krebszellen. Leider kennen wir weder den Mechanismus der Zellvernichtung noch die spezifischen Kräfte, welche die Abwehr bedingen. Da sie aber den Abwehrkräften, wie wir sie bei örtlichen Infektionen beobachten und in vielen Einzelheiten kennen, sicher ähnlich sind oder nahestehen, dürfte aus den dort gemachten Beobachtungen hervorgehen, warum Erysipelinfektionen — auch Pyriferinjektionen — sich oft günstig auf karzinomatöse Vorgänge auswirken. In welcher Weise die Bestrahlung zur Steigerung der Abwehrkräfte eingesetzt werden kann, davon soll noch die Rede sein. Der Chemotherapie dürfte kaum die Rolle einer Abwehrsteigerung zukommen, da sie die zelluläre und humorale Abwehr, die aus dem Knochenmark stammt, hemmt. Uns will aber scheinen, als wenn der gesteigerten lokalen und allgemeinen Abwehr eine entscheidende Bedeutung bei der Heilung eines Karzinoms zukommt; denn wir erleben es oft genug, daß Karzinome bis auf geringste Reste wieder verschwinden, daß der ganze Organaufbau sich wiederherstellt und daß dann trotzdem aus kleinsten, kaum mikroskopisch nachweisbaren Resten sich das Rezidiv entwickelt.

3. Begriff und Behandlung der Präcancerose

Präcancerosen im üblichen Sprachgebrauch, von denen man m. E. sehr mit Unrecht annimmt, daß aus ihnen Karzinome unmittelbar hervorgehen, werden häufig zur Strahlenbehandlung überwiesen. Wir führen diese Behandlung aus, nachdem wir, wie GANSE und RIECK, feststellen konnten, daß es sich um durchaus strahlensensible Gebilde handelt. Das gilt sowohl für die Oberflächenbeläge der Portio, die histologisch und biologisch weitgehende Ähnlichkeiten mit einem echten Frühkarzinom haben, als auch für die Mastopathie, manche Formen der Prostatahypertrophie und Polypen des Darmkanals, besonders im Rektum, aber es gilt in keiner Weise für die Hyperplasie der Uterusschleimhaut, die wir aus diesem Grunde nicht als Präcancerose ansehen, aber trotzdem bestrahlen. Denn nach unserer Auffassung ändern gewisse Erfolgsorgane, wozu wir auch die Haut (Warzenbildung) die Schleimhäute (Leukoplakien), den Magen-Darm-Kanal (mit der Polyposis recti), insbesondere aber den Uterus, und zwar sowohl das Corpus uteri wie auch die Portio und Vagina, die weibliche Brustdrüse, in gewissem Grade auch die Speicheldrüsen und die Prostata rechnen, ihren Aufbau unter dem Einfluß spezifischer, meist hormonaler oder nervaler Reize in ganz ausgesprochener Weise. Dabei entstehen Bildungen, die man nicht allein vom Zellaufbau aus aufzeichnen und beschreiben sollte, die man vielmehr in ihrem organoiden Aufbau erfassen muß. Die Hyperplasie der Uterusschleimhaut wird man dann als großzystische Organopathie ansprechen, denn sie ist ja wie HITSCHMANN und ADLER, ROB. SCHRÖDER u. a. gezeigt haben, ein proliferativer Exzeß der ganzen Schleimhaut einschließlich des zytogenen Zwischengewebes, der sich unmittelbar aus dieser entwickelt und auch reversibel ist, wenn die follikuläre Dauerreizung aus dem Ovarium wegfällt.

Das gleiche gilt für manche Prostata-Adenome und gilt in hervorragendem Maße für die Mastopathie. Es ist reizvoll zu sehen — und die häufigen Probeexzissionen aus der Brust geben uns reichlich Gelegenheit, diese Bilder zu studieren —, wie durch Wucherungserscheinungen im Gefäßbindegewebsapparat die Drüsenläppchen auseinandergesprengt, die Ausführungsgänge und Acini deformiert und zuletzt im Kaliber und in der Form verändert werden, indessen das Zwischenbindegewebe die bekannte fibröse und hyalin-sklerotische Form annimmt. Erst in der Folgezeit entwickeln sich in den zystischen Räumen flache und papilläre, rein zelluläre Polster, Sprossen und epitheliale Knoten (wie man sie übrigens auch in der Korpusschleimhaut antreffen kann), an deren Oberfläche man nicht selten noch Reste der Azini in Form flachgedrückter Schläuche, die bisweilen destruierendes Wachstum vortäuschen, findet. An den Zellen kann man nicht erkennen, ob bereits ein Karzinom vorliegt, sondern nur an dem ganzen Habitus dieser Neubildung und an der wirklich nachweisbaren Destruktion und lymphatischen Propagation; für den Erfahrenen macht es meist keine Schwierigkeiten, die Differentialdiagnose zu klären. In der Pathogenese aber scheiden sich hier zwei Vorgänge grundsätzlich voneinander: die hormonalgesteuerte dysorganoide Proliferation, die wir als Mastopathie bezeichnen und die echte Karzinogenese, die von epithelialen Zellveränderungen ausgeht und durch cancerogene Reize zustande kommt.

Zwischen der Mastopathie und dem Mammakarzinom bestehen histologisch in einem gewissen Stadium der Entwicklung zwar Symptomengemeinschaft, aber es spricht nichts für einen etwa konstanten oder gar kausalen Übergang der Mastopathie in das Karzinom, was aber nicht ausschließt, daß auch ein Mammakarzinom aus einer Mastopathie ebenso hervorgehen kann, wie ein Adenomokarzinom des Corpus uteri aus der Hyperplasie der Korpusschleimhaut oder ein Prostata-Karzinom aus dem einfachen Adenom der Prostata. Nicht anders liegen m. E. die Verhältnisse an der Portio. Die wirklich oft bunten Bilder der Epidermoidalisierung und das in fast 3% bei myomkranken Frauen des 5. Lebensjahrzehnts zu beobachtende atypische Oberflächenepithel — ein Prozentsatz, der in keiner Weise mit der Morbiditätsziffer des Kollumkarzinoms übereinstimmt — können durchaus die Antwort eines Erfolgsorgans auf die veränderte hormonale Steuerung in der beginnenden Klimax sein, denn sie sind reversibel und liegen gut 7—8 Jahre vor dem Kulminationspunkt der Kollumkrebse, sie müssen also rückbildungsfähig sein, wie die Hyperplasie der Korpusschleimhaut und können nur in relativ seltenen Fällen Vorläufer eines Karzinoms sein. Wir stehen also auf dem Standpunkt, daß ein geeignetes Erfolgsorgan auf hormonale und nervale Reize eine Organopathie entwickelt, die gelegentlich in Karzinom übergehen kann, daß aber in jedem Falle ein spezifischer cancerogener Reiz dazu gehört, echte Präcancerosen und Karzinome zu entwickeln. Dabei kommt der Epithelzelle und nicht der Funktionseinheit des Erfolgsorgans die entscheidende Bedeutung im Geschehen zu.

Sind wir darin zu klarer Vorstellung gekommen, daß zur Karzinomentstehung im Sinne der Cancerisation bzw. der Krebskeimanlage stets ein cancerogener Reiz gehört und daß über hormonale und nervale Reize nur Organopathien entstehen bzw. durch sie Realisationsfaktoren für das Karzinom gegeben sein können, so handeln wir auch in der Praxis danach, d. h., wir bestrahlen grundsätzlich auch die Organopathien wo wir auf sie treffen; und zwar an der Stelle, wo wir das Steuerungszentrum vermuten und das Erfolgsorgan zugleich. Nach Kastrationsbestrahlungen bei diffuser Hyperplasie der Korpusschleimhaut haben wir in jahrelanger Beobachtung fast nie ein Korpuskarzinom entstehen sehen. Korpuskarzinome nach Röntgenbestrahlung treten 10—15 Jahre nach der Kastrationsbestrahlung gelegentlich bei Myomträgerinnen ohne Hyperplasien oder in einem Stauungsuterus auf, haben also mit der Organopathie als solcher nichts zu tun.

Karzinomentwicklungen nach systematischer Bestrahlung der Mastopathie mit relativ kleinen Dosen — etwa 1000—1200 r in 10 Tagen — erlebten wir bei jahrelanger Beobachtung nur ganz ausnahmsweise. Wir stellen aber bei den präoperativen Bestrahlungen immer wieder fest, daß die frischen Mastopathien ausgezeichnet auf diese kleinen Dosen ansprechen. Auch das Karzinom an der Portio kommt nach lokaler Radiumbestrahlung mit etwa 1000 mgh, was nach unseren Berechnungen einer Dosis von 3300 r entspricht, weder bei Erosionen noch Leukoplakien, noch gesteigert atypischen Oberflächenbelägen zustande. Allerdings geben wir bei Leukoplakien grundsätzlich auch eine Hypophysenbestrahlung, nachdem wir bei der Leukoplakie der Mundhöhle beobachtet haben, daß sie wesentlich besser durch Hypophysinzusatzbehandlung zu beeinflussen ist. Wir glauben, daß wir mit dieser Art der Bestrahlung die Ansprechbarkeit des Erfolgsorgans auf Steuerungsreize der verschiedensten Art herabsetzen und auch den Realisationsfaktor, der in der hormonalen Beeinflussung gegeben sein kann, unwirksam machen.

Wir tragen so mit unserer Strahlenbehandlung im wahrsten Sinne des Wortes zur Prophylaxe der Ca-Manifestation bei.

4. Die Karzinomvernichtungsdosis

Die Karzinomvernichtungsdosis im ganzen Bereich des manifesten oder regional gestreuten Karzinoms scheint die Voraussetzung für die Heilung des Karzinoms zu sein. Daß dies eine große Illusion ist, brauche ich in diesem Kreise kaum zu erwähnen. Denn fast täglich erleben wir Fälle, die geheilt wurden, obwohl die verabreichte Dosis weder die von uns als notwendig erkannte Höhe nicht erreicht hatte, noch dem vollen Ausbreitungsgebiet des Karzinoms Rechnung trug. Und ebenso sehen wir Rezidive, wo die Vernichtungsdosis offensichtlich voll verabreicht wurde. Von allen diesen Dingen soll hier nicht die Rede sein. Grundsätzlich wichtig erscheint mir, daß wir uns über die Höhe der Karzinomvernichtungsdosis klar werden. Was in der Literatur an Zahlen angegeben wird, hat uns bisher wenig befriedigt.

WINTZ hatte 1919 die Karzinomdosis mit 115—125% der HED festgesetzt; diese betrug bei Einzeitbestrahlung etwa 550 r.

Die Karzinomdosis lag also bei etwa 625—685 r. HOLTHUSEN-HÄNISCH legen Wert auf die Röntgenleistung und finden bei 100 r/min die HED bei 500 r, bei 25 r/min bei 800—900 r. Die Karzinomdosis würde dementsprechend bei tief gelegenen Herden bei 900—1035 r zu suchen sein. Es ist klar, daß die Karzinomdosis von der Strahlensensibilität abhängig ist und dementsprechend in gewissen Grenzen schwankt; aber die Schwankungen sind beim Karzinom sehr viel geringer wie beim Sarkom, wo man sich im Interesse einer besseren Prognose genötigt sieht, stets bis an die Toleranzgrenze heranzubestrahlen. Es ist in den letzten Jahren üblich geworden, auch die Karzinomvernichtungsdosis mehr oder minder mit der Toleranzdosis zu identifizieren und grundsätzlich diese zu verabreichen. Dies ist meines Erachtens eine Frage, die noch einer grundsätzlichen Stellungnahme und Beantwortung bedarf. Allzusehr verläßt man sich auf Berechnungen und Kurven, wie sie WACHSMANN aufgestellt hat, aus denen hervorgehen soll, daß mit der Fraktionierung der Bestrahlung (allerdings nur bis zu einem gewissen Optimum, das bei etwa 20 Fraktionen liegt) die biologische Wirkung gesteigert, die Schonung des Geschwulstbettes aber in höchst erwünschter Weise gewahrt bleibt. Die klinischen Erfahrungen passen zu dieser oft weit auseinandergezogenen Fraktionierungs- und Elektivitätstheorie nicht. Die am Karzinom zu applizierende und in seiner Umgebung zulässige oder wünschenswerte Dosis liegt bestimmt niedriger als die Toleranzdosis des Gewebes und umfaßt eine relativ schmales Band. Nach unseren Beobachtungen und Messungen beträgt die Karzinomdosis etwa 650—800 r bei Einzeitbestrahlung, wobei eine Dosisleistung von 50—60 r/min am Herd Voraussetzung sind. (Konvergenzbestrahlung von 2 bzw. 3 Feldern aus.) Handelt es sich um hochdifferenzierte Karzinome, so liegt die notwendige Dosis an der oberen Grenze, bei unreifen Karzinomen niedriger. Unter 650 r als Einzeitbestrahlung berechnet, sollte keine Karzinomdosis als Vernichtungsdosis anerkannt werden. Da die Fraktionierung der Bestrahlung durch die Erholung der Zellen eine Erhöhung der Karzinomdosis mit sich bringt, müssen Abzüge gemacht werden.

Sie betragen bei Bestrahlungen, die sich

über 3 Tage erstrecken 33%,
über 6 Tage erstrecken 52%,
über 9 Tage erstrecken 58%,
über 12 Tage erstrecken 60% usw.

Erst dann erhält man die wahre biologische Dosis, wie sie auch WITTE bei Benutzung seiner Dosierungstafel gefunden hat. Aber auch damit ist das Dosierungsproblem nach unserer Auffassung noch nicht erschöpft. Wir streben nämlich nicht, wie dies auch heute noch meist üblich ist, homogene Bestrahlungsfelder an, sondern erhöhen die Dosis am Primärsitz des Karzinoms durch zusätzliche Bestrahlung, am liebsten mit Radiumstrahlen, evtl. auch unter Verwendung von Kontakt-Körperhöhlenrohr oder eine geeignete Form der Konzentrationsbestrahlung. Es kommt dadurch ein inhomogenes Feld zustande, das wahrscheinlich durch ein der Karzinomausbreitung angepaßtes Dosisgefälle optimal gestaltet werden kann (sog. Dreiphasentherapie nach P. LAZARUS). Beim Kollumkarzinom haben wir schon vor Jahren sogenannte kritische Zonen im Becken unterschieden, die etwa 1,5—2,5 und 5,0 Zentimeter von der Portio entfernt liegen und versuchten hier ein Dosisgefälle von 3,4 : 1,7 : 1 zu erreichen, was durch die uterovaginalen Radiumeinlagen nach MENGE-EYMER unschwer zu erreichen ist. Beim Mammakarzinom scheint ein Dosisgefälle von 2,0 : 1,3 : 1 zu genügen. Der Zahl 1 entspricht dabei eine Dosis von 650—800 r, die eigentliche Karzinomvernichtungsdosis würde dementsprechend etwa bei 1200—1400 r zu suchen sein, wobei die Fraktionierung aber nicht über 17 Tage hinaus getrieben werden sollte; sie kann nur dann — wie oben bereits erwähnt — verlängert werden, wenn es sich um ausgereifte hochdifferenzierte Karzinome handelt. Selbstverständlich ist weder die absolute Höhe der Dosis noch das Dosisgefälle ein Garant für den erwünschten Erfolg, dieser ist auch bei solcher Technik abhängig von einer individuellen Quote, die nach dem heutigen Stand unseres Wissens bei 75—80% bei noch örtlich begrenzten Karzinomen liegt. Mit anderen Worten: Auch bei an sich günstig liegenden Fällen kann in 20—25% der Fälle nicht mit Heilung gerechnet werden.

Von größter Wichtigkeit für die Karzinomheilung ist die erste Bestrahlung, die genau treffen muß und hoch dosiert sein kann, denn gegenüber der ersten Bestrahlung ist die Toleranz des Gefäßbindegewebsapparates noch voll erhalten.

Jede Bestrahlung setzt also ähnlich, wie es HOLFELDER forderte, einen Bestrahlungsplan voraus, der in einem mehr oder minder individuellen Programm endet und dessen Übertragung auf den speziellen Fall die gleiche Bedeutung zukommt, wie ein den Verhältnissen angepaßter operativer Eingriff. Ziel aller unserer Behandlungen muß die Erreichung optimaler Erfolge in globalem Maßstab sein, wobei wir, wie es GUMMEL ausgedrückt hat, Routineverfahren ablehnen, wahren Fortschritt zu erreichen versuchen und das zukünftige Wohl des Kranken nie aus dem Auge verlieren dürfen.

Carcinoma in lupo[1])

Wolfgang Rosenthal, Berlin

Die Freude über die Heilung des Haut- und Schleimhautlupus auf chemischem Wege wird wesentlich getrübt durch das Auftreten des Lupuskarzinoms. Die auf dem Boden der Lupusnarben entstehenden karzinomatösen Veränderungen stellen den Chirurgen vor schwierigste Aufgaben und bilden eine weitere Prüfung für den Kranken, dessen Los infolge der Zerstörung ausgedehnter Gesichtspartien ohnehin schwer genug ist. Es muß für sicher gelten, daß das Carzinoma in lupo als Folge der Röntgenbestrahlung zustande kommt. Ein langes Intervall (12, 15 und mehr Jahre) liegt zwischen der Röntgenbehandlung des Lupus und dem Auftreten des ersten Krebsgeschwürs. Dieses pflegt meist als Plattenepithel-Karzinom aufzutreten, breitet sich flächenhaft, aber auch in die Tiefe gehend, sowie als proliferierende Geschwulst aus. Die Therapie kann lediglich eine operative sein. An die notwendige autoplastische Deckung der mitunter recht umfangreichen Gesichtsdefekte darf man naturgemäß erst herangehen, wenn das Auftreten eines lokalen Rezidivs ebenso ausgeschlossen ist wie die einer Metastasierung. Der Zusammenhang der karzinomatösen Gewebsveränderung mit der vorausgegangenen Tuberkulose konnte an den von ROSENTHAL beobachteten Fällen in der Mehrzahl histologisch bewiesen werden. Gegen die Strahlenbehandlung des Lupus müssen erste Bedenken erhoben werden; sie ist zu unterlassen.

Demonstration zahlreicher Patienten mit ausgedehntem Carzinoma in lupo faciei, zum Teil vor und nach der Operation bzw. der plastischen Wiederherstellung.

Diskussionsbeitrag von H. Erdmann, Greifswald

Wir glauben, einen Beitrag zu der Frage nach dem Mechanismus der Wirkung von Strahlen (und zwar von ultraviolettem Licht und von Röntgenstrahlen) auf in Teilung begriffene Zellen geben zu können mit folgenden Überlegungen und Versuchen:

Gelatine wird durch Alkohol gefällt. Diese Fällbarkeit wird durch die „FENNsche Reihe" in charakteristischer Weise beeinflußt Die FENNsche Reihe besteht aus Gemischen von NaCl mit $CaCl_2$. Am einen Ende dieser Reihe steht eine reine Lösung von NaCl, am anderen eine mit ihr isotonische reine Lösung von $CaCl_2$. In den Mittelgliedern der Reihe sind diese beiden reinen Lösungen derart miteinander gemischt, daß der Gehalt an NaCl schrittweise abnimmt, während gleichzeitig der Gehalt an $CaCl_2$ zunimmt.

Stellt man, wie das W. O. FENN getan hat, Gelatinelösungen unter den Einfluß dieser Reihe und untersucht man sie dann auf ihre Fällbarkeit durch dieselbe Menge Alkohol, so ergibt sich ein Maximum für die Fällbarkeit im mittleren Abschnitt der FENNschen Reihe.

TEICHLER hat vor nahezu 30 Jahren in unserem Greifswalder Institut Serum-Albumin in Gemischen der FENNschen Reihe mit ultraviolettem Licht bestrahlt. Dabei hat er ein Maximum für die Koagulierbarkeit des Albumins in demselben Bereich der FENNschen Reihe gefunden wie seinerzeit FENN bei seinen Versuchen mit Gelatine und Alkohol.

Wir haben nun in Untersuchungen des letzten Jahres Bakterien in Gemischen der FENNschen Reihe suspendiert und sie darin mit UV bestrahlt. Danach haben wir sie in Nährlösung wachsen lassen, und nach einer passend gewählten Zeit haben wir den Grad der Wachstumhemmung durch dieselbe UV-Dosis in Abhängigkeit von der FENNschen Reihe bestimmt. Die dabei erhaltenen Kurven zeigen sowohl für Bacterium proteus wie auch für Escherichia coli einen Verlauf, welcher demjenigen der Kurven von FENN und TEICHLER entspricht.

---

[1]) Autoreferat.

Ähnliche Befunde wie für UV haben wir auch für Röntgenstrahlen erhoben: Euglobulin wird in Lösungen durch Röntgenstrahlen denaturiert. Diese Denaturation kann man durch geeignete Nachbehandlung sichtbar machen und nephelometrisch bestimmen.

Löst man Euglobulin in Gemischen der FENNschen Reihe und bestrahlt man es darin mit Röntgenstrahlen, dann liegt das Maximum für die eiweiß-koagulierende Wirkung der Röntgenstrahlen inmitten der FENNschen Reihe.

Werden Kolibakterien in Gemischen der FENNschen Reihe suspendiert, darin mit Röntgenstrahlen bestrahlt, wird nach angemessener Zeit der Grad der Wachstumhemmung unter dem Einfluß der FENNschen Reihe bestimmt, und werden die Ergebnisse in einer Kurve dargestellt, dann liegt das Maximum für die wachstumhemmende Wirkung der Röntgenstrahlen inmitten der FENNschen Reihe.

Der Einfluß der FENNschen Reihe auf die eiweiß-koagulierende Wirkung der Strahlen einerseits und auf ihre wachstumhemmende Wirkung andererseits ist, wie die gezeigten Bilder deutlich machen, derselbe. Dabei ist es gleichgültig, ob es sich um die Einwirkung von UV oder von Röntgenstrahlen handelt; die maximalen Wirkungen liegen in jedem Falle inmitten der FENNschen Reihe.

Aus der Tatsache, daß die zwei scheinbar verschiedenen Strahlenwirkungen (eiweißkoagulierende und wachstumhemmende) durch die FENNsche Reihe in gleicher Weise beeinflußt werden, darf man, so will uns scheinen, ableiten, daß beide gleichen Gesetzen unterliegen. Man darf wohl weiter vermuten, daß beiden derselbe Primärvorgang zugrunde liegt. Dieser Primärvorgang ist offenbar die Denaturierung des Eiweißes: Sie führt in Eiweißlösungen zu Trübungen und Koagulationen, in lebenden Zellen zur Hemmung des Teilungsvermögens.

Die Grenzen der Operation und der Strahlentherapie des Carcinoma colli uteri

R. Schröder, Leipzig

Es ist außerordentlich schwierig, die Leistungsfähigkeit der Intensivbehandlungsmethoden beim Kollumkarzinom zu übersehen und zu bewerten. Es ist dafür nicht nur die Operationsfähigkeit, das Temperament, das anatomisch-klinische Können des Operateurs verantwortlich und ebensowenig die Leistung der bestfundierten Strahlentherapie, sei es mit Radium- oder Röntgenstrahlen, sondern es spielen eine ganze Reihe von anderen Imponderabilien dabei eine Rolle, die mit dem Alter, mit der Ernährungslage, dem allgemeinen Gesundheitszustand, der Möglichkeit einer gesunden Lebenshaltung und mit vielem anderen zusammenhängen. Man könnte Hunderte von Statistiken aufführen, die — nach Stadien geordnet — die Leistungsfähigkeit der einzelnen Kliniken, der einzelnen Strahleninstitute und der einzelnen Ärzte aufzeigen und sehr verschiedenartig sind. Man findet auf diesem Wege keine Möglichkeit, die Grenzen zu erkennen. Schließlich wird man überhaupt keine allgemeingültigen Grenzen aufzeigen können, sondern jeder kann nur für seinen Arbeitsbereich eine Klarheit gewinnen. Vergleichsmöglichkeiten sind nur mit großer Kritik und Zurückhaltung möglich. Das einer Klinik zugehende Krankengut ist ja außerordentlich verschieden, und es wird um so unterschiedlicher sein, je größer das Einströmungsgebiet, je ungleicher die Lebenshaltung in diesem Gebiet ist, vor allem aber je mehr Intensivbehandlungsstellen (Spezialkliniken — in diesem Falle Fachkliniken für Frauenheilkunde) vorhanden sind. Die Verteilung der guten und schlechten Fälle spielt ohne Zweifel für die endgültigen Resultate eine grundlegende Rolle. Bei all dieser Verschiedenheit und schlechterdings nicht durchführbaren Vergleichsmöglichkeit möchte ich mich auf statistische Angaben kaum einlassen. Ich möchte vielmehr mein eigenes Behandlungsgut meinen Ausführungen zugrunde legen und auch hierbei ein wenig von den allgemeinen Grundsätzen abweichen resp. sie in mancher Hinsicht spezialisieren.

Will man sich überhaupt ein Urteil über die Erfolge bilden, so muß man natürlich eine gewisse Stadieneinteilung machen, hier aber hapert es in jeder Beziehung, da bei der Beurteilung eines Stadiums eine große Summe Subjektivität mitspielt. Alle Fachvertreter sind völlig davon überzeugt, daß mehrere erfahrene Frauenärzte den gleichen Fall bei der Therapiebestimmung in verschiedene Stadien einreihen würden. Ich sehe keinen anderen Weg, als den, den Befund rein objektiv nach Topographie, Form und Ausdehnung der Karzinomwucherung festzustellen, soweit das überhaupt möglich ist, und zwar durch eine genaue Beobachtung und Palpation mit allem Drum und Dran. Um diesen Befund festzuhalten und dadurch Vergleichsmöglichkeiten zu schaffen, muß das so gewonnene Palpationsbild in eine einfache Skizze in das Krankenblatt eingetragen werden. Man zwingt sich so, sorgfältig und genau zu beobachten und zu tasten, wenn man eine Übersetzung dieser Befunderhebung in eine Skizze vornehmen soll. Man bekommt sehr bald eine gute Übung, das Gesehene und Gefühlte einigermaßen maßgerecht auf dem Papier wiederzugeben. Die Skizze muß das ertastete Bild möglichst in frontaler und sagittaler Richtung wiedergeben. Nur so kann man zu einer Übersicht über das einschlägige Krankengut und zu seiner Bewertung kommen. Diese Skizzen sind bis auf geringe Ausnahmen während der ganzen Zeit meines Direktorats in Kiel und auch in Leipzig von mir persönlich, also seit jetzt 33 Jahren, angefertigt worden.

Es lag damit die gesamte anatomisch-klinische Festlegung des Materials in meiner Hand. Nur meine älteren Oberärzte haben mich bei Abwesenheit oder Urlaub darin vertreten. Wir haben weiterhin das gesamte Krankengut des Kollumkarzinoms sowie auch aller anderen Karzinome des Genitale durch die ganzen Jahre hindurch sorgfältigst karteimäßig erfaßt und auch noch eine Jahresübersicht im synoptischen Sinne angelegt. Wir sind dadurch in der Lage, jederzeit über jeden einzelnen Fall durch sein Schicksal Auskunft zu geben. Prof. Möbius, mein zur Zeit ältester Oberarzt, hat sich während meiner Leipziger Direktoratszeit (seit Oktober 1936) darum besonders bemüht, indem er bei seinem Eintritt in die Klinik 1945 die voraufgehenden Jahre einer besonders sorgfältigen Registrierung unterzogen und alle Jahrgänge bisher weitergeführt hat, so daß wir über das gesamte Krankengut seit 1. 1. 1937 verfügen. Daneben läuft die Hollerith-Erfassung aller Fälle; unser schon längere Zeit wirksamer Schlüssel ist dem von Hosemann und anderen angeglichen, es waren praktisch kaum Unterschiede.

Zunächst möge unsere Methodik geschildert werden. Wir entscheiden nach individueller Auswahl des einzelnen Falles, also im Sinne des elektiven Verfahrens und versuchen, den für den jeweiligen Fall besten Weg zu finden. In Anwendung kommen:

1. Die Wertheimsche Operationsmethodik

Sie hat sich im Laufe der Jahre gut standardisiert, natürlich mit individuellen Unterschieden. Prinzipiell werden die Ureteren freigelegt und vollständig verfolgt bis zur Blaseneinmündung. Die Uterinagefäße werden seitlich an der Beckenwand unterbunden, durchtrennt und das Parametrium und Parakolpium weit an der Beckenwand durchschnitten. Auf die Präparation der Drüsen um die tieferen Äste der Hypogastrica wird verzichtet, dagegen werden die Drüsen im iliakalen Dreieck sehr genau geprüft. Die sakrouterinen Ligamente werden tief durchtrennt, die Scheide an der Grenze von innerem und mittlerem Drittel nach Anlegen einer starken, die Scheide quer fassenden Klammer abgesetzt und sofort ohne Drainage des Beckenbindegewebsraumes gut vernäht. Die gründlich abgeschobene Blase wird so versorgt, daß sie mit dem Scheidenstumpf nicht in Berührung bleibt, Mastdarm, Scheidennaht und Blasenperitonaeum durch Knopfnähte vereinigt und darüber eine doppelte Peritonealnaht gelegt, so daß alles bestens verschlossen ist (Abb. 1 u. 2).

Univ.-Frauenklinik Leipzig (Dir. Prof. Dr. med. R. Schröder)

Carcinoma colli uteri 1937—1948 incl.

Gesamtzahl 2404 Fälle, davon geheilt 879 Fälle, absolute Heilungsziffer 36,6%
Behandelt 2203 Fälle, davon geheilt 879 Fälle, relative Heilungsziffer 39,9%
Inkurabel 201 Fälle = 8,4%
88 verschollene Patienten sämtlich als tot gerechnet

Stadium	Operiert	Geheilt	Bestrahlt	Geheilt	Gesamt	Geheilt
I	540	303 = 56,1%	383	206 = 53,9%	923	509 = 55,1%
II	206	80 = 38,8%	639	205 = 32,1%	845	285 = 33,7%
III	11	1	378	81 = 21,4%	389	82 = 21,1%
IV	1	0	45	3	46	3 = 6,5%
Gesamt	758	384 = 50,7%	1445	495 = 34,3%	2203	879 = 39,9%

Außerdem Gruppe 0 10 Fälle, davon geheilt 5 Jahre 7 Fälle

Abb. 1

Univ.-Frauenklinik Leipzig
Dir. Prof. Dr. med. R. Schröder

Carcinoma colli uteri Jahrgang 1949

Gesamtzahl	342 Fälle
Nur sympt. Therapie . .	22 Fälle
Intensiv-Therapie. . . .	320 Fälle

Operiert. . .	131	Wertheim	86
		Schauta	42
		Rad. Op.	3

davon prim. ✠ 1 Fall (Wertheim)
Verschollen 12 (als tot gerechnet)

Geheilt . . . . 151 Fälle

Absolute Heilungsziffer 44,2%; *Relative Heilungsziffer* 47,2%

Abb. 2

Die durchschnittliche Mortalität lag bis zum Jahre 1949 um ungefähr 8—10%. Dabei spielte die entzündliche Komplikation eine wesentliche Rolle, obgleich die Scheide und das Karzinom vorher stets gründlich bakteriologisch geprüft und mit Jodtinktur und Puder (Marfanil-Prontalbin-Puder) mehrere Tage hindurch behandelt wurde. Seit Einführung der Penicillin-Vor- und -Nachbehandlung (pro Tag 1 Mill. Einheiten), seit Anfang 1949, nach sorgfältigster Prüfung des Herzens und des Kreislaufes, Ekg, sorgfältiges Blutbild, Mitbestimmung des Gesamteiweißes, gründliche urologische Untersuchung, Lungenkontrolle, während der Operation Peridural-Anaesthesie und Bluttransfusion ist die Mortalität auf 1,5% gefallen. 465 Wertheimfälle 1949 — 15. III. 55, davon 7 tot = 1,5%.

2. Die Schautasche Operation

Sie wird in allen den Fällen ausgeführt, bei denen der Zugang von der Scheide her, meist mit Hilfe des paravaginalen Schuchardtschnittes, gut und der Uterus leidlich beweglich ist. Die Ureteren werden freigelegt und weit abgeschoben. Die Uterinabündel werden beiderseits möglichst weit nach der Beckenwand hin unterbunden. Die Blase wird weit abpräpariert, die Plica vesico-uterina eröffnet und das Blasenperitonaeum zum Schutze der Blase sofort mit der vorderen Scheidenwand vernäht. Sodann wird der Uterus vorgeholt und von seinen Adnexen abgesetzt (sie bleiben zumeist zurück). Das parametrane und parakolpische

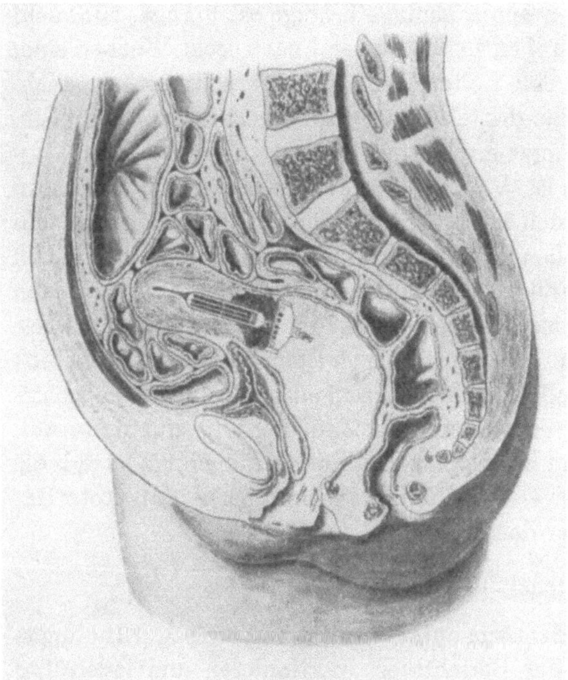

Abb. 3

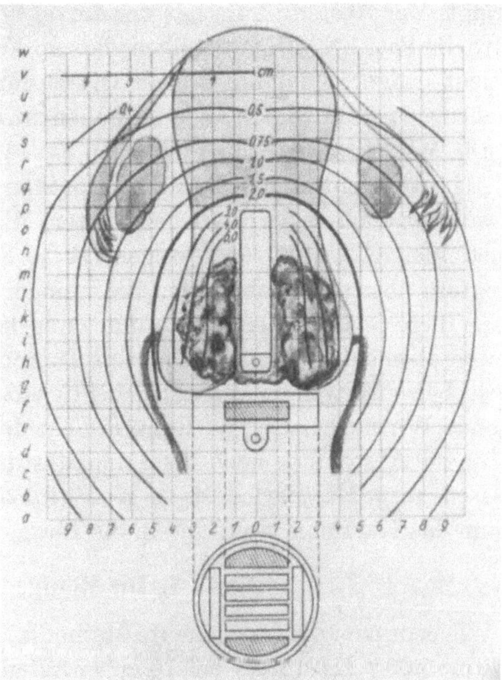

Abb. 4

Bindegewebe wird soweit als möglich abgesetzt und nunmehr das Organ aus seinen weiteren Verbindungen, besonders des sakrouterinen Ligaments losgelöst. Die Peritonealisierung erfolgt gründlich und vollständig, die Scheide und der pararektale Schnitt werden primär ohne Drainage geschlossen.

Die Mortalität in den letzten Jahren ist fast 0% (302 Schautaoperationen ohne Todesfall), sie war vor 1949 ca. 3—5%. Dabei sind alle während des Klinikaufenthaltes gestorbenen Patienten als primär tot gerechnet.

3. Das Radium

Das Radium wird in münzenförmigen oder röhrenförmigen Trägern benutzt. Wir haben das Radium in Platinhüllen von 1,2 cm Länge und 3 mm Durchmesser bei einer Platinstärke von 0,3 mm in genügender Zahl verfügbar. Diese Platinzellen sind mit 10 mgr Radium-Element in Form des Radiumsulfats gefüllt und werden regelmäßig auf ihre Dichtigkeit geprüft. Diese Stifte werden in Messingträger eingelagert, deren Wand 1,5 mm dick ist und als Filter für die Strahlung wirkt. Prof. Möbius hat sich um die Isodosenkurven und um die verschiedenen Radium-Applikationen sehr eingehend bemüht und einen Atlas der verschiedenen Kombinationen herausgegeben. Wir wählen die Einlage und die Kombination der Radiumträger so, daß das Karzinom in möglichst günstiger Weise mit den Radiumträgern in Berührung kommt, so daß die karzinomtötende Dosis überall erreicht wird. Wir glauben aus den beobachteten Wirkungen entnehmen zu können, daß ca. 2000—3000 r in 24 Stunden verabfolgt die Karzinomzelle zu töten imstande sind. Das Radium wird also so disponiert, daß im Karzinombereich ca. 2000 r innerhalb von rund 20—24 Stunden erreicht werden, das ist oft identisch mit ca. 2000 mg-Element. Das Karzinomgebiet wird vorher nach gründlicher Vordesinfektion durch mehrtägige Behandlung mit Jodtinktur und MP-Puder und durch Excochleation für die Anwendung der Radiumträger geeignet gemacht. Nach der ersten Einlage nekrotisiert das Karzinom in der 3 cm-Zone und das Wundgebiet schrumpft mehr zusammen, so daß die Portio sich wieder formiert und weiter entferntes Karzinom näher herankommt. Dann wird eine zweite Einlage durchgeführt, die in ähnlicher Weise erneut 2000 r heranbringt. Der Abstand zwischen der ersten und zweiten Einlage beträgt ca. 8 Tage. Nunmehr wird die Patientin bei gewöhnlich glattem Verlauf entlassen und erst nach sechs Wochen einer erneuten Beurteilung unterzogen. Oft ist dann eine weitere Einlage nicht mehr nötig, manchmal sogar gefährlich. In anderen Fällen wird die dritte Einlage als Sicherheitsdosis gegeben.

Die Mortalität lag früher zwischen 3—4%, jetzt erreicht sie kaum 1%.

Als Spätschäden nach Radium kann man in ca. $^1/_5$ bis $^1/_4$ der Fälle Schäden am Mastdarm sowohl als auch an der Blase beobachten, die sich in Hyperämisierung, Vaskularisierung und auch kleinen Ulzerationen zeigen. Diese Stellen können zu Blutungen neigen. Sie heilen langsam aber sicher ab bis auf die wenigen Fälle, wo wirklich ein Karzinom vorliegt. Man kann diese Spätschäden des Radiums nur dadurch vermeiden, daß man Mastdarm und Blase soweit als möglich durch eine feuchte Tamponade abstopft. Die trockene Tamponade hat sich nicht bewährt, weil sie sich mit Feuchtigkeit vollsaugt und dann nicht mehr die volle abschirmende Wirkung hat. Eine Rektum-Scheiden- oder Blasenscheidenfistel tritt nur dann auf, wenn die Abstopfung nach Blase und Mastdarm hin nicht vollständig gelungen ist, so daß die Blasen- resp. Mastdarmdosis zu groß wird oder — was häufiger vorkommt — daß trotz Radium das Karzinom weiterhin in die Blase oder den Mastdarm vorwächst.

4. Die Röntgenintensivbestrahlung

Wir benutzen die fraktionierte Methodik, indem wir unter Ausnutzung des sog. Erholungsfaktors 400 r Hautdosis bei 10 mA während der Berichtszeit fraktionieren und jeden Tag zwei Felder 10 × 15 cm bestrahlen (2 vorn, 2 hinten am Rumpf, 2 von der Vulva und, wenn nötig, evtl. 2. von der Seite). Je nach den Gesamtkörpermaßen wird die Dosis variiert; denn es kommt darauf an, in die Tiefe des Beckens, an die Karzinomzellen bei ca. 4wöchiger Bestrahlungszeit (entsprechend der Zellerholung) 4000 r heranzubringen. Das läßt sich nicht immer restlos durchführen, und doch können wir erleben, daß in einem verhältnismäßig großen Prozentsatz auch vorgeschrittene Karzinome der Gruppe II b und III zunächst zu verschwinden scheinen, das gesamte Gebiet weich wird und die Portio sich wieder formiert. In ca. 20 bleibt dieser Erfolg erhalten, in den übrigen Fällen kommt es bald oder später zum Weiterfortschreiten.

Als Folgeschäden muß man in ungefähr $^1/_3$ der Fälle die primären Hautschäden ansehen, die in einer oberflächlichen Epithelitis oder Epidermitis bestehen und innerhalb von 3 Wochen trotz Nässung und Rötung völlig abheilen. Es bleibt gewöhnlich eine Pigmentierung für später übrig. Nur in einigen wenigen Fällen induriert das Fett- und Bindegewebe manchmal recht stark. Wir wollen versuchen, in kommender Zeit die Fraktionierung etwas weiter zu treiben, um mit 250 oder 300 r das Einzelfeld zu belasten und eine andere Verteilungsgruppe zu machen. Vielleicht gelingt es dann, die Hautschäden noch weiter zu reduzieren.

Auch bei der Röntgenintensivbestrahlung wird eine primäre Mortalität beobachtet, die ungefähr bei 2—3% liegt und gewöhnlich durch Nekrosen, Eiterungen und derartige Dinge hervorgerufen wird, auch Embolien kommen vor. Bemerkt werden soll, daß überhaupt bei der Erfolgsberechnung interkurrent Verstorbene und Verschollene als tot geführt werden.

In einer Reihe von Fällen haben wir auch die von WINTZ angegebene Bestrahlung durchgeführt, indem wir in einer Sitzung die volle Dosis von 800 r auf die Haut geben und dieselbe Dosis 3mal wiederholen in Abständen von je sechs Wochen. Bei alten Frauen, die offenbar ein leichter reagierendes Karzinom haben, sehen wir recht gute Wirkungen. Wir haben diese Methode auch bei Nachbestrahlungen angewandt, aber es gelingt ja nicht — wie man leicht ausrechnen kann — bei einer 40%igen Tiefendosis in 10 cm die volle Karzinomtötungsdosis heranzubringen, die wahrscheinlich bei so kurzfristiger Bestrahlung bei ca. 1200—1400 r anzunehmen ist. Diese Art der Bestrahlung ist also mehr eine palliative Maßnahme.

Für diesen besonderen Vortrag nun habe ich das Kollum-Karzinom-Krankengut der Jahre 1940, 1946 und 1948 persönlich gründlich durchgearbeitet und jeden Fall noch einmal selbst skizziert an Hand der Unterlagen und so das weitere Schicksal verfolgt (im ganzen 681 Fälle). Von diesen 681 Fällen sind nachweislich heute noch am Leben und karzinomfrei 212 = 31,8% bei 6-, 8- und 14jähriger Beobachtung.

Um nun die Einzelheiten und damit die Erfolgsgrenzen näher kennenzulernen, müssen doch bestimmte Kategorien aufgestellt werden. Sie passen sich im großen ganzen der Internationalen Stadieneinteilung an, nur ist es — um besser beurteilen zu können — nötig, eine Unterteilung zu machen. Deshalb sind die einzelnen Bilder wichtig. In die große *Gruppe I* sind beginnende und auch schon fortgeschrittene Fälle vereinigt, und zwar habe ich in dieser Gruppe vier Unterteilungen gemacht, wie aus den Skizzen hervorgeht.

Bevor ich auf die Einzelheiten der Gruppe I eingehe, muß ich sagen, daß wir das intraepitheliale Karzinom, d. h. diejenigen Fälle, in denen im Rahmen der Oberflächendecke der Portio Zellatypien auftreten, die gewisse Ähnlichkeit mit karzinomatösen Zellbildern haben, nicht mit bearbeitet haben, weil in den gewählten Jahren 1940, 1946 und 1948 diese Fragen noch nicht diskutiert wurden. Alle hier verwendeten Fälle sind einwandfreie Karzinome mit Einbruch in die Unterlage, nicht nur im Sinne der Epidermisierung von Drüsen, sondern unverkennbare Zelldestruktionen, die jedem Zweifel standhalten würden. Ich will also über das „Oberflächen"-Karzinom nur so viel sagen, daß in den späteren Jahren diese Fälle für sich registriert wurden. Wir wissen aus Arbeiten z. B. von LIMBURG, daß mehrere Jahre vergehen können, bis solche verdächtigen Stellen wirkliche Karzinome werden. Solche Fälle bleiben bei uns unter strenger Beobachtung, besonders auch mit zytologischen Abstrichen, aber werden für die Karzinombeurteilung hinsichtlich ihrer Erfolgsmöglichkeiten nicht genannt. Wohl aber sind Karzinome in der ersten Rubrik der Gruppe I, die nur in den oberflächlichen Partien der Portio sich ausgebreitet haben und nur einen kleinen Raum einnehmen, soweit man das durch die makroskopische und später mikroskopische Untersuchung beurteilen kann, mit eingereiht (Gruppe Ia).

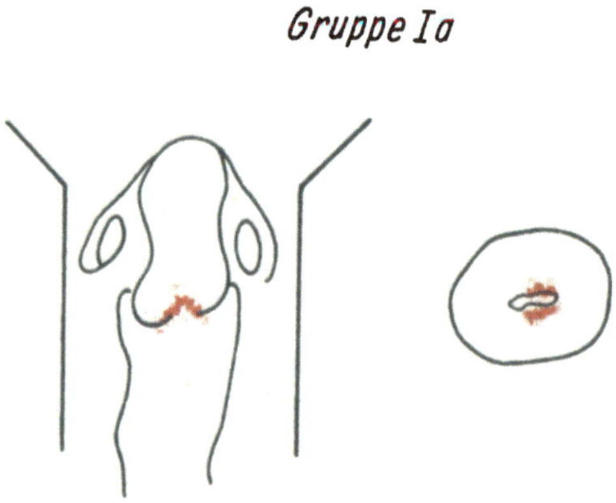

Abb. 5

Als *Gruppe I* sind alle diejenigen Fälle bezeichnet, bei denen das Karzinom auf den Uterus beschränkt und seine Beweglichkeit nicht behindert ist. Wie jedoch die Abteilungen A—D zeigen, besteht dabei eine große Unterschiedlichkeit. Die Gruppen und ihr Schicksal mögen im einzelnen über die prognostischen Aussichten unterrichten.

In der *Gruppe Ia* finden sich nur solche Karzinome, die offenbar eine sehr beschränkte Ausdehnung sowohl der Fläche wie auch der Tiefe nach haben. Im ganzen sind in diese Gruppe gerechnet

43 Fälle, von denen 1954 noch 36 = 83,5% am Leben und karzinomfrei sind.

13 × Wertheimsche Operation, 11 davon sind noch am Leben und karzinomfrei.

1 Todesfall an Apoplexie bald nach der Operation;

1 starb im 5. Jahr an einem Beckenwandrezidiv, ohne daß eine Röntgennachbestrahlung Erfolg haben konnte.

5 × Schautasche Operation, 4 davon sind noch am Leben und karzinomfrei.

1 zeigten nach $2^1/_2$ Jahren karzinomatöse Lymphdrüsen. Die Drüsen wurden, da sie gut abgrenzbar waren, exstirpiert und die Intensivröntgenbestrahlung angeschlossen. Acht Monate später ging die Patientin durch Morphiumvergiftung im Suicid zugrunde.

25 × Radium, davon 9 3fach, die übrigen 2fach. 21 davon sind noch am Leben und karzinomfrei.

1 8 Jahre nach der Behandlung an Spätmetastasen im 74. Lebensjahr, Knochen- und Lebermetastasen;

1 9 Jahre nach der Behandlung an Spätmetastasen trotz nachträglicher Röntgenintensivbestrahlung an Beckenwandrezidiv und Urämie;

1 starb nach $4^3/_4$ Jahren, ohne daß die Ursache nachgewiesen wurde;

1 starb 5 Monate nach der Radiumbehandlung an eingeklemmtem Bruch im 69. Lebensjahr.

Übersieht man noch einmal kritisch dieses erste ganz beginnende Stadium, so kann man sagen, daß von den 7 Todesfällen 5 dem Karzinom zur Last gelegt werden müssen, während der eingeklemmte Bruch und die Apoplexie in diesem Rahmen wohl mit verwertet, aber nicht in einer karzinomfördernden Weise zu beurteilen sind. Man muß wohl aus dieser Anfangsgruppe den Schluß ziehen, daß eben nicht alle Fälle Anfangsfälle waren, daß aber keine Möglichkeit besteht, kleine Aussaaten von Karzinomteilchen schon frühzeitig zu erfassen. Es wären sonst ja die Beckenwandmetastasen und die Rezidive nach Radium und auch einmal nach der Wertheimschen Operation nicht zu verstehen.

Gruppe Ib entsprechend der Skizze. Das Karzinom greift tiefer ein und macht Ulzerationen, jedoch ist — soweit man das palpatorisch beurteilen kann — ein tieferer Einbruch nicht zu erkennen. Der Uterus ist völlig beweglich, die Adnexe sind frei. In diese Gruppe gehören *insgesamt 47 Fälle, am Leben und karzinomfrei sind 25 = 53,2%*, wiederum nach 6-, 8- und 14jähriger Beobachtung.

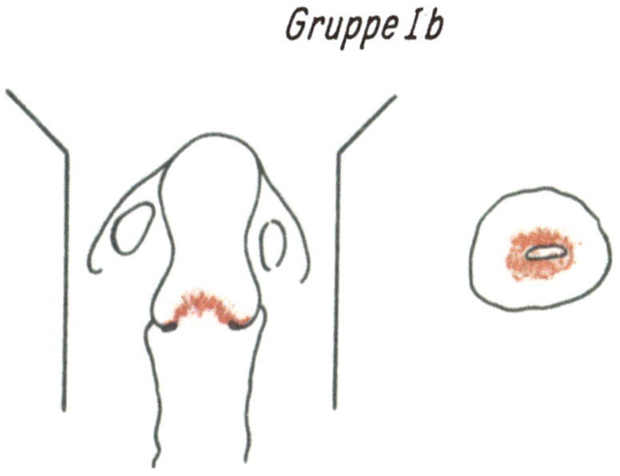

Abb. 6

9 × *Wertheimsche Operation*, davon leben 5.

2 primäre Todesfälle
(1 Lungenembolie in der dritten Woche, 1 Peritonitis);
1 Fall $1^1/_2$ Jahre rezidivfrei, dann verschollen;
1 Fall nach $1^1/_2$ Jahren Beckenwandrezidiv, stirbt nach 2 Jahren.

9 × *Schautasche Operation*, davon leben 5.

1 primärer Todesfall (Kreislaufversagen);
3 Beckenwandrezidive, die auch durch die Intensivröntgenbestrahlung nicht zu halten sind und innerhalb von drei Jahren nach der ersten Behandlung sterben.

28 × *Radium*, davon leben noch 14
davon 13 × 3fach, 15 × 2fach.

1 ist von vornherein progreß, offenbar radiumunempfindlich und stirbt trotz Röntgenintensivbestrahlung innerhalb eines $^3/_4$ Jahres;
1 stirbt nach $2^1/_2$ Jahren an einer Lungenembolie, ohne daß Karzinom durch die Obduktion nachgewiesen werden kann;
1 ist 6 Jahre rezidivfrei, stirbt dann an Drüsenmetastasen trotz Röntgenintensivbestrahlung;
1 ebenfalls mit Röntgenintensivbestrahlung nachbehandelt, Tod nach 9 Jahren. Ursache?
1 stirbt nach 8 Jahren an einem Blasenkarzinom, wobei das Genitale völlig frei ist (offenbar zweites Karzinom);
1 rezidivfrei 4 Jahre, dann entwickelt sich rasch ein Rezidiv, das in den Mastdarm durchbricht und eine Mastdarm-Scheiden-Fistel erzeugt mit baldigem Tod;
6 kommen innerhalb von 2—3 Jahren zum Tode durch ein nicht aufzuhaltendes Beckenwandrezidiv;
1 verschollen;
1 69jährige Frau stirbt nach 3 Monaten, ohne daß die Ursache bekannt wird.

1 × *Röntgen* (allein) noch am Leben.
66jährige Patientin mit Intensivröntgentherapie behandelt, sie bleibt bis jetzt, also 6 Jahre lang gesund.

Gruppe Ic. Die Zeichnungen zeigen, welche Fälle hier eingereiht sind. Sie erreichen zwar nicht ganz den Außenrand des Kollums, sind aber doch erheblich weiter als Gruppe Ib vorgeschritten.

Insgesamt 104 Fälle, davon leben und sind karzinomfrei 46 = 44,2%.

28 × *Wertheimsche Operation*, davon leben 17.

Unter den Gesunden befindet sich auch 1 Fall mit positiven Iliacaldrüsen bei der Operation;

2 Fälle wurden zusätzlich mit Röntgenintensivbestrahlung behandelt;
3 primäre Todesfälle
(1 × Herztod, 1 × Peritonitis, 1 × eitrige Phlegmone und akutes Lungenödem);
6 starben innerhalb von $1^1/_2$ Jahren an Beckenwandrezidiv trotz Röntgenintensivbestrahlung;
1 nach $4^3/_4$ Jahren Karzinomfreiheit Auftreten eines Beckenwandrezidivs und Tod;
1 zwei Jahre gesund, dann Beckenwandrezidiv und Tod;
1 Pat. bekommt ein Scheidenstumpfrezidiv, kann aber durch Radium sechs Jahre rezidivfrei gehalten werden, lebt noch karzinomfrei.

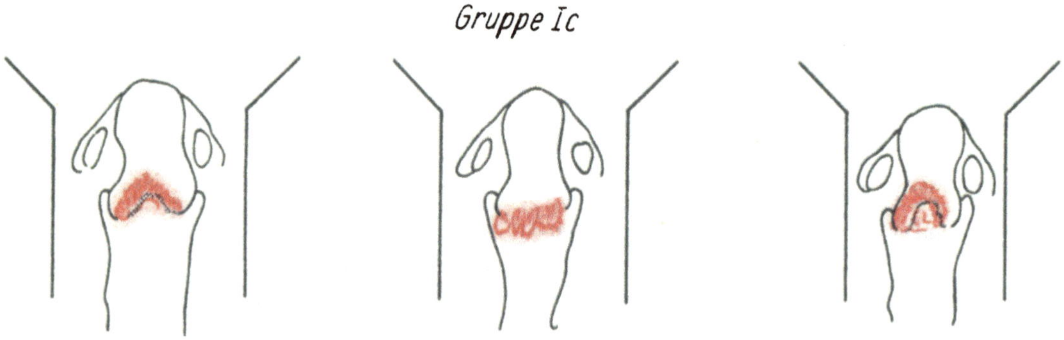

Abb. 7

26 × *Schautasche Operation*, davon leben 9.
2 primäre Todesfälle nach Operation;
2 primäre Todesfälle nach angeschlossener Röntgenintensivbestrahlung, jeweils Sepsis resp. Peritonitis;
1 stirbt nach $3^3/_4$ Jahren im Anschluß an eine Strumaoperation, ist am Genitale aber rezidivfrei;
1 nach drei Jahren Heilung verschollen;
9 sterben innerhalb von $1^1/_2$—2 Jahren an Beckenwandrezidiv trotz zusätzlicher Röntgentiefenbestrahlung;
1 ist drei Jahre rezidivfrei und stirbt dann rasch innerhalb eines halben Jahres trotz Röntgenintensivbestrahlung an Rezidiv;
1 stirbt nach sechs Jahren an einem Beckenwandrezidiv.

50 × *Radium*, davon leben und sind karzinomfrei 20.
3 primäre Todesfälle
(1 × Lungenembolie, 2 × Peritonitis und Sepsis);
1 Tod an Altersschwäche mit 88 Jahren;
1 wahrscheinlich Interkurrenttod nach $4^1/_2$ Jahren Rezidivfreiheit;
1 verschollen nach 3jähriger Rezidivfreiheit;
11 starben innerhalb von $1^1/_2$ bis 2 Jahren an Beckenwandrezidiv bzw. Lokalrezidiv und Urämie;
2 Lungen- bzw. Wirbelmetastasen;
10 drei Jahre rezidivfrei und werden dann als tot gemeldet, ohne feststellen zu können, ob stets ein Karzinom vorgelegen hat;
1 lebt sieben Jahre und bis zuletzt mit einer narbigen karzinomfreien Rektum-Scheiden-Fistel und stirbt dann im 67. Lebensjahr, offenbar karzinomfrei;
1 Beckenwandrezidiv ist nach Radium und zusätzlicher Röntgenbehandlung noch karzinomfrei und gesund.

Gruppe Id. Bei dieser Gruppe handelt es sich um noch im Rahmen der Gruppe I einzureihende Fälle, die aber durchaus am Rande schon nach der Gruppe II hin stehen, da nicht immer mit Sicherheit durch die Palpation festzustellen ist, ob das Parametrium auch wirklich frei ist. Es spielt hierbei das Verhalten des Scheidengewölbes eine wichtige Rolle, indem bei noch erhaltenem Scheidengewölbe mehr das Stadium I, bei abgeflachtem und vielleicht etwas verhärtetem Scheidengewölbe eher das Stadium II anzunehmen ist. Im übrigen zeigen die Skizzen, welche Fälle hier vereinigt sind.

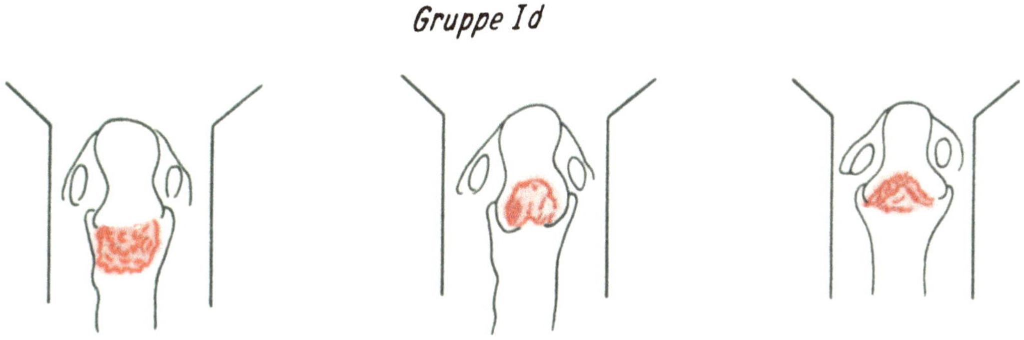

Abb. 8

Insgesamt 96 Fälle, davon leben und sind karzinomfrei 40 $= 41{,}7\%$.

37 × Wertheimsche Operation, davon leben 16.

Unter diesen 1 Fall mit karzinomatösen Drüsen bei der Operation.

2 primäre Todesfälle durch Kreislaufversagen;
1 interkurrent mit nachweislicher Rezidivfreiheit an progresser Lungentuberkulose gestorben;
1 nachweislich rezidivfrei, erleidet Tod durch Luftangriff;
8 Beckenwandrezidiv trotz Röntgennachbestrahlung innerhalb 1 Jahres verstorben;
6 Beckenwandrezidiv trotz Röntgennachbestrahlung innerhalb 2—3 Jahren verstorben;
1 stirbt an Zystopyelitis und Urämie ein halbes Jahr post operationem ohne Rezidiv;
1 sechs Jahre gesund und stirbt innerhalb von drei Monaten trotz intensiver Röntgenbestrahlung an Beckenwandrezidiv infolge Urämie;
1 Interkurrenttod? Wahrscheinlich Beckenwandrezidiv, aber nicht sicher.

1 × lediglich Verschorfung mit Abtragung eines Blumenkohlkarzinoms, danach an Thrombophlebitis und Sepsis verstorben.

19 × Schautasche Operation, davon leben 11.

1 geht im vierten Jahr nach einem geheilten Beckenwandrezidiv durch Gasvergiftung (Suicid) zugrunde;
1 primärer Todesfall an Peritonitis;
1 verschollen;
1 nach $1^1/_4$ Jahr an Lungenentzündung, wahrscheinlich ohne Karzinom;
1 Beckenwandrezidiv trotz Röntgentiefenbestrahlung nach zwei Jahren;
3 erst nach 3—$3^1/_4$ Jahren, ebenfalls an Beckenwandrezidiv.

37 × Radium, davon leben 13.

1 primärer Todesfall an Peritonitis;
3 verschollen nach guten primären Resultaten;

1 bleibt zunächst rezidivfrei, bekommt dann aber ein Mammakarzinom und stirbt nach zwei Jahren an Mammakarzinom;

8 innerhalb von $2^1/_2$ Jahren an Rezidiv und Urämie;

10 desgleichen nach 3—5 Jahren;

1 mit 77 Jahren an Anämie und Darmbluten, offenbar infolge von Radiumspätschaden.

2 × mußte symptomatisch behandelt werden wegen einer Pyometra und einer Kachexie (65jährige Patientin), obgleich der Genitalbefund sich in die Gruppe I noch einfügte;

1 weiterer Fall wegen schwerer stenokardischer Anfälle; Tod nach wenigen Wochen.

Die *Gruppe I* beträgt mit 290 Fällen von der Gesamtzahl (681) = 42,5%. Am Leben und karzinomfrei sind von diesen Fällen insgesamt noch 147 = Heilungsziffer für diese Gruppe 50,7%.

Gruppe IIa. In dieser Gruppe sind alle die Fälle zusammengebracht, bei denen ein mit großer Wahrscheinlichkeit karzinomatöses Infiltrat die Grenze des Uterus überschritten hat

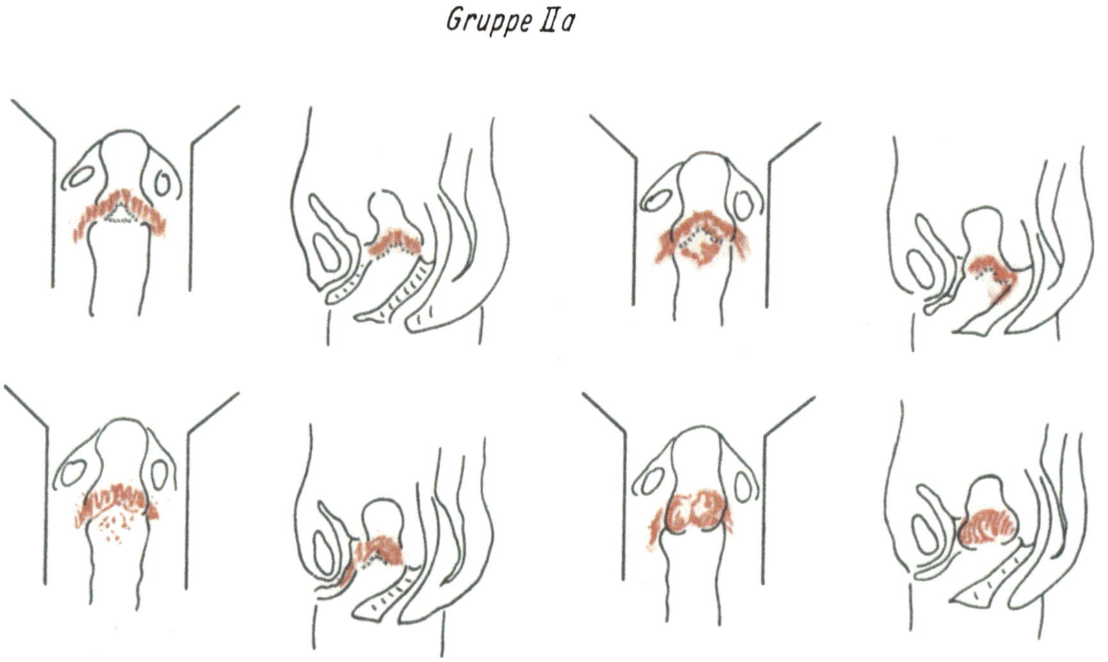

Abb. 9

entweder ins Parametrium allein oder auch in den paravaginalen Scheidenraum vorn oder hinten, also nach der Blase zu oder zum Mastdarm. Alles jedoch noch mit einer bestimmten Begrenzung ohne im größeren Ausmaß die Beckenwand zu erreichen. Es handelt sich hierbei um

insgesamt 143 Fälle, davon leben und sind karzinomfrei nach 6-, 8- und 14jähriger Beobachtung 42 Fälle = 29,3%.

26 × Wertheimsche Operation (10 × mit kombinierter Röntgenintensivbestrahlung), davon leben noch 10.

3 primäre Todesfälle (Pneumonie resp. Herztod);

11 innerhalb von $1^1/_2$ Jahren, meist an Beckenwandrezidiv gestorben, davon 1 Fall, bei dem das Karzinom mit Gravidität kombiniert war;

2 starben nach 3 Jahren an Urämie.

8 × Schautasche Operation, davon leben noch 2.

1 primärer Todesfall;

3 Beckenwandmetastasen, darunter 1 × mit Kreuzbeinkarzinose innerhalb von $1^1/_2$ Jahren Rezidiv und baldiger Tod;

2 nach $3^1/_2$—4 Jahren Urämie und Tod.

84 × Radium, evtl. in Kombination mit Röntgenintensivbestrahlung, davon leben noch 24.

7 das Radium hatte keine primäre Wirkung, es setzt sehr bald eine Progression des Karzinoms und eine starke Eiterung ein, an der die Patienten zugrunde gehen;

2 rezidivfrei beim Bombenangriff, vier Jahre nach der Behandlung zugrunde gegangen;

40 innerhalb von $1^1/_2$ Jahren Urämie;

3 verschollen;

7 nach drei Jahren Rezidivfreiheit, dann Beckenwandrezidiv und Urämie;

1 fünf Jahre rezidivfrei, bekommt ein Beckenwandrezidiv und stirbt trotz Röntgenintensivbestrahlung nach weiteren vier Jahren.

25 × Röntgen (allein), davon leben noch 6.

1 fünf Jahre beobachtet, kein sicheres Karzinom, ist aber dann verschollen;

5 sind bald verschollen, nachdem das Karzinom gut angesprochen hat;

1 starb $1^3/_4$ Monate nach der Röntgenbestrahlung an einer Peritonitis (primärer Tod);

1 primär progresser Fall;

3 vier Jahre rezidivfrei, dann erneutes Beckenwandkarzinom und baldiger Tod;

1 stirbt an progressiver Paralyse $^3/_4$ Jahr nach der Röntgenbehandlung, ist dabei als rezidivfrei festgestellt (Obduktion);

7 nach primär gutem Erfolg Rezidiv (frühestens Tod nach $^3/_4$ bis 2 Jahre).

Gruppe II b. In dieser Gruppe werden alle die Fälle zusammengenommen, bei denen parametrane, paravaginale und pararektale Beteiligung deutlich ist. Sie ist vorgeschrittener als

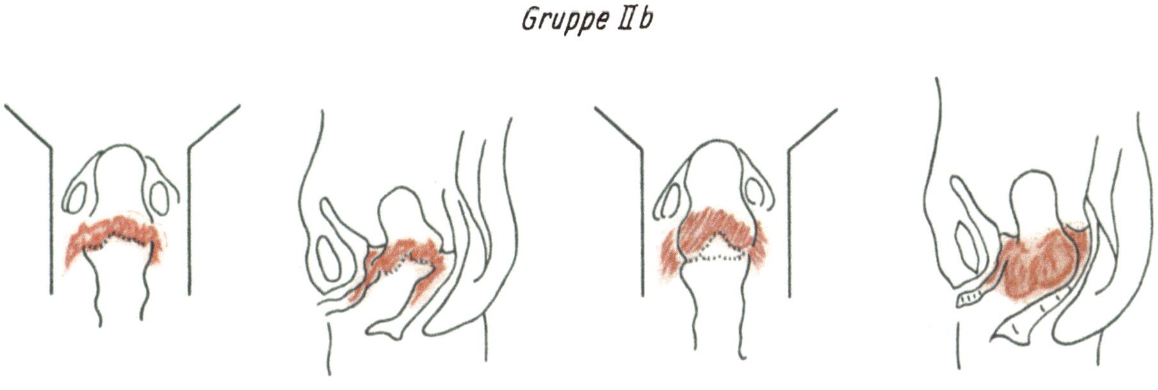

Abb. 10

die Gruppe II a. Die Bilder zeigen was gemeint ist. Viele Gynäkologen werden diese Fälle wohl mehr in die Gruppe III einordnen.

Insgesamt 139 Fälle, davon leben und sind karzinomfrei 25 = 17,9%.

5 × Wertheimsche Operation, nur 1 Fall lebt noch nach 14 Jahren in Kombination mit Radium und Röntgenintensivbestrahlung.

1 primärer Todesfall durch Phlegmone und jauchende Wundhöhlen;

3 Rezidiv nach spätestens 2 Jahren (Urämie).

Keine Schautasche Operation.

78 × *Radium*, zumeist in Kombination mit Intensivröntgenbestrahlung, davon leben noch 14.

44 innerhalb der ersten zwei Jahre Tod;
1 primärer Tod an Apoplexie nach der ersten Einlage;
6 Tod nach eben begonnener Behandlung;
1 Peritonitis nach dritter Radiumeinlage;
6 3—5 Jahre rezidivfrei, dann Beckenwandrezidiv, bald Urämie und Tod;
6 primär progress, Tod innerhalb des ersten Jahres, ohne daß das Karzinom irgendwie beeinflußt wird.

50 × *Röntgenintensivbehandlung* (*ohne jeden Zusatz*), davon leben und sind gesund 10.

6 nach gutem primären Erfolg verschollen;
1 Tod nach sechs Jahren, jedoch ohne zuletzt untersucht zu sein;
17 primär progreß, nur sehr kurzer Erfolg, dann rasch fortschreitend;
15 innerhalb von zwei Jahren Tod;
1 wird nach der Röntgenbestrahlung noch der Wertheimschen Operation unterzogen, stirbt jedoch $1^1/_4$ Jahr danach.

2 × *Wintz-Bestrahlung*

bei einer 66- und einer 80jährigen Patientin, ohne Erfolg.

4 × *symptomatische Behandlung.*

1 Apoplexie am Tage der Einlieferung;
1 schwere Kachexie;
1 zur Röntgenbestrahlung nicht erschienen;
1 Altersschwäche.

Die Gruppe II beträgt 282 Fälle der Gesamtzahl (681) = 41,4%. Am Leben und karzinomfrei sind 67 Fälle nach 6-, 8- und 14jähriger Beobachtung = 23,7%.

Gruppe III: 89 Fälle, davon leben und sind karzinomfrei 3 Fälle = 3,3%.

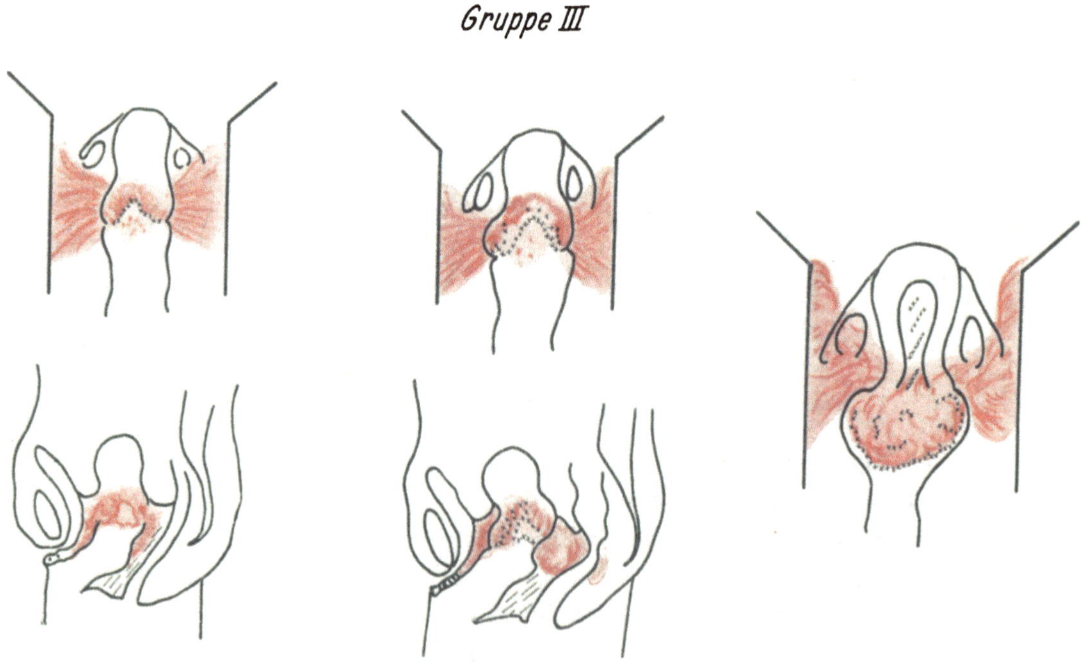

Abb. 11

Hier ist eine Unterteilung nicht mehr nötig, sie neigt sehr zur Gruppe IV hin. Die Infiltrate gehen bis an die Beckenwand, umscheiden häufig den Mastdarm, drängen zur Blase hin, aber Fernmetastasen lassen sich an diesen Fällen noch nicht nachweisen, ebensowenig Fistelbildung. Ein Erfolg ist aber nicht mehr zu erwarten.

3 × gelang es, Rezidivfreiheit für 6 resp. 9 Jahre zu erzielen, so daß die Patienten heute noch leben;

1 × fünf Jahre geheilt, aber im sechsten Jahr findet ein langsamer Verfall und allgemeine Karzinose statt;

1 × wurde der karzinomatöse Uterus, der fast vollständig durch Karzinom ersetzt war, herausgenommen, um einen besseren Angriffspunkt für die Röntgenbestrahlung zu haben. Der Fall ist primär gut verheilt, bekam nach zwei Jahren ein Stumpfrezidiv und war nach weiteren zwei Jahren tot.

Mit Radium allein kann man hier kaum etwas erreichen, alle Fälle sind primär gewesen, die Frauen spätestens nach einem Jahr gestorben. In der Kombination zwischen Radium und Röntgen gelingt es, einen Anfangserfolg zu erzielen, zumeist aber tritt nach einem halben Jahr das Rezidiv auf und schreitet rasch fort. Ca. 30 Fälle sind sowohl bei der Radium- wie der kombinierten Radium- und Röntgenbehandlung von vornherein aussichtslos. Immerhin gelingt es, in 17 Fällen einen primären Erfolg zu erreichen, der 1—2 Jahre anhalten kann. 7 Fälle werden mit der Wintzbestrahlung behandelt, ohne erkennbaren Erfolg. Nur eine von diesen Patientinnen blieb $1^1/_2$ Jahre am Leben. In sechs progressen kachektischen Fällen wurde die rein symptomatische Therapie durchgeführt.

Gruppe IV. Bei dieser Gruppe ist von vorherein, wie die Skizzen zeigen, die stärkste Ausdehnung des Karzinoms im Beckenraum. Man findet, abgesehen von der Kachexie, Fernmetastasen in der Lunge und in den Knochen, unter diesen an der Wirbelsäuel, an den Rippen, am Schädeldach. Die Lymphdrüsen um die Aorta herum bis in die Leberpfortengegend sind meistens stark befallen. Auch die Leber kann lymphogen entstandene Metastasen zeigen. Manchmal ist auch das Peritonaeum karzinomatös infiltriert. Fast in jedem Fall aber findet

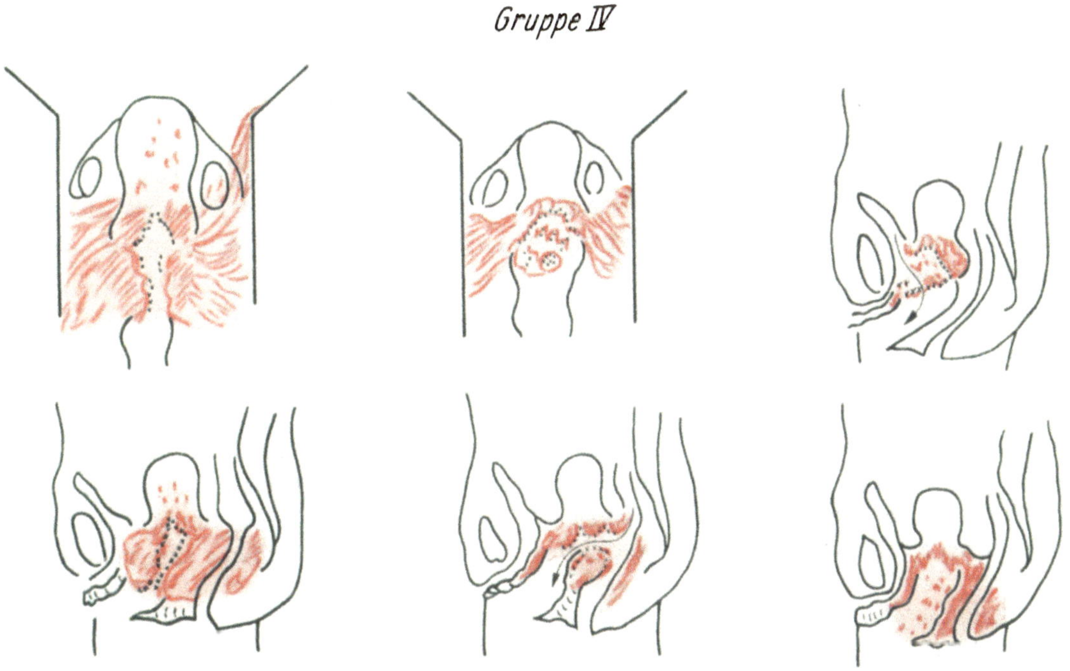

Abb. 12

man eine Drosselung des Ureters, eine Hydro- oder Pyonephrose mit allen Zeichen der Urämie, die zugleich die häufigste Todesursache ist. Außer ihr kommt die Kachexie, die Sepsis und eine plötzlich starke Blutung in Frage. In diese Gruppe haben wir

20 Fälle einreihen müssen.

Sie alle sind innerhalb eines halben Jahres, spätestens eines Jahres gestorben. Sie wurden fast stets nur symptomatisch behandelt. Evtl. kann man große Hormondosen (evtl. Follikelhormon oder besser noch Testoviron in Dosen von 50 mg für das Testoviron bis insgesamt 500—1000 mg) geben. Man findet mancherlei Hilfe dadurch, indem der Allgemeinzustand der Patienten sich hebt und Appetit wiederkehrt. Aber es soll ja hier über diese Behandlung nicht gesprochen werden. Es besteht volle Klarheit, daß diese Fälle durch Intensivtherapie nicht mehr zu retten sind. Über die Behandlung der Inkurablen hat Kirchhoff — Göttingen vor kurzem eine sehr hübsche Arbeit geschrieben („Die Therapiewoche", 5. Jahrgang 1954/55, Heft 1/2, Oktober 1954), wo alle Wege, die zur Verfügung stehen, diskutiert sind.

Geben wir noch einmal eine Übersicht über das gesamte Material, so können wir die Einzelheiten folgendermaßen zusammenstellen:

Gruppe I a—d: 290 Fälle (42,5% des bearbeiteten Krankengutes),
am Leben: 147 = 50,7%;

Gruppe II a + b: 282 Fälle (41,4% des bearbeiteten Krankengutes),
am Leben: 67 = 23,7%;

Gruppe III: 89 Fälle (13,06% des bearbeiteten Krankengutes),
am Leben: 3 = 3,3%;

Gruppe IV: 20 Fälle (2,9% des bearbeiteten Krankengutes),
am Leben: —

Diese Gesamtübersicht könnte als schlechte therapeutische Leistung gedeutet werden. Ich bitte aber noch einmal die Skizzen und die Wertigkeit der einzelnen Fälle zu überprüfen und zu berücksichtigen, daß mit aller Strenge nur die einwandfrei nicht mehr karzinomatösen und noch lebenden Fälle als Erfolg gerechnet wurden (6—14 Jahre Beobachtungszeit in ungünstiger Lebenssituation), unbekümmert um die Todesursache.

Ziehen wir nunmehr den Schluß, um die Grenzen der operativen und strahlentherapeutischen Behandlung des Kollumkarnizoms zu beurteilen, dann ist es wohl klar, daß bei der Aufnahme des Falles (auf diesen Zeitpunkt kommt es ja an) eine von vornherein eindeutige Stellungnahme nicht möglich ist. Wir können selbst bei den einfachsten Fällen nicht garantieren, daß ein sicherer Erfolg eintritt. Das liegt zweifellos daran, daß es schwierig ist, zu beurteilen, wieweit karzinomatöses Zellmaterial schon selbst bei erstem Beginn in die Lymphbahnen eingedrungen ist und eine gewisse Verschleppung erfahren hat. Diese Beurteilung wird um so schwieriger, je größer der Primärtumor sich entwickelt hat. Auch die primäre Lokalisation, sei es der Exophyt oder der Endophyt oder der tiefe Kollumknoten, sie alle bieten keine Anhaltspunkte, die Prognose differenziert zu stellen. Wir haben das histologische Bild befragt, ob die verschiedenen Reifungsstadien des Plattenepithelkarzinoms, ob die drüsige Differenzierungstendenz oder das verhornende Karzinom besondere Unterschiede bieten; das ist nicht maßgebend der Fall, jedenfalls nicht so, daß sie wirklich für die Prognose ins Gewicht fallen. Schließlich haben wir versucht, an den histologischen Schnitten der exstirpierten uteri zu erkennen, ob die Phalanx des vordrängenden Karzinoms sich verschieden verhält.

Wir konnten alle Übergänge feststellen von einem mehr oder weniger geschlossenen Vordrängen mit großen kompakten Feldern oder in Schläuchen oder in kleinen Alveolen mit viel oder wenig Bindegewebe und wieder bei anderen Fällen ein nicht zusammenhängendes Wachstum, sondern eine Aussprengung kleiner Karzinompartien, die wie Patrouillen ins Muskelgewebe vordringen und sehr bald die Gefäßscheide selbst der Arterien anzugreifen vermögen. Darüber, ob es möglich ist, bindegewebszerstörende und nur bindegewebsverdrängende

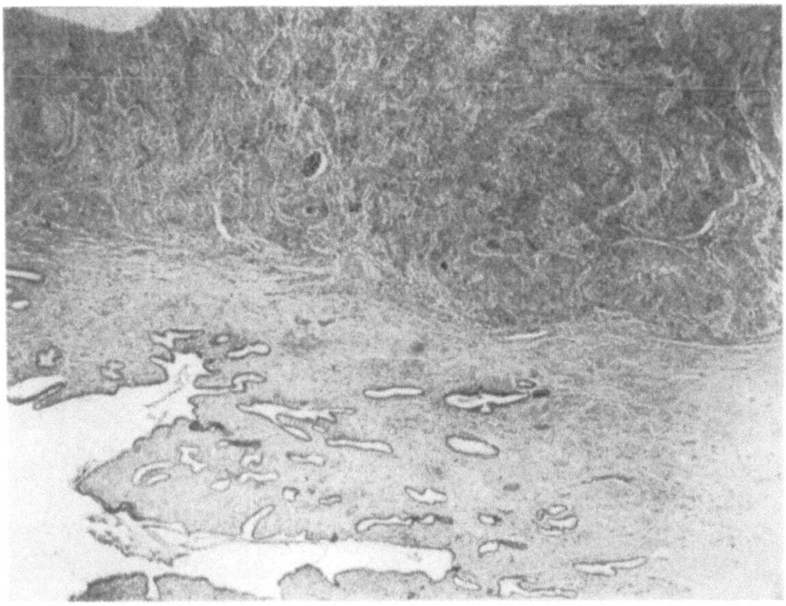

Abb. 13

Karzinomwucherungen zu unterscheiden, wie HUECK es in schönen Untersuchungen klargestellt hat, ist noch nicht genügend Erfahrung gesammelt. Es kommt ja stets darauf an, die am weitest vorgesprengte Karzinom-Zellpartie zu erfassen; diese muß entweder operativ

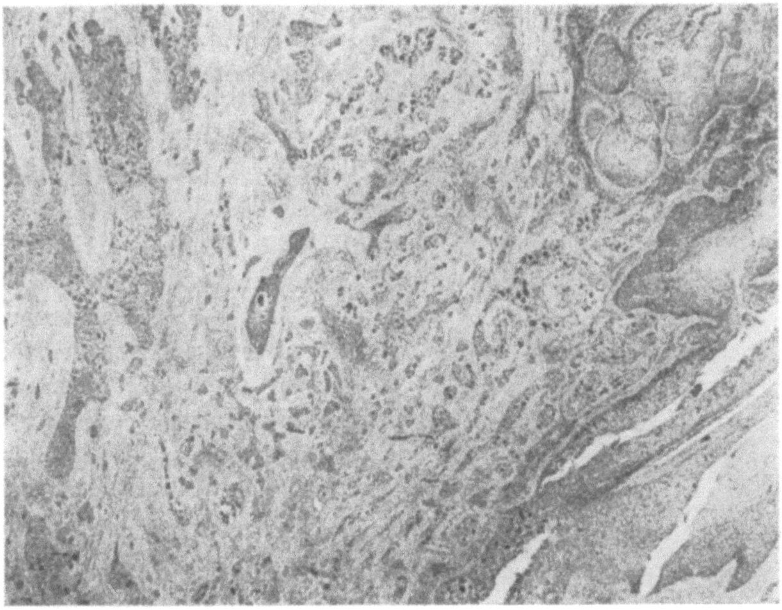

Abb. 14

oder strahlentherapeutisch beseitigt werden, damit auch alles dazwischen liegende Zellmaterial tödlich getroffen wird. Der persönlichen Erfahrung, dem persönlichen Können sowohl in der operativen Technik als auch der strahlentherapeutischen Praxis des einzelnen Arztes ist weitester Spielraum im Erreichen dieser Forderung gelassen. Ich glaube aber, man soll doch Grenzen anerkennen und allzu gewagte Experimente nicht unternehmen, weil sie zu-

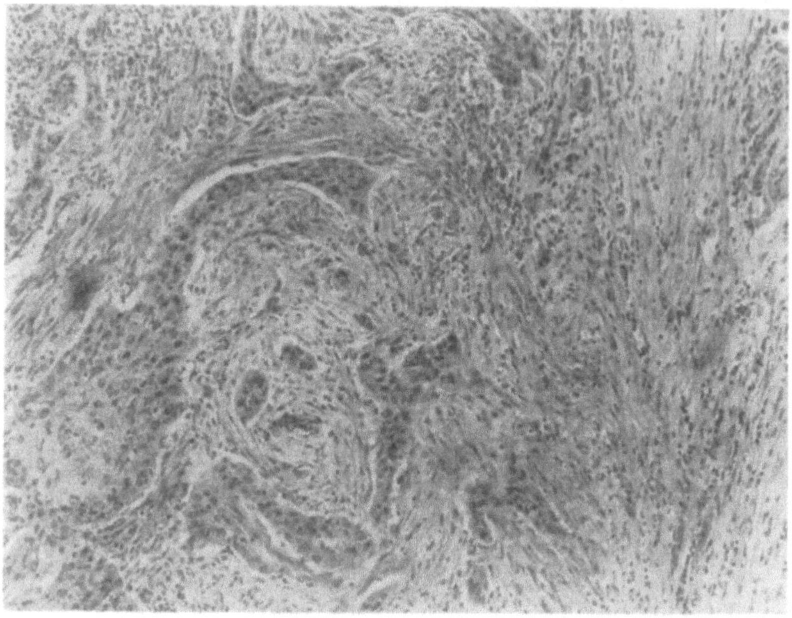

Abb. 15

meist zum Scheitern verurteilt sind. Unsere standardisierten Operationen mit im Einzelfall gut begründeten Ausgriffen über die gewöhnliche Radikalität hinaus, unsere sorgfältig dosierte Radiumbestrahlung, die bestrebt ist, die Strahlenenergie unter Berücksichtigung der Isodosenkurven, d. h. im Rahmen der 3 cm-Zone zur Auswirkung zu bringen, und schließlich auch die das ganze Becken homogen durchstrahlende Röntgentiefentherapie können in gutem Abwägen des einzelnen Falles immerhin befriedigende Resultate erzielen. Es verschieben sich wohl die Grenzen immer ein wenig, aber schließlich ist doch eine letzte Grenze nicht überschreitbar; denn schließlich soll der Patientin ein erträglicher Lebensrest bewahrt bleiben, wenn eine Heilung nicht mehr erzielt werden kann. Für die weitest vorgeschrittenen Fälle ist meiner Meinung nach die intensive Röntgenbestrahlung immer noch die schonendste und aussichtsreichste Methodik. Sie erreicht, wenn man die ganz desolaten Fälle ausschaltet, z. B. im Rahmen der Gruppe IIb (die ja meist zur Gruppe III gerechnet wird), immer in den bearbeiteten Jahren noch 18% Dauerheilung, die sich durch viele Jahre hindurch im ganzen gesehen auf ca. 20—25% halten läßt. Eines ist aber

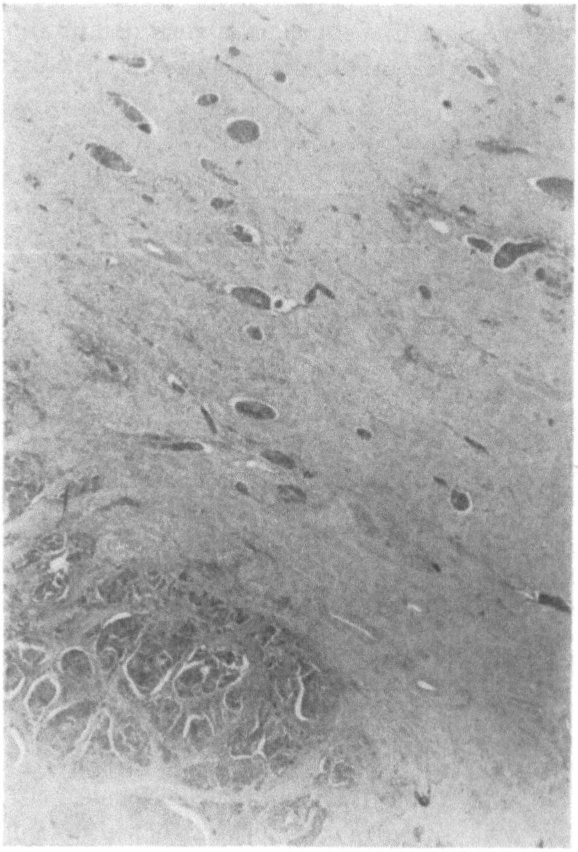

Abb. 16

zu sagen, daß in den letzten Jahren die Heilungschancen entschieden gestiegen sind. Ich habe ja absichtlich schwierige Jahrgänge gewählt (1940, 1946 und 1948). Wir wissen, daß die Heilungsbedingungen heute wesentlich günstiger sind, daß die primäre Operations- und Bestrahlungsmortalität fast verschwunden ist, daß die Ernährungsverhältnisse sich erheblich gebessert haben und daß auf diese Weise mancherlei befriedigende Erfolge zu erzielen sind. Auf der anderen Seite aber ist der wichtigste Gesichtspunkt: So früh als möglich die Fälle in die Behandlung zu bekommen. Wir haben gesehen, daß bei den leichten Graden der Gruppe I a, also den Anfangsfällen, 83,5% Heilung zu erzielen gewesen sind und wahrscheinlich auch darüber, daß aber erst bei Fortschreiten des Karzinoms die schwierigen Situationen kommen. Die Krebsbekämpfungsaktion muß mit allem Nachdruck auf die Früherkennung des Karzinoms das allergrößte Gewicht legen. Deswegen sind ja die Vorsichtsuntersuchungen, die Reihenuntersuchungen in den Betrieben und schließlich die ganze Propaganda eingeschaltet, um auf diesem Wege die frühen Fälle zur Behandlung zu bekommen. Dann wird man auch dem Karzinom mit besseren Waffen gegenübertreten können. Ob neuere Bestrahlungsmethoden (Nah- oder Kleinraumbestrahlung), ultraharte Strahlen im Betatron, oder Radiokobalt resp. Radiogold oder andere Isotopen Fortschritte bringen werden, wird an vielen Stellen gründlichst studiert. Ebenso bleibt das Dauerresultat und die Gesamteinwirkung auf die Patienten bei den ultraradikalen Operationsmethoden abzuwarten.

Indikationsgrenzen der abdominalen und der vaginalen Radikaloperation beim Karzinom des Collum uteri

G. Döderlein, Jena

Auf der Arbeitstagung der „Sektion für Geschwulstkrankheiten" unserer Akademie am 13. und 14. 2. 1953 zu Berlin habe ich als anzustrebendes Nahziel für die Behandlung des Karzinom am Collum uteri eine Dauerheilung von 50% bezeichnet. Als Voraussetzung dafür war gefordert, daß

1. die primäre Mortalität der Radikaloperationen 1% nicht wesentlich überschreiten soll;
2. die Verbesserung der Frühdiagnostik den Abbau der Gruppen III und IV zugunsten der Gruppen I und II erreichen sollte.

Schneller als zu erwarten war, hat die Jenaer Universitäts-Frauenklinik diesen Wunsch realisiert. Von 521 wegen Kollumkarzinom aufgenommenen Kranken der Jahre 1949/50 sind 1955, also nach 5jähriger Beobachtung, 260 rezidivfrei. Das entspricht für diese Jahrgänge einer absoluten Heilung von 50%.

Das folgende Beobachtungsjahr 1951 wird die absolute Heilungsziffer von 50% nicht wieder erreichen. Sie wird bei etwa 43%, übereinstimmend mit den von R. Schröder (Leipzig) bekannt gegebenen Zahlen, liegen. Immerhin ist gegen unsere absolute Heilungsziffer für 1948 mit 36,6% ab 1949 eine erhebliche Verbesserung der Dauerergebnisse beim Kollumkarzinom erreicht. Wir verdanken dies zwei Umständen:

1. Die über 2 Jahrzehnte sich erstreckende Aufklärung und Propaganda für die Frühdiagnostik der gynäkologischen Karzinome haben die Zahl der an die Klinik überwiesenen Gruppen I und II derart vermehrt und die Zahl der Gruppen III und IV derart vermindert, daß die Operationsquote in Jena beim Kollumkarzinom 57% erreicht.
2. Die Bevorzugung der vaginalen Radikaloperation hat bei 793 Radikaloperationen eine Gesamtmortalität von 12 Fällen = 1,5% ergeben. Diese niedrige Verlustziffer muß in einem Zuwachs der absoluten Heilungsziffern zur Geltung kommen.

Wenn wir unter 793 Radikaloperationen wegen Kollumkarzinom 710mal vaginal und 83mal abdominal operiert haben, so liegt es nahe, die Indikationen für die beiden Verfahren gegeneinander abzugrenzen. Die vaginale Radikaloperation hat die niedrigere primäre Mortalität von 0,5 bis 1% gegenüber 2—6% der abdominalen Radikaloperation nach Wertheim. Die vaginale Operation hat weniger Fistelbildungen und eine geringere Belastung der Nierenfunktion zur Folge. Dagegen zeigen die abdominal operierten Fälle, besonders bei den fortgeschrittenen Fällen von Kollumkarzinom der Gruppen II und III, etwa 10% weniger Rezidive, als nach der vaginalen Radikaloperation. Dies dürfte auf die Radikalität der Drüsenentfernung bei der abdominalen Radikaloperation zurückzuführen sein.

Eine Sammelstatistik der Kliniken Halle, Leipzig, Rostock, Jena ergibt bei 51 abdominal operierten Fällen von Kollumkarzinom mit histologisch gesicherten Drüsenmetastasen eine Fünfjahresheilung von 16 Fällen = 30%. Dieses günstige Ergebnis der abdominalen Radikaloperation bei fortgeschrittenen metastasierenden Fällen von Kollumkarzinom stimmt mit Angaben des ausländischen Schrifttums genau überein. Da bei der ausschließlichen Strahlenbehandlung des Kollumkarzinom über die Beteiligung der Lymphdrüsen Feststellungen nicht möglich sind, entfällt ein genereller Vergleich zwischen der relativen Leistungsfähigkeit der

Strahlenbehandlung gegenüber der operativen Behandlung beim Kollumkarzinom. Unter den Operationsmethoden besticht aber die hohe relative Heilungsziffer von 30% bei vorhandenen Drüsenmetastasen, wenn nach WERTHEIM operiert worden ist.

Die Indikation zur abdominalen Radikaloperation nach *Wertheim* gilt bei uns zur Zeit unter folgenden Voraussetzungen:

1. Fortgeschrittene Kollumkarzinome Gruppen II und III bis etwa 60. Lebensjahr;
2. Kollumkarzinom I und Beginn II bei undurchführbarer oder erschwerter vaginaler Radikaloperation;
3. Kollumkarzinom und Schwangerschaft ab Mens V;
4. Kollumkarzinom und großes Myom;
5. Kollumkarzinom und Ovarialtumor;
6. Kollumkarzinom und Adnexentzündung.

Alle anderen Fälle unterziehen wir der vaginalen Radikaloperation mit ihrem viel geringeren Risiko während und nach der Operation, wenn nötig mit abdominaler Entfernung getasteter Größen.

Die vaginale und die abdominale Radikaloperation sind beim Kollumkarzinom keine Konkurrenzverfahren mehr. Sie treten auch zur alleinigen Strahlenbehandlung nicht in Gegensatz. Heute gilt die elektive Behandlung, welche für jeden einzelnen Fall nach Alter der Kranken, Allgemeinzustand und Ausbreitung des Karzinom das optimale Verfahren wählt und Operations- wie Bestrahlungsmethoden sinnvoll kombiniert. Darin liegt der große Anstieg der absoluten Heilungsziffern begründet, der im letzten Jahrzehnt überall zu verzeichnen ist (s. Arch. Gyn. 186, 1955; 408).

Diskussionsbeitrag von H. H. Schmid, Rostock

An der Rostocker Univ-Frauenklinik ist es üblich, auch das sogenannte *Abfallmaterial zu untersuchen*, z. B. der vorderen Muttermundslippe oder den Scheidenteil, wenn bei Vorfalloperationen aus technischen Gründen die Mitentfernung dieser Teile zweckmäßig ist. Dasselbe gilt für die in zunehmender Häufigkeit ausgeführte *Konisation bei Erosion oder Ektropium* des Scheidenteils. Hierbei wird nicht die sich vorstülpende Gebärmutterhalsschleimhaut verschorft, wie es von manchen Ärzten empfohlen wird, sondern es wird der nach außen getretene Teil der Gebärmutterhalsschleimhaut mit dem darunterliegenden Muskel- und Bindegewebe in Form eines flachen Keiles elektrokaustisch ausgeschnitten. Dadurch kann auch dieses Material histologisch untersucht werden. Bei diesen klinisch, kolposkopisch und zytologisch durchaus unverdächtigen Gewebsstücken sind in 1,8% der untersuchten Präparate beginnende Mikrokarzinome gefunden worden! Bei der auf Grund dieses Verfahrens erforderlichen weiteren Behandlung genügt in der Regel Radium 3000 mg eh.

Die „Konisation“ wird von SCHMIDT-ELMENDORFF (Düsseldorf) in jüngster Zeit auf Grund von eigenen Erfahrungen an 700 Fällen bei Ektropium usw. als prophylaktische Maßnahme zur *Verhütung eines Gebärmutterhalskrebses* empfohlen; denn bei derartig operierten Fällen ist ihm bisher kein Kollumkarzinom bei der Nachuntersuchung begegnet, ähnlich wie man bei Jungfrauen (katholischen Nonnen) in vielen Tausenden Fällen so gut wie nie einen Gebärmutterhalskrebs gefunden hat. Auf Grund dieser Mitteilung von SCHMIDT-ELMENDORFF wurde an der Rostocker Klinik die Portioamputation mit Nahtversorgung nach STURMDORF, die bisher hauptsächlich an der Klinik geübt wurde, wesentlich eingeschränkt und durch die Konisation ersetzt. Es wird angeregt, die Untersuchungen von SCHMIDT-ELMENDORFF an größerem Material nachzuprüfen; es scheint hier wirklich eine wichtige Methode der *Krebsverhütung* vorzuliegen.

Ferner wird angeregt, durch eine *Sammelforschung* etwas mehr Klarheit in das bisher noch wenig durchsichtige Gebiet der *seltenen Eierstockgeschwülste* zu bringen, namentlich in bezug auf die Häufigkeit der Malignität. Unabhängig von der Genese der einzelnen Geschwülste wäre es wünschenswert, nach dem Muster des Ovarian tumors register in Amerika, das unter der Leitung von Emil NOVAK, Baltimore, steht, in ganz Deutschland oder wenigstens in der DDR die seltenen Eierstockgeschwülste in einer Zentralstelle zu sammeln, die von der Sektion Geschwulstforschung der Akademie der Wissenschaften zu bestimmen wäre.

Diese Zentralstelle müßte die oft schwierige histologische Diagnose durch fachlich besonders qualifizierte Pathologen und Gynäkologen, die auf dem betreffenden Spezialgebiete größte Erfahrung haben, einwandfrei sichern lassen, müßte regelmäßige Nachuntersuchungen der Operierten oder nach Stellung histologisch sicherer Diagnosen bestrahlten Frauen veranlassen, denn die Mitteilung des primären Erfolges besagt noch gar nichts; nicht einmal die 5-Jahrheilung ist ausschlaggebend, da es bekanntlich bei manchen dieser Geschwülste erst nach 10 und mehr Jahren zu Metastasenbildung und zu sonstigen Zeichen bösartigen Verlaufes kommen kann. Zu den hierher gehörenden Geschwülsten gehören Teratoblastome, Disgerminome, Granulosa- und Thekazelltumoren, Arrhenoblastome und hypernephroide Geschwülste des Eierstocks.

Auch die Frage der Berechtigung, *bei jüngeren Frauen mit einseitiger Krebserkrankung des Eierstocks* bei sicher freier Gebärmutter und freien Adnexen der anderen Seite *erhaltend zu operieren*, d. h. nur die Adnexe der erkrankten Seite mitzunehmen und auch bei histologisch gesicherten Krebsdiagnosen auf die prophylaktische Nachbestrahlung zu verzichten zwecks Erhaltung ungestörter Empfängnis- und Gebärfähigkeit, könnte durch eine *Sammelforschung* besser geklärt werden als durch Einzelmitteilungen. Aus der Rostocker Klinik ist über diese Frage eine Mitteilung von Helga SCHWETAS erschienen, die sich auf 6 ungestörte Schwangerschaften und Geburten nach einseitiger Entfernung des krebsig erkrankten Eierstocks bezieht. Sicher sind noch mehr derartige Fälle operiert, aber nicht im Schrifttum mitgeteilt worden.

Möglichkeiten und Grenzen in der Früherkennung des Kollumkarzinoms[1])

G. Mestwerdt, Halle, jetzt Hamburg

Bei der Eigenschaftenergründung von Geschwülsten widmet man heute mehr denn je, abgehend von allgemeineren Betrachtungen über ihr Wesen, erneut den einzelnen Organkrebsen seine Aufmerksamkeit. Überblickt man beispielsweise die methodischen Möglichkeiten der lokalen Frühdiagnose des Kollumkarzinoms, so sollte nach wie vor an den Anfang der frühdiagnostischen Ermittlungen die ärztliche persönliche Rücksprache mit der Kranken, der Gefährdeten oder Gesunden, d. h. die *Anamnesenerhebung* gestellt werden.

Es hat den Anschein, als ob diese Forderung in den letzteren Jahren in Vergessenheit zu geraten droht. Man glaubte, erkannt zu haben, daß bei dem Kollumkarzinom das Blutungssymptom zwar oft als das Erstsymptom, selten aber als Frühsymptom zu verzeichnen sei.

Es hat sich aber herausgestellt, daß veritable kleinste Karzinome am Collum uteri noch vor ihrer Erkennung durch die üblichen Verfahren der Palpation sowie der Inspektion auch mit höchst verfeinerten Methoden in einem hohen Prozentsatz bereits Blutungsanomalien, wie Kontaktblutungen, Intervallblutungen, Blutungen in der Menopause in ihrer Anamnese zu verzeichnen haben. Sie sind oft allerdings so geringfügig, daß sie durchaus nicht in jedem Falle von ihrer Trägerin bemerkt werden können.

Ein veritabler Krebs, auch wenn er noch so klein ist, wird zur Arrosion von Blutgefäßen an der Oberfläche führen und damit zu einer, wenn auch noch geringfügigen, oft nur zufällig beobachteten Blutung.

Die Frage nach einer tatsächlichen Symptomfreiheit des Kollumkarzinoms hinsichtlich der Blutung dürfte daher nochmals einer strengen Kritik zu unterziehen sein. Man spricht wohl besser nicht von einer symptomlosen Latenzzeit des Kollumkarzinoms, sondern eher von Karzinomen mit bemerkten und unbemerkten Symptomen.

Es wird heute vielfach die Auffassung vertreten, man könne bei auch letzten Endes histologisch nicht eindeutig zu klärendem Befund die klinische Kontrolle der Kranken durch wiederholte Beobachtungen ärztlich verantworten. Gerade im Hinblick auf ein solches Verhalten scheint es mir notwendig, der sorgfältigen anamnestischen Blutungsfahndung bei solchen Kontrollbeobachtungen mit Nachdruck das Wort zu reden.

Die eigentlichen Methoden der Früherkennung lassen sich in zwei Gruppen unterteilen:

Die 1. Gruppe beschränkt sich auf die lokale Frühdiagnose, mit der die Aufdeckung am Ort der Entstehung ermöglicht werden soll.

Die 2. Gruppe umfaßt solche Maßnahmen, die geeignet sind, im Sinne der Vorbeugung das Karzinom aufzuspüren und damit seine Fährte zu suchen.

Unter den modernen frühdiagnostischen Methoden ist die Kolposkopie am längsten bekannt. Sie gestattet die binokulare Betrachtung des Schleimhautterrains am Muttermund zunächst im Bereich des Lupensehens unter optimalen Beleuchtungsverhältnissen. Durch sie wurde zweifellos seit ihrem Bestehen eine sehr treffsichere Differenzierungsmöglichkeit von

[1]) Vortrag, gehalten auf der Jahrestagung der Deutschen Akademie der Wissenschaften zu Berlin auf der Fachkonferenz der Klasse für Medizin.

außerordentlich variablen, noch physiologischen Zustandsbildern des lebenden Gewebes am Muttermund erreicht, die weit über die Aussagefähigkeit des alleinigen makroskopischen Betrachtens hinausgeht.

Die Abgrenzung erfahrungsgemäß als physiologisch zu bezeichnender Schleimhautbilder gegenüber solchen, die vom gewohnten Befund abweichen, stellt zur Zeit eine der wesentlichsten praktischen Aufgaben der Kolposkopie dar, die zunächst nur der klinischen Diagnose makroskopisch noch nicht erkennbarer Karzinome dienen sollte. Selbstverständlich wird bis auf den heutigen Tag versucht, sie für die Ca-Frühdiagnose unmittelbar noch nutzbarer zu gestalten. Sie hat bereits in ihrer ersten Zeit zur Aufdeckung von Schleimhautbildern geführt, deren Zusammenhang mit einem Karzinom am Collum uteri nicht in Abrede gestellt werden kann. Wenn auch solchen kolposkopisch gefundenen Schleimhautveränderungen die Bezeichnung Matrixbezirk des Karzinoms als allzu präjudizierend nicht zugebilligt werden kann, so wohnt diesen doch eine Indikatoreigenschaft inne und damit stellen sie in der Fährtensuche ein nicht zu unterschätzendes klinisches Kriterium dar.

Bei dem *klinischen* Erstzustandsbild des Karzinoms kommt offenbar dem Verhalten des Gefäßnetzes, das sich im Sinne einer adaptiven Hypertrophie gestaltet, eine besondere Bedeutung zu. Es ist klinisch faßbar, besonders durch Ausnutzung hierfür geeigneter Lichteffekte, z. B. nach Anwendung von monochromatischem Licht mit der Natriumdampflampe oder dem Ultraviolettlicht.

Über den Nachweis der Speicherung von fluoreszierenden Substanzen im karzinomatösen Gewebe mit Hilfe des Fluoreszenzkolposkops liegen zur Zeit eindeutige Erfahrungen in ausreichendem Umfange noch nicht vor.

Mit Hilfe der Auflichtmikroskopie wird versucht, Zellbilder des Oberflächenepithels an der Portio im lebenden Gewebe zu gewinnen. Wenn auch das Studium der Kolpomikroskopie mit der Möglichkeit einer 260fachen Vergrößerung zumindest theoretisch aussichtsreich erscheint, so ist zu bedenken, daß diesen Untersuchungen eine praktische Bedeutung zur klinischen Frühdiagnose wegen der technisch schwierigen Versuchanordnung nicht beigemessen werden kann.

Durch die Einführung des Elektronenblitzes in die photographische Technik haben die bereits schon lange bestehenden Versuche der Kolpophotographie einen wesentlichen Impuls erhalten. Man ging in der Bewertung der Kolpophotographie anfänglich sogar so weit, daß man glaubte, bereits aus reihenmäßig angefertigten Kolpophotogrammen bei Gesundenuntersuchungen die Diagnose Karzinom stellen zu können. Hier liegen zweifellos die Dinge doch sehr viel schwieriger, als es beispielsweise zur frühdiagnostischen Erfassung der Lungentuberkulose bei der reihenmäßigen Lungendurchleuchtung der Fall ist, die diesen neuerlichen Bestrebungen als Vorbild gedient haben mag.

Die Diagnose Kollumkarzinom kann weder aus dem Kolpophotogramm noch aus dem zytologischen Labor heraus allein gestellt werden. Zweifellos jedoch hat die Verfeinerung der Kolpophotographie, insbesondere die Herstellung von stereoskopischen und farbigen Aufnahmen, eine so rasche Entwicklung genommen, die es gilt, insbesondere didaktischen Zwecken zur Verbreitung der Methode nutzbar zu machen.

Man sollte heutzutage 2 Kolposkoptypen voneinander unterscheiden: der eine bewährt sich als einfache und leistungsfähige Apparatur im täglichen Gebrauch in der Sprechstunde des Arztes, der gynäkologisch untersucht in obligatorischer Ergänzung der gewohnten Spekulumbetrachtung; der andere Typ dient mit der Möglichkeit von Photoeinrichtungen, mit Vergrößerungsvorrichtungen bereits mikroskopischen Ausmaßes und mit der Verwendung besonderer Lichtwirkungen zunächst ausschließlich der wissenschaftlichen Forschung.

Die Kolposkopie wurde zu Unrecht als Histologie an der Lebenden bezeichnet. Sie ist ein klinischer Suchtest, der erst den Weg zur Histologie weist und auswählt.

In gleichem Sinne wirkt sich die vaginale Zytologie aus, deren allgemeine Verbreitung in den ersten 10 Jahren ihres Bekanntwerdens sich anzubahnen schien. Man glaubte, mit ihr das Problem der Reihenuntersuchung wegen der Einfachheit der Entnahmetechnik gelöst zu haben. Man forderte sogar, daß unabhängig vom Arzt die Abstriche z. B. durch die Hebamme oder die Frauen selbst vorgenommen werden.

Neben manchen Vorteilen ist aber nicht zu verkennen, daß die Anwendung der Zytologie den Arzt der Diagnosenstellung enthebt, soweit er nicht selbst die Methode beherrscht. Damit verliert er eine seiner wichtigsten Aufgaben. Man überläßt die Diagnostik einem Laboratorium, das selbständig oder pathologischen Instituten oder Frauenkliniken angegliedert tätig ist. Die Zahl der notwendigen Abstriche wird unterschiedlich angegeben. Das technische Vorgehen bei der Gewinnung scheint von keiner ausschlaggebenden Bedeutung zu sein. Die Ergebnisse werden mit wachsender Erfahrung übereinstimmender, nachdem noch vor wenigen Jahren nach einem Bericht des nordamerikanischen Gesundheitsdienstes, dem sehr umfangreiche Erfahrungen zugrunde lagen, die einmalige Untersuchung des Vaginalsekretes für Massenuntersuchungen als ungeeignet abgelehnt worden war. Die Ausbeute, gemessen am Aufwand an Geld und Mühe, schien zu gering, da vor allem blutende und im Fortschreiten begriffene Karzinome in einem zu hohen Prozentsatz nicht erfaßt wurden. Während bei dem Aufkommen der vaginalen Zytologie ihre Überlegenheit gegenüber anderen frühdiagnostischen Methoden, wie dies so oft der Fall ist, schon bewiesen zu sein schien, hat inzwischen die Erfahrung gelehrt, daß gegenüber ihren Versagern bei fortschreitenden Karzinomen, bei denen sie ohnehin entbehrlich ist, ihre Treffsicherheit gerade bei der Abfassung noch mikroskopisch kleinster Karzinome hoch ist.

Die optimale diagnostische Leistung liegt zweifellos in der kombinierten Anwendung beider Suchteste, der Kolposkopie sowie der Zytologie.

Da der Nachweis der „malignen Tumorzelle" bisher nicht gelungen ist, so wird auch die vaginale Zytologie höchstens aus dem Bild eines Zellkomplexes gewisse diagnostische Rückschlüsse gestatten; sie nähert sich damit bereits der palliativen histologischen Untersuchung, wie sie beispielsweise aus dem Gewebssubstrat lediglich einer Epithelabschabung gestellt wird.

Von diesen beiden Suchmethoden wird die Kolposkopie obligatorisch und in der Reihenfolge am besten zuerst angewendet.

Auf diese Weise lassen sich etwa 80% der Schleimhautbefunde als physiologisch abklären; sie bedürfen einer weiteren zytologischen Differenzierung zunächst nicht. Somit wird durch die elektiv erfolgende zytologische Auswertung der verbleibenden unklaren kolposkopischen Befunde die Abstrichfrequenz zahlenmäßig so niedrig gehalten, daß die Methode sich praktisch durchführen läßt.

Auch die Zytologie führt als fakultativ zwischengeschalteter Suchtest zur histologischen Untersuchung. Diese stellt nach wie vor das letzte Kriterium in der Diagnosenstellung dar, auf das niemals verzichtet werden darf, da es für jede Art der Dokumentation unerläßlich ist.

Die Kleinheit des Terrains am äußeren Muttermund gestattet eine subtile feingewebliche Betrachtung sozusagen im Mosaikbild.

Die histologische Bewertung erfolgt auch heute noch aus außerordentlich unterschiedlichen Gewebssubstraten. Sie geschieht im allgemeinen aus der gewöhnlichen Probeexzision, von der ein oder zwei histologische Präparate angefertigt werden. Sie wird auch aus oberflächlichen Epithelabschabungen vorgenommen, und sie wird besonders subtil mit Hilfe von Stufen- sogar Serienschnitten durchgeführt aus Gewebsentnahmen, die die gesamten, klinisch als pathologisch erkannten Veränderungen beinhalten. Es ist nicht verwunderlich, daß man aus so verschiedenartig gewonnenem Untersuchungsgut zu einer so unterschiedlichen Bewertung gelangt ist, die in der verwirrenden Fülle der Namensgebung zum Ausdruck kommt.

Man muß bei jeder histologischen Kritik daran festhalten, daß die histo-morphologische Diagnose stets nur ein Zustandsbild vermitteln kann. So einfach die Karzinomdiagnose bei manifesten Tumoren und Ulzerationen im allgemeinen ist, so schwierig gestaltet sich die Ermittlung des Erstzustandsbildes eines Karzinoms, das bereits die Kriterien der Invasion und Destruktion aufweisen muß. Diese sind nach wie vor die Kardinalpunkte der sog. Malignität, die im histologischen Bild allerdings nur morphologisch faßbar wird.

Wir wissen heute, daß der histologische Schnitt für die Beurteilung des komplexen Vorganges der Malignität letzten Endes unzureichend ist. Es ist nicht gesagt, daß ein Karzinom, das sich im histologischen Bild als solches präsentiert, auch biologisch gesehen wirklich ein Krebs ist. Hier liegen zweifelsohne die Grenzen auch der histologischen Frühdiagnostik, die dem Erfahrenen sich aufzeigen.

Bei der histologischen Definition des Erstzustandsbildes vom Kollumkarzinom sollten alle zeitlichen Zusatzzeichnungen vermieden werden, da über sie mit einiger Zuverlässigkeit bisher nur sehr wenig ausgesagt werden kann. Nur soviel scheint gesichert zu sein, daß nämlich das Wachstumstempo eines malignen Tumor nicht von seinem Beginn an endgültig bestimmt ist. Es läuft offenbar nicht gleichmäßig ab, sondern es ist Schwankungen aus vielfach unbekannten Ursachen unterworfen. Die Beobachtung bei Karzinomen größerer Ausdehnung läßt gar nicht selten bei ein und demselben Tumor gelegentlich ein vorübergehendes stationäres Verhalten erkennen, dem eine rapide Weiterentwicklung plötzlich folgen kann. Es ist daher auch durchaus vorstellbar, daß in außerordentlich unterschiedlichen, klinisch überhaupt nicht oder nur selten faßbaren Zeitabläufen in einem Verband epithelialer Zellen sich Wachstumsvorgänge finden können, die zur krebsigen Tumor- oder Ulkusbildung führen; sie können sich also vor der endgültigen Determinierung als „echte“ maligne Geschwülste abgespielt und damit Eigenschaften unter Beweis gestellt haben, die sie zur echten malignen Geschwulstbildung befähigen, ohne daß ihnen die Zeichen der Echtheit dabei schon nachweisbar anhaften.

Die histologische Untersuchung sollte stets am Ende der diagnostischen Erwägungen stehen und nicht im Anschluß an häufig oberflächliche Gewebsentnahmen zwischengeschaltet werden. Hierdurch wird die Diagnosenstellung durch Vergesellschaftung von Entzündungserscheinungen mit regenerativen und reparativen Vorgängen zusätzlich noch erschwert.

Ergänzend zur morphologischen Frühdiagnose werden in letzterer Zeit histochemische Zell- und Gewebsreaktionen zur Sicherung der Beurteilung herangezogen. Neben der Prüfung des Gehaltes an Polysacchariden in karzinomatösem Gewebe werden Fermentreaktionen zum Nachweis des Phosphoamidasegehaltes in den Zellkernen angestellt und solche zum Nachweis von Nukleinsäuren herangezogen. Es hat sich jedoch herausgestellt, daß hiermit kein sicher differenzierendes Kriterium für das Verhalten des Karzinomgewebes bisher gefunden wurde. Das gleiche gilt von den Stoffwechseluntersuchungen und den Gewebezüchtungen.

Trotz aller in dieser Kürze nur summarisch darzustellenden Unsicherheitsfaktoren modifizierter histologisch-morphologischer und histochemischer Untersuchungstechniken fordert der Kliniker mit Recht eine Diagnosenstellung, die es ihm gestattet, sich optimal therapeutisch zu verhalten. Er verlangt die sog. prätherapeutische Diagnose.

Für die histologischen Erstzustandsbilder der Kollumkarzinome, die Mikrokarzinome der Gruppe I, wird eine auf jeden Einzelfall abgestimmte Therapie angestrebt. Diese ist allerdings nur zu verantworten, wenn prätherapeutisch die histo-morphologische Untersuchung nach der Gewebsentnahme unter Zuhilfenahme von Stufen- oder auch Serienschnitten vorgenommen worden ist.

In der Früherkennung nehmen in letzterer Zeit neben den skizzierten Methoden der lokalen Frühdiagnose alle Versuche an Umfang zu, eine Ca-Fährtensuche am Collum uteri zu betreiben durch die Verwirklichung des Gedankens einer vorbeugenden, vor Karzinom schützenden Untersuchung aller sich gesund fühlenden Frauen. Die unterschiedliche Namensgebung für solche Bestrebungen allein beweist bereits, nach welchen verschiedenen Gesichtspunkten man hier vorgeht. Ihnen allen liegt die Vorstellung der sog. Früherfassung zugrunde. Mit dieser allgemein verbreiteten Bezeichnung ist eine unglückliche Namensgebung geschaffen, der sicher ungewollt das Odium des Zwangsmäßigen anhaftet, das nicht aufkommen darf, wenn nicht die Arbeitsgemeinschaft aller Ärzte, die sich mit diesem Problem beschäftigen, empfindlich gestört zu werden droht. Die Krebsbekämpfung ist Angelegenheit jedes einzelnen Arztes, der durch selbständige Mitarbeit immer interessiert bleiben muß.

Die organisatorische Frage hierbei ist lediglich die, wo und in welcher Form die Einschaltung auch des Nichtfacharztes bei der Bekämpfung des Kollumkarzinoms erfolgen soll. Krebsberatungsstellen, die in unmittelbarer Verbindung mit größeren Fachkliniken ihre Daseinsberechtigung für die Bekämpfung des weiblichen Genitalkarzinoms unter Beweis gestellt haben, sollen niemals über die diagnostischen Belange hinaus therapeutische Absichten verfolgen, sondern sie dürfen lediglich als Konsiliarstellen dienen.

In eigenen Untersuchungen wurden bisher zwei verschiedene Wege erprobt, wobei das Prinzip der Freiwilligkeit der Untersuchung unbedingt gewahrt blieb. Der erstbeschrittene Weg führte zur Gründung von Arbeitsgemeinschaften zwischen der praktizierenden Ärzteschaft innerhalb der ländlichen Bevölkerung im Umkreise der Univ.-Frauenklinik *Greifswald*. 7000 Frauen haben sich einer vorbeugenden Karzinomschutzuntersuchung freiwillig während 2 Jahre innerhalb dieser Arbeitsgemeinschaft unterzogen. Das bedeutete allerdings in dieser dezentralisiert durchgeführten Form lediglich 2% der gesamten Bevölkerung. Ein anderer Weg wurde von der Univ.-Frauenklinik *Halle* aus begangen. Er zielte darauf ab, an einem wenig fluktuierend sich verhaltenden, eng abgegrenzten weiblichen Bevölkerungskreis gleichartige Vorsichtsuntersuchungen durchzuführen.

In der Stadt Wernigerode/Harz wurde diese Zusammenarbeit mit der gesamten Ärzteschaft von der Univ.-Frauenklinik Halle als Suchzentrale aufgenommen. Innerhalb von 21 Monaten machten 47%, d. h. nahezu die Hälfte der gesamten weiblichen Bevölkerung der Stadt, in dem besonders karzinomgefährdeten Alter zwischen 24 und 54 Jahren von der Möglichkeit einer kostenlosen Vorsichtsuntersuchung auf freiwilliger Basis Gebrauch. Hierbei wurden unter 5631 Frauen 8 Karzinome der gewöhnlichen Größenordnung und zusätzlich 7 Karzinome noch mikroskopischen Ausmaßes am Collum uteri gefunden (Mikro-Ca am Collum uteri).

Durch die Vorfilterung mit den klinischen Suchtesten (Kolposkopie und Zytologie) konnten 90% der untersuchten Frauen als unverdächtig zunächst eliminiert werden. Bei den verbleibenden 10% der untersuchten Frauen, deren Befund den Verdacht auf das Vorliegen eines Karzinoms erregte, wurde im weiteren Verfolg unterschiedlich vorgegangen. In etwa 1% wurde unmittelbar die Gewebsentnahme zur histologischen endgültigen Diagnose veranlaßt, bei den verbleibenden 9% wurde die nachgehende ärztliche Vorsorge in die Wege geleitet.

Bei der Kardinaleigenschaft der echten Karzinome, nämlich der Malignität, handelt es sich um einen komplexen Vorgang, den weder der Pathohistologe aus seinem Gewebsschnitt, noch der Kliniker allein aus der Beobachtung des klinischen Verlaufes unabhängig voneinander zuverlässig beurteilen kann. Nur beide gemeinsam können den Stufen der Malignität, wie sie heute bei der Genese der Tumoren vermutet werden, nachspüren. Ihr beiderseitiges Bestreben geht dahin, durch nachgehende Beobachtung in der Frühdiagnose mit der *Methode der exspektativen Kritik*, wie man sie nennen könnte, weiterzukommen. Dieses ist zwar ein sehr aufschlußreiches, aber nicht ungefährliches Vorgehen, weil es beiden in Anbetracht der Prognose der Erkrankung eine erhebliche Verantwortung auferlegt.

Entschließt man sich also zu diesem gemeinsamen Vorgehen, zu der sog. nachgehenden Kontrollbeobachtung, so müssen die Voraussetzungen für seine exakte, gewissenhafte Durchführung gegeben sein, wenn man nicht neben verblüffenden Anfangserfolgen in der Frühdiagnostik enttäuschende Versager durch Versäumnis einer der aufgezeigten Methoden in der Reihe frühdiagnostischer Hilfsmittel erleben will. Es empfiehlt sich daher, bei der Ausschöpfung der frühdiagnostischen Möglichkeiten unter Erkennung ihrer Grenzen den Kampf gegen das Kollumkarzinom zielstrebig zunächst nur von gut ausgerüsteten Suchzentralen aus, die Universitäts-Frauenkliniken und großen Fachkliniken angegliedert werden sollten, zu starten. Sie werden ihr besonderes Augenmerk auf die Gründung von kleinen Arbeitsgemeinschaften zwischen ihnen und den praktischen Ärzten zu legen haben.

Entwicklung und Stand der derzeitigen Chemotherapie des Krebses

Walter Lührs, Berlin-Buch

Wenn man die Literatur der Krebsforschung durchsieht, auch im Hinblick auf Versuche einer Chemotherapie, steht man vor einem kaum noch zu überblickenden Schrifttum. Sehr häufig widersprechen sich hier die Angaben bei Fragen einer medikamentösen Behandlung. Die meisten Hypothesen lassen nur noch den Geist der jeweiligen Situation, in dem sich ihre Verfasser befanden, erkennen.

Zunächst möchte ich Ihnen einen kurzen Überblick über die historische Entwicklung einer immerhin seit 4000 Jahren betriebenen und immer wieder versuchten medikamentösen Krebsbehandlung geben.

Beim Verfolg dieser Versuche einer innerlichen Krebsbehandlung kann man feststellen, daß in jeder Zeitepoche beim Krebs die möglichen Mittel angewendet wurden, die dem erkenntnistheoretischen Stand entsprachen. Sie blieben bis heute im wahrsten Sinne des Wortes „Versuche".

Geschichtliches[1])

In den ältesten Schriften über Heilkunde — in den Papyrus Ebers der Ägypter (1500 v. d. Zw.) und dem ältesten indischen Werk Ramajana (2000 v. d. Zw.) — finden sich Hinweise für die örtliche Anwendung von Salben gegen die Krebsgeschwulst, deren Hauptbestandteile Arsen und Essig waren. Das „Unguentum Aegypti(a)cum" wurde praktisch jahrtausendelang immer wieder angewendet.

Die alten Inder, die eine Veränderung der drei Humores Luft, Galle und Schleim als ätiologische Faktoren auch für die Krebskrankheit annahmen, wandten neben der mit Eisen und Steinsalz gemischten Arsensalbe noch zusätzlich einen Cassiadekokt an.

In der Zeit von ca. 1000 bis 500 v. d. Zw. sind keine neuen Angaben über eine medikamentöse Behandlung des Krebses hinzugekommen.

Hippokrates faßte die Geschwulst als ein parasitäres Gebilde auf, das als Fremdkörper zerstört werden muß. Er empfiehlt das „karische Medikament", bestehend aus Kupferspänen, geröstetem Blei, Schwefel, Arsen und Kanthariden. In den Schriften des Hippokrates stoßen wir zum ersten Mal auf die Verwendung von Hefe.

Um 250 v. d. Zw. empfahl Heraklid von Tarent Opium als Medikament.

Von Dioscorid (40 bis 90 n. d. Zw.) wurden erstmalig Vergiftungserscheinungen bei einer zu hohen Arsenverabreichung bei Krebskranken beschrieben.

Interessant ist in dieser Zeit die Angabe des M. Porcius Cato, der ebenfalls wie Plinius Secundus den Kohl und die Feige (ficus) diätetisch gegen die Krebskrankheit verordnet. Aus den Angaben dieser römischen Ärzte ging bereits hervor, daß man in der Therapie des echten Karzinoms sehr pessimistisch sein müßte. Bei Plinius Secundus (23—79 n. d. Zw.) wird zum ersten Mal eine erweiterte innerliche Therapie beschrieben. Es wird Asche von Seekrebsen, Platanensamen mit Honig, Kresse mit Eiweiß, aufgelöste Wolle, Brennessel mit Salz in seiner „Historia naturalis" empfohlen.

Archigenes (54—117 n. d. Zw.) beschrieb als angeblich wirksames Medikament eine Zusammensetzung aus Cera Terebinth., Adeps taurinus, Medulla cervina, Ol. Ros., Adipis anseri, u. a. Bis ins 16. Jahrhundert wurde diese Mischung als „Medikamentum Archigenis" beim Krebs angewendet.

Maßgebend für das nächste Jahrtausend waren die Angaben von Galen (131—203 n. d. Zw.). Er hielt die sog. schwarze Galle für die Ursache des Krebses. Aus diesem Grunde unterwarf er auch den krebskranken Patienten einer innerlichen und äußerlichen Behandlung. Zunächst purgierte er tüchtig mit Aloe, Hiera picra,

---

[1]) Zusammengestellt aus 1, 2, 3, 4, 30, 51.

Rhabarber und Cassia. GALEN legte den größten Wert auf diätetische Maßnahmen, wobei er den Patienten hin und wieder fasten ließ und besonders bemüht war, *psychische Erregungen von demselben fernzuhalten.* Interessant ist in seinem erlaubten Speisezettel nur die Verabreichung von Gemüse, Milch, jungem Ziegenfleisch, Kalbfleisch, Geflügel und Fisch, *bei Vermeidung von Fett.*

LEONIDES von ALEXANDRIEN trat beim Mammakarzinom für eine chirurgische Behandlung ein. Er erweiterte die Entfernung des örtlichen Mammatumors durch die Ausräumung der Axillarlymphknoten. Außerdem benutzte er das „Ferrum candens" sowohl zur Blutstillung, als auch zur Zerstörung des noch etwa verbliebenen, karzinomatösen Restgewebes der Schnittflächen.

Mit dem Untergang des weströmischen Reiches trat auch für die Kunst und Wissenschaft ein Verfall ein, und nur im Ostreich hielten sich Kunst und Wissenschaft auf einer gewissen Höhe. In dieser Zeit, ca. 476 n. d. Zw. weiterreichend bis zum 15. Jahrhundert, findet sich ein allgemein unfruchtbarer medizinischer Zeitabschnitt. Man schöpfte aus den Erkenntnissen der Alten. Für die Krebsbehandlung tauchte ALAUN neu auf, das AETIUS aus AMIDA erstmalig anwandte.

Der Übergang von der klassischen Periode zur Renaissance (7. bis 12. Jahrhundert n. d. Zw.) ließ besonders arabische Ärzte, auch in der Therapie des Krebses, hervortreten. In der Zeit von 900 bis 1100 bestimmten RHAZES, ALBUKASSIM und AVICENNA die Auffassung der Krebsätiologie und seiner Heilweisen. Interessant war, daß bereits RHAZES den Krebs der inneren Organe für unheilbar hielt.

AVICENNA machte die bisher wenig beachtete und als zu gefährlich angesehene innerliche Verabreichung des Arsens beim Krebskranken populär.

Diese innerliche Arsentherapie spielte in allen Zeiten bis zum heutigen Tage eine wichtige Rolle in der medikamentösen Krebstherapie.

Den arabischen Ärzten gebührt obendrein das Verdienst, zuerst den künstlichen weißen Arsenik (arsenige Säure), dessen Sublimationsfähigkeit ihnen bereits bekannt war, in die Therapie eingeführt zu haben.

In den folgenden Jahrhunderten wurde als wesentliches therapeutisches Moment die Arsenbehandlung weiter geübt.

Nach den Arabern kam die Mönchsmedizin, und zur Zeit der Vorrenaissance übernahm zunächst die Schule von SALERNO die Führung in der Medizin in dieser Zeit. Damit begannen Alchimisten und Kurpfuscher, die vielfältigen Geheimmittel gegen den Krebs anzupreisen und zu vertreiben. Die meisten dieser Mittel enthielten aber wohl in Wirklichkeit als wirksame Substanz Arsen, das eben schon bei den griechischen, römischen und arabischen Ärzten Allgemeingut einer innerlichen Krebsbehandlung gewesen war.

In dieses Zeitalter fallen die Gründungen deutscher Universitäten wie Prag (1348), Leipzig (1409), Rostock (1419) usw., womit ein medizinisches Studium und damit auch die Krebskrankheit und ihre Behandlung in Deutschland zum ersten Mal wissenschaftlich erörtert wurde.

THEOPHRASTUS PARACELSUS (1493—1541) wagte die Theorie des GALEN umzustoßen und behauptete, daß die Ursache des Krebses eine Art „natürlicher Arsenik" wäre und gemäß seinem Grundsatz „Similia similibus" mit Arsen behandelt werden müßte.

Die aufkommende, experimentelle, naturwissenschaftliche Betrachtungsweise in der Medizin mit seiner vergleichenden Anatomie ließ als ätiologischen Faktor für den Krebs nirgends die schwarze Galle des GALEN finden. Dagegen fand sich, daß überall die Lymphe durch irgendeinen Vorgang koaguliert und verhärtet sei und nach einem Gärungs- und Säuerungsvorgang zum Krebs führe.

Man suchte die schlechte Lymphe durch eine gute zu ersetzen. Dies gelang nicht. Dafür mußten die Dyskrasie und die Diathese umgestimmt werden, und zu diesem Zweck versuchte man außer dem damals bereits historisch gewordenen Arsen eine große Anzahl von Mitteln anzuwenden.

Zunächst wurden dem Arsen häufig andere Stoffe zugesetzt, so z. B. Salpeter oder Schwefel. Auch Kalomel und das bereits im Altertum bekannte Opium wurden hinzugefügt.

Da zu dieser Zeit Arsen häufig von Kurpfuschern zur innerlichen Behandlung verordnet wurde, traten gehäuft Vergiftungsfälle auf, die manche Ärzte in den Jahren zwischen 1650 bis 1730 vor der Anwendung des Arsens wiederum warnen ließen.

Erst nach der Erfindung einer weniger giftigen Arsentinktur durch FOWLER spielte das Arsen weiterhin die Rolle, die es bis zum heutigen Tage noch hat.

LEFEBURE (1775) verabreichte neben der peroralen Arsenmedikation kräftige Abführmittel in Form von Manna, Rhabarber und Seignettesalz, dazu eine vegetarische Diät.

Interessant war, daß gerade in Frankreich, dem Heimatlande LEFEBURES, grundsätzliche Gegner gegen die Arsentherapie auftraten, dies waren besonders Ambroise PARÉ und Bernard PEYRILHE. Letzterer gewann mit seiner Arbeit den Preis der Akademie von Lyon (1773), die folgende Preisfrage gestellt hatte: „Qu'est-ce que le Cancer?" Das Resultat seiner Forschung gipfelte in dem Ausspruch: „Diese Krankheit ist genauso schwierig zu definieren, als sie auch zu heilen ist."

Interessant war, daß PEYRILHE zum ersten Mal Kohlensäure in statu nascendi auf den oberflächlich gelegenen Krebs einwirken ließ. Auch die bereits bekannte Wirkung der Karotte auf offene Krebsschäden unter

Bildung von CO_2 führte den Autor zur innerlichen Anwendung von Kohlensäure bei Krebskranken. Am bemerkenswertesten ist aber, daß dieser Forscher das Tierexperiment in die Krebsforschung einführte.

Zu eben dieser Zeit tritt gehäuft die Lues auf, die vielfach zum Karzinom in Beziehung gebracht wurde.

Die bei der Lues bekannte günstige Einwirkung der Quecksilberpräparate führte auch zu innerlicher Darreichung des Sublimats beim Krebskranken. LEFEBURE und andere Ärzte seiner Zeit kombinierten Quecksilber mit Arsen.

In England, Frankreich, Deutschland und in Holland wurden diese zwei Substanzen zum Teil wieder als Geheimmittel vertrieben.

Aber bekannte Ärzte wie BOERHAAVE in Holland oder Peter BIERCHEN in Deutschland schrieben die günstige Quecksilberwirkung einer fehlerhaften Diagnose zu und äußerten, daß es sich bei den geheilten Fällen mit größter Wahrscheinlichkeit um syphilitische Affektionen gehandelt haben würde.

Kurze Zeit danach wurde auch das zweitwichtigste Mittel gegen die Syphilis, das Jodkali, bekannt, das angeblich von verschiedensten Seiten mit großem Erfolg bei zahlreichen Krebskranken angewendet worden ist.

Ebenfalls wird in dieser Zeit die innerliche Behandlung des Krebses mit Kupferpräparaten erwähnt. Kombiniert wurde das Kupferpräparat gern mit Eisenderivaten, wie es ZACUTUS LUSITANUS im 16. Jahrhundert erstmalig beschrieb. Mit den fortschreitenden chemischen Erkenntnissen wurden den zusammengesetzten Medikamenten Gold, Bariumchlorid, das bereits schon früher bekannte Alaun, Phosphoröl und Kieselerden hinzugefügt.

Interessant ist, daß diese bereits erwähnten Elemente wie Kupfer, Eisen, Gold, Phosphor in jeder Epoche wieder Auferstehung feiern. Wie wir noch erwähnen werden, wurden diese Elemente in kolloidchemischen Verbindungen beim Krebs angewendet. In der Neuzeit, bei der Herstellung radioaktiver Isotope, werden dieselben Elemente in dieser modernen Variante wiederum bei der Krebskrankheit ausgetestet.

Als Zusatz zu Goldsalzen wurde seiner Zeit ein Extrakt von Calendula (Ringelblume) beigegeben. Diese Pflanze wurde schon im Altertum als sogenanntes krebszerteilendes Mittel beschrieben. Neben dem bereits erwähnten Cassia wurde dem Sedum acre (Mauerpfeffer oder Fetthenne) eine Bedeutung gegen die Krebskrankheit zuerkannt.

Um 1760 hat die von Anton STÖRCK, dem Leibarzt der Kaiserin Maria Theresia, veröffentlichte Anwendung des „Schierlings" als spezifisches Krebsheilmittel großes Aufsehen erregt. Allein durch den Schierlingsextrakt wurden in Wien alle Apotheker reich. Aber objektive Nachprüfungen bis weit in das 19. Jahrhundert hinein ließen die Cicuta wegen negativer Resultate wieder in Vergessenheit geraten. Ebenso erging es den Extrakten, die man aus den „Solaneen" herstellte.

Interessant ist die Anwendung des Colchicum, das erstmalig bei ACTUARIUS, einem Arzt in Byzanz im 13. Jahrhundert, Erwähnung fand, der seiner Zeit Vergiftungssymptome bei Krebskranken nach Einnahme von Colchicum beschrieb. Später wurde dann das Colchicum äußerlich angewendet. Noch 1852 berichtet VELPEUA vor der Medizinischen Akademie zu Paris über eine spezifisch wirksame Salbe, deren Hauptbestandteil das Colchicum war.

Im 17. Jahrhundert wurde auch die durch die Entdeckung Amerikas eingeführte Chinarinde als Krebsmittel angewendet. Die Condurangorinde, erstmalig aus Ecuador nach Europa gebracht, galt bereits bei den Eingeborenen dieses Landes als spezifisches Krebsheilmittel. Nachprüfungen während der Jahrhunderte bis zu KLEMPERER (1911) ergaben keine tumorhemmende Wirkung.

Neuere Zeit

Die bisherigen Behandlungsweisen waren an ihre Zeit und die jeweils herrschenden Auffassungen von der Krebskrankheit gekoppelt. Auf Grund der Verbreitung der mikroskopischen Methoden wurde die Zelle selbst Mittelpunkt neuer Erkenntnisse. Die Auffassung, daß Krebszellen biologisch veränderte Epithelzellen seien, ließ sofort den Wunsch aufkommen, spezifische zellabtötende Mittel zu finden. Die große Hoffnung von Karl THIERSCH (1822—1895), die Krebszellen nicht töten zu müssen, sondern durch bestimmte Mittel zur Änderung ihres biologischen Charakters zu gelangen, hat sich bis zum heutigen Tage noch nicht erfüllt.

Seitdem die subkutane und später die intravenöse Injektion allgemein ärztliche Bedeutung erlangt hatte, begann nach einem gewissen Stillstand wieder eine Flut von Mitteilungen über Heilerfolge beim Krebs durch Mittel, die entweder bereits Rüstzeug der Alten gewesen waren oder durch die aufblühende chemische Industrie versuchsweise angewendet wurden. Es wurden Bleiessig, Argentum nitricum, Essigsäure, Jod und Alkohol injiziert. Auch die parenterale Verabreichung von stark verdünnter Überosmiumsäure, Chromsäure und Zimtsäure konnte keinen spezifischen Effekt auf das Krebswachstum hervorrufen.

Die sich stürmisch entwickelnde Histologie lehrte, daß die Zellkerne in gewissen Beziehungen zu manchen Anilinfarbstoffen stehen, die als Kernfarbstoffe bekannt wurden. Diese Tatsache im Verein mit Erkenntnissen, daß der Zellkern für die Biologie der Krebszelle einen wesentlichen Faktor darstellt, führte zum Versuch der Anwendung dieser Farbstoffe als Chemotherapeutikum.

Interessant ist, daß die Behandlung des Krebses mit Färbemitteln bereits von den alten Persern ausgeübt wurde, indem sie bösartige Geschwülste mit blauer Farbe tätowierten.

Über geraume Zeiten hinweg wurde z. B. Methylviolett angewendet, wobei es bei genügend hoher Dosierung zu einer Verfärbung des gesamten Körpers des Krebskranken kam.

Geeigneter erschien dann das Methylenblau, das in größerer Menge bei peroraler Verabreichung vom Magen und Darm vertragen wurde. Es wurden hierbei Dosen von 2—6 g gegeben. Von anderer Seite wurde das Auramin, aber auch Eosin und Trypanrot empfohlen.

Das Bestreben, den Kern der Krebszelle spezifisch treffen zu wollen, zeigt bis zum heutigen Tage, bis zu der Anwendung von Mitose- bzw. Proliferationsgiften, einen Weg der Chemotherapie auf.

Eine selektive Wirkung auf den Kern der Krebszelle mißlang mit den bisher bekannten und angewandten Mitteln. Der Wunsch, Substanzen zu finden, die, irgendwo dem Organismus einverleibt, gesunde Zellen passieren und sich nur in den Krebszellen ablagern und sie spezifisch schädigen, ist der Tenor, auch noch in unserer Zeit. Derartige Substanzen mit einer selektiven, tumoraffinen Eigenschaft zu finden, sind Ziel auch noch derzeitiger chemotherapeutischer Bestrebungen.

Im Verein mit neuen Erkenntnissen der Kolloidchemie wurden kolloidale Metalle verwendet. Eine derartige Substanz, besonders mit Eigenschaften nukleotroper Affinität, glaubte Wassermann in dem Natrium telluricum und selenicum gefunden zu haben. Leider stellte sich aber später eine Wirkungslosigkeit dieser Verbindungen, auch bei chemischer Bindung an das Eosin usw., heraus. Weitere kolloidale Metallverbindungen, besonders des Kupfers, Kobalts, Silbers, des Goldes usw., ließen ebenfalls keine spezifische, krebsbeeinflussende Wirkung erkennen.

Kolloidschwefel, schwefelsaures Kupferammonium, das Kolloid von Kupferoxydhydrat (Cuprase), Vanadium in Verbindung mit Selen und viele andere Metalle und chemische Verbindungen hielten Nachprüfungen in bezug auf eine eindeutige chemotherapeutische Wirkung nicht stand.

Nachdem die direkte Einwirkung der verschiedenen Metalle auch in kolloidaler Verbindung auf die Krebszellen innerhalb des Organismus nicht nachgewiesen werden konnte, versuchte man, sogenannte tumoraffine Substanzen als Gepäckträger, als Transporteure, oder Vehikel (Bennhold) aufzufinden. Ein geeigneter Stoff schien hierfür zunächst das Cholin, das besonders von R. Werner kurz nach der Jahrhundertwende als zusätzliche medikamentöse Therapie mit der aufkommenden Strahlenbehandlung kombiniert wurde.

Seit Röntgens Entdeckung der ionisierenden Strahlen wurden auch diese zu therapeutischen Zwecken beim Krebs angewendet. Die damit zunächst eindeutig erreichten Erfolge in der spezifischen Krebsbehandlung ließen für die nächsten Jahrzehnte chemotherapeutische Versuche fast in Vergessenheit geraten.

R. Werner blieb in dieser Frühzeit der Röntgentherapie ein einsamer Rufer nach chemotherapeutisch unterstützenden Mitteln.

Neuzeit

1923 entdeckte O. Warburg [49] die Gärung der Tumoren, diejenige biochemische Eigenschaft, durch die sich das Tumorwachstum von einem normalen Wachstum unterscheidet. Zwar spalten alle normal wachsenden Körperzellen bei Abschluß von Sauerstoff Zucker zu Milchsäure, aber in normalen Zellen verschwindet bei Zutritt von Sauerstoff diese Gärung; sie macht einem reinen Oxydationsstoffwechsel Platz, während in den Tumorzellen die Atmung zu klein ist.

Sicher nachgewiesen ist in der Krebszelle eine erniedrigte Leistung des eisenhaltigen Zytochromsystems mit seinen Fermenten der aeroben Oxydation (Zytochrom C, Zytochromoxydase u. a.) und einer damit verbundenen mangelhaften Atmung. Somit bleibt eine erhebliche Gärung übrig, also die aerobe Glykolyse der Tumoren, deren Ursache eine insuffiziente Atmung der Tumorzellen ist.

Seit Warburgs Untersuchungen wurde bekannt, daß bei gärenden Krebszellen Gärungsfermente an das umgebende Blutserum abgegeben werden können. Die Entdeckung und die quantitative Bestimmung dieser Fermente beleuchtet Krebsentstehung und -wachstum. Schon Warburg versuchte den Nachweis dieser Enzyme im Serum Krebskranker diagnostisch auszuwerten. Diese Tatsachen bewogen Hill und Levi [18], auch die Milchsäuredehydrogenase im Serum von Krebskranken, Gesunden und Patienten mit anderen Krankheiten zu untersuchen.

Die Milchsäuredehydrogenase bewirkt die Hydrierung der Brenztraubensäure zu Milchsäure bei Anwesenheit von hydriertem Diphosphopyridinnukleotid.

Dabei wird im optischen Testverfahren die umgesetzte Menge des DPN · H_2 festgestellt.

DPN · H_2 ist von DPN dadurch zu unterscheiden, daß es eine Absorptionsbande im langwelligen UV bei λ 340 mμ aufweist, während DPN diese Wellenlänge nicht merklich absorbiert.

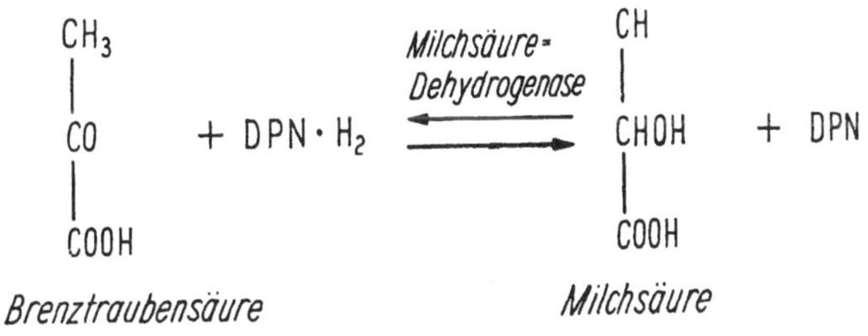

Abb. 1

Zusammen mit Herrn NEGELEIN führten wir folgende Versuchsanordnung durch:

In einem planparallelen Quarztrog von 1 cm Schichtdicke befindet sich eine Lösung von DPN · H_2 und Brenztraubensäure in Phosphatpuffer. Zu 3 ml dieser Lösung werden 0,01 ml des zu untersuchenden Serums gegeben und unmittelbar darauf zur Zeit t = 0 die Lichtdurchlässigkeit für die Hg-Linie 334 mμ gemessen. Dann kommt der Trog mit der Versuchsflüssigkeit 30 Minuten in einen Wasserthermostat von 37,5°. Je nach der Menge an Milchsäurehydrogenase, die im Serum enthalten ist, wird hierbei mehr oder weniger die DPN · H_2-Menge dehydriert. Der Versuchstrog wird dann abgekühlt und die Änderung der Lichtabsorption gemessen.

Es werden also für die verschiedenen Seren die umgesetzten Mengen an DPN · H_2 unter gleichen Bedingungen gemessen, wobei die verbrauchte Menge an DPN · H_2 relativ klein im Vergleich zur Gesamtmenge bleiben soll.

HILL und LEVI fanden nun bei Krebskranken eine vermehrte Dehydrierung von DPN · H_2 gegenüber Seren von Gesunden oder von Menschen mit anderen Erkrankungen (s. Abb. 1).

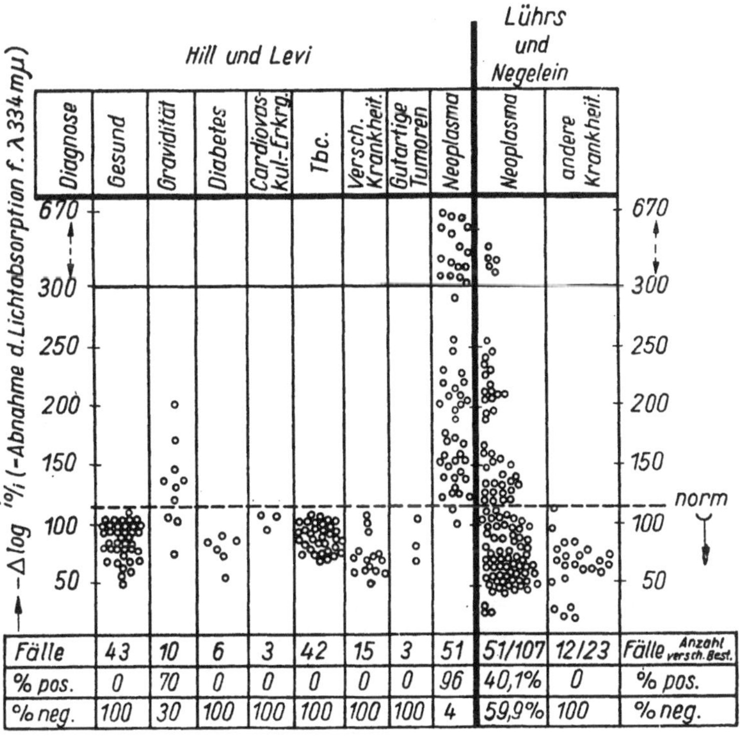

Fälle	43	10	6	3	42	15	3	51	51/107	12/23	Fälle Anzahl versch. Best.
% pos.	0	70	0	0	0	0	0	96	40,1%	0	% pos.
% neg.	100	30	100	100	100	100	100	4	59,9%	100	% neg.

Abb. 2

Unsere bisherigen Untersuchungsergebnisse lassen erkennen, daß nur 40,1% der z. T. wiederholten Bestimmungen bei 51 Kranken mit einer histologisch gesicherten bösartigen Geschwulst positiv waren. 59,9% zeigten dagegen Werte, die noch im Bereich der Norm lagen. Vorläufig können wir zu diesem Test sagen, daß besonders im Hinblick auf die Kontrollgruppen von HILL und LEVI eine positive Reaktion dann erhalten wird, wenn ein Karzinom oder eine Gravidität vorliegt. Die wenigen negativen Fehlresultate bei Krebskranken bei HILL und LEVI möchten wir auf Grund unserer Erfahrung so deuten, daß diese beiden Autoren wahrscheinlich nur Kranke mit weit fortgeschrittenen Karzinomen mit starker Reduktion des Allgemeinzustandes geprüft haben. Diese Krankengruppe war bei uns auch immer positiv. Das Gros der negativen Ergebnisse bei unseren Bestimmungen stellten Patienten mit histologisch gesicherten Bronchialkarzinomen ohne wesentliche Beeinträchtigung des Allgemeinzustandes. — Die Entdeckung WARBURGS innerhalb der abartigen Oxydationsprozesse der

Krebszellen führte zu vielen therapeutischen Versuchen, durch zwei- oder dreiwertige sowie komplexe Eisenverbindungen oder Zytochrom C, selbst die mangelhafte Leistung des Zytochromsystems und der damit darniederliegenden Atmung zu steigern. Alle diese Versuche scheiterten. Eigene Versuche, über eine lange Zeit durchgeführt, waren ebenfalls negativ. Mit Hilfe von radioaktiv markiertem Zytochrom C ließ sich neuerdings zeigen, daß dieses injizierte Ferment vom Organismus als körperfremd behandelt wird, d. h. nicht in die Zellen aufgenommen, sondern abgebaut und ausgeschieden wird. Es kann daher nicht zur Funktion gelangen (Beinert u. Reissmann [6] und Paul [33]). Für berichtete positive Wirkungen einer Zytochrom-C-Behandlung gibt es also keine theoretische Grundlage.

Einen ungewöhnlichen Aufschwung erlebte die Suche nach chemotherapeutischen Substanzen, als seit 1946 in kurzer Folge Urethan, Stickstoff-Lost und andere mitosebeeinflussende Stoffe bekannt wurden.

In dieselbe Zeit fallen die Angaben Huggins [19] u. a., welche die günstige und eindeutige Wirkung von Keimdrüsenhormonen auf bestimmte hormonregulierende Organe und deren bösartige Geschwülste (z. B. Prostata, Mamma) aufzeigen.

Hormone

Durch diese letztgenannte Tatsache eröffnete sich für eine Gruppe von Substanzen eine Behandlungsmöglichkeit, die durch ihre Hormoneigenschaft charakterisiert ist. Wesentlich für die Wirkung ist der Hormoncharakter dieser Substanzen. Es werden nämlich nur *die* Neubildungen beeinflußt, deren Zellen von Organen abstammen, welche hormonalen Steuerungen unterliegen.

So beruht die Therapie mit gegensätzlichen Keimdrüsenhormonen beim Prostatakarzinom in erster Linie auf dieser Hemmwirkung auf Prostatazellen, wie es Huggins [19] aufzeigen konnte. In zweiter Linie kommt eine Bremswirkung auf die Hypophysenfunktion hinzu, die vor allem bei einer höheren Dosierung stärker hervortritt. Vielleicht umfaßt dieser Mechanismus auch einen Einfluß auf die Produktion von somatotropem Hormon (STH). Drittens kommt wahrscheinlich für das weibliche Keimdrüsenhormon und seine synthetischen Ersatzstoffe noch eine direkte, allgemeine, zytostatische Wirkung hinzu, wie das Lettré, Druckrey und Heilmeyer [16] bei Myeloblasten-Leukämien nachweisen konnten.

Die Behandlung des Prostatakarzinoms mit weiblichen Keimdrüsenhormonen gehört zu den eindrucksvollsten zytostatischen Effekten. Es kommt zur Ausschaltung der natürlichen androgenen Hormone der weiblichen Keimdrüsen. Wenn das noch nicht genügt, kann eine doppelseitige Adrenalektomie die vikariierend einspringende Hormonbildung von seiten der Nebennierenrinde beseitigen.

Wesentlich erscheint uns noch der Vorschlag von Loeser [53], die Behandlung durch Zugabe von Thyroxin, das ebenfalls auf die Hypophyse hemmend wirkt, zu verbessern.

Das folgende Bild demonstriert, wie bei einem Prostatakarzinom auf Grund des Verhaltens der sauren Serumphosphatase eine sichere Dosierung möglich ist. Auf Grund der überzeugenden Verlängerung der Überlebenszeiten führen auch wir bei jedem Mann mit Prostatakrebs gleichzeitig eine Kastration sowie eine Röntgenbestrahlung mit 4000 r auf die Vorsteherdrüse durch und beginnen sofort mit der Verabreichung von weiblichen Keimdrüsenhormonen oder ihren synthetischen Ersatzstoffen, die dann über Jahre hindurch gegeben werden müssen.

Diesen Erfolgen steht eine nicht so überzeugende Behandlung des metastasierenden Mammakarzinoms mit männlichen Keimdrüsenhormonen gegenüber. Man sieht in etwa $^1/_5$ der Fälle gute Rückbildungen, in einem weiteren Fünftel Besserung der Skelettmetastasen, die besonders gut ansprechen. In jüngster Zeit haben wir bei nachlassender Wirkung des männlichen Keimdrüsenhormons zusätzlich hohe Dosen von Schilddrüsenextrakten verabreicht, wobei besonders der Rückgang der Schmerzen bei ossalen Metastasen auffällig war. Nach der Klimax (als Faustregel gilt die Zeit nach dem 60. Lebensjahr) kann man besonders bei Weichteilmetastasen Oestrogene benutzen, deren direkt bremsende Wirkung, verbunden mit der Hemmung der Hypophyse, eine zelluläre Einwirkung überwiegt.

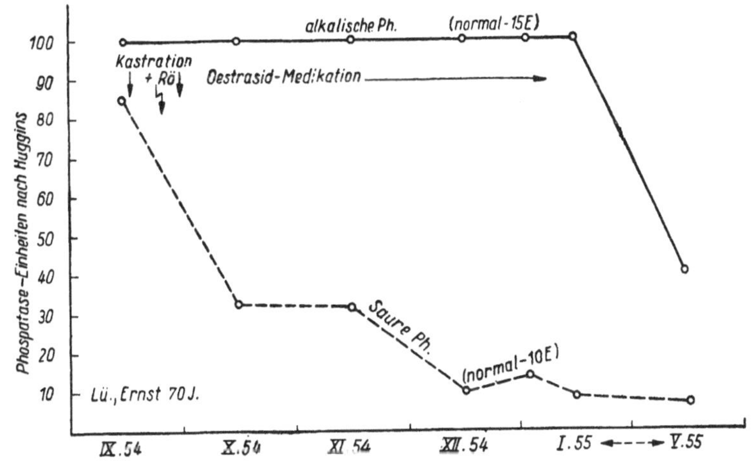

Abb. 3

Es muß aber hervorgehoben werden, daß die Anwendung z. B. männlicher Sexualhormone beim Mammakarzinom nur Metastasen, und da insbesondere die Knochenmetastasen beeinflußt. Der Primärtumor, sofern er inkurabel ist, wird dagegen kaum beeinflußt. Bei der Verabreichung von Androgenen, aber auch von Oestrogenen bei älteren Jahresgruppen, muß den Serum-Kalzium-Werten besondere Aufmerksamkeit geschenkt werden. Wir selbst haben an unserer Klinik bei über 600 Fällen behandelter Mammatumoren unter der normalen Testovironbehandlung 1 Todesfall infolge einer Hyperkalzämie und sekundärer Nierenschädigung erlebt. Der rasche Anstieg der Kalziumwerte hat schwere toxische Erscheinungen zur Folge. Die ersten Zeichen äußern sich in Appetitabnahme, Nausea und einer bald folgenden Benommenheit. Hierbei finden sich dann immer stark erhöhte Kalziumwerte im Serum. Voraussetzung für diese Erhöhung des Serumkalziumspiegels und einer vermehrten Kalziumausscheidung mit dem Stuhl und dem Urin sind osteoklastische Metastasen. Zusätzlich machen wir eine Hypalbuminämie mit verantwortlich für eine sofortige Hyperkalzurie; denn das Albumin schafft die Voraussetzung, einen Teil des Überangebotes an Kalzium-Ionen binden zu können und kann somit den überhohen ionisierten Kalziumanteil im Serum entlasten. Leider gehen solche fortgeschrittenen Krankheitsbilder metastasierender Mammakarzinome ebenfalls mit einer stärkeren Hypalbuminämie einher. Die darauf folgende Hyperkalzurie führt zu irreversiblen Nierenschäden, wobei dann unter dem klinischen Bild einer Urämie der Tod eintritt.

Bei der Auswahl der Hormone muß bei dem Karzinomträger neben der Klärung der hormonalen Ausgangssituation das ganze klinische Bild einbezogen werden. So wird an unserer Klinik bei Intaktheit der weiblichen Gonaden und einer damit verbundenen Hyperfollikulinämie die chirurgische Kastration durchgeführt. Da in einem größeren Prozentsatz bei einem bestehenden Mammakarzinom krebsige Veränderungen in den Ovarien auch bei unserem Krankengut angetroffen wurden, nehmen wir meistens von einer Röntgenkastration Abstand.

Wir sehen weiterhin einen der größten Vorteile der Ovariektomie gegenüber der Röntgenkastration darin, daß die ovarielle Follikelhormonproduktion mit der Operation sofort aufhört. Erfahrungsgemäß verträgt der Organismus einschneidende Veränderungen, wenn sie plötzlich einsetzen, viel schwerer als bei langsamer Gewöhnung. Wir dürfen daher auch annehmen, daß restierende Krebszellen durch den plötzlichen Entzug der im Blut kreisenden Oestrogene mehr geschädigt werden als durch ein allmähliches Nachlassen günstiger Wachstumsbedingungen.

Einige Autoren (Huggins u. a. [19]) sind noch einen Schritt weiter gegangen und haben bei Patientinnen, bei denen eine Ovariektomie und die zusätzliche Gabe von männlichen Hormonen nicht weiter ausreichte, um die bisher erzielte Remission zu verlängern, eine beiderseitige Adrenalektomie durchgeführt. Wir kennen aus den physiologischen Untersuchungen der Nebennierenhormone das vikariierende Einspringen gewisser Nebennierenrindenhormonanteile an Stelle der fehlenden Sexualhormone. In den mitgeteilten Fällen wurde eine weitere Remission des Krankheitsbildes erzielt, was in Deutschland K. H. Bauer bestätigen konnte.

Neben der klinischen Besserung der krebskranken Patienten findet sich nach einer Adrenalektomie — nachdem eine Ovariektomie vorangegangen war — ein völliges Versiegen der normalerweise mit dem Urin ausgeschiedenen Oestrogene. Diese Tatsache beweist wieder, daß die Nebennierenrinde bei einem totalen Ausfall der Ovarien eine sichere Quelle weiblicher Prägungsstoffe für den Organismus sein kann; denn nach einer alleinigen Ovariektomie findet man immer noch genügend oestrogen wirksame Stoffe im Urin, die dann von der Nebennierenrinde herrühren müssen.

Olivercrona und in Deutschland Tönnis führten als terminalen Eingriff die Hypophysektomie bzw. die Elektrokoagulation der Hypophyse durch. Das somatotrope Hormon des HVL beeinflußt wiederum über den direkten Weg der Nebennierenrinde, aber auch bei Ausfall dieses Organs auf noch nicht sicher eruierten Bahnen Wachstumsvorgänge, somit auch die des Krebswachstums. Mit diesem terminalen operativen Eingriff beschreiben die Autoren eine weitere Verlängerung der Überlebenszeit.

Neben den Sexualhormonen spielt noch eine zweite Hormongruppe, die der sogenannten Glukokortikoide der Nebennierenrinde, eine Rolle in der Behandlung der Tumoren, besonders des lymphatischen Systems. Die selektive Wirkung beruht auf der physiologischen Lymphoklasie dieser Stoffe. Diese Glukokortikoide sind körpereigene Zytostatika, die gegen mesenchymale Zellen, besonders aber gegen lymphatische Zellen wirksam sind.

So kann man beim Kleinkind mit verhältnismäßig kleinen Dosen Cortison oder ACTH eine große Thymus in wenigen Tagen zur Einschmelzung bringen. An unserer Klinik machen wir von Cortison und ACTH bei manchen Lymphadenosen, Lymphosarkomen und Lymphogranulomatosen Gebrauch, besonders dann, wenn eine vitale Indikation vorliegt, z. B. bei einer Lymphogranulomatose, bei der endobronchial eingebrochen proliferierendes Gewebe die Atmung behindert. Hier haben wir selber gute Erfolge gesehen. Ein Vorteil dieser Rindenhormone liegt darin begründet, daß sie das Knochenmark nicht schädigen oder hemmen. Die zytostatische Wirkung ist hier also ausgesprochen selektiv auf das lymphatische System gerichtet.

In die Gruppe der Hormone wird nicht ganz zu Recht das *Cholin* eingereiht, das, wie wir schon erwähnt haben, kurz nach der Jahrhundertwende von Werner, aber auch in jüngerer Zeit von Becker [5] und Fecht [11] in die Behandlung der Tumoren zusätzlich aufgenommen wurde. Die Wirkung dieser Substanz ist von Lettré [23] experimentell untersucht worden, wobei sich eine Wirkung auf die Permeabilität der Kernmembranen erkennen ließ.

Steigerung von Abwehrkräften, welche das maligne Wachstum beeinflussen

Über den Abwehrmechanismus gegen die Krebskrankheit sind unsere Kenntnisse noch sehr dürftig. Aus klinischer Erfahrung wird von spontanen Rückbildungen histologisch gesicherter Krebse berichtet (250 Fälle nach Pirwitz [35]).

Man kennt Karzinome, die innerhalb weniger Wochen foudroyant verlaufen und Krebse von etwa dem gleichen Bau, die wiederum viele Jahre brauchen, um den schicksalsmäßigen Ablauf beim Kranken zu vollenden.

Die bisherige Annahme weiterhin, daß z. B. Zellen des retikuloendothelialen Systems das Karzinomwachstum aufhalten können, ist nicht sicher bewiesen worden, und chemotherapeutische Versuche in dieser Richtung, vom Milzextrakt angefangen über das Bogomolecz-Serum bis zur monotopisch-lokalisierten Frischzellentherapie, also kurz gesagt, die immer etwas mystifizierten Antikrebsfunktionen von Milz- und anderen Organextrakten anzuwenden, haben sich bei der exakten Nachprüfung als alleiniges Karzinostatikum nicht sicher erhärten lassen.

Die jahrhundertelange klinische Erfahrung und neuere experimentelle Erkenntnisse mit intravenöser Tumorimplantation ließen erkennen (GRAFFI [13], DRUCKREY [9]), daß es auch Eigenschaften von seiten des Organismus gibt, die ein Angehen dieser Metastasen beeinflussen können. Es sind also sicher nicht nur die Stufen der Malignität, die der Krebszelle selber innewohnen (RÖSSLE [39]), die einen alleinigen Entscheid über das Wachstum der Geschwulst bzw. eine metastatische Absiedlung bewirken. Selbst eine radikale Operation — wie Herr GUMMEL bereits ausführte — läßt eine große Anzahl von Krebszellen im Organismus zurück. Die Untersuchungen ergaben, daß z. B. in regionalen Lymphdrüsen trotz fehlender makroskopisch eingehender Veränderungen auch bei inneren Organen sehr viel häufiger Krebszellennester vorkommen, als man bisher annahm. Ich erinnere nur an die vorher erwähnte Metastasierung des Mammakarzinoms in die Ovarien, die von manchen Autoren bei systematischer Untersuchung bis zu 30% angegeben werden.

An unserer Klinik fanden LANGHOF, WILDNER und PFEIFER [22] bei einer Gruppe von 61 Patientinnen mit histologisch gesichertem Mammakarzinom bei genauer klinischer Untersuchung einen Befall von Axillarlymphknoten in 55% der Fälle. Die genaue histologische Nachuntersuchung der unter der Operation exstirpierten Lymphknoten der Axilla ließ in Stufenschnitten aber in 74% der Fälle bereits metastatische Absiedlungen nachweisen.

Bei der operativen Entfernung des Tumors liegen also oft noch nicht erkennbare Metastasen vor, oder es werden trotz aller vorsichtigen Kautelen bei der Operation Tumorzellen ausgeschwemmt. Lange Zeit können diese Zellen in einem sogenannten latenten Stadium liegenbleiben. Somit erscheint es nicht verwunderlich, daß wir auf Grund eigener klinischer Erfahrung z. T. bis 40 Jahre später krebsige Wucherungen in Lymphknoten entdecken, die in ihrem histologischen Bau dasselbe Bild zeigen wie der z. B. vor 40 Jahren entfernte primäre Tumor.

Nach dem heutigen Stand der Forschung beruht die krebsige Entartung von Körperzellen auf der irreversiblen Veränderung vitaler Bestandteile der Zelle, die nicht ersetzbar sind, sondern nur aus Elementen gleicher Art durch Duplikation gebildet werden können. Nach den Untersuchungen von GRAFFI [13] u. a. handelt es sich dabei um die im Zytoplasma liegenden Mitochondrien.

Wie ausgeführt, ist diese krebsige Veränderung einer Zelle kein „Eintreffer-Effekt". Man muß die Summation einer Vielzahl von Treffern annehmen. Gerade diese Erkenntnis zeigt, daß eine Rückmutation bei diesem Mehrtreffereignis unwahrscheinlicher ist, als es z. B. beim Eintreffer-Effekt möglich wäre. Die einmal entartete Krebszelle behält ihre Andersartigkeit bei und überträgt sie über beliebige Zellgenerationen. Somit liegt eine körperfremde Zellart vor [9]. Sie unterliegt auch später als wachsende Metastase nur in wahrscheinlich sehr geringem Ausmaß den Wachstumsregulationen des Organismus. Bis zu einem gewissen Grade sind die Karzinome der Sexualsphäre eine Ausnahme. Das Karzinom vermehrt sich schrankenlos als selbständige Population von Zellen. Hiermit ähneln sie exogenen Parasiten. Hierbei findet sich sogar ein gewisser Vergleich zu den Infektionskrankheiten. Damit sind auch die Prinzipien einer zytostatischen Vernichtung der Krebszellen gegeben oder zumindest in einer zytostatischen Hemmung ihrer Vermehrung, auf die noch bei der Besprechung der Zytostatika näher einzugehen ist.

Die Krebszelle — innerhalb des Organismus als eine Zelle sui generis — bewirkt natürlich reaktive Veränderungen auf ihre Umgebung, und diese Umgebung versucht mit einem reaktiven, peritumoralen, bindegewebigen Entzündungssyndrom eine Abwehr zu leisten. Inwieweit es ein Vorgang in Richtung einer allergisch-hyperergischen Entzündung ist, können selbst Folgeerscheinungen im Serum im Sinne einer Antigen-Antikörper-Reaktion nach neuesten Untersuchungen von E. WEILER [52] aus dem Institut von Butenandt nicht aussagen.

Inwieweit es gelingen wird, eine Depolymerisation von Mesenchymsubstanzen, die sicherlich beim infiltrierenden Wachstum des Karzinoms stattfindet, aufzuhalten, wird die Zukunft zeigen. Gerade in dieser Hinsicht zeigen erste tierexperimentelle Untersuchungen auch aus unserer Klinik gewisse Anhaltspunkte, daß man mit einzelnen Bestandteilen dieser komplexen hochmolekularen Mesenchymsubstanzen, zu denen die Mukopolysaccharide gehören, eine gewisse Beeinflussung des Tumorwachstums und vielleicht auch des Angehens von Metastasen erreichen kann.

Innerhalb der mesenchymalen Substanzen spielen die Mukopolysaccharide (MPS) eine hervorragende Rolle. Sie besitzen ein hohes Molekulargewicht, sie sind Polymere, die aus Glukosamin oder Galaktosamin, Glukuronsäure, Azetaten und veresterten Sulfaten zusammengesetzt sind. Zur Zeit kennt man die Hyaluronsäure und einige Derivate der Chondroitinschwefelsäure. Bei dieser Chondroitinschwefelsäure unterscheidet man die eigentliche Chondroitinschwefelsäure A, die in größeren Mengen im Knorpel nachgewiesen werden kann, von der Chondroitinschwefelsäure B, die besonders in der Haut und anderen bindegewebigen Substanzen gefunden wird. Unterscheidbar sind beide Säuren auf Grund der unterschiedlichen Ansprechbarkeit auf die Hyaluronidase. Gegenüber dem seit langer Zeit bekannten Heparin isolierten in jüngster Zeit Marbot u. Winterstein [28] ein beta-Heparin, isoliert aus der Lunge auf Grund unterschiedlicher Reaktionsmechanismen mit Antikoagulantien. Die Autoren unterschieden noch eine fünfte Art von MPS, die sie Chondroitin C benannten (Meyer u. Rapport [29]).

Innerhalb dieser vielleicht für ihre Gewebe spezifischen Mukopolysaccharide findet sich als Grundsubstanz immer *Glukosamin*.

Diese Substanz ist erst in jüngster Zeit eingehender erforscht worden. Quastel und seine Mitarbeiter beschrieben eine Phosphorylierung von d-Glukosamin durch Adenosintriphosphat bei Anwesenheit von Hexokinase im Muskelgewebe. Diese stoffwechselmäßigen Umsetzungen führten Quastel und Cantero [36] dazu, d-Glukosamin obendrein beim Sarkom 37 der weißen Maus als Chemotherapeuticum auszutesten. Hierbei fand sich eine tumorhemmende Wirkung dieser Substanz. Bei der Nachprüfung dieser Angabe fand Lettré [23] im Mäuse Aszites-Tumortest keinen Unterschied bei den behandelten Tieren in der Geschwindigkeit des Tumorwachstums und in der Überlebenszeit gegenüber den Kontrolltieren. Im gleichen Testverfahren ergab sich beim Mäusesarkom 37 gegenüber den Kontrolltieren kein Unterschied in der Tumorgröße, dem histologischen Bild der Tumoren und in der Überlebenszeit der Tiere. Auch wurde keine Normalisierung der Aktivität der Leberkatalase beobachtet, wie sie von Quastel und Cantero beschrieben worden war.

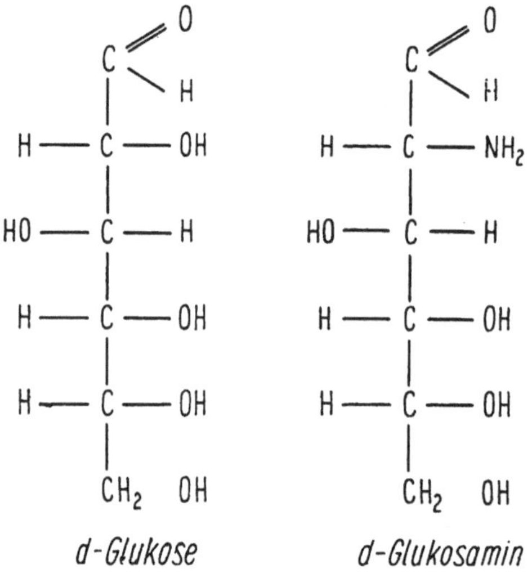

Abb. 4

Um diese Angaben, die immerhin unterschiedliche Ergebnisse zeitigten, exakter nachprüfen zu können, wurden von Rubin, Springer und Hogue [40] d-Glukosamin allein und in Verbindung mit anderen Substanzen in der Gewebekultur an Schnitten des Mäusesarkoms 37 nachgeprüft. Hierbei fand sich bei der Zugabe von d-Glukosamin allein und in Verbindung mit d-Glukose keine wachstumshemmende Wirkung. Bei Zugabe von Ammoniumchlorid oder anderen Verbindungen, die abspaltbare HCL-Ionen trugen, wurde eine wachstumsbeeinflussende Wirkung den Chlorionen zugeschrieben.

Auch unsere Klinik beschäftigte sich seit längerer Zeit mit den objektiv faßbaren Substanzen des Mesenchyms. Auf Grund dieser Tatsachen wurde das Glukosamin (hergestellt in unserer Abteilung für chemische Krebsforschung — H. Bothe) am Jensen-Sarkom der weißen

Ratte ausgetestet. In unseren Tierversuchen ergaben sich gegenüber Kontrollgruppen keine signifikanten Unterschiede in Überlebenszeit, Tumorgröße und Gewichtsveränderungen der Tiere während der Versuchszeit.

Gleiche Resultate wie beim Jensen-Sarkom wurden beim Walker-Karzinom der Ratte unter gleichen Versuchsbedingungen erzielt. Etwas deutlichere Unterschiede zeigten sich dagegen bei einer Versuchsanordnung, als die Behandlung des peroral verabreichten Glukosamin in Verbindung mit einem parenteral gegebenen Magnesiumsalz der Askorbinsäure beim Jensen-Sarkom der weißen Ratte kombiniert wurde (s. folgende Abb.).

Diese Tatsache zeigt, daß Glukosamin nicht allein als tumorhemmende Substanz aufgefaßt werden kann. Glukosamin als Bestandteil im Komplex einer mesenchymalen Abwehr wird in Verbindung mit anderen wesentlichen Faktoren des intermediären Stoffwechsels — unbekannt ist es noch, ob anorganische Ionen oder organische Moleküle wichtig sind — auch in der Beeinflussung des Wachstums einer bösartigen Geschwulst eine gewisse Bedeutung erlangen. Größere Erfolge können diese mesenchymalen Mechanismen evtl. bei einer Chemoradiotherapie erzielen.

In den letzten Jahren hat man herausgefunden, daß von bestimmten Bazillen gewisse Substanzen gebildet werden. Wiederum wurden Polysaccharide erkannt. Diese Substanzen, die man z. B. aus dem Bazillus prodigiosus und von Trypanosoma cruci gewonnen hat, zeigten eine Krebshemmung im Tierversuch. Leider sind diese Bakterienstoffe wegen ihrer Giftigkeit für die menschliche Therapie vorerst noch ungeeignet und bedürfen noch weiterer Untersuchungen und Austestung. Auch hier sind die neuesten Forschungen in vollem Fluß (Arbeitskreis um M. J. SHEAR).

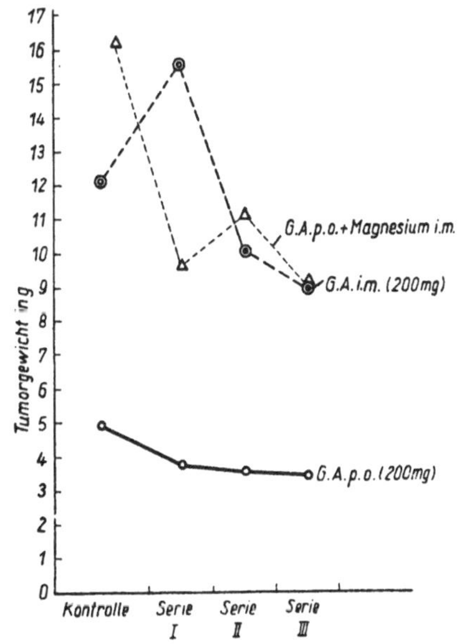

Abb. 5

Es ist interessant, daß man auf Grund theoretischer Erwägungen und experimenteller Teste — einmal vom Mesenchym und andererseits von bestimmten Bakterienaufarbeitungen ausgehend — zum gleichen wirksamen Prinzip kam, nämlich zu den Polysacchariden.

Antibiotika

Wir wissen, daß auch ein bösartiger Tumor auf jeden Fall genügend mit Blut versorgt sein muß. Die z. T. sehr großen soliden Tumoren, die en bloc reseziert werden, zeigen häufig in ihren zentralen medialen Anteilen eine schlechte Durchblutung. Diese zentralen Partien sind gewöhnlich nekrotisch und deshalb vom Blutwege her nur schwer oder gar nicht mehr erreichbar. Untersuchungen an solchen Tumoren zeigten, daß im Mineralgehalt dieser zentralen Anteile vermehrt Kalziumionen vorhanden sind. Diese Kalziumkonzentration kann als Ausdruck regressiver Bemühungen des Organismus aufgefaßt werden. Das ähnliche Bild findet sich bei der Entzündung, bei der Tuberkulose, der Lues und ähnlichen Krankheiten. Die peripheren Anteile dagegen lassen beim Tumor vermehrt Kaliumionen nachweisen, dasselbe Bild, wie wir es in der Peripherie eines entzündlichen proliferierenden Gewebes erkennen können [25, 26].

Gerade diese Tatsache läßt uns vermuten, daß wir selbst im Falle des Besitzes von höchst wirksamen Substanzen den ganzen Tumor *nie* erreichen könnten. Selbst eine höchstmögliche Dosierung würde in solch einem Falle keine Heilung mehr erzielen können [9].

Wir erwähnten, daß im Tierexperiment gewisse bakterielle Polysaccharide, die man z. B. aus dem Bacillus prodigiosus (Seratia marcescens) gewinnen kann, die Blutversorgung und die Vaskularisation beim Tumor beeinflussen, aber Antibiotika, wie Penicillin, Streptomyzin, Aureomyzin, Terramyzin und Chloromyzetin, keine hemmende Wirkung auf das Tumorwachstum zeigen. In Versuchen am Jensen-Sarkom der Ratte konnten wir prüfen (GUMMEL und LÜHRS [15]), daß diese gebräuchlichsten Antibiotika eine Wachstumssteigerung der Tumoren gegenüber Kontrolltieren hervorriefen. Diese Versuche lassen sich so klären, daß eine körpereigene Abwehrreaktion in Form einer perifokalen Entzündung durch verabreichte Antibiotika behindert wird. Da diese Auseinandersetzung zwischen Tumor und angrenzendem Gewebe, auf die neuerdings W. FISCHER [12] wieder hingewiesen hat — der Grenzkrieg zwischen Epithel und Bindegewebe —, auch mitunter mit Fieber einhergeht, wird der praktische Arzt beim inoperablen Tumor besser zunächst nur auf ähnliche Behandlungsmethoden zurückgreifen müssen, wie er es bei fieberhaften Infektionen in seiner sonstigen symptomatischen Therapie tut, indem er Obstsäfte, Fliedertee, Wadenwickel und ähnliches verordnet.

Wie oft findet man z. B. in der Anamnese eines Kranken mit später verifiziertem Bronchialkarzinom die Angabe, daß er an einer „sogenannten Grippepneumonie" erkrankt war, die dann später bei einer Röntgenkontrolle des Thorax noch „restierende Verschattungen" aufgezeigt hat. Es ist zu fürchten, daß es sich in diesen Fällen um ein sich langsam entwickelndes Bronchialkarzinom gehandelt hat, das durch den aufgepfropften Infekt und seiner dann z. B. durch Antibiotika oder Sulfonamide behandelten Pneumonitis jeglicher Abwehrmechanismen von seiten des Organismus beraubt wurde. Wir selbst erlebten ein ähnliches Krankheitsbild bei einem Kollegen, bei dem ein zusätzlicher Infekt schwer zu differenzierende Lungenveränderungen im Röntgenbild gezeigt hatte, und der auswärts im Sinne pneumonischer Veränderungen mit sehr hohen Dosen von Antibiotika behandelt worden war. Bei der röntgenologischen Kontrolle ging die Pneumonitis zurück, der Restschatten als eigentlicher Tumor blieb. In kürzester Zeit entwickelte sich aber danach eine derart foudroyante Aussaat und eine sich bereits klinisch abzeichnende allgemeine Metastasierung, welcher der Kranke dann in kürzester Zeit erlag.

Wenn wir bei der bisherigen Austestung klinisch gebräuchlicher Antibiotika eine Wachstumssteigerung beim Karzinom im Tierexperiment und auch auf Grund klinischer Beobachtungen feststellen konnten, so zeigte das neuerdings auf dem pharmazeutischen Markt erschienene *Achromyzin* erstmalig eine signifikante Hemmung des Jensen-Sarkoms der weißen Ratte¹).

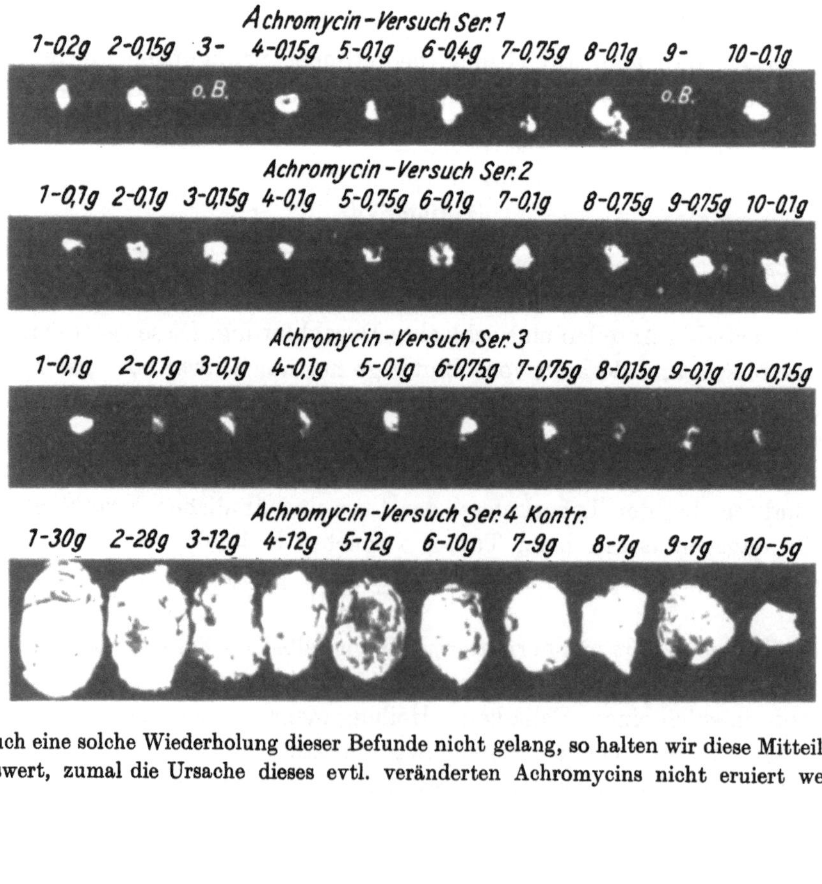

Abb. 6

¹) Wenn auch eine solche Wiederholung dieser Befunde nicht gelang, so halten wir diese Mitteilung trotzdem für erwähnenswert, zumal die Ursache dieses evtl. veränderten Achromycins nicht eruiert werden konnte.

Die Abbildung 6 zeigt durch Achromyzin beeinflußte Jensen-Sarkome der weißen Ratte gegenüber einer Gruppe von Kontrolltieren.

Die chemische Konstitutionsaufklärung zeigte, daß sich das Aureomyzin auf Grund einer Cl-Gruppe und das Terramyzin durch eine Oxy-Gruppe vom Achromyzin unterscheidet. Das von uns in seinem Effekt auf das Jensen-Sarkom der Ratte untersuchte völlig unterschiedliche Achromyzin trägt zum Unterschied keine dieser Gruppen. Diese Tatsache zeigt eine Parallele zu einer großen Gruppe von cancerogenen Substanzen, die erfahrungsgemäß bei Verlust von z. B. aktiven CH_3-Radikalen ihre krebserregenden Eigenschaften verlieren. Jüngste Untersuchungen von Green [14] ließen erkennen, daß eine Vorbehandlung von Tieren mit solchen chemisch wenig veränderten Verbindungen eine karzinogene Wirkung anschließend einwirkender effektvoller unveränderter z. B. CH_3-Gruppen tragender Kohlenwasserstoffe vermissen ließen. Buu-Hoi berichtet über ähnliche Ergebnisse [8].

Bemerkenswert ist die jüngst erfolgte Angabe, daß sich aus einer Streptomycesart ein Stoff eluieren läßt, der turmorwachstumshemmende Eigenschaften zeigt. Bei der Konstitutionsermittlung ergab sich zur allgemeinen Überraschung, daß es sich bei diesem Stoff um die Aminosäure Serin handelte, die diazozitiert war. Dieser Stoff erhielt den Namen *Azoserin* [46]. Diese Substanz kann als Antimetabolit aufgefaßt werden und führt direkt zur Gruppe der Antiwuchsstoffe.

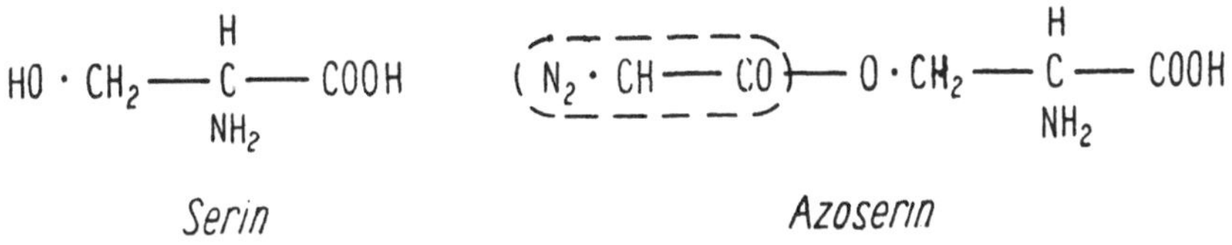

Abb. 7

Domagk und Hackmann isolierten aus Aktinomyzeten einen Stoff, der als Aktinomyzin C oder unter dem heutigen Handelsnamen „Sanamyzin" die Lymphogranulomatose beeinflußt.

Karzinolytische Bakterienstoffe sind sonst wegen ihrer Toxizität für die menschliche Therapie vorerst ungeeignet und bedürfen noch weitgehender Untersuchung, Ausdifferenzierung und nachfolgender Austestung, wie bereits erwähnt wurde.

Dies trifft auch für Streptokokkentoxine, als wirksamer Faktor für das angeblich krebsbeeinflußende Erysipel, und für das Lyssatoxin zu.

Antiwuchsstoffe

Bisher sind viele tausend Substanzen auf eine selektive Schädigung der Krebszellen geprüft worden. Allein aus der großen Zahl der geprüften Stoffe ist ersichtlich, daß bisher keine allgemein wirkungsvolle Substanz vorliegt.

Neuere Substanzen, Urethan, N-Lost usw., zunächst unter den Worten Mitosegifte, zytostatische oder zytotoxische Substanzen, haben den Gedanken einer Chemotherapie bestimmend beeinflußt. Vielleicht könnte man es als einen gewissen Fortschritt bezeichnen, daß bei gewissen Substanzen eine, wenn auch nicht starke, aber doch beweisbare *zytotoxische Spezifität* für gewisse bösartige Gewebe nachgewiesen werden kann. Oft meint man schlechthin, daß die Chemotherapeutika auf alle sich im Wachstum und in der Mauserung befindlichen Gewebe, so besonders auf die blutbildenden Anteile des Knochenmarks, auf das Epithel des Darmes, der Haut usw. einwirken, ohne daß man quantitative Unterschiede möglich machen kann. Man kann diese Tatsache aber nicht so allgemein ohne nähere Erklärung entgegennehmen. Wir wissen sowohl beim Menschen als auch bei Mäusestämmen mit Leukämie, daß es gegen die Chemotherapeutika resistente Patienten und auch resistente Mäusestämme gibt, auf der anderen Seite bei wiederholter Verabreichung in nicht toxischer Größenordnung Menschen wie auch Mäuse resistent werden können. Es wird schwierig sein, alle Gründe für diese quantitativen Unterschiede in der Wirkung auf normale und bösartige Zellen bei resistenten und nichtresistenten Organismen zu finden.

Seit man mit ziemlicher Sicherheit sagen kann, daß die Veränderungen im Stoffwechsel der Tumorzelle gegenüber einer Normalzelle wohl Defekte aufweisen, im grobchemischen Verhalten aber nur eine quantitative Unterschiedlichkeit zeigen, muß man sich mit der Synthese lebenswichtiger Substrate, also bestimmter Metabolite beschäftigen.

Gerade diese Überlegung führte dazu, den Nukleinsäuren des Kernes und des Plasmas auch bei der Krebszelle eine beträchtliche Rolle im Stoffwechsel anzuerkennen. Diese Gedankengänge führten zur therapeutischen Vorstellung, bestimmte Wuchsstoffe innerhalb lebenswichtiger Synthesen durch Antiwuchsstoffe, also durch Antimetabolite, zu ersetzen.

In jeder Zelle, so auch in der Krebszelle, befinden sich zwei verschiedene Arten von Nukleinsäuren, die Ribonukleinsäure, die vorwiegend im Plasma, und die Desoxyribonukleinsäure, die vorwiegend im Kern enthalten ist. Beide bestehen erstens aus einer stickstoffhaltigen Komponente, z. B. Purinen und Pyrimidinen, wobei die Ribonukleinsäure die Pyrimidine Zytosin und Urazil, die Desoxyribonukleinsäure die Pyrimidine Zytosin und Thymin enthält, während die Purine bei beiden gleich sind; zweitens bestehen sie aus einem Kohlehydrat, der Ribose bei der Ribonukleinsäure bzw. der Desoxyribose bei der Desoxyribonukleinsäure; und schließlich ist bei beiden Säuren als dritte Komponente ein Phosphorsäureanteil enthalten.

Es ergab sich nun bei der Aufklärung des Wirkungsmechanismus der Folsäure, daß dieses Vitamin das Thymin in der Desoxyribonukleinsäure ersetzen kann. So mußten also (in Parallele zu dem erkannten Wirkungsmechanismus und Antagonismus zwischen p-Aminobenzoesäure und Sulfonamiden) Folsäureantagonisten der wachstumsfördernden Fähigkeit der Folsäure entgegenwirken können. Schon das Einführen einer Amino- oder Methylgruppe allein an einer Kupplungsstelle oder an der Pteringruppe der Folsäure führt zum Antagonisten dieses Vitamins.

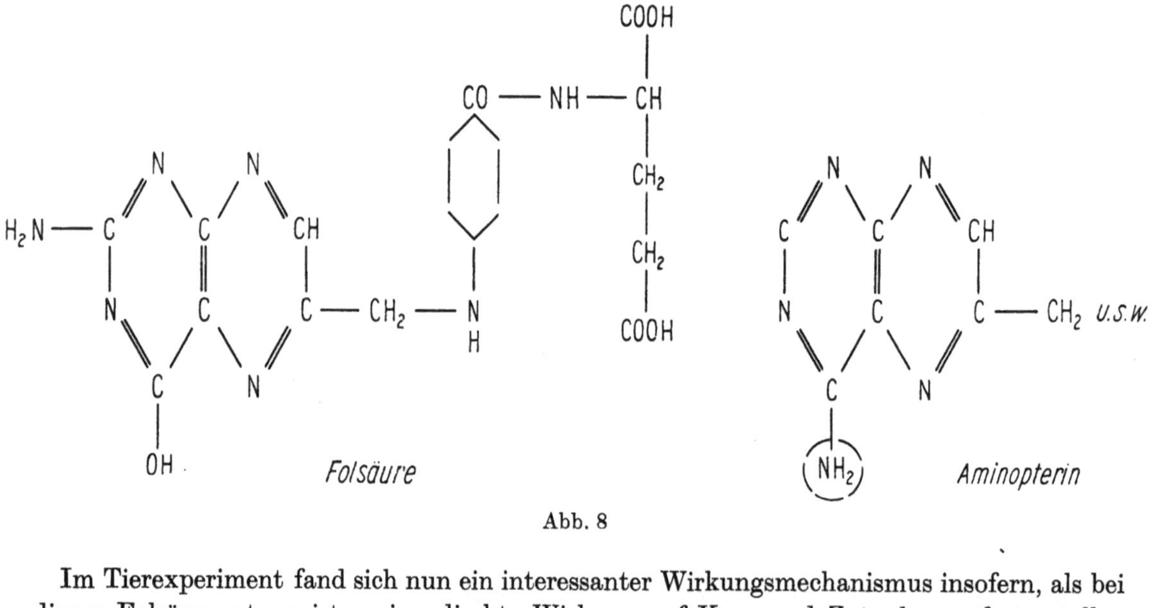

Abb. 8

Im Tierexperiment fand sich nun ein interessanter Wirkungsmechanismus insofern, als bei diesen Folsäureantagonisten eine direkte Wirkung auf Kern und Zytoplasma festzustellen war. Es zeigte sich nämlich ein hemmender Einfluß auf die Synthese des Adenins, Guanins und Thymins zur nukleolaren Desoxyribonukleinsäure und auf die Synthese des Adenins und Guanins zur plasmatischen Ribonukleinsäure. Weiterhin fand sich eine Störung für die Aminosäuren, Methionin, Serin und Histidin in der Proteinsynthese (44, 7, 45].

Noch interessanter wird dieser Wirkungsmechanismus, wenn man z. B. die zytotoxische Wirkung des Aminopterins wiederum nach dem Massenwirkungsgesetz durch hohe Dosen von Folsäure als Provitamin oder seine formylierte Endstufe, den Zitrovorumfaktor, unterbrechen kann. Folsäure kann auch eine durch Röntgenstrahlen hervorgerufene Leukopenie beheben.

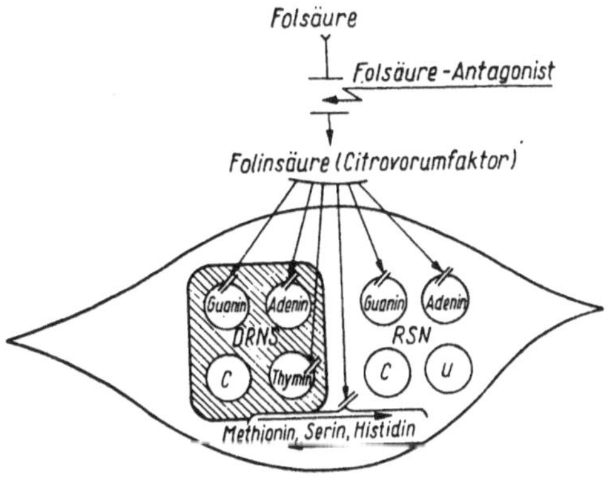

Abb. 9

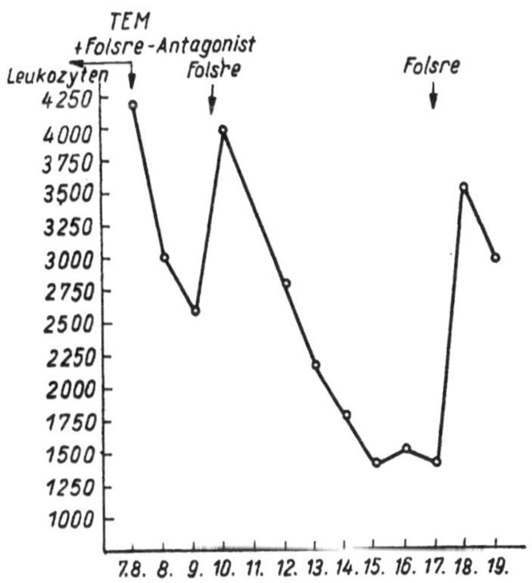

Abb. 10

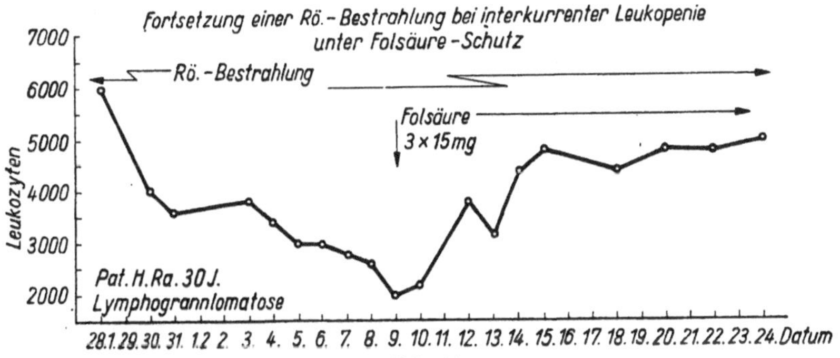

Abb. 11

Die Wirkung des Aminopterins kann auch teilweise durch Desoxyribonukleinsäure und Vitamin B_{12} aufgehoben werden. Noch nicht ganz geklärt ist der Wirkungsmechanismus, den man bei der Anwendung beim Menschen beobachten kann, daß nämlich bei gleichzeitiger Verabreichung von Aminopterin und Zitrovorumfaktor trotz höherer Dosierung die toxischen Nebenwirkungen des Aminopterins ausblieben, während sich zur gleichen Zeit die volle antileukämische Wirksamkeit beobachten ließ.

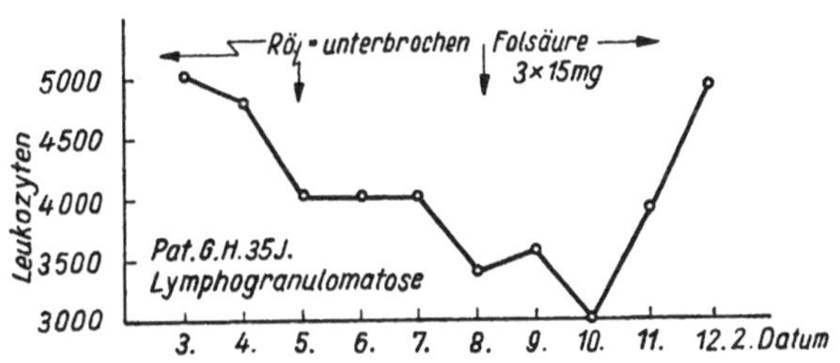

Abb. 12

Einen ähnlichen Wirkungsmechanismus wie die Folsäure und ihre Antagonisten zeigte das vom Adenin abgeleitete 2,6-Diaminopurin. Es beeinflußte im Tierexperiment die gleichen bösartigen Zellarten wie die Folsäure.

Vom Guanin leitet sich das 8-Azoguanin, das *Guanazol*, ab. Das Tierexperiment zeigte, daß nicht, wie bei den bisher erwähnten Antiwuchsstoffen, Sarkome oder Leukämien beeinflußt werden, *sondern epitheliale Tumoren. Es findet sich also beim 8-Azoguanin eine selektive Beeinflussung histologisch anders gebauter Tumorarten als bei den bisher erwähnten Stoffen.* Vielleicht kann man einmal auf Grund einer solchen Unterschiedlichkeit ein morphologisch unklares bösartiges Wachstum von chemischer Seite her besser differenzieren. Die Ursache für dieses unterschiedliche Verhalten fand sich bald. Es zeigte sich nämlich, daß in den resistenten Tumorarten — genau wie im Normalgewebe — ein desamidierendes Enzym, eine Des-

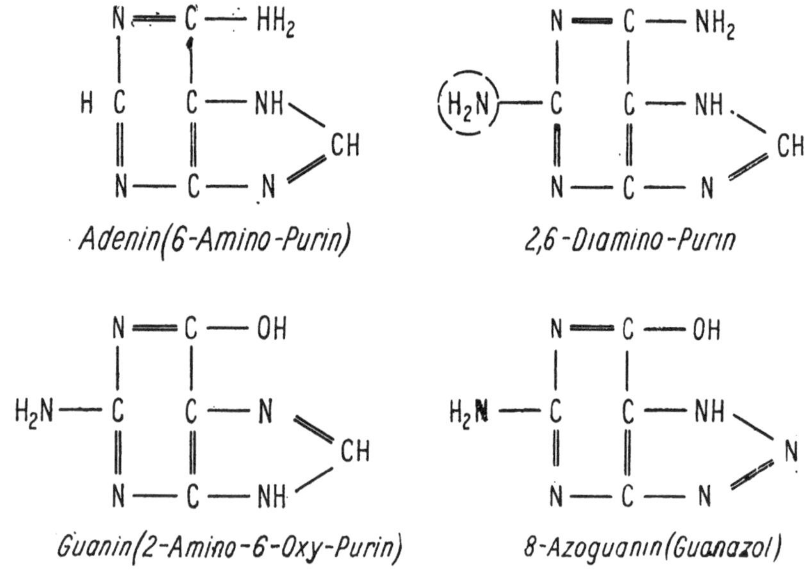

Abb. 13

amidase, vermehrt vorhanden ist, die das 8-Azoguanin sofort in das 8-Azoxanthin umwandelt, und das 8-Azoxanthin ist vollständig unwirksam gegen proliferierende Gewebe und Tumorzellen.

Auch beim 8-Azoguanin findet sich eine Aufhebung der Tumorbeeinflussung durch Adenin, Purine, Nukleoside und teilweise durch Guanylsäure.

Weitere Untersuchungen zeigten, daß die zytostatische Fähigkeit des 8-Azoguanins durch „Flavotin", ein Analogon des Riboflavins bei Mäusen mit einem Adenokarzinom der Mamma in bestimmten zeitlich verschobenen Intervallen unterschiedlich beeinflußt werden kann. Positive, tumorbeeinflussende Ergebnisse konnten *nur dann* erhalten werden, wenn 8-Azoguanin eine Stunde nach der Flavotinverabreichung injiziert wurde. Eine gleichzeitige Verabreichung beider Substanzen war ohne therapeutischen Effekt.

Das neu entwickelte 6-Merkaptopurin (6 MP) unterscheidet sich in seinem Wirkungs-

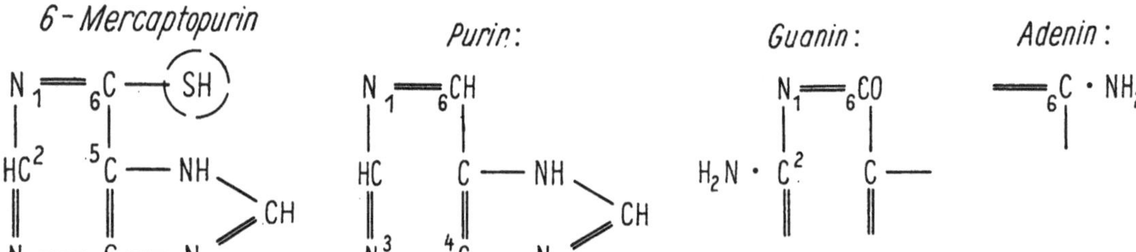

Abb. 14

mechanismus von anderen Antiwuchsstoffen, insbesondere von den Folsäureantagonisten. Es wirkt als echter Antagonist gegenüber physiologischen Purinen wie Adenin, Guanin, Xanthin und Hypoxanthin.

Die erste klinische Prüfung ergab einen deutlichen Einfluß bei akuten Leukämien, besonders bei denen, die auf Folsäureantagonisten, Cortison und ACTH refraktär geworden waren.

Diese Beispiele geben uns einen Einblick in den Wirkungsmechanismus dieser Antiwuchsstoffe. Bei einer therapeutischen Anwendung beim Menschen stellen sich in Kürze Nebenwirkungen am blutbildenden System ein, die letztendlich bis zum völligen Darniederliegen sämtlicher Blutbildungsstätten und nachfolgenden Geschwürsbildungen, besonders der Schleimhaut, führen können.

Dieser Wirkungsmechanismus der Antiwuchsstoffe zeigt aber einen Weg auf und hat mehr als theoretisches oder tierexperimentelles Interesse erlangt. So gelang es mit Hilfe von Folsäureantagonisten und 6 MP erstmalig in der Geschichte der Medizin, bei akuten, kindlichen Leukämien, die sonst immer in kürzester Frist tödlich verlaufen, Remissionen bis zu über 2 Jahren zu erreichen (Literatur s. bei 27).

Fermentblockierende Stoffe

Das seit Jahrtausenden und heute immer noch angewendete Arsen läßt in seiner Wirkung eine thioloprive Aredoxie erkennen. Es handelt sich also um eine spezifische fermentative Beeinflussung von SH-Gruppen innerhalb von Redoxsystemen und ihrer Potentiale. Das Arsen wird heute noch gern intermittierend bei Leukämien und manchen Tumoren mesenchymaler Genese angewendet.

Seit der Aufklärung wesentlicher Stoffwechselvorgänge innerhalb der Karzinomzelle, wie sie bereits erwähnt wurden, ist das als Fermentblocker bekanntgewordene Element *Fluor* immer wieder in den Kreis chemotherapeutischer Bemühungen einbezogen worden. Die Untersuchungen von LOHMANN zeigen, daß die Elonase besonders fluorempfindlich ist, die innerhalb des anaeroben Glukoseabbaues das Gleichgewicht zwischen den intermediären Stufen der Phosphoglyzerinsäure und Phosphobrenztraubensäure einstellt. Bereits 1929 versuchte EWIG [10] mit Natriumfluorid Rattentumoren zu beeinflussen. In neuerer Zeit fanden TANNENBAUM und SILVERSTONE [47] eine Beeinflussung spontaner Mammakarzinombildung bei Mäusen durch Natriumfluoridgaben.

Anorganische Fluorverbindungen sind bei Menschen in tumorwirksamer Dosis zu toxisch. Seit den zwanziger Jahren (SCHOELLER und GEHRKE [42]) suchte man deshalb nach organischen Fluorverbindungen. Bekannt wurde das Fluortyrosin als Thyreostatikum.

Jüngst gab SELLEI mit seinen Budapester Mitarbeitern [43] erste tierexperimentelle Untersuchungen über eine Reihe von organischen Fluorverbindungen bekannt. Dabei zeigte besonders das Di-isopropyl-Fluorphosphat eine eindeutige Hemmung des Geschwulstwachstums bei Tiertumoren. Leider zeigen fast alle diese organischen Fluorverbindungen eine stärkere, bei manchen Verbindungen wahrscheinlich auch kumulierende Toxizität.

Auch wir befaßten uns mit chemotherapeutisch wirksamen organischen Fluorverbindungen.

Schwieriger als die Auswahl des fermentblockierenden Elementes Fluor war für uns die Suche nach einem organischen „Vehikel". Seit der Jahrhundertwende wurde das *Cholin* zur Krebsbekämpfung bis in die jüngste Zeit (BECKER u. a.) verwandt. Wir wählten 1951 das Cholin. 1953 konnte KENNEDY [21] nachweisen, daß ein mit ^{14}C markiertes Cholin in die Lezithinfraktion von Mitochondrien eingebaut wird. Dazu kam eine weitere Beobachtung von ARTOM 1953, der den Stoffwechsel eines zugeführten radioaktiv markierten Cholins an isolierten Leberschnitten und im Vergleich dazu an der Leber innerhalb des Gesamtstoffwechsels der weißen Ratte untersuchte. Auf Grund der unterschiedlichen Versuchsanordnung und der differenten Ergebnisse, einmal bei der in vitro durchströmten Leber und andererseits bei demselben Organ in vivo, folgerte er, daß eine Zufuhr von Cholin in seiner lipotropen Wirkung nicht an das Cholin selbst gebunden ist, sondern daß der aktive Faktor in vivo vom Cholin determiniert wird.

Herr Bothe und seine chemische Abteilung unseres Instituts synthetisierten auf unsere Bitte ein Fluorcholinzitrat für die perorale und ein Fluorcholinperchlorat für die parenterale Applikation.

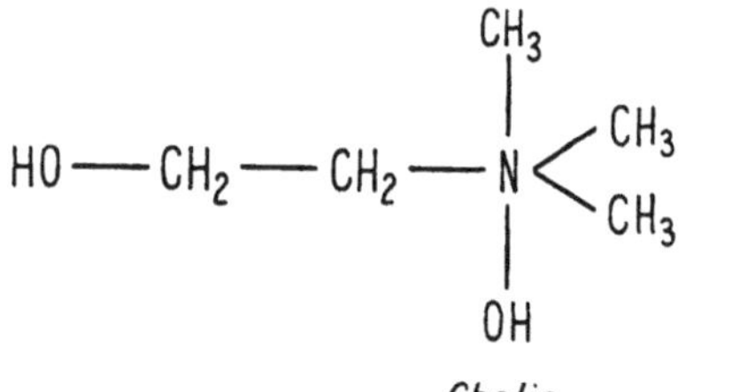

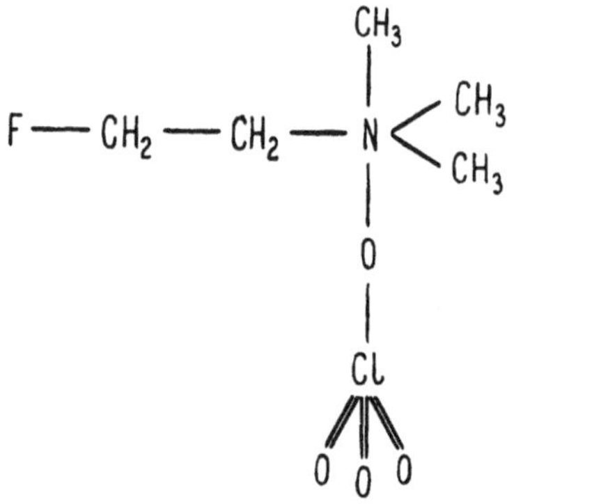

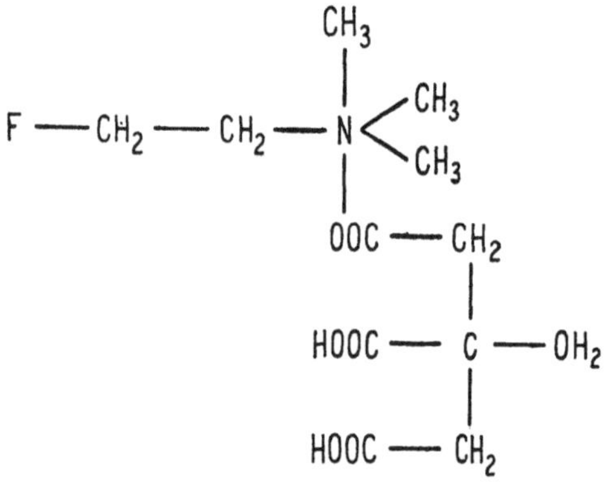

Abb. 15

Bei einer täglichen peroralen Verabreichung von 80 mg Fluorcholinzitrat (FChC) fand sich beim Jensen-Sarkom und beim Walker-Karzinom der weißen Ratte eine Hemmung des Tumorwachstums (s. Abb. 16).

Um eventuell Einzelheiten über den Wirkungsmechanismus aussagen zu können, wurden gemeinsam mit E. Negelein Stoffwechseluntersuchungen an Schnitten des Jensen-Sarkoms in der Warburg-Apparatur durchgeführt. Die Abbildung 17 läßt keine signifikanten Schlüsse zu. Etwas auffälliger erscheint nur eine mäßige Beeinflussung der aeroben Glykolyse.

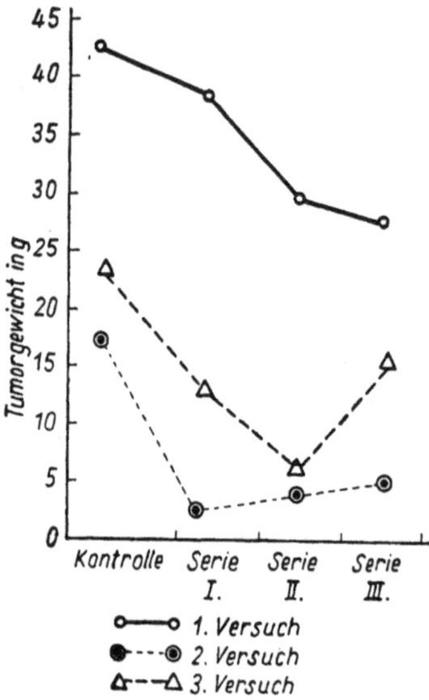

Abb. 16

Die histologische Auswertung der orientierenden Tierversuche ließ bei einigen Ratten, die über die gesamte Versuchsdauer FChC erhalten hatten, in einzelnen Leberbezirken bei erhaltener Läppchenstruktur eine kleinkörnige Verfettung erkennen, die sich besonders in der Peripherie der einzelnen Zellen abzeichnete. Dieser Befund zeigte uns, daß FChC in einigen Fällen zur partiellen Leberverfettung führt. Wenn auch in dem Ausmaß der zellulären Verfettung ein Unterschied zwischen bekannten Leberzellgiften und dem von uns synthetisierten Fluorcholin besteht, so mußten wir doch den leberschädigenden Faktor prophylaktisch ausschalten. Bekannt ist die Schutzwirkung lipotroper Substanzen wie Methionin und Cholin, die als Methyldonatoren wesentliche klinische Bedeutung haben. Bei unseren Testversuchen war nun auffällig, daß bei den Ratten, die gleichzeitig FChC und Methionin erhalten hatten, keine Leberverfettung auftrat. Dagegen fand sich bei gleichzeitiger Gabe von FChC und täglich 0,07 g Cholinzitrat (intramuskulär) eine noch nachweisbare partielle Leberverfettung. Wenn diese Leberveränderungen auch geringer waren als bei alleiniger FChC-Verabreichung, so zeigt dieses Untersuchungsergebnis, daß das simultan gegebene FChC ein Cholinzitrat in seiner

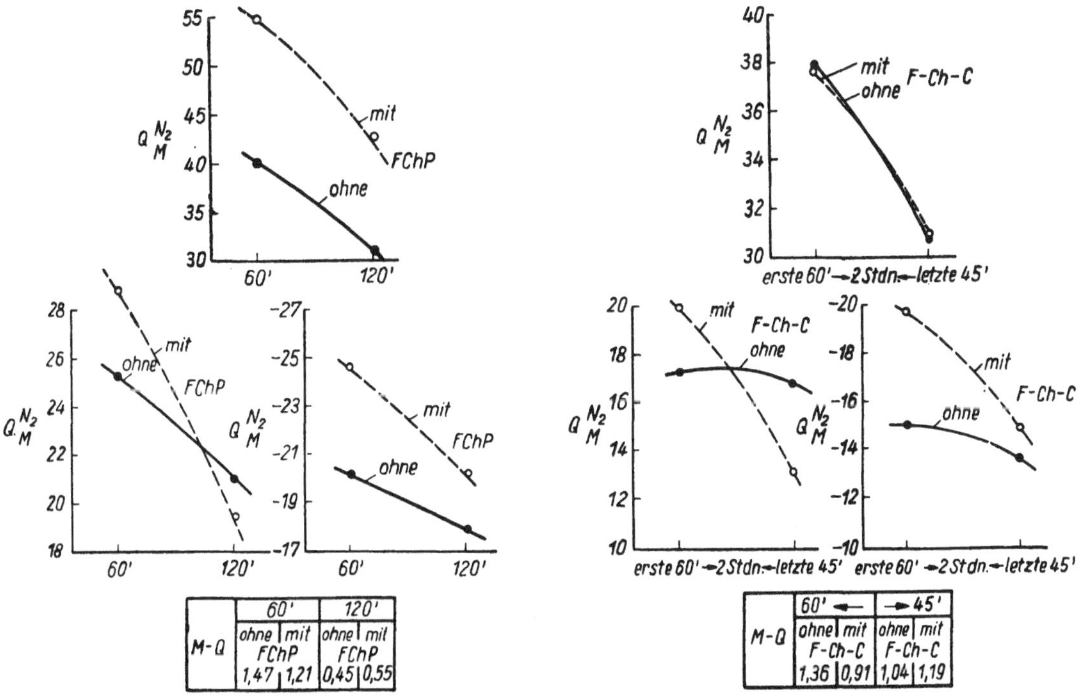

Abb. 17

Funktion als Methyldonator so behindert, daß trotzdem eine partielle Leberverfettung nachzuweisen ist.

Fermentblockierende Stoffe können wichtig werden, zumal WARBURG [50] fand, daß zum Stoffwechsel der Karzinomzelle Gärungsfermente notwendig sind. Gärende Krebszellen vermindern z. B. den Zymohexase- (Aldolase-) Gehalt im Serum.

Diese Tatsache verlangt weiterhin, die Bemühungen zu verstärken, spezifische, fermentblokkierende Substanzen aufzufinden, um sie schließlich im Rahmen einer kombinierten Chemotherapie anwenden zu können.

Zellkerngifte (Zytostatika)[1]

Ähnliche Effekte wie z. B. mit Antiwuchsstoffen u. a. kann man mit klinisch schon länger bekannten, heute noch oft als Mitosegifte bezeichneten Substanzen erreichen. Hierbei findet sich eine Störung in der mitotischen Teilung kernhaltiger Zellen. Über die pharmakologische Wirkung hinaus interessiert bei diesen chemischen Faktoren das biologische System in seinem Chemismus und seiner Wechselwirkung in der Kernteilung.

Bei der näheren Untersuchung der sogenannten Mitosegifte fanden sich einmal chemische Faktoren, die auf die Vorbereitung zur Teilung, also auf die Interphase, einwirken, zweitens solche Substanzen, die in dem Komplex zur Realisierung der Zellteilung eine Rolle spielen, und drittens solche, die in den Mechanismus der Teilung eingreifen.

---

[1]) Allgemeine Literatur S. 9, 27, 16.

Bei der näheren Erforschung der toxischen Wirkung solcher Substanzen auf den Kern ergab sich nun für viele Substanzen wie Lost, TEM usw. usw., daß diese Wirkstoffe zum Typus der Interphasengifte gehören. Man bezeichnet sie aus diesem Grunde besser als Ruhekerngifte oder allgemein als Zytostatika.

Das Urethan wird heute weniger angewendet, da inzwischen wirksamere Substanzen bekannt geworden sind.

Weite Verbreitung als Zytostatikum hat das Stickstofflost gefunden, das sich aus dem Schwefellost ableitet. Diese N-Loste sind tertiäre Amine.

Sie bilden wasserlösliche Hydrochloride und bewirken bei Zellen kerntoxische Schädigungen. Die zytomorphologischen Veränderungen ähneln weitgehend denen, die durch Röntgenstrahlen hervorgerufen werden können. Man spricht daher von radiomimetischen Effekten. Zunächst nahm man an, daß mindestens zwei $CH_2 \cdot CH_2 \cdot Cl$-Gruppen im gleichen Molekül vorhanden sein müßten. Es wurde aber nachgewiesen, daß die Chloräthylengruppe nicht direkt wirkt, sondern daß vielmehr erst das sich als Zwischenprodukt bildende Äthylenimin in einer Wechselwirkung mit lebenswichtigen Strukturen sich rasch teilender Zellen als Ursache für den Wirkungsmechanismus in Betracht kommt.

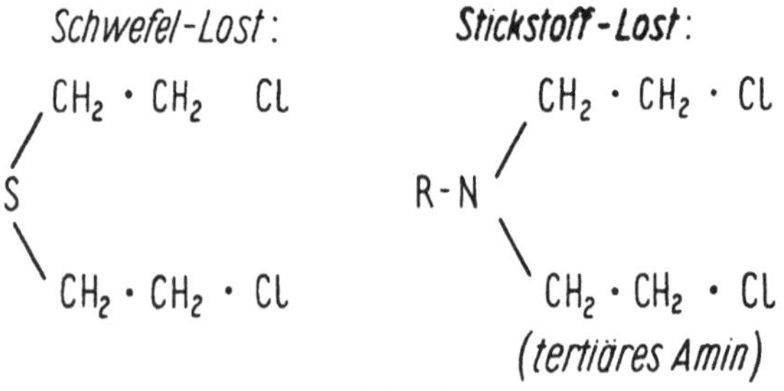

Abb. 18

Diese Wechselwirkungen der Brückenbindungsreaktionen gehen mit den bekanntesten Reaktionsgruppen, wie Karboxyl-, Amino-, Sulfhydrilgruppen, organischen Phosphorresten u. a. vor sich.

Die ubiquitäre nukleotoxische Wirkung dieser Substanzen auf alle im Wachstum befindlichen Gewebe infolge ihrer vielseitigen Brückenbindungsmöglichkeiten machte aber manche Hoffnung auf ihre Verwendung als spezifisches Krebsheilmittel zunichte.

Ein ähnlicher Wirkungsmechanismus auf der Basis von Äthyleniminogruppen fand sich beim 2,4,6-Triäthylenimino-1,3,5-triazin (Hö 193 = TEM), das in der Textilindustrie bei der Hydrophobierung der synthetischen Fasern angewendet wurde.

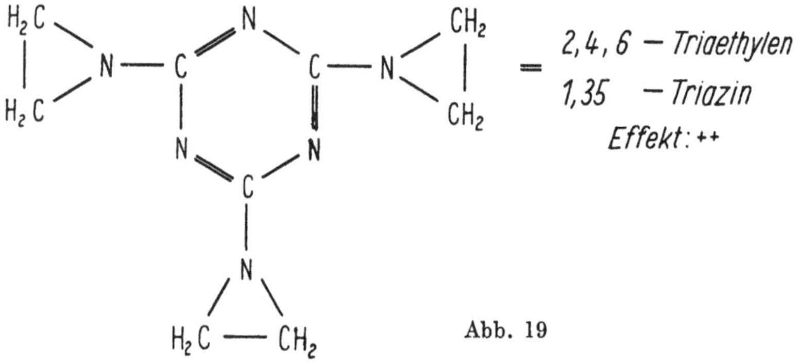

Abb. 19

Bei der tierexperimentellen Austestung dieses Triazinderivats am Jensen-Sarkom der weißen Ratte konnten wir ebenfalls das bösartige Wachstum entscheidend beeinflussen. In der klinischen Prüfung ergaben sich für das 2,4,6-Triäthylenimino-1,3,5-triazin als besondere Indikationen die Leukämien sowohl des lymphatischen wie des myeloischen Systems. Bisher $3^1/_2$ Jahre lang haben wir eine Reihe von Patienten, die an diesen chronischen Krankheiten leiden, durch anfängliche systematische Behandlung mit diesem Triazinderivat und spätere geringere, nur von Zeit zu Zeit gegebene Erhaltungsdosen derselben Substanz in einem lebensfähigen und z. T. sogar arbeitsfähigen Zustand gehalten.

Um Klarheit über die wirksamen Gruppen z. B. dieses Triazinderivats zu bekommen, wurden Verbindungen, in chemisch mehr oder wenig veränderter Form, bei sarkomtragenden Ratten ausgetestet. Hierbei ergab sich, daß der wirksame Faktor in einer unter Umständen mit einem oder mehreren Radikalen behafteten Iminogruppe zu suchen ist, die auf Grund einer provozierten, z. T. intermediären Bindung eine Brückenbindung (cross-lincage) mit Seitenketten der Chromosomen eingeht. Allgemein bewirkt eine Veränderung der „aktiven Seitenketten" einen Verlust der zytotoxischen Fähigkeiten. Daß die funktionstüchtige Äthyleniminogruppe aber, um wirksam zu sein, an einen Grundkörper gebunden sein muß, geht daraus hervor, daß Äthylenimin allein keine zytotoxische Wirkung hat. Inwieweit dieser Grundkörper nur eine Vehikelfunktion ausübt, muß noch untersucht werden. Vielleicht können hier auch noch selektive Eigenschaften effektvoller Grundkörper in Richtung auf zytotoxische Eigenschaften Berücksichtigung finden.

Auf Grund der Untersuchungen von HENDRY [17], WALPOLE [48] u. a. hat sich herausgestellt, daß nur Derivate mit mehreren Äthyleniminogruppen starke zytostatische oder wachstumshemmende Wirkung aufweisen. Diese polyfunktionellen Derivate sind wenig cancerogen. Ganz im Gegensatz hierzu finden sich bei den monofunktionellen Derivaten, d. h. also für solche Substanzen, die nur eine Äthyleniminogruppe tragen, eine *starke* cancerogene Eigenschaft bei fast fehlender zytostatischer oder wachstumshemmender Wirkung. Diese gleiche Unterschiedlichkeit findet man auch bei Derivaten der Methylolamid- und Epoxydreihen.

Im allgemeinen wird die zytotoxische Wirkung darauf bezogen, daß die aktiven Monomeren, d. h. die aktiven Seitenketten im Körper, lineare Polymere bilden, die sich dann, ähnlich wie das in vitro mit Zellulose, Proteinen und Nukleinsäuren beobachtet wurde, mit funktionstüchtigen Proteiden oder Nukleoproteinen der Zellen vernetzen (als Crosslinking-Effekt) oder der Länge nach verknüpfen und sie so z. T. irreversibel verändern oder blockieren.

Neuere Untersuchungen mit markierten Zytostatika zeigten eine gewisse Wirkungslosigkeit des Grundkörpers beim TEM. Eindeutig sind hier die Versuche von NADKARNI, GOLDENTHAL und SMITH [31], die ausgehend vom Harnstoff mit markierten ^{14}C-Atomen ein Triäthylenmelamin aufbauten, das nur im Triazinring markierte ^{14}C-Atome aufwies. Bei Mäusen mit Lymphsarkom, Sarkom 37 oder Leukämie fand sich nun keine selektive Anreicherung der Radioaktivität im Tumorgewebe gegenüber Kontrollorganen. Die größte Menge an Radioaktivität wurde innerhalb von 24 Stunden mit dem Urin ausgeschieden.

Auf Grund des Wirkungsmechanismus der aktiven Äthyleniminogruppen konnte auch kein anderes Resultat erwartet werden. Einen ähnlichen Wirkungsmechanismus zeigt das in neuerer Zeit tierexperimentell und klinisch untersuchte TEPA und STEPA (Triäthylenphosphoramid und Thiotriäthylenphosphoramid).

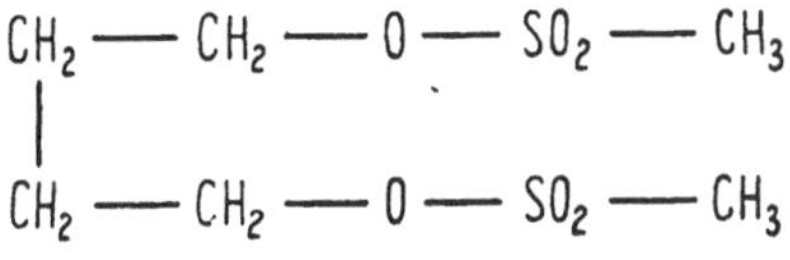

Myleran
(ein Dimethylsulfonoxybutan)

Abb. 20

1951 führte HADDOW [20] das Myleran ein, das besonders in der Chemotherapie der chronischen myeloischen Leukämie zur Anwendung gelangt.

Wir verwenden das von SANTAVY und REICHSTEIN [41] isolierte Nebenalkaloid des Colchicins, das als Demecolcin bzw. *Colcemid* handelsübliches Präparat geworden ist. Mit

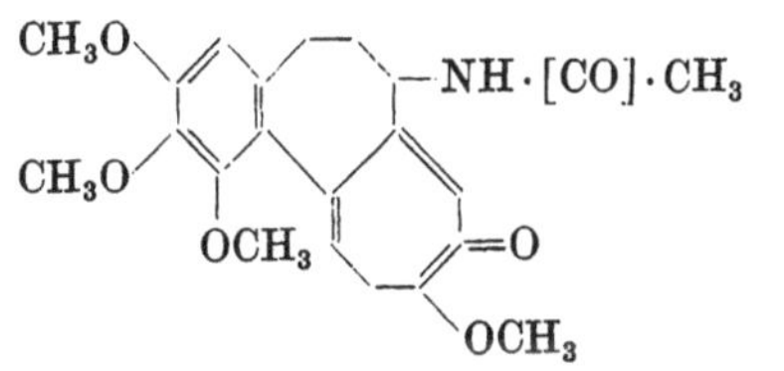

Colchicin

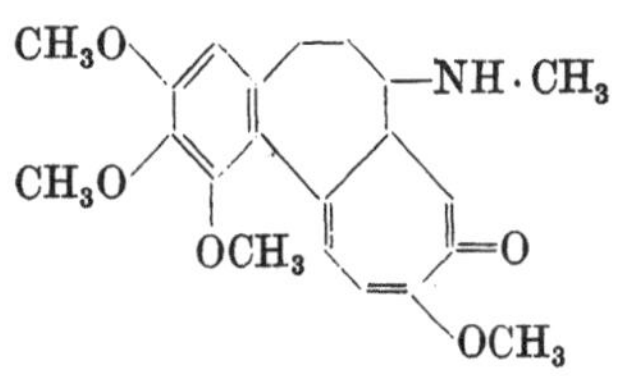

Demecolcin oder Colcemid

dieser Substanz, die eine 30mal geringere Toxizität als das Colchicin aufweist, fand sich eine fast selektive Beeinflussung der Granulopoese bei chronischer myeloischer Leukämie. Interessant ist, daß durch diese Substanz auch unreifzellige Myelose- und Myeloblastenschübe bei Erwachsenen beeinflußt werden können.

Von der Erkenntnis ausgehend, daß Krebszellen gegen höhere Sauerstoffdrucke empfindlicher sind als normale Körperzellen, könnte man annehmen, daß Krebszellen auch gegen oxydierende Substanzen empfindlicher wären als normale Zellen. Aus diesem Grunde wurde ein sauerstofftragendes Stickstofflost in Japan synthetisiert, das unter dem Namen *Nitromin* z. Z. von Druckrey klinisch geprüft wird. Domagk hat ein leicht Sauerstoff abspaltendes Chinonderivat synthetisiert, das in den ersten Tierversuchen eine wachstumshemmende Wirkung auf Ratten- und Mäusetumoren zeigt.

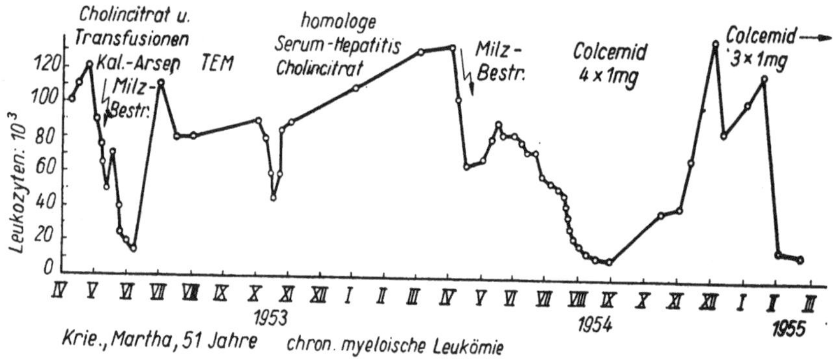

Abb. 21

Wir haben z. Z. diese Substanzen in klinischer Prüfung.

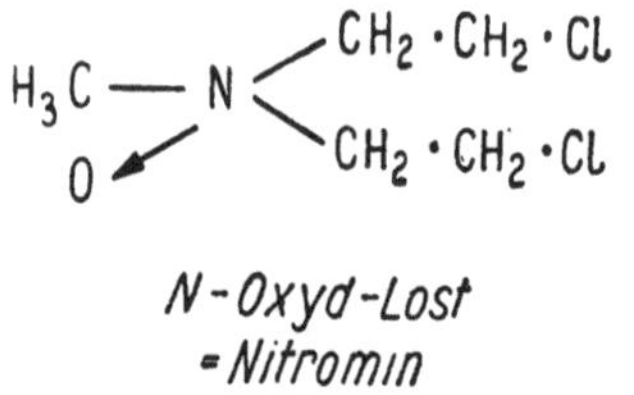

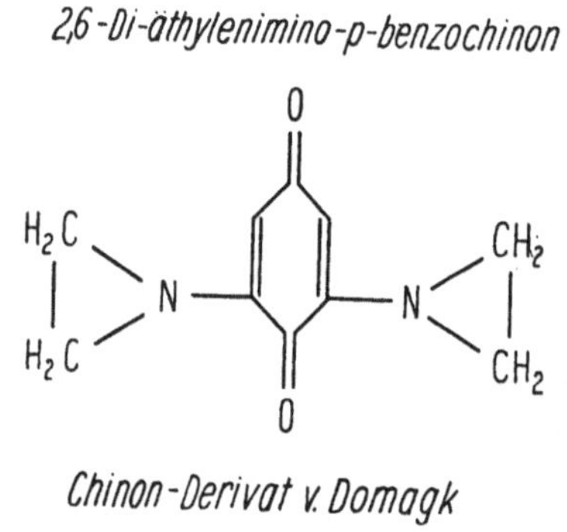

Abb. 22 u. 23

Bei der Aufzeigung des Wirkungsmechanismus der Hemmstoffgruppen muß darauf hingewiesen werden, daß durch einige der eben erwähnten Substanzen auch Viren in ihrem Wachstum bzw. Vermehrung beeinflußt werden können. Es ist bekannt, daß Viruspartikelchen wechselnde Mengen von Nukleoproteinen haben. Aus diesem Grunde liegt es auf der Hand, diese krebshemmenden Substanzen auch auf verschiedene Virusarten auszutesten. Nun führte man diesen Substanzen radioaktive Isotope, meistens in Form des ^{14}C ein und verfolgte diese markierten Substanzen in ihrem Einfluß auf verschiedene Virusarten.

Das folgende Bild zeigt bisherige Beobachtungen.

Einfluß von tumorhemmenden Substanzen auf Viren

Substanz	Virus gehemmt	Virus beeinflußt
Aminopterin	Rous-Sarkom	Poliomyelitis, Grippe, Pocken, Enzephalomyelitis in vivo
2,6-Diaminopurin	Enzephalitis	Poliomyelitis, Grippe, Pocken, Enzephalomyelitis in vivo
8-Azoguanin	Tabak-Mosaik	Poliomyelitis, Grippe, Pocken, Enzephalomyelitis in vivo
Rö.-Strahlen	mannigfaltige in vitro	
Stickstofflost	mannigfaltige in vitro	Poliomyelitis, Grippe, Pocken, Enzephalomyelitis in vivo
Sanamycin	Ornithose	

Schlußbetrachtung und derzeitige chemotherapeutische Behandlung

Einige Substanzgruppen wurden eingehender in ihrem Wirkungsmechanismus auf Zellen, besonders auf proliferierende Zellen, aufgezeigt.

Reproduzierbare Einwirkungen zeigen bestimmte Hormone bei hormonalgesteuerten bösartigen Zellwucherungen. Eine selektive lymphoklastische Einwirkung auf bösartig wuchernde lymphatische Gewebe findet sich auch durch bestimmte Hormone des HVL und der Nebennierenrinde. Diese Substanzen sind aber unwirksam gegenüber der Mehrzahl der Krebskranken, deren Tumoren anderer Organlokalisation und Bauart sind.

Aus Mangel an selektiv wirksamen Substanzen haben wir an unserer Klinik — auch im Hinblick auf theoretische Erwägungen K. H. BAUERS mit dem von ihm geprägten Wort einer Synkarzinolyse und der Erfahrungen bei der gleichzeitigen Anwendung verschiedener Tuberkulostatika und kombinierten Sulfonamid-Antibiotikaverabreichung — eine kombinierte Chemotherapie bei manchen Tumorformen in Angriff genommen.

Es hat sich herausgestellt, daß Kranke, die an einer Pleuritis carcinomatosa leiden, nach einer intrapleuralen Applikation von in H_2O gelöstem TEM nicht nur eine subjektive Besserung verspürten, sondern daß nach zwei- bis dreimaliger Instillierung des TEM in vielen Fällen eine Neubildung des Pleuraexsudates, ganz gleich, ob es sich um eine Pleuritis carcinomatosa bei einem Bronchialkarzinom, Mammakarzinom oder eine sonstige metastatische Pleuritis gehandelt hatte, sistiert. Ähnliche Beobachtungen konnten wir beim krebsbedingten Aszites machen.

Die aufgezeigten unterschiedlichen Wirkungsmechanismen und Angriffspunkte der einzelnen Chemotherapeutika haben uns zu einer kombinierten chemotherapeutischen Behandlung geführt, die wir seit ca. drei Jahren an einer größeren Gruppe histologisch gesicherter Bronchialkarzinome in ihrem Einfluß auf die Überlebenszeit verfolgen.

In der Kombination benutzen wir einmal das TEM, das auf Grund seiner aktiven Äthyleniminogruppen in seinem Wirkungsmechanismus bekannt ist. Zwölf Stunden später verabreichen wir den Kranken Aminopterin, das als Folsäureantagonist einen unterschiedlichen Angriffspunkt an der Zelle nachweisen läßt. In jüngerer Zeit fügen wir zwischen diesen beiden Medikationen noch das 6-Mercaptopurin ein, das sich in seiner Zellbeeinflussung von den Folsäureantagonisten unterscheidet.

Nach Abschluß unserer vorbereiteten Tierversuche mit dem Fluorcholin und Glukosamin werden wir diese zusätzlich in unser Kombinationsschema einfügen.

Wenn unsere Zahlen auch noch zu klein sind und deshalb eine statische Beurteilung nicht gegeben ist, so erlauben Sie uns heute bereits auszusagen, daß die alleinige Chemotherapie in der beschriebenen Form der althergebrachten Röntgentherapie des Bronchialkarzinoms mit Stehfeldern, und in den meisten Fällen auch mit der Siebgitterbestrahlung, gleichwertig, wenn nicht sogar überlegen ist.

Die modernen Rotationsmethoden beim Bronchialkarzinom zeigen nach ihren ersten Ergebnissen bessere Resultate. Wir haben aus diesem Grunde eine weitere Reihe von Kranken mit inoperablen Bronchialkrebsen in der kombinierten Chemoradiotherapie in Behandlung. Wir hoffen in Anbetracht unserer bisherigen Erfahrungen in dieser Kombination auf eine noch höhere Überlebenszeit für diese kranken Menschen.

Über unsere anfänglichen Bemühungen in einer kombinierten Chemochirurgie hat Ihnen H. GUMMEL berichtet. Hier wird die prophylaktische Applikation intra operationem von wirksamen Substanzen Bedeutung für die Vernichtung noch zurückbleibender vitaler Krebszellen und damit für eventuelle Rezidivfreiheit bzw. Metastasierung und damit Verlängerung der Überlebenszeit bringen.

Trotz aller experimentellen Fortschritte und mancher Einzelerfolge ist aber z. Z. eine negative Einwirkung auf allgemeine Abwehrvorgänge des Mesenchyms nicht sicher zu vermeiden oder auszuschließen.

Es ist möglich, bei Leukämien oder manche auf bestimmte zytostatische Substanzen gut ansprechbare Tumorarten in einer hohen Dosierung dieser Substanzen eine zunächst wirklich überraschende und überzeugende Remission dieses Krankheitsbildes hervorzurufen.

Leider führt diese notwendig hohe Dosierung aber zu einer gleichzeitigen Schwächung des Mesenchyms, daß der Patient sehr schnell gegen die wiederholt verabreichten Zytostatika refraktär wird. Diese Kranken erliegen ihrem Leiden dann früher als der Durchschnitt der unbehandelten Patienten. Diese Erkenntnis zeigt, daß wir augenblicklich chemotherapeutisch die bösartigen Geschwülste nur in ihrer Wachstumsgeschwindigkeit beeinflussen sollten, weil die Gefahr der allgemeinen Schädigung bei zu hoher Dosierung Krebs und Krebsträger gleich vernichtet.

Es ist demnach verständlich, wie schwierig das Problem der Chemotherapie *noch* heute beim Karzinom ist.

Leider können wir uns der optimistischen Auffassung RHOADS' nicht anschließen, der vom 6-Mercaptopurin als einer Substanz mit einer ganz selektiven Wirkung auf die Krebszellen gesprochen [37] und geschrieben [38] hat. Nach seiner Meinung soll dieser Antimetabolit der erste Schritt zur Entwicklung wirklich selektiver Krebsheilmittel für den Menschen sein, und damit seien wir in die letzte Phase auf dem Wege der Chemotherapie des menschlichen Krebses eingetreten. Nach unseren klinischen Erfahrungen können wir diese Meinung nicht teilen. Auf der anderen Seite finden wir die Beurteilung des augenblicklichen Standes der Chemotherapie durch OETTEL [32] nicht für ganz gerechtfertigt, wenn er meint, daß die medikamentöse Behandlung des Krebses heute erst der Zeit entspräche, zu der LISTER 1867 mit 5%iger Karbolsäurelösung Fäulniserreger in der offenen Wunde zu vernichten suchte.

Für die Zukunft wird die Suche nach wirksamen Chemoterapeutika auch weiterhin häufig ein empirischer, tastender Versuch bleiben, der aber in seiner Bedeutung nicht unterschätzt werden darf. Die Sulfonamide und Antibiotika wurden angewandt und ihre Wirksamkeit gegen bestimmte Infektionserreger war erhärtet, noch bevor ihr Wirkungsmechanismus im einzelnen aufgeklärt werden konnte. Seit über 50 Jahren wendet man ionisierende Strahlen an. Bis zum heutigen Tage ist aber die Frage z. B. der Strahlensensibilität oder -resistenz der einzelnen bösartigen Gewebearten in bezug auf die Strahleneinwirkung nicht eindeutig geklärt.

Auf der anderen Seite werden wir auf dem Weg weitergehen müssen, der dem inoperablen Krebskranken in manchen Fällen eben doch noch zusätzliche Monate bzw. Jahre eines noch lebenswerten Lebens schenkt.

Gerade für den fortgeschrittenen Krebs aber gilt ein alter chinesischer Ausspruch, auf den mich kürzlich mein verehrter Lehrer der physiologischen Chemie Karl THOMAS hinwies:

„Es ist besser, ein einziges, das kleinste Licht anzuzünden, als die Dunkelheit zu verfluchen."

LITERATUR

[1] ALBERTS, J. E.: Das Karzinom. Jena, G. Fischer 1887.
[2] Approaches to Tumor Chemotherapy. Washington, F. R. Moulten 1947.
[3] ASCHOFF, L., u. P. DIEPGEN: Geschichte der Medizin. München, F. J. Bergmann 1943.
[4] BAUER, K. H.: Das Krebsproblem. Berlin, Springer 1949.
[5] BECKER, J.: Strahlenther. **80**/1, 85, (1949).
[6] BEINERT, H., u. R. R. REISSMANN: J. biol. Chem. **181**, 367, (1949).
[7] BROQUIST, H. P.: Fed. Proc. **11**, 191 (1952).
[8] BUU-HOI, Ng. Ph.: Kolloquium in Berlin, 27. 1. 1955 (Maison de Françe).

[9] DRUCKREY, H.: Dtsch. Med. Wschr. **1954**, 1667.
[10] EWIG, W.: Klin. Wschr. **1929**, 839.
[11] FECHT, K. E.: Strahlentherap. **80/1**, 95 (1949).
[12] FISCHER, W.: Z. allgem. Path. u. path. Anat. **91**, 301 (1954).
[13] GRAFFI, A.: in Abhandlungen d. Dtsch. Akad. d. Wissensch. Berlin Akad. Verl. Bln. 1954.
[14] GREEN, H. N.: Brit. Med. J. **11**, 1374, (1954).
[15] GUMMEL, H., u. W. LÜHRS: Dtsch. Ges. Wes. **1953**, 381.
[16] HEILMEYER, L.: in Grundlagen und Praxis chemischer Tumorbehandlung. Berlin, Springer 1954.
[17] HENDRY, J. A.: in Grundlagen und Praxis chemischer Tumorbehandlung. Berlin, Springer 1954.
[18] HILL, B. R., u. C. LEVI: Cancer Res. **14**, 513 (1954).
[19] HUGGINS, C. H.: zit. nach C. H. HUGGINS: J. americ. med. Assoc. **141**, 750 (1949).
[20] HADDOW, A., u. G. M. TIMMIS: Lancet, **1**, 207 (1953).
[21] KENNEDY, E. P.: J. am. chem. Soc. **75**, 249 (1953).
[22] LANGHOF, H. J., G. P. WILDNER u. E. PFEIFER: im Druck.
[23] LETTRÉ, H.: Naturwissensch. **40**, 513 (1953).
[24] LETTRÉ, H.: Z. Krebsforsch. **56**, 297 (1949), Naturwiss. **1948**, 317.
[25] LÜHRS, W., u. A. EBBMEYER: Z. ges. inn. Med. **1951**, 1.
[26] LÜHRS, W., W. SEYFARTH u. U. KAPPEL: Med. Monatsschr. **1952**, 20.
[27] LÜHRS, W.: Z. ges. inn. Med. 1952, 816; Wiss. Ann. **1**, 329 (1952); Dtsch. Ges. Wes. **1952**, 1010; Z. chem. Techn. **1953**, 510; Z. ges. inn. Med. **1954**.
[28] MARBOT, R., u. A. WINTERSTEIN: Helvet. chim. acta **34**, 2311 (1951) u. Experentia **8**, 41 (1952).
[29] MEYER, K., u. M. M. RAPPORT: Science **113**, 596 (1951).
[30] MEYER-STEINEG, Th., u. K. SUDHOFF: Geschichte d. Medizin, Jena, G. Fischer 1928.
[31] NADKARNI, M. V., GOLDENTHAL, E. I., und P. K. SMITH: Cancer Res. **14**, 559 (1954).
[32] OETTEL, H., u. G. WILHELM: Arzneimittelforsch. **4**, 691 (1954).
[33] PAUL, K. G.: Cytochromes. Sumner-Myrbäck **2**, 1, 357.
[34] PIRWITZ, J.: in Grundlagen u. Praxis chemischer Tumorbehandlung Berlin, Springer 1954.
[35] PIRWITZ, J.: 3. bayr. Internist.-Kongreß 11.—13. 3. 55, Nürnberg.
[36] QUASTEL, J. H., u. A. CANTERO: Nature, **171**, 252 (1953).
[37] RHOADS, C. P.: Vortrag vor d. am. Pharmaceutic. Manufact. Ass. in Chem. and Engineer. News vom 21. 12. 1953.
[38] RHOADS, C. P.: Science **119**, 77 (1954).
[39] RÖSSLE, R.: Stufen der Malignität, Akad. Verl. Berlin, 1950.
[40] RUBIN, A., G. F. SPRINGER u. M. J. HOGUE: Cancer Res. **14**, 456 (1954).
[41] SANTARY, F., u. T. REICHSTEIN: Helvet. chim. Acta **33**, 1606 (1950).
[42] SCHOELLER u. GEHRKE: Klin. Wschr. **1930**, 1129.
[43] SELLEI, C., G. OLÁH u. A. ECKHARDT: Arch. Geschwulstforsch. **5**, 3 (1953).
[44] SHIVE, W., u. E. C. ROBERTS: J. biol. chem. **162**, 463 (1946).
[45] SKIPPER, H. E., J. R. THOMSON u. M. BELL: Canc. Res. **14**, 503 (1954).
[46] STOCK, C. Ch.: Nature **173**, 71 (1954).
[47] TANNENBAUM, H., u. H. SILVERSTONE: Cancer Res. **9**, 403 (1949).
[48] WALPOLE, A. L.: in Grundlagen und Praxis chemischer Tumorbehandlung, Berlin, Springer 1954.
[49] WARBURG, O.: Stoffwechsel der Tumoren, Berlin, 1926.
[50] WARBURG, O., K. GAWEHN u. G. LANGE: Z. Naturforsch. **7b**, 109 (1954).
[51] WOLFF, J.: Die Lehre von der Krebskrankheit. Jena, G. Fischer 1928.
[52] WEILER, E.: Z. Naturforsch. **7b**, 324 (1952).
[53] LOESER, A. A.: Brit. Med. J. **1954**, vol. ii, 1380.
[54] ARTOM, C.: Nature (London), Bd. 170, 347 (1953).

Chemotherapie maligner Hämoblastosen im Kindesalter

J. Oehme, Marburg a. d. Lahn, früher Leipzig

Die Bekämpfung von Infektionskrankheiten ist auch heute noch eine wichtige Aufgabe ärztlicher Tätigkeit. Inzwischen aber bahnt sich insofern eine Wandlung der Mortalitätsstatistik an, als die malignen Geschwülste (im weitesten Sinne des Wortes verstanden) einen immer größeren Platz in der Sterblichkeit des Kindesalters einnehmen. Diese Feststellung wird beispielweise im Vergleich der Mortalität von Kindern aus New York und Bombay während der Jahre 1942—44 deutlich (vgl. Abb. 1).

Für Leipzig kann eine Zunahme maligner Tumoren im Kindesalter (Leukämien ausgenommen) im Verlauf der Jahre 1944 bis 1954 nicht festgestellt werden. Dagegen ist der Zuwachs von Leukämien in unserem Krankengut erheblich (vgl. Abb. 2) und weist auf die Notwendigkeit hin, sich mit der Behandlung neoplastischer Blutkrankheiten zu befassen.

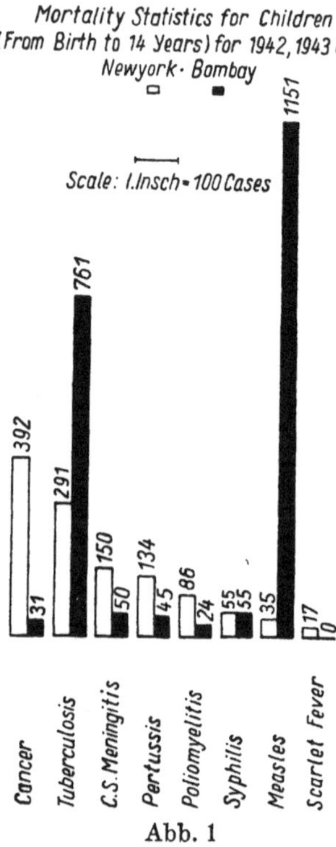

Abb. 1

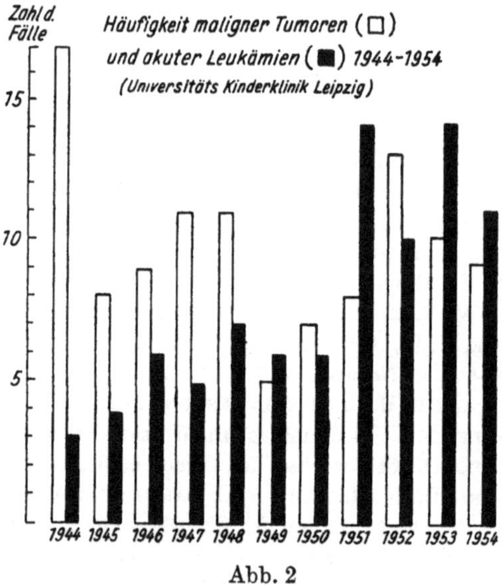

Abb. 2

Während bis vor 10 Jahren für die Behandlung maligner Hämoblastosen nur Röntgenbestrahlungen und Bluttransfusionen angewandt wurden, ist die Therapie heute durch Einführung der Zytostatika im engeren Sinne (Teilungsgifte), durch Antimetaboliten und Hormone wesentlich bereichert worden. Unter den Teilungsgiften werden diejenigen mit Hemmung des Mitoseablaufes, z. B. Kolchizin, und die Ruhekerngifte, z. B. Urethan, N-Lost, TEM und Myleran, unterschieden (Heilmeyer). Diese Arzneimittel finden für die Behandlung der im Kindesalter seltenen chronischen Myelosen sowie der im Zunehmen begriffenen Retikulosarkomatosen Verwendung. Hier hat sich uns die Behandlung mit Stickstofflost besonders bewährt, wenngleich die Rezidivneigung nach Absetzen des Mittels außerordentlich groß ist.

Das Urethan, anfangs als Fortschritt betrachtet, haben wir inzwischen ganz aus unserem Arzneimittelschatz gestrichen und befürworten für die Behandlung chronischer Myelosen im Kindesalter das Demekolzin. Für das frühzeitig erkannte Lymphogranulom empfehlen wir die chirurgische Totalexstirpation der noch lokalisierten Lymphknotenschwellungen und die Röntgennachbestrahlung. Im Spätstadium geben wir — einem Vorschlag HEILMEYERS folgend — Stickstofflost, kombiniert mit Kortison. Über Sanamyzin haben wir keine Erfahrung.

Wegen der großen Bedeutung akuter Leukämien für das Kindesalter, deren undifferenzierte Formen von uns als akute Leukosen bezeichnet werden, haben wir der Behandlung dieser Hämoblastosen besondere Aufmerksamkeit gewidmet. Das von uns auf dem Internationalen Hämatologenkongreß in Paris (September 1954) vorgetragene Behandlungsschema hat sich weiterhin bewährt (vgl. Abb. 3). Dieses Schema versucht, mit den uns zur Verfügung stehenden Mitteln den zur Zeit besten Behandlungserfolg zu erzielen; jedoch ist das Ergebnis noch nicht befriedigend, denn eine Heilung der akuten Leukose ist hiermit auch heute noch nicht möglich.

Behandlungsschema akuter Leukosen im Kindesalter
(Univ.-Kinderklinik Leipzig 1954)

1. Florides Stadium: Hypophysen-Nebennierenrinden-Hormone
- a) ACTH i. m.
  Dosierung: 2—3 mg/kg/tägl.
- b) Prednison bei Erschöpfung der NNR
  Dosierung: 1—2 mg/kg/tägl.
  Behandlungsdauer: etwa 3 Wochen unter Na-armer und K-reicher Kost

2. Rezidivstadium: Antimetaboliten
- a) Purinethol in Tabl. zu 50 mg
  Dosierung: 2,5 mg/kg/tägl.
  Behandlungsdauer: etwa 4 Wochen
- b) Aminopterin in Tabl. zu 0,5 mg
  Dosierung: $^1/_2$ (II)—1 (III) Tabl. tägl.
  Behandlungsdauer: höchstens 3 Wochen

3. Latenzstadium: Antimetaboliten
Dosierung: Hälfte des Rezidiv-Stadiums
Behandlungsdauer: mehrere Monate

Zusätzlich: Bluttransfusionen, Antibiotika
Kontraindiziert: Urethan, N-Lost, TEM, Röntgenstrahlen

Abb. 3

Das Behandlungsschema teilt die akuten Leukosen in 3 Stadien ein und berücksichtigt die bisher nicht zu überwindende Schwierigkeit, daß die Leukosezellen allmählich gegen jedes der angewandten Mittel resistent werden. Eine Remission ist in der überwiegenden Zahl der Fälle, besonders bei aleukämischen Formen, zu erreichen, und zwar um so leichter, je jünger das Kind ist (mit Ausnahme des Säuglingsalters) und je unreifer sich die Leukose verhält. Die Remission wird am schnellsten und besten mit den Hypophysen-Nebennierenrindenhormonen ausgelöst. Leider ist gerade nach der Hormonbehandlung das Intervall bis zum Rezidiv sehr kurz, so daß wir im Latenzstadium zur Verlängerung des Intervalls eine Behandlung mit Antimetaboliten für zweckmäßig halten.

Unter Antimetaboliten werden Antiwuchsstoffe verstanden, die unmittelbar auf den Zellstoffwechsel einwirken, indem sie in der Regel die Stelle der Kofermente besetzen, diese verdrängen und somit eine Fermentblockierung auslösen.

Ob im Intervallstadium dem Purinethol = 6-Merkaptopurin (vgl. Abb. 4), ein Antagonist des Adenin, oder dem Aminopterin, ein Antagonist der Folsäure (vgl. Abb. 5), der Vorzug zu geben ist, kann noch nicht entschieden werden. In letzter Zeit hatten wir mit Purinethol bessere Erfolge.

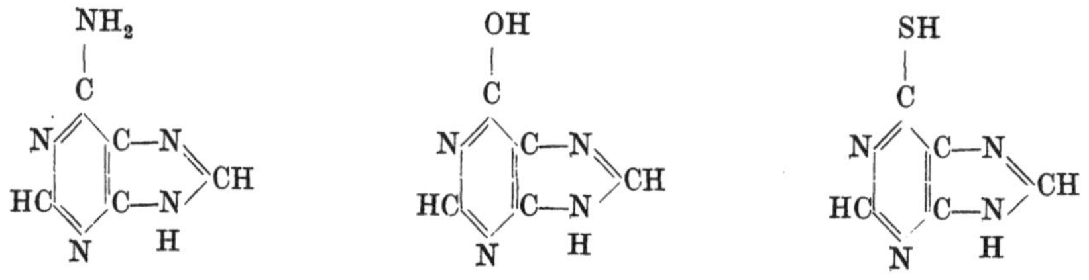

Abb. 4

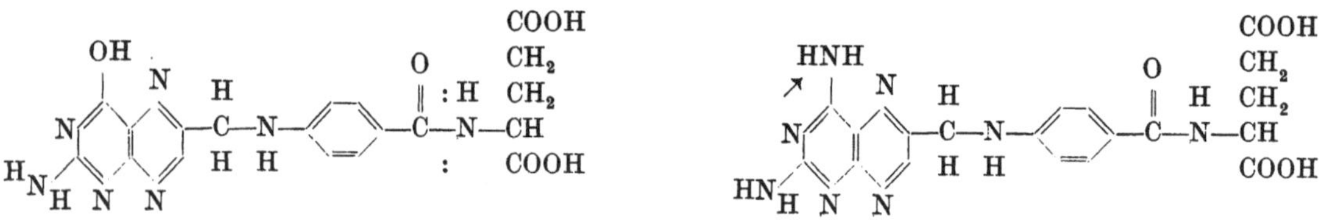

Abb. 5

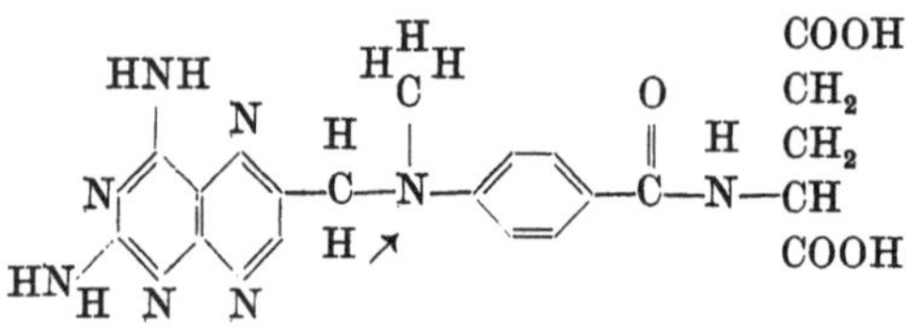

A-Methopterin

Abb. 6

Das Behandlungsschema muß noch durch Einfügung des A-Methopterin (Methotrexate) ergänzt werden, ebenfalls ein Folsäure-Antagonist, der — weniger toxisch als Aminopterin — höher dosiert werden kann (vgl. Abb. 6).

Die Chemotherapie maligner Hämoblastosen kann auf zusätzliche Transfusionen nicht verzichten; diese werden besonders bei Behandlung mit Folsäureantagonisten sowie bei kombinierter Behandlung mit Purinethol und Prednison notwendig, ohne daß gerade dafür eine Erklärung gegeben werden kann. Durch die intermittierende oder gleichzeitige Gabe von Antimetaboliten, Hormonen und Transfusionen konnten wir die Überlebenszeit akuter Leukosen um das Mehrfache verlängern, von unseren 25 Fällen der letzten beiden Jahre blieben 5 Kinder über 1 Jahr lang seit Feststellung ihrer Erkrankung am Leben. Diese Tatsache ist um so höher einzuschätzen, als diese bedauernswerten Kinder früher durchschnittlich 4 Wochen nach Stellung der Diagnose starben (25 Fälle).

Unser Vorgehen im einzelnen ersehen Sie aus dem Verlauf der Thrombozyten- und Hämoglobinkurve — die Zahl der Leukozyten ist wenig aufschlußreich — bei dem 6jährigen Jungen W. B. (vgl. Abb. 7).

Der Junge befindet sich 22 Monate wegen akuter Leukose (Diagnose histologisch und durch zahlreiche Sternalpunktionen gesichert) in unserer Überwachung. Der Fortschritt unserer Behandlung wird noch durch die Tatsache unterstrichen, daß der Junge von diesen nahezu 2 Jahren in gutem Zustande 10 Monate zu Hause verbrachte.

Die Therapie maligner Hämoblastosen hat eine Pathomorphose der akuten Leukose bewirkt, worauf ich anderenorts ausführlich hingewiesen habe. Von den Gefahren der Behandlung sind die Schädigungen der Blutbildungsstätten, das Auftreten von Blutungen und Geschwüren bekannt. Der schädigende Einfluß der Folsäureantagonisten auf die Keimzellen ist von besonderer Bedeutung. So blieben Rattenweibchen, die vor der Konzeption über 5 Tage mit tägl. 0,05 mg Aminopterin behandelt worden waren, steril! J. B. THIERSCH

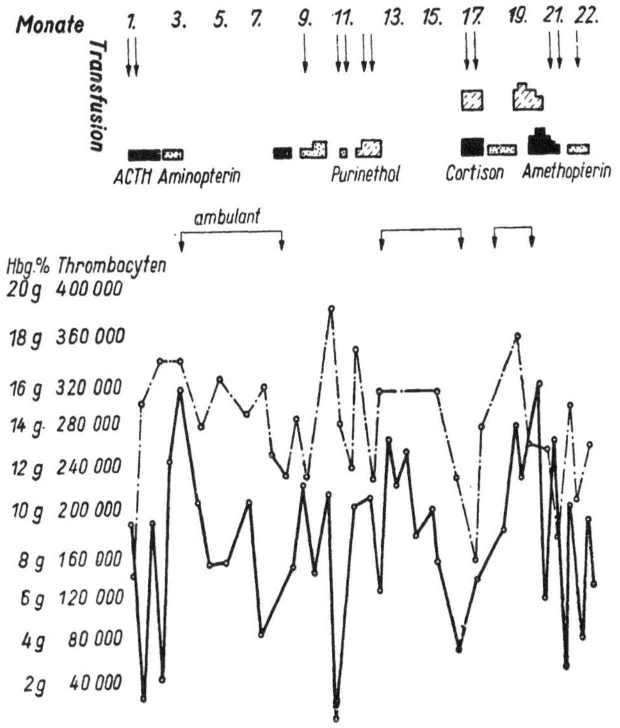

Abb. 7

konnte durch orale Verabreichung von Folsäureantagonisten therapeutische Aborte erreichen. Diese Befunde zeigen, wie stark die Antimetaboliten in den Zellstoffwechsel eingreifen, zugleich aber lassen sie es als notwendig erscheinen, daß jeder Arzt, der die Chemotherapie maligner Hämoblastosen ausübt, über genaue Kenntnisse ihrer Toxikologie und über eigene hämatologische Erfahrungen verfügt.

Volkswirtschaftliche Fragen der Krebsbekämpfung

H. Redetzky, Berlin

In der medizinischen Wissenschaft und im öffentlichen Gesundheitswesen nehmen die Ursachenforschung, die Frühdiagnose, Frühtherapie und die Prophylaxe der Krebserkrankung eine zunehmend größere Stellung ein. Die Begründung dafür ergibt sich aus der Tatsache, daß die Todesursache Krebs in vielen Ländern an der Spitze steht und die durchschnittliche Lebenserwartung unserer Generation für die von dieser Krankheit Betroffenen um 2 bis 3 Jahrzehnte verkürzt.

Bei einer vorsichtigen Schätzung von 4 Karzinomträgern pro 1000 Einwohner in Deutschland und einer Bevölkerungszahl von rund 60 Millionen können wir mit 240000 Karzinomträgern rechnen. Davon fallen 75%, das sind 180000, in das arbeitsfähige Alter bis zum 65. Lebensjahr.

Mithin handelt es sich nicht nur um ein medizinisches Kernproblem mit gewissen gesellschaftlichen Auswirkungen, sondern um eine Krankheit, die in ihrem Ergebnis tief in den volkswirtschaftlichen Gesamtprozeß des betreffenden Landes eingreift.

Es ist deshalb notwendig, in wissenschaftlichen Erörterungen, die sich besonders mit der Hauptfrage der Krebsbekämpfung — der Prophylaxe — beschäftigen, die Schäden materieller Art zu untersuchen, die der Volkswirtschaft durch Krankenhausaufenthalt, Behandlung, Arbeitsunfähigkeit, Invalidität und frühzeitigen Tod entstehen.

Das sind zugleich Fragen, die mit den Problemen der Volkswirtschaft im engsten Zusammenhang stehen. So wertvoll derartige Untersuchungen für den Beweis der Notwendigkeit einer großzügigen Prophylaxe der Krebskrankheit auch sein mögen — inoperable Krebsfälle blockieren oft monatelang die Betten in den Krankenhäusern —, so unzureichend sind sie ohne Berücksichtigung der Arbeits- und Lebensbedingungen der Erkrankten, die erst dem Sozialhygieniker das Material für die aktive Prophylaxe liefern.

Von dieser Fragestellung ausgehend werden im Westen Deutschlands Stimmen laut, die den allgemein beschrittenen Weg der medizinischen Wissenschaft, auf dem Gebiet der Krebsbekämpfung durch Vorsorge und Reihenuntersuchungen zu positiven Ergebnissen zu kommen, bezweifeln und sogar bekämpfen. In diesem Sinne ist die Auffassung Maurers[1]) zu verstehen, daß „Reihenuntersuchungen und sogenannte Vorsorgeuntersuchungen, ja sogar die gesamten Krebspropaganda- und Aufklärungsfeldzüge für nutzlos" gehalten werden, weil, wie Maurer weiter sagt, „der Aufwand in einem zu großen Mißverhältnis zu den letzten Endes bestenfalls zu erzielenden Erfolgen steht".

Die Finanzierung der Krebsbekämpfung ist nur mit Hilfe des Staates möglich und notwendig, weil es nicht mehr ein ärztliches, sondern ein gesellschaftliches oder soziales Problem geworden ist.

Wir betrachten jetzt den Anteil der Arbeitsunfähigkeitsfälle wegen Krebs an den gesamten Arbeitsunfähigkeitsfällen in Berlin, also im erwerbsfähigem Alter.

Der häufigste Anteil der Krebserkrankung bei den Männern entfällt in den Beobachtungsjahren auf die Verdauungsorgane. Die Zahlen der Versicherungsanstalt Berlin zeigen eine stark

---

[1]) Dtsch. Med. Wchschr. 77. J. (1952), S. 102.

sinkende Tendenz auf, so daß im Jahre 1954 der Krebsbefall an Ohren und Atmungsorganen nicht wesentlich unter dem der Verdauungsorgane liegt. Demgegenüber ist der Anteil der Brustdrüsenerkrankung und der des Urogenitalsystems der Frauen an allen Erkrankungen am höchsten und ansteigend.

Der Anteil der Arbeitsunfähigkeitsfälle wegen Krebs an den gesamten Arbeitsunfähigkeitsfällen ist scheinbar im Absinken begriffen. Tatsächlich steigt er in den absoluten Zahlen an. Er erhält diese scheinbar sinkende Tendenz durch die stärkere Zunahme anderer Erkrankungen, die zur Arbeitsunfähigkeit führen.

Tabelle 1

Anteile der Arbeitsunfähigkeitsfälle wegen Krebs an den gesamten Arbeitsunfähigkeitsfällen in Berlin, in Tausend

	1953		1954	
	männl.	weibl.	männl.	weibl.
Mundhöhle	0,06	0,04	0,05	0,06
Verdauungsorgane	0,70	0,22	0,51	0,18
Ohren und Atmungsorgane	0,41	0,07	0,48	0,07
Brustdrüsen und Urogenitalsystem	0,23	1,20	0,22	1,27
Sonstige	0,18	0,14	0,19	0,10
Bösartige Neoplasmen insgesamt:	1,58	1,67	1,45	1,68

Tabelle 2

Anteile der Krankenhausfälle wegen Krebs an den gesamten Krankenhausfällen in Berlin, in Tausend

	1953		1954	
	männl.	weibl.	männl.	weibl.
Mundhöhle	0,24	0,10	0,14	0,10
Verdauungsorgane	6,67	1,90	4,97	2,48
Ohren und Atmungsorgane	3,73	0,60	4,45	0,49
Brustdrüsen und Urogenitalsystem	1,96	10,06	1,96	11,43
Sonstige	0,93	0,85	1,72	0,68
Bösartige Neoplasmen insgesamt:	13,53	13,51	13,24	15,18

Die Anteile der Krankenhausfälle wegen Krebs an den gesamten Krankenhausfällen in Berlin zeigen eine ähnliche Entwicklung wie der Anteil an Arbeitsunfähigkeit. Es ist jedoch auffällig, daß trotz sinkender Tendenz der Erkrankungen der Verdauungsorgane bei Frauen (von 0,22 auf 0,18) nach dem vorigen Bild ein starkes Ansteigen in der Krankenhausaufnahme dieser Fälle zu verzeichnen ist.

Tabelle 3

Durchschnittliche Dauer der stationären Aufenthalte wegen Krebs (in Berlin)

1952			1953			1954		
	in Tagen	An allen Krankenhausfällen		in Tagen	An allen Krankenhausfällen		in Tagen	An allen Krankenhausfällen
männl.	52,5	32,3	männl.	58,6	35,9	männl.	56,2	36,2
weibl.	50,9	26,6	weibl.	45,4	27,0	weibl.	42,1	27,2
Durchschn.	51,9	29,6	Durchschn.	52,1	31,5	Durchschn.	48,7	31,7

Der durchschnittliche Klinikaufenthalt für 1952—1954 beträgt

50,9 Tage.

Dieser Durchschnitt mit 50,9 Tagen ist sehr hoch. Das mag einmal in der längeren Blockierung der Betten durch inkurable Fälle begründet sein, es kann sich aber, wenn die Ursache mehr in einer gründlichen Therapie zu suchen ist, positiv sowohl für den Heilprozeß als auch für die Verkürzung der Arbeitsunfähigkeitsdauer auswirken.

Der Anteil an allen Krankenhausfällen hat eine leicht ansteigende Tendenz.

Tabelle 4

Arbeitunfähigkeitstage und Aufwendungen der Sozialversicherungsanstalt Berlin wegen Krebs

Jahr	Arbeitsunfähig-keitsfälle	Arbeitsunfähig-keitstage	Durchschnitt Arbeitsunfähigkeitstage für einen Fall
1953	813	87251	107
1954	829	90418	109
Aufwendungen an Kranken-, Familien- und Taschengeld und Ausgaben			
Jahr	Für einen Fall DM	DM je Tag	Gesamtsumme DM
1953	582,08	5,44	473231
1954	624,57	5,73	517769

Zwei Dinge fallen sofort auf:

Einmal die Steigerung der absoluten Erkrankungen der Arbeitsunfähigkeitsfälle wegen Krebs von 813 im Jahre 1953 auf 829 im Jahre 1954

und zum andern der Anstieg der durchschnittlichen Arbeitsunfähigkeitstage für einen Fall in diesen Vergleichsjahren von 107 auf 109 Tage.

Wenn über den hohen durchschnittlichen Klinikaufenthalt festgestellt wurde, daß die Resultate sich in einer Senkung der Arbeitsunfähigkeitstage pro Fall äußern müßte, so zeigt die tatsächliche Entwicklung eine entgegegesetzte Tendenz!

Die Aufwendungen an Krankengeld usw. wuchsen von 582 DM im Jahre 1953 auf 624 DM im Jahre 1954 an.

Das mag besonders durch die modernen, kostspieligeren Behandlungsmethoden erklärbar sein. Sie liegen noch unter denen der Durchschnittsaufwendungen der Hamburger Allgemeinen Ortskrankenkasse mit 754 DM[1]) für einen Behandlungsfall.

Die volkswirtschaftliche Betrachtung der Krebserkrankung endet jedoch nicht mit einer Analyse der Leistungen der Sozialversicherung, sondern setzt hier erst ein. Das soll zuerst an den durchschnittlichen Aufwendungen für einen Ca-Fall der Sozialversicherungsanstalt Berlin und der Allgemeinen Ortskrankenkasse Hamburg gezeigt werden. Die durchschnittlichen Anfwendungen pro Fall der Versicherung werden für Gesamtdeutschland mit 700 DM veranschlagt.

Die Früh-Ca-Behandlungsdauer soll mit 60 Tagen geschätzt werden, davon 30 Tage Klinikaufenthalt mit einem durchschnittlichen Tagesleistungssatz der Sozialversicherung von 9,— DM.

Der Gesamtaufwand beträgt demnach

540, — DM.

---

[1]) Med. Klin. 47. J. (1952) S. 147.

Bei 300000 angenommenen Krebsträgern[1]) für Gesamtdeutschland mit einer 40prozentigen Heilbarkeit könnten dem Staat durch optimale Früherfassung und -behandlung

19,2 Millionen DM (jährlich)

erspart werden.

Tabelle 5

Gesamtvolkswirtschaftlicher Verlust in Berlin (demokratischer Sektor) infolge Arbeitsunfähigkeit durch Krebs des Jahres 1954

Die 829 Ca-Träger waren 90418 Tage arbeitsunfähig. Das sind 723344 Arbeitsstunden, die verlorengingen. Es wird ein Durchschnittslohn von 1,50 DM zugrunde gelegt. Dann erhalten wir den volkswirtschaftlichen Verlust, vom Lohngefüge aus gesehen, bereits in Höhe von

1085016 DM.

Diesem Stundendurchschnittslohn von 1,50 DM legen wir eine Mehrproduktenrate von 100% zugrunde (1,50 DM), das sind für alle verlorengegangenen Arbeitsstunden 1085016 DM, und erhalten insgesamt Verluste an Warenerzeugnissen in Höhe von

rund 2100000 DM;

hinzuzuzählen sind die 518000 DM, die die CA-Träger der Sozialversicherung kosten,

insgesamt 2600000 DM,

die der Volkswirtschaft Berlins allein im Jahre 1954 verlorengingen.

Tabelle 6

Berechnete Arbeitsunfähigkeitsfälle in Gesamtdeutschland und Leistungen der Sozialversicherung für Krebserkrankte

Bei einem Bevölkerungsstand im demokratischen Sektor Berlins von 1,2 Millionen beträgt der Anteil an Arbeitsunfähigkeit wegen Krebs im Jahre 1954 = 829.

Diese Anzahl in Verhältnis gesetzt zu der Bevölkerung Gesamtdeutschlands = 60 Millionen ergibt folgendes Bild:

41450 Arbeitsunfähigkeitsfälle wegen Krebs, multipliziert mit den daraus entstehenden Kosten der Sozialversicherung für einen Ca-Fall = 624 DM, erfordern für

25864800 DM Sozialversicherungsleistungen.

Die Arbeitsunfähigkeitsfälle Berlins wegen Krebs mit einer durchschnittlichen Arbeitsunfähigkeit von 109 Tagen ergeben für Gesamtdeutschland einen jährlichen Verlust von

4518000 Arbeitstagen.

Tabelle 7

Berechnete Arbeitsunfähigkeitsfälle in der Deutschen Demokratischen Republik und Leistungen der Sozialversicherung

In der DDR mit einer Bevölkerungszahl von rund 18 Millionen errechnen sich auf dieser Grundlage:

14922 Arbeitsunfähigkeitsfälle wegen Krebs, multipliziert mit den daraus entstehenden Kosten der Sozialversicherung pro Fall = 624 DM,

9311000 DM.

Durch die jährlichen Arbeitsunfähigkeitsfälle in der DDR wegen Krebs (14922) mit einer durchschnittlichen Arbeitsunfähigkeitsdauer von 109 Tagen erhalten wir einen jährlichen Verlust von

1626000 Arbeitstagen.

Tabelle 8

Produktionsverluste Gesamtdeutschlands und in der DDR in DM

Bei einem durchschnittlichen Stundenlohn von 1,50 DM und einer Mehrwertrate bzw. Mehrproduktenrate von 100% (= 1,50 DM) errechnen wir einen täglichen Produktionsverlust von 24,— DM.

Das ergibt in *Gesamtdeutschland* bei einem jährlichen Ausfall von 4518000 Arbeitsunfähigkeitstagen einen Produktionsverlust von

108432000 DM

und für die *DDR* bei einem jährlichen Ausfall von 1626000 Arbeitsunfähigkeitstagen, multipliziert mit dem täglichen Produktionsverlust von 24,— DM,

= 39024000 DM Produktionsverlust.

[1]) Nach MIKULICZ-RADECKI (Med. Klin. 47 J. [1952] S. 147).

Tabelle 9

Gesamtvolkswirtschaftlicher Verlust, entstanden durch Arbeitsunfähigkeit wegen Krebs

Gesamtdeutschland: 41450 Arbeitsunfähigkeitsfälle DDR: 14922 Arbeitsunfähigkeitsfälle

Gesamtdeutschland:	25864000 DM Kosten für Leistungen der Versicherung
	+ 108432000 DM Produktionsverluste
ergeben insgesamt:	134296000 DM im Jahr
DDR:	9311000 DM Kosten für Leistungen der Versicherung
	+ 39024000 DM Produktionsverluste
ergeben insgesamt:	48335000 DM im Jahr

Tabelle 10

Gesamtvolkswirtschaftlicher Verlust wegen Krebs in Deutschland

(Arbeitsunfähigkeitsfälle und die nicht im Arbeitsverhältnis stehenden Erkrankten)

Nach Mikulicz-Radecki[1]) ist in Gesamtdeutschland mit 300000 Ca-Erkrankungen zu rechnen (Arbeitsunfähigkeitsfälle und solche ohne Arbeitsverhältnis).

Es bleiben also nach Abzug der Arbeitsunfähigkeitsfälle 258550 Ca-Träger, die nicht im Arbeitsprozeß stehen, für die aber Sozialleistungen notwendig sind.

Die durchschnittlichen Kosten für einen solchen Fall wurden in unserer Akademie für Sozialhygiene, Arbeitshygiene und ärztliche Fortbildung, Berlin, im Jahre 1950 mit rund 500,— DM berechnet[2]).

Das ergibt einen Aufwand für die Ca-Fälle von	129275000 DM,
die zu dem volkswirtschaftlichen Verlust von	134296000 DM hinzuzuzählen sind.
Das gesellschaftliche Gesamtprodukt wird durch den Krebs jährlich um	
	263571000 DM geschmälert.

Tabelle 11

Zur Frage der vorzeitigen Erwerbsunfähigkeit

1951 wurden in Berlin von 3205 Krebs- und anderen Geschwulsterkrankungen

	121 Männer im Durchschnittsalter von 55,0 Jahren
und	241 Frauen im Durchschnittsalter von 51,7 Jahren
insgesamt	362 = 11% Durchschnittsalter = 53,3 Jahre *berentet*

Tabelle 12

Vorzeitige Erwerbsunfähigkeit in Gesamtdeutschland und in der DDR und Rentenleistungen

11% von den 41450 Arbeitsunfähigkeitsfällen wegen Krebs in Gesamtdeutschland ergeben einen jährlichen Neuzugang für die Berentung in Höhe von

4559 Fällen.

Bei einem monatlichen Rentensatz von nur 75,— DM ergibt sich eine jährliche Rentenleistung für diese Fälle von

4103100 DM.

In der DDR würde das bedeuten:

14922 Arbeitsunfähigkeitsfälle, davon 11%, die zur Rentenleistung führen, = 1641 jährliche Neuzugänge!

Bei dem gleichen Rentensatz betragen die jährlichen Rentenleistungen

1476900 DM.

Das also sind die ökonomischen Tatsachen, die eine Fortsetzung aller ständigen wissenschaftlichen Bemühungen zur Verbesserung der Ca-Bekämpfung beeinflussen müssen.

---

1) Med. Klin. 47. J. (1952), S. 147.

2) Dipl. Volksw. Wille.

Zusammenfassung

In diesen volkswirtschaftlichen Berechnungen und Betrachtungen versuchte ich zu beweisen,

1. daß die Mitwirkung des Staates in einer fortschrittlichen Gesellschaftsordnung bei der Bekämpfung der Volkskrankheiten, also auch bei den ungeheuer umfangreichen Problemen der Krebsbekämpfung, unentbehrlich ist;

2. daß die gewissenhafte und sorgfältige Erfüllung der Meldepflicht aller Ärzte die Voraussetzung jeder Bekämpfung der Krebskrankheiten bildet.

Die Meldeformulare sind nach streng wissenschaftlichen Gesichtspunkten und nach ausführlicher Beratung mit namhaften Wissenschaftlern der hauptsächlichsten Fachgebiete aufgestellt.

Die Abneigung der Ärzte (wie seit Jahrzehnten bei allen Meldungen!) muß überwunden werden.

Nur auf einer realen, objektiv wissenschaftlich begründeten Statistik läßt sich seitens des Staates für die Gesellschaft überhaupt eine erfolgversprechende Krebsbekämpfung aufbauen.

Hierzu haben wir seit Jahren Beispiele, die Erfolge zeigten:

a) in den skandinavischen Ländern,

b) in der Sowjetunion,

c) in England.

3. Durch unsere Verordnung über die Meldepflicht von Geschwulsterkrankungen vom 24. VII. 1952 (Ges. Bl. 103 vom 1. VIII. 1952) und durch die Einrichtung von Krebsberatungs- und -betreuungsstellen haben wir im Rahmen des komplexen Gesundheitsschutzes die konkrete Grundlage für eine erfolgreiche Krebsbekämpfung geschaffen. — Die Kollegen aus Westdeutschland, die sich um die Verwirklichung der gleichen Ziele seit Jahren bemühen, haben mir in persönlichen Gesprächen versichert, daß sie unsere Organisation, unsere Methodik und unsere Maßnahmen, die sich nur auf medizinisch wissenschaftlichen Grundsätzen aufbauen, begrüßen und sie für ihre Arbeit herbeisehnen.

4. Natürlich kann eine solche umfassende Bekämpfungsmaßnahme, die ökonomisch nur unter dem Gesichtspunkt der Entwicklung eines sozialistischen Staates möglich werden kann, sich erst in Jahren auswirken. Wir stehen also noch im Anfang bei der Beurteilung der Frage, ob diese Maßnahmen erfolgreich werden. Wir müssen noch einige wenige Jahre Geduld haben, um diese Frage begründet zu bejahen. Wir können aber schon heute bestätigen, daß uns die Anfänge bei der Durchführung dieser Maßnahmen ermutigen!

5. Diese Berechnungen und organisatorischen Hinweise sollen einen Beitrag dazu liefern, die Notwendigkeit einer prophylaktischen Krebsbekämpfung und unsere Verpflichtung dazu ökonomisch zu untermauern.

Entwicklung allgemeiner Grundsätze nachgehender Fürsorge (vom Standpunkt des Gynäkologen aus)

H. Kraatz

Die augenblickliche Krebsforschung gefällt sich in ihrem praktisch-therapeutischen Teil in den Erfolgen der Frühdiagnostik. Die Behandlungsmethoden sind, was die operativen Verfahren anlangt, standardisiert, und was die Strahlentherapie betrifft, zwar zu Zukunftshoffnungen berechtigt, aber darum im Augenblick auch nicht über gewisse Grenzen hinaus anwendbar.

In der Relation zwischen Diagnostik und Therapie kommt es also darauf an, das Karzinom so frühzeitig wie möglich dem Standardplan der Operationen zuzuführen, um die Erfolge zu steigern. Diese Erfolge sind unbestreitbar. Teilweise geht man sogar schon dazu über, die Radikalität der Eingriffe zugunsten der Frühstadien des Karzinoms aufzugeben. Ich halte das für besonders gefährlich. Daran aber kann kein Zweifel bestehen, daß heute die größte Aktivität auf dem Gebiet praktischer Krebsbekämpfung sich in vorbeugenden Maßnahmen, worin ich die Frühdiagnostik mit einbeziehe, zu erschöpfen droht.

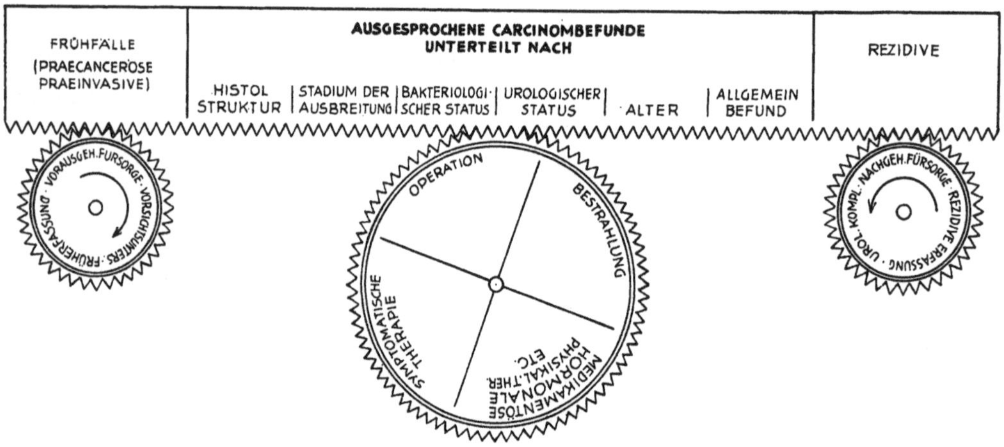

Abb. 1

Der andere Zügel fürsorgerischer Maßnahmen, die nachgehende Betreuung, tritt demgegenüber unbestreitbar in den Hintergrund. Die Gründe dafür können sehr vielgestaltiger Art sein. Zunächst die rein menschlich verständliche, daß nach vollbrachter Tat gut ruhen ist. Er ist nicht immer mit dem Vorwurf abzulehnen, daß das Interesse des Arztes mehr dem Handeln, vorwiegend der Operation, gilt. Oft ist es der Zwang, Platz zu schaffen für den Ansturm der Neuerkrankten und der Mangel an geeigneten Nachbehandlungsstätten. Die Frage lautet also: Wo soll beim Fehlen geeigneter Hospitäler die Nachbehandlung vorgenommen werden? Ein weiterer Mangel ist die ungenügende Zahl qualifizierter Fürsorgerinnen, ihre ungenügende Berücksichtigung im Stellenplan der einzelnen Institute, die mangelnde Bereitschaft, auch desolate Krankheitsfälle so zu betreuen, als wären es hoffnungsvolle, schließlich die Unkenntnis gewisser Gesetzmäßigkeiten im postoperativen und postradiologischen Geschehen.

Es sind also sehr differente Gründe, die sich teils an die Adresse des Arztes, teils an die der staatlichen Institutionen, insbesondere des Gesundheitsministeriums wenden. Die Gefahr liegt darin, daß der Arzt immer auf die Initiative des Staates, insbesondere die Öffnung seiner Geldquellen wartet, während der Staat durch die Initiative seiner Ärzte angesprochen werden will. So verzögert sich die Verwirklichung längst bekannter Vorschläge, und es geht uns nicht anders, wie dem schüchternen Liebhaber, der auf das Drängen seiner Braut keine andere Antwort weiß als die, sein Vater sei genauso schüchtern gewesen, sonst wäre er selbst schon 4 Jahre eher geboren worden.

Von dieser „Schüchternheit" freizukommen, ist unsere Aufgabe. Es kann kein Zweifel sein, daß der Weckruf vom tätigen Arzt ausgehen muß und daß im Meinungsstreit um Zuständigkeitsfragen seine Stimme ein besonderes Gewicht bekommt.

Nicht anders wollen diese Ausführungen verstanden sein. Sie können nur unter allgemeinen Gesichtspunkten vorgenommen werden. Die beiden Hauptgruppen nachgehender Fürsorge sind

1. die rein medizinisch-fachliche Betreuung, die sich unterteilt

a) in die Beachtung unmittelbarer Folgezustände der Behandlung,

b) in die Versorgung inkurabel gewordener Fälle;

2. die sozialhygienisch- und versicherungsmedizinische Versorgung unter einheitlichen Gesichtspunkten.

Beginnen wir mit den Fragen rein fachlicher Betreuung in der nachgehenden Fürsorge. Ich darf um Verständnis dafür bitten, wenn ich das, was ich darunter verstehe, zunächst von meinem Fach, der Gynäkologie, her entwickele.

Es ist bekannt, daß die großen Radikaloperationen des Gebärmutterkarzinoms belastet sind durch die urologischen Komplikationen. Ich habe mich mit diesen Fragen sehr intensiv beschäftigt und feststellen können, daß, wenn man auch die leichteren Blasenstörungen dazu rechnet, etwa 56% der Patientinnen nach vaginalen Radikaloperationen urologisch erkrankten. 24,2% bekamen aszendierende Infektionen und 6,75% endeten tödlich, mehr als die Hälfte davon freilich vergesellschaftet mit Rezidiven. Ausgangspunkt war fast in jedem Falle die Harnblase, und ihre Veränderungen ließen sich in reversible und irreversible Schädigungen unterteilen.

Wenn es gelingt, sie im reversiblen Stadium abzufangen, ist damit dem letalen Ausgang vorgebeugt.

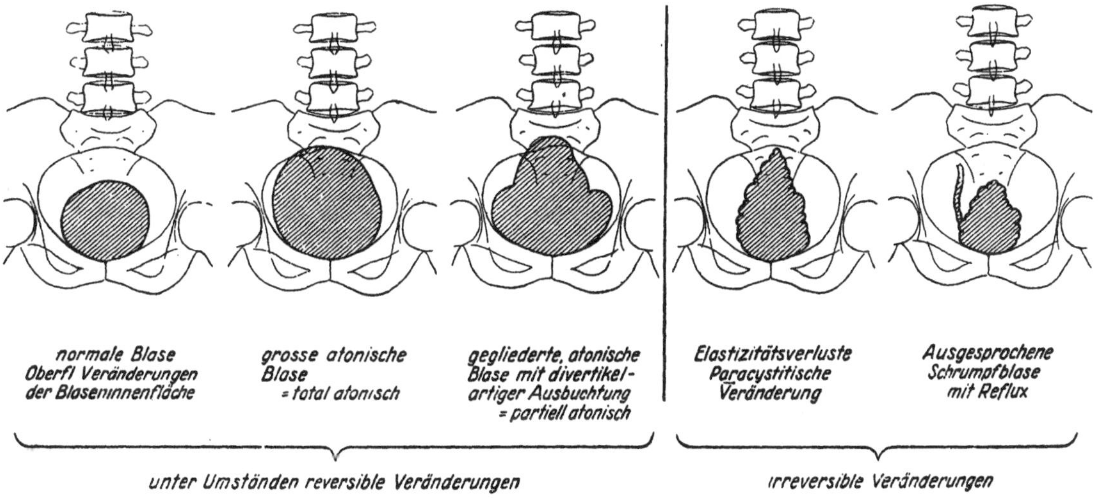

Abb. 2

Das ist ein Beispiel dafür, daß fast als gesetzmäßig zu bezeichnende Komplikationen auch in der nachgehenden Fürsorge unsere besondere Beachtung verlangen.

Ich bin überzeugt, daß die Verhältnisse bei den anderen Disziplinen nicht anders liegen, daß zum Beispiel in der Lungenchirurgie die Entfaltung der Restlunge nach Lobektomie, überhaupt der Schutz der gesunden Lungenteile und die Beobachtung des Kreislaufs der gleichen Beachtung bedarf,

daß nach Gliedmaßen-Amputationen behutsame berufliche Umschulungen erfolgen müssen,
daß nach Magen-, Dünndarm- oder Dickdarmresektion die Funktion der zurückgebliebenen Teile diätetisch gesteuert werden will,
nach Resektion des Kehlkopfes der Stimmschulung und der Kanülenpflege,
beim Lidkarzinom dem Blendschutz des Auges,
bei Hämoblastom dem Blutbild

unsere ganze Aufmerksamkeit gewidmet werden muß.

Mir fehlt natürlich auf allen diesen Gebieten die persönliche Erfahrung. Aber daran kann kein Zweifel bestehen, daß zwei Grundforderungen in der nachgehenden Fürsorge von rein fachlichen Gesichtspunkten beachtet werden wollen:

1. die Tatsache, daß bei den Nachuntersuchungen nicht nur nach Rezidivfreiheit gefahndet werden darf, sondern daß auch zusätzlichen Komplikationen mit schwerwiegenden Ausgängen genügend Aufmerksamkeit geschenkt werden muß.

2. die Tatsache, daß der Zeitpunkt der Nachuntersuchung bzw. ihr zeitlicher Abstand so gewählt werden muß, daß es für die Abstellung der genannten Schäden nicht zu spät ist.

Eine dritte, freilich nicht mehr in das soziale Fürsorgegebiet gehörende Forderung wäre bereits auch hier schon zu erheben, nämlich die rechtzeitige Umerziehung, gegebenenfalls berufliche Umschulung, die sich aus der Radikalität der Eingriffe, der notwendigen Opferung ganzer Organe oder Organteile ergibt.

Ich bin der Auffassung, daß diesem Fragenkomplex bisher nicht genügend Beachtung geschenkt wird und daß er allzu leicht unterzugehen droht im Kampf um die besseren Prozente in den Heilungsziffern unserer Karzinompatienten. Mit der Aufstellung einer solchen Forderung allein ist es nicht getan. Um sie zu realisieren, bedarf es

1. gesetzmäßiger Nachuntersuchungspflicht und Regelung ihres Abstandes,

2. geschulter Ärzte mit speziellen, aber auch großen Allgemeinkenntnissen,

3. vielleicht sogar überhaupt gewissenhafter wissenschaftlicher Bearbeitung bestimmter hier angesprochener Fragenkomplexe,

4. geeigneter und genügend zahlreicher Heilstätten und Behandlungsinstitute, in die die Patienten nach Abschluß der primären Behandlung verlegt oder in denen sie, je nach Nachuntersuchungsbefund, auch später aufgenommen werden können.

Diesem Frühstadium nachgehender Fürsorge gegenüber steht das Spätstadium primär inkurabler oder sekundär inkurabel gewordener Fälle. Die ersteren rekrutieren sich aus den Fällen der Selbst- oder der Arztverschleppungen. Trotz aller Vorteile und Verbesserungen der Frühdiagnostik ist ihre Zahl nicht klein; 40—70% Selbstverschleppungen durch indolente Patienten stehen 7—10% Arztverschleppungen (Kleine, Martius) beim Kollumkarzinom gegenüber.

Was die zweite Gruppe inkurabel gewordener Patienten anlangt, so können wir sie aus dem Spiegelbild der erzielten Heilungen ablesen. Wenn wir z. B. im Durchschnitt auch nur 40% absolute Heilung beim Kollumkarzinom ansetzen, bilden aber 60% die Ausgangsgruppe der Pat., die der nachgehenden Fürsorge irgendwie zur Last fallen.

Ich will damit nur sagen, daß die Zahl dieses Patientenkreises groß ist. Sie unterstreicht um so nachdrücklicher die Forderung nach Hospitälern. Es ist aber nicht angängig, darunter nur Siechen- oder Sterbehäuser zu sehen, in denen — oft unter primitiven äußeren und inneren Voraussetzungen — die Kranken bis zu ihrem Tode gepflegt werden, sondern moderne Anstalten, die sich abmühen, mit jeder verfügbaren Methode das Los der Kranken zu wenden oder wenigstens zu lindern. Mit meinem alten Lehrer STOECKEL halte ich solche Institutionen für ausgezeichnete Ärzteschulen, in denen sich mehr als die ärztliche Technik zu bewähren hat. In Ermangelung derartiger Anstalten müssen heute noch die Kliniken einspringen. Die Belastung ihrer für Geschwulstkranke vorgesehenen Betten beträgt dadurch nach meinen Berechnungen etwa 10%. Das ist vielleicht unter den augenblicklichen Umständen noch tragbar, auf die Dauer gesehen ein unhaltbarer Zustand. *Wir brauchen Hospitäler*. Diese Forderung muß mit wachsendem Nachdruck immer wieder erhoben werden.

Wodurch unterscheidet sich nun ein modernes Hospital von den Siechenhäusern alten Stils? Ganz allgemein dadurch, daß der alte Sinnspruch über seinem Portal „Ihr, die Ihr hier eintretet, laßt alle Hoffnung fahren" abgenommen wird.

Wie Sie wissen, bekenne ich mich zu den Palliativoperationen. Darunter ist in engerem Sinne der unvollkommene, nicht radikal ausführbare Eingriff bei ausgedehnten Tumorbefunden oder großflächig ulzerierten Tumoren zu verstehen, selbstverständlich in Konkurrenz mit der Strahlenbehandlung und der medikamentösen Therapie. Oft bereitet die vorherige Entfernung massiver Tumormassen dem Strahlentherapeuten erst den Weg.

Die Berechtigung, solche Operationen in der Zukunft den Hospitälern vorzubehalten, liegt in der Inkurabilität des Leidens. Das Ziel ist a priori also nicht die Heilung, sondern die Erleichterung des augenblicklichen Zustandes, und die Indikationsstellung hat sich allein davon abhängig zu machen, ob die dem Patienten zugemutete Belastung im rechten Verhältnis zu dem erhofften Erfolg steht. Das trifft insbesondere auf die Gruppe der erweiterten Palliativoperationen zu, die den Tumor unberücksichtigt lassen und nur das quälendste Symptom, z. B. Schmerz, Blutung, Fisteln und Fluor bekämpfen. Könnte man im ersteren Falle noch streiten, ob diese Operationen in ein Hospital gehören, so ganz sicher nicht bei dieser zweiten Gruppe der Palliativmaßnahmen.

Sollte mit zunehmender Verbesserung unserer therapeutischen Maßnahmen, insbesondere der strahlentherapeutischen und medikamentösen, dieser Erfolg einmal die wirkliche Heilung werden, so kann dieser glückliche Ausgang nur dazu angetan sein, dem Hospital das Odium eines Siechen- und Sterbehauses zu nehmen. Das ist ein sicher nicht zu unterschätzender psychologischer Faktor.

Ich maße mir nicht das Recht an, die Verhältnisse anderer Disziplinen in dieser Frage voll zu übersehen. Ich möchte aber glauben, daß sie besonders auf chirurgischem Gebiet ähnlich wie auf gynäkologischem Gebiet liegen und erlaube mir deshalb, nur als Beispiel, in 2 Tabellen zu belegen, was ich unter diesen Palliativeingriffen verstehe.

Ich fasse also zusammen, daß ich unter diesem Teil nachgehender Fürsorge im Sinne der Entwicklung zukünftiger Richtlinien folgendes verstehe:

Tabelle 1

Palliativ-Operationen	Indikationen	
A. Teiloperationen unter Verzicht auf Radikalität bei primären Tumoren bei Rezidiven	Zur Erleichterung der nachfolgenden Bestrahlung Zur Beseitigung großer Ulzerationen mit Infektionsgefahr z. B. bei ausgedehntem Vulvakarzinom Ovarialkarzinom Mammakarzinom bei inoperablem Kollumkarzinom in der Gravidität	Inoperabilität im Sinne der üblichen Methodik

Tabelle 2

Palliativ-Operationen	Indikationen	
B. Eingriffe zur Bekämpfung sekundärer Komplikationen	Umwachsung des Rektums mit Ileussymptomen Rektum-Scheidenfistel (Ca. oder Strahlenschäden)	Darmkomplikationen
Anus praeter	Als Voroperation vor besonders radikalem Eingriff (Exstirpation von Genitale und Rektum) oder besonders radikaler Bestrahlung Darmblutung	Ileus
Ureterimplantation in die Blase	Ureterummauerung durch Karzinom	
Coffey-Mayo	Urethrakompression durch Karzinom Große karzinomatöse Blasen-Scheidenfistel bei intaktem Darm	
Kolpokleisis	Kombinierte Rektum-Blasen-Scheidenfistel bei Karzinom oder nach Bestrahlung	Fisteln
Pyelotomie	Notoperation bei Urämie und schlechtem Allgemeinzustand	Urämie
Nephrektomie	Bei einseitiger Pyonephrose und Ureterfistel	
Cottesche Operation	Auf das kleine Becken beschränkte Schmerzen des vegetativen Nervensystems	Schmerzen
Chordotomie	Zerebrospinal fortgeleitete Schmerzen außerhalb des kleinen Beckens	
Hypogastrica-Unterbindung	Lokal nicht beherrschbare Blutungen Zur Anämisierung des krebsigen Organs	Blutungen
Auslöffelung und Paquelinisierung	Zur Blutstillung Zur Bekämpfung jauchigen Fluors	Fluor

1. Inkurable Karzinome sind inkurabel gewordenen gleichzusetzen und als solche vorwiegend ein Objekt fürsorgerischer Betreuung.

2. Diese Fürsorge hat sich nicht nur in rein pflegerischen Maßnahmen zu erschöpfen, sondern indikationsgerecht auch die Eingriffe zu wagen, die den Kranken ihr Los erleichtern.

3. Derartige Eingriffe sind vielleicht Schrittmacher für eine zukünftige therapeutische Entwicklung, indem sie durch Verlängerung des Lebens einer kausalen, hoffentlich immer erfolgreicher werdenden karzinostatischen oder karzinolytischen Therapie genügend Zeit zur Wirkung verschaffen.

4. Sie sind geeignet, einer Hospitalbehandlung das Odium eines Siechenhauses zu nehmen.

M. D. u. H.!

Mit diesen Feststellungen beschließe ich die Besprechung jener Richtlinien nachgehender Fürsorge, die ihre Aufgaben in der praktischen ärztlichen Betreuung unserer Karzinompatienten sehen. Sie gipfeln u. a. in der Forderung

nach *Heilstätten* für die Frühkomplikationen nach abgeschlossener Ca-Behandlung in praeventivem und therapeutischem Sinne

und nach *Hospitälern* für die Spätfälle inkurabler Karzinome.

Wenn wir uns nun den versicherungs- und sozialmedizinischen Problemen zuwenden, so werden diese Forderungen auch dort wieder auftauchen, freilich unter anderen Gesichtspunkten und in einem viel weitergehenden Rahmen.

Ich habe mehrfach die Erfahrung machen müssen, daß in den Kranken- und Sozialversicherungsgesellschaften Unklarheit darüber herrscht, wie sich die nachgehende Fürsorge nach abgeschlossener Karzinombehandlung zu gestalten hat. Diese Unklarheiten betreffen nicht nur die Frage der Schonfrist, sie rühren weit tiefer und umfassen sogar die Kritik an der Einsicht in die Notwendigkeit solcher langfristigen Arbeitsbefreiungen. Tatsächlich bestehen auch keine Gesetze zur Regelung dieser Frage.

Es wird nur immer von der Notwendigkeit der Nachuntersuchungen gesprochen und bei den dazu herausgegebenen Richtlinien der einzelnen Länder, z. B. in der DDR, in England, der UdSSR, wie auch in denen der Weltgesundheitsorganisation darauf hingewiesen, daß „für eine genaue Erhebung therapeutischer Ergebnisse die Erlangung einer vollständigen Nachbeobachtung wichtig wäre und daß alles unternommen werden sollte, jeden Patienten weiter zu beobachten".

Auch in den sozialhygienischen Lehrbüchern und Zeitschriften, über die ich mir allerdings keine Literaturübersicht anmaße, werden keine anderen Hinweise gebracht.

Man hat also durchaus den Eindruck, daß es in all diesen Bestimmungen und Abhandlungen mehr um die Sicherung der Statistik als um die wirkliche Fürsorge um einen Menschen geht, der ihrer in besonderem Maße bedarf.

Ich könnte das mit außerordentlich krassen Beispielen belegen. Sie reichen von der unser ärztliches Gewissen und unsere Sorgfaltspflicht zutiefst belastenden Unmöglichkeit notwendiger Hospitalisierungen bis zum kleinlichsten Streit um die Dauer der Arbeitsbefreiung und der Schonfristen. Teilweise geht die Uneinsichtigkeit einzelner Amts- und Versicherungsärzte sogar so weit, daß der Nutzen langfristiger Schonfristen überhaupt abgestritten wird.

Es wird also notwendig sein,

1. festzustellen, ob jede vorzeitige Schwächung der Widerstandsfähigkeit Rezidivbildungen begünstigt,

2. festzulegen, welche Maßnahmen sich daraus für die nachgehende Fürsorge ergeben,

3. auch hier geeignete Richtlinien zu entwickeln, die dem Ministerium für Gesundheitswesen als Unterlage dienen können.

Zu Punkt 1, der Abhängigkeit der Rezidivbildung von der Lebenshaltung, ist folgendes zu sagen:

STOECKEL betont in seinem Lehrbuch, daß der Wert einer gut organisierten Karzinomnachbehandlung aus den Statistiken hervorgeht, die besagten, daß bei sozial bessergestellten Patienten die Heilungsziffern erheblich größer sind. Der gleichen Auffassung ist auch NAUJOKS, und ähnliche Gedankengänge werden in dem von BAUER, Heidelberg, herausgegebenen Krebsbuch geäußert, und schließlich stellen die Anschauungen FROMMES über die Abwehr gegen die Entstehung des Karzinoms ja auch nichts anderes dar, wenn er betont, daß der Mensch so alt ist wie sein Bindegewebe und daß eine vorbeugende Krebsbehandlung darin bestehen muß, daß Schäden, die zur vorzeitigen Abnutzung des mesenchymalen Gewebes führen können, vermieden werden müssen. Es ließen sich noch mehr Autoren anführen: so PHILIPP, von MIKULICZ-RADECKI, REICHENMÜLLER, Doz. Dr. RIESS als Gynäkologen, Primarius Dr. KRETZ als Internist, Prof. DENK und Prof. DOMAGK. VOLTZ hat in den dreißiger Jahren in einer Statistik aus der Universitäts-Frauenklinik München berechnet, daß die Dauerheilung des Gebärmutterkrebses sich von 11,1 auf 23,2 verbessern ließ, wenn Ernährung, Pflege und soziale Bedingungen günstiger gestaltet wurden. WINTZ gab die entsprechenden Zahlen mit 15:48% an.

Aus dem vergangenen Jahr (1954) liegen Veröffentlichungen mit ähnlichen Resultaten vor von GAUWERKI (Hamburg): 3. dtsch. Krebskongreß, LOSSEN (Mainz): Hippokrates, 1954, 704, A. MAYER (Tübingen): Dtsch. med. Journal, 1954, 536, H. KIRCHHOFF (Göttingen): Dtsch. med. Wschr. 1954, 1153.

Aus dem ausländischen Schrifttum sind die Angaben von J. CLEMESSEN u. NIELSEN (Kopenhagen) (Brit. J. Cancer 5, 159, 1951) bemerkenswert, nach denen die Morbiditätsrate beim

Kollumkarzinom in den ärmsten Vierteln Kopenhagens 30% über, in den vornehmsten Vierteln Kopenhagens 50% unter dem Erwartungswert liegen.

Neben diesen sozialen Gesichtspunkten spielen auch psychologische Gründe eine Rolle in der Herabsetzung der allgemeinen Widerstandskraft. PFLEIDERER (Strahlentherapie 89, 72, 1952) fand, daß die Alterskurve der Heimatvertriebenen mit Kollumkarzinom ihre Spitze 5 Jahre früher als die der Einheimischen erreicht.

In ähnlichem, aber wohl mehr sozial bedingtem Sinne sprechen die Mitteilung von A. WOLF (Dtsch. med. Wschr. 1932, 1966), daß die Häufigkeit des Genitalkarzinoms bei nordamerikanischen Negern um $^1/_4$—$^1/_2$mal größer ist als bei den Weißen, und die Veröffentlichung von HUBBARD (The. New. Eng. J. Red. 251, 13), der Gleiches beobachtete.

Schließlich kann darauf hingewiesen werden, daß auf der Tagung der Deutschen Vereinigung für den Fürsorgedienst im Krankenhaus auch die früher in Berlin, jetzt in Freiburg tätige Fürsorgerin, Fräulein LINDE, auf diesen Punkt besonders aufmerksam gemacht hat. Ebenso ist er zur Sprache gekommen auf einer Tagung der Gesellschaft zur Bekämpfung der Krebskrankheiten in Nordrhein-Westfalen und auf einer Tagung der Fürsorgerinnen in Köln 1951.

An und für sich sind diese Auffassungen ja selbstverständlich und jeder einsichtige Krebsforscher und Krebsbehandler kann diese Beobachtung fast täglich machen. Bei der Unsicherheit der Krebsätiologie können wir doch als gesichert annehmen, daß seine Entstehung sowohl auf lokalen Faktoren beruht wie auf einer allgemeinen Disposition.

Sie werden sich wundern, warum ich diese, jedem einsichtigen Krebstherapeuten geläufigen Binsenwahrheiten so ausführlich literaturmäßig belege. Ich fühle mich dazu verpflichtet, weil mir von Versicherungsärzten in persönlichen Rücksprachen gesagt worden ist, daß die Zusammenhänge zwischen Lebenshaltung und Krebsrezidiv keineswegs erwiesen wären und entsprechende Anschauungen darüber literaturmäßig nicht gesichert seien. Das allein ist der Grund, weshalb ich sie hier angeführt habe.

Wir können also von der Feststellung ausgehen, daß die Verbesserung der Lebenshaltung nach abgeschlossener Karzinombehandlung zur Prophylaxe des Rezidivs gehört.

Zu Punkt 2. Es fragt sich nun, welche Maßnahmen in Frage kommen, um dieses Ziel zu erreichen. Es sind dies

a) die Schonfrist, die durch Erklärung der Arbeitsunfähigkeit oder Invalidisierung zu attestieren wäre,

b) die Lebensmittelzulage,

c) die geldliche Unterstützung,

d) die Stellung von Pflegepersonal oder Haushaltshilfe,

e) die Verschickung in Erholungsheime,

f) im weiteren Umfang muß man dazu rechnen die medikamentöse Versorgung mit Vitamin- und Eiweißpräparaten, Traubenzucker, Stärkungs- und Kräftigungsmitteln, schließlich auch die gegengeschlechtliche Hormontherapie, die Behandlung mit Mistelextrakten und Zellkerngiften überhaupt, sofern sie im prophylaktischen Sinne vorgenommen werden, mit Kleidung, Prothesen usw.

g) und schließlich die Hospitalisierung als allein für inkurable Fälle in Betracht kommende Maßnahme. Über sie habe ich eingangs schon gesprochen. Es genügt deshalb, wenn ich auf die besondere Dringlichkeit der Beschaffung von Hospitälern noch einmal hinweise.

Was nun die Ansichten über die Frage der Schonfrist nach abgeschlossener Karzinombehandlung anlangt, so herrscht grundsätzliche Übereinstimmung in den Fragen der substantiellen Hilfe bis zur Invalidisierung. Es wird aber sehr schwierig sein, so ideale Forderungen, wie sie STOECKEL erhebt, zu realisieren, nämlich daß man Karzinomrekonvalenszenten für längere Zeit in einem Erholungsheim unterbringen sollte. Sie scheitern an den finanziellen Schwierigkeiten. Wir dürfen nicht vergessen, daß wir einen Krieg verloren haben und auf allen Gebieten gleichzeitig aufbauen müssen. Man wird aber gut tun, solche Bestrebungen als Zielsetzung nicht aus dem Auge zu verlieren. So abwegig, wie sie auf den ersten Augenblick erscheinen, sind sie nicht, wenn wir an die Verhältnisse bei der Lungentuberkulose denken bei der ja die Einweisung in Heilstätten über langfristige Perioden zu den Selbstverständlichkeiten gehört. In allen Aufklärungsvorträgen wird aber der Bevölkerung immer wieder mitgeteilt, daß der Krebs eine solche Volkskrankheit und -seuche wäre, wie die Tuberkulose. Die Gleichschaltung der prinzipiellen Behandlungsforderung für beide Erkrankungen ist also naheliegend.

Was die Lebensmittelzusatzhilfe und die Pflegegeldbeihilfe anlangt, so sollte ihre Bewilligung auch heute schon möglich sein. Tatsächlich aber gibt es in der DDR keine einheitlichen Richtlinien dafür und bei dem ausgesprochenen Mangel an solchen personellen Hilfskräften, auf den hinzuweisen Herr Prof. SCHMID aus Rostock bittet, sind die Forderungen z. Z. auch gar nicht zu erfüllen. Um so mehr sollte die finanzielle Unterstützung und die Gewährung von Lebensmittelzulagen durchzusetzen sein, weil sie sich viel besser und auch heute schon realisieren läßt. Meiner Auffassung bedarf es dazu nur entsprechender Hinweise an die zuständigen Regierungsstellen und einer gesetzmäßigen Verankerung, damit die Amtsärzte, Versicherungsärzte und Fürsorgeschwestern genau wissen, an welche Grundsätze sie sich dabei zu halten haben. So lange aber solche Uneinsichtigkeiten vorkommen, wie wir sie in der Klinik erlebt haben, daß nämlich im Augenblick der Auszahlung einer SVK-Rente mit einem Gesamtbetrag von DM 95,— monatlich der Erziehungsberechtigte auch noch gehalten ist, die Beiträge der Erziehungsbeihilfe von der Rente zurückzuzahlen, die er anstandslos bekommt, wenn er in Arbeit steht, so lange kann man an dem gesunden Menschenverstand solcher Sozialbetreuer zweifeln. Vielleicht liegen die Schwierigkeiten auch darin, daß, unabhängig von dem Krankenstand, die einzelnen Bezirke für solche Zwecke verschieden hohe Summen zugewiesen bekommen, so daß es also vorkommen kann, daß ein Bezirk mit wenig Kranken viel Geld zur Verfügung hat, während ein anderer bei einem hohen Krankenstand wenig Fürsorgegelder auszuschütten vermag. Selbstverständlich werden bei der Entscheidung in diesen Fragen grundsätzlich die soziale Stellung des Erkrankten, sein bisheriges Einkommen, seine wirtschaftliche Lage auf der einen Seite und die Schwere seiner Erkrankung auf der anderen Seite eine Rolle spielen müssen. Es ist eben ein Unterschied, ob primär ein Karzinom des Stadiums 0 vorliegt oder des Stadiums III oder, um in chirurgischen Gedankengängen zu reden, ob es sich um ein peripheres Karzinom oder eins der inneren Organe handelt, ob die Patientin bestrahlt oder operiert ist, ob sie Angehörige besitzt oder nicht u.s.f.

Ich bin aber doch der Auffassung, daß man bei der aufgezeigten Unvollkommenheit einzelner Sozialbetreuer (ich spreche absichtlich nicht von der Gesamtinstitution der Sozialversicherungskassen, sondern von unzulänglichen Vertretern) doch Richtlinien ausarbeiten müßte, an die sie sich halten können und auf die sich der Antragsteller beziehen kann, mit anderen Worten: Die Regelung dieser ganzen Frage muß aus der persönlichen individuellen Beurteilungssphäre herausgenommen und einer amtlichen Regelung zugeführt werden. Ich werde mir entsprechende Vorschläge am Schluß des Referates erlauben. Soweit die Besprechung jener fürsorgerischen Maßnahmen, die ich als direkte substantielle Hilfe bezeichnen möchte.

Die indirekte betrifft die Arbeitsbefreiung oder die Invalidisierung. Um mir einen Überblick zu verschaffen, wie die Ansichten einzelner Autoren darüber sind, habe ich verschiedene gynäkologische Ordinarien angeschrieben und mich auch bei Fürsorgeschwestern vergewissert. Das Ergebnis dieser Umfrage habe ich in einer Liste zusammengestellt. Aus ihr ergibt sich, daß die dafür angesetzten Fristen sehr different sind. Die Extreme sind $^1/_2$ Jahr — wie es von Doederlein, Jena, gefordert wird — oder 6 Wochen beim Stadium 0 — wie sie Prof. Schröder fordert und — 5 Jahre — wie sie von Nürnberger für notwendig erachtet werden. Es ist hierbei zu betonen, daß nicht immer klar aus den Antworten ersichtlich ist, ob es sich um Krankschreibungen oder Invalidisierungen handelt. Man geht aber nicht fehl anzunehmen, daß die Vertreter langfristiger Schonung wohl durchweg die Invalidisierung und die Vertreter kurzer Schonfristen die Krankschreibung fordern. Auch darf nicht übersehen werden, daß einzelne Autoren, insbesondere Naujoks, Schröder, Karitzky eine individuelle Behandlung dieser Frage fordern.

Ansichten einzelner Autoren zur Frage der Schonfrist nach abgeschlossener Karzinombehandlung

Lfd. Nr.	Autor	Schonfrist		Bemerkungen
		krankzuschreiben	zu invalidisieren	
1	Stoeckel	1/2—1 Jahr		Früher 2 Jahre. Grundsätzl. Unterbringung in Erholungsheimen
2	Schröder	1 Jahr	oder 1 Jahr	Ausnahme Stadium 0:6 Wochen
3	Doederlein	1/2 Jahr		
4	Naujoks		2—5 Jahre	Individuelle Handhabung
5	Nürnberger		5 Jahre	
6	Schmid		1/2—1 Jahr	Mehr Fürsorgeschwestern. Arbeitswille nicht unterdrücken
7	Mestwerdt		2 Jahre	ohne finanzielle Verschlechterung
8	Zinser		1 Jahr	
9	Philipp	1 Jahr		
10	Kaufmann		2 Jahre	
11	Siebke		1 Jahr	
12	Runge		2 Jahre	In den ersten 2 Jahren am häufigsten Rezidive
13	Kraatz	1 Jahr	dazu 1 Jahr	mit finanzieller Aufbesserung
14	Karitzky	f. Tumoren an d. Peripherie: 6—12 Wochen f. Tumoren innerer Organe: 6—12 Monate		Individualisieren. Arbeitswillen nicht unterdrücken. Somat. u. psychische Schonung
15	Krebskongreß Düsseldorf 1952		mindestens 1 Jahr, am besten 5 Jahre	
16	Frl. Linde	1—2 Jahre		

Die Frage, ob die Schonfrist als Krankmeldung oder als Invalidisierung gefordert oder angesprochen werden soll, ist aber von immenser Bedeutung, nämlich von finanzieller. Während eine Karzinompatientin während der fürsorgerischen Betreuung nach abgeschlossener Behandlung in wirtschaftlicher, also auch pflegerischer, Beziehung dann ihr Auskommen haben kann, wenn sie Krankengeld erhält, ist es in dem Augenblick nicht mehr der Fall, wo sie eine Rente bekommt. Die Differenz zwischen beiden Beträgen ist oft erheblich groß und könnte nur dadurch ausgeglichen werden, daß im Falle der Invalidisierung grundsätzlich ein Zuschuß gezahlt wird, der sie wieder aufhebt. Es ist deswegen eine keineswegs seltene Beobachtung, daß die Patientin sich mit Händen und Füßen gegen eine Invalidisierung wehren, weil sie einfach mit dem Geld nicht auskommen. Hier liegt aber der Kardinalfehler sozialer Betreuung gerade beim Karzinom, denn die verschlechterte Lebenshaltung führt zur Provokation der Karzinomrezidive.

Ich glaube, daß es unsere ärztliche Pflicht ist, solche „Gesundschreibungen" zu versagen oder abzulehenen und dafür auf Mittel und Wege zu sinnen, eine finanzielle Aufbesserung für solche Patienten zu erzielen.

Anders verhält es sich, wenn die Bitte um Gesundschreibung, wie KARITZKY richtig betont, psychischen Momenten entspringt und von dem Gedanken beseelt ist, daß die Betreute sich auch innerlich von ihrem Krankheitsgefühl gelöst hat und nicht anders dastehen möchte, als ihre gesunden Mitarbeiterinnen, daß sie also einmal den umgekehrten Weg geht und sich nicht in die Krankheit, sondern aus der Krankheit flüchtet. In einem solchen Falle sind wir nicht nur berechtigt, sondern, wenn wir es dem ganzen Gesundheitszustand nach verantworten können, auch verpflichtet, sie auf ihren ausdrücklichen Wunsch gesundzuschreiben.

Ich muß also auch zu diesem Punkt feststellen, daß bei der indirekten Hilfe durch Gewährung einer Schonfrist sehr divergente Auffassungen auf einen Nenner gebracht werden müssen, wenn man der Regierung bestimmte Vorschläge in die Hand geben will.

Und ich gebe LOSSEN recht, wenn er behauptet, daß nicht nur das Individuum in der ihm eigentümlichen körperlichen und gemütlichen Situation (Geschlecht, Alter, Konstitution, Rhythmus, lokalem Krankheitsbefund), sondern auch seine Umwelt (Familie, Beruf, Arbeitsplatz, Berufsgenossen u. s. f.) in ihrer vielfachen Durchflechtung beachtet werden wollen.

Vor dieser Vielgestaltigkeit der Faktoren und der sich daraus ergebenden Schwierigkeiten ihrer Bewertung dürfen wir aber nicht kapitulieren. Sich in ihnen verlieren und treiben lassen, ist gleichbedeutend mit „Weiterwursteln" oder mit allzu individueller, einseitiger und darum oft ungerechter und bei den betroffenen Patienten zur Bitterkeit führenden Beurteilung.

Gewisse Richtlinien müssen ausgearbeitet und den Versicherungsärzten als verpflichtend und bindend an die Hand gegeben werden.

Ich habe mir deswegen erlaubt, einen Vorschlag auszuarbeiten, den ich der Sektion als Diskussionsgrundlage in der Absicht vorlege, dadurch die Debatte etwas abkürzen zu können. Er geht von der Vorstellung aus,

1. daß die Bestimmungen der SVK, Krankengeld bis zu 26 Wochen, in besonderen Fällen, in denen mit dem Wiedereintritt der Arbeitsfähigkeit zu rechnen ist, auch längstens für die Dauer von 52 Wochen zu zahlen, lauten. Eine solche Forderung würde sehr leicht zu vertreten sein, weil sie nur einer Gleichstellung mit den Tbc-Kranken entspricht, die das volle Krankengeld bis zu 52 Wochen erhalten und eine laufende Geldunterstützung als Tbc-Beihilfe;

2. ist dieser Vorschlag begründet durch die klinische Beobachtung, daß das Hauptgewicht der nachgehenden Fürsorge sich auf die ersten 2 Jahre zu erstrecken hat, in denen bekanntermaßen die häufigsten Rezidive beobachtet werden.

Ich verkenne nicht, daß ich diesen Vorschlag als Gynälokoge unterbreite. Es wäre in meinen Augen aber ein leichtes, wenn die anderen, an der Karzinombekämpfung maßgeblich beteiligten Disziplinen zu Vorschlägen kommen könnten, die sich im Interesse einer einheitlichen Regelung im Prinzip von diesem Vorschlag nicht unterscheiden.

Denn ich wiederhole, was hier zur Debatte steht, ist *auch* eine, leider bisher zu sehr vernachlässigte Frage der Krebsbekämpfung, die uns in ihrer allgemeinen Bedeutung alle angeht: die verschiedenen fachärztlichen Disziplinen einerseits und die Amtsärzte andererseits.

Nicht die Gegenüberstellung beider Gruppen im Sinne einer Über- oder Unterordnung, sondern ihre sinnvolle Zusammenarbeit wird uns dem Ziel jeder nachgehenden Fürsorge näherbringen den durch die Behandlung erzielten Erfolg bei unseren Patienten in seiner privaten und allgemeinen sozialen und staatswirtschaftlichen Bedeutung auch für die Zukunft zu sichern und zu erhalten.

Ich erlaube mir deshalb, folgende Richtlinien für die nachgehende Fürsorge unserer Karzinompatienten zu entwickeln.

1. Im Ministerium für das Deutsche Gesundheitswesen ist ein Hauptreferat für die Karzinombekämpfung zu errichten, dem auch die nachgehende Fürsorge unterstellt ist. Als Leiter sollte eine auf diesem Gebiet besonders qualifizierte und mit dem Krebsproblem besonders vertraute Persönlichkeit gewonnen werden.

2. Die gesetzmäßige Beobachtungsfrist beträgt mindestens 5 Jahre. Während dieser Zeit erhält der Patient laufend eine Lebensmittelzulage.

3. Nach abgeschlossener Karzinombehandlung ist der Patient für 1 Jahr arbeitsunfähig zu schreiben.

Die sich aus der Geringfügigkeit der Anfangsbefunde (z. B. des Stadiums O in der Gynäkologie) ergebenden Ausnahmen sind von den einzelnen Fachdisziplinen festzulegen.

4. Nach Abschluß des 1. Jahres ist durch Kontrolluntersuchung zu entscheiden, ob die Patientin arbeitsfähig oder ob sie zu invalidisieren ist.

5. Für den Fall der Invalidisierung ist die Differenz zwischen Krankengeld und Invalidenrente durch eine Pflegezulage auszugleichen.

6. Nach Abschluß des 2. Jahres wie auch der folgenden Jahre ist jeweils durch Kontrolluntersuchung zu entscheiden, ob die Invalidisierung (wie unter 5) aufrechtzuerhalten ist oder ob sie aufgegeben werden kann.

7. Im Falle aussichtsreicher Prognose kann die Patientin zur beschleunigten Wiederherstellung in ein Erholungsheim eingewiesen werden.

Im Falle der Inkurabilität ist die Patientin zu hospitalisieren. Die dafür notwendigen Institutionen sind vordringlich einzurichten.

Bei geeigneter Pflege im Haushalt, die durch Stellung von Krankenpflegern oder Haushaltshilfen zu unterstützen ist, kann von der Hospitalisierung abgesehen werden.

8. Bei unklaren Befunden ist stets der die Hauptbehandlung durchführende Arzt zu hören und seinem Urteil besonderes Gewicht beizumessen.

Das gilt besonders in jenen Fällen, in denen die Patientinnen sich vorzeitig gesundschreiben lassen wollen. Sofern keine ärztlichen Bedenken dagegen bestehen, kann diesem Wunsche entsprochen werden.

9. Die bewährten $^1/_4$jährlichen Kontrolluntersuchungen während des 1. Jahres, die $^1/_2$-jährlichen während des 2. und 3. Jahres und die jährlichen Kontrollen im 4. und 5. Beobachtungsjahr bleiben von den obigen Bestimmungen substantieller Fürsorge unberührt. Sie sind durch den Arzt oder das Institut, das die Behandlung durchgeführt hat, vorzunehmen und dienen neben der Fürsorge der statistischen Erhebung.

Die Sektion ist bei der Festlegung obiger Grundsätze von der Überlegung ausgegangen, daß sie — da entsprechende Bestimmungen auch in Westdeutschland fehlen — dadurch einen Beitrag zur einheitlichen Regelung gesundheitsfördernder Maßnahmen für Gesamtdeutschland leisten könnte.

Meine Damen und Herren!

Lassen Sie mich die allgemeinen Grundsätze nachgehender Fürsorge in folgende Leitsätze zusammenfassen:

1. Der nachgehenden Fürsorge muß dieselbe Bedeutung zugemessen werden wie der vorbeugenden.

2. Ein gesetzlich geregelter Nachuntersuchungszwang hat grundsätzlich

a) auf Rezidive,

b) auf zusätzliche, oft behandlungsbedingte Komplikationen zu achten.

3. Für die quoad sanationem aussichtsreichen Karzinompatienten ist die Einrichtung von Erholungsheimen, analog den Tbc-Heilstätten, anzustreben.

Für die inkurablen Karzinome die Einrichtung von Hospitälern dringlich zu fordern.

4. Die sozialhygienische und versicherungsmedizinische Betreuung ist auf einheitlicher, alle Bezirke bindender, wenn möglich gesamtdeutscher Basis zu regeln. Als Diskussionsgrundlage dafür können gewisse Merksätze dienen, die demnächst im Deutschen Gesundheitswesen veröffentlicht werden sollen.

Der Erfolg solcher Maßnahmen ist abhängig von der privaten Initiative jedes Arztes, der Reaktion der verwaltungsmedizinischen Institutionen auf seine Forderungen und der Elastizität eines Gesetzes, das der individuellen Betreuung genauso viel Spielraum läßt, wie es Zwangsmaßnahmen im Sinne höherer Ordnung fordern muß,

Ich weiß, daß der Verwirklichung solcher Gedankengänge heute noch viele Schwierigkeiten entgegenstehen. Aber zur Planung gehört Zukunftsglaube und Zukunftshoffnung.

Ich weiß auch, daß viele Vorstöße, die in dieser Richtung unternommen wurden, im Sande verliefen, und das macht manchmal mutlos. Aber in diesem Punkte müssen wir hartnäckig werden; hartnäckig wie jene alte verängstigte Jungfer, von der VOLHARD in seiner bekannten humorgewürzten Art anderenorts einmal gesagt hat, daß sie jeden Abend, bevor sie schlafen geht, unters Bett schaut, ob nicht ein Einbrecher darunter liegt, ihn nie entdeckt, aber immer wieder nachsieht und als sich doch schließlich einmal einer zu ihr verirrt hat, in den befreienden Ruf ausbricht: Da sind Sie ja endlich. Ich habe schon lange auf Sie gewartet.

FSC
www.fsc.org
MIX
Papier | Fördert gute Waldnutzung
FSC® C083411

Kolibri 360 GmbH
Ferdinand-Jühlke-Straße 7
99095 Erfurt, Deutschland
produktsicherheit@kolibri360.de